究理堂所蔵

京都小石家来簡集

小石家文書研究会 編

思文閣出版

刊行によせて

小石家第九代当主
小石元紹

寛政八年（一七九六）、小石元俊は京都釜座に居を定め、医学塾「究理堂」を開いた。以来その子孫は代々医学を修め、同じところに居住して現在に至っている。その間約二〇〇年、途切れることなく続いている市井の一医家の、その時々の師弟や友人あるいは患家との交渉を示す資料は、自然に蓄積され伝来されてきた。もちろん火災に遭うなど、色々の事情で散佚した資料も多いが、尺牘や書籍・書画など相当量が今なお保存されている。

昭和初期、第六代小石暢太郎は、医業のかたわらこれらの資料の整理を試み、その主要なものの目録を作成したが、全貌を明らかにすることはできなかった。その後、昭和四十七年（一九七二）から同五十三年十月までの約七年間、宮下三郎氏・多治比郁夫氏と第八代小石秀夫が毎月一回、当家で資料の整理を進め、『究理堂の資料と解説』を上梓した。父は、生前、よく膨大な資料に対して、衆寡敵せず、というのが口癖であった。しかし、少しでも医学史ならびに、江戸後期の文化研究のお役に立ちたいと、積極的に資料の公開に応じていた。その際、各方面からお問い合わせいただく基礎資料となっているのが前述の書籍である。父は晩年、今後の課題として、この書籍には収載されなかった、器物類の整理や、洋書・写真を含む明治以降の資料の整理をあげていた。前者に関しては、父の存命中であった、平成十九年ころより煎茶道具の整理が始まった。

『究理堂の資料と解説』の完成後、三〇年が経った平成十九年（二〇〇七）に、正橋剛二氏らによって「究理堂書簡を読む会」が発足した。このとき、究理堂の資料は、資料そのものの解読の段階へ進んだことになる。ほどなくして、父は体調を崩し、平成二十一年三月二十二日に他界したが、総数八八通にもおよぶ書簡はすべてコピーが取られており、父の生前、同会に託されていた。同会には、正橋氏の呼びかけに応じ、青木歳幸氏、淺井允晶氏、有坂道子氏、海原亮氏、三木恵里子氏が参集された。そして約一〇年の時を経て、三〇回以上の輪読会の成果がここに結実した。関係諸氏の労苦を多とするものである。これにより、当家と京都医界の連携は、具体的に明らかとなった。今後は、医家以外の儒学者や画家らとの交流も研究対象とし、究理堂の資料を基に、江戸時代後期の京坂の文化史研究をさらに進めていく計画であるとお聞きしている。当家として、協力は惜しまない所存である。

『究理堂の資料と解説』のあとがきで、宮下三郎氏は以下のように述べている。

日本人とは何か。日本と日本の文化を考える上で、外来文化の摂取を無視することはできない。江戸時代の蘭学者を調べるのは、日本を考える最も身近なツールである。蘭学の受容は、漢学の受容をモデルにおこなわれたようだ。こうした点を追求できるのは、究理堂の資料をおいて他にないのではないか。

このような資料を、どう守るかについて、父は、生前二つの点を強調していた。一つは、まとまっていること、もう一つは、この地にあること、である。究理堂の資料をこの地に留めておくために、今後は、その保存の仕方についても、関心が払われることを希望したい。

平成二十九年九月

本書刊行の経緯について

究理堂書簡を読む会　代表
正橋剛二

大分以前のことですが、かつて江戸期の越中国の若者が医師を志し、都へ上ったときのことを調べていて、当然ながら小石究理堂を再三ならず訪問させていただきました。たしか御当主の小石秀夫先生には、まだ大学にご在職中のころだったと思います。

釜座通りのお宅へ参上し、お話をうかがっていますと、当然のことながら、先生には来るべき将来、閑雅の時を得られたうえは、年来御家蔵の文書、史料を読解のうえ整理なさりたい御意向のように拝察いたしておりました。

そして数年後、拝眉の折、おうかがいしますと、史料中、とくにいろんな人士からの来簡類はその書体、書き手それぞれの書き癖や習慣の違いから、いささか辟易なさっているようで、余り進んでいないように拝聴したのでした。

おひとりではさぞ大変だろうと、思い切って御支援、御助力を申し出てみましたところ、先生にはほとんど渡りに舟のような感じで、即決で御承諾をいただくことができたのでした。

もちろん、当方としても、私ひとりの力は取るに足らないのですが、何人か同志を糾合すれば何とかできそうだという思いがあったからでした。その意中の同志とはかつて国立歴史民俗博物館（千葉県佐倉市）の研究グループで数年間、研究を共にした皆さんのことでした。気心の知れたかつての仲間のうち、京都を中心に集まり易い面々に声を掛ければ何とかなりそうだと思っていたのでした。

かくて呼び掛けに応じていただいたのが、青木歳幸・有坂道子・海原亮の三先生でした。発足後、間もなくこのほかに淺井允晶・三木恵里子両先生が御参加いただけることになり、解読チームは最強盤石のものになりました。おもに京都駅前のキャンパスプラザを会場として、幸いにも順調に研究会を進めていくことができました。平成十九年八月、まず小石先生のご自宅を訪問し、以上の経緯で「究理堂書簡を読む会」研究会を立ち上げましたことをご報告いたしました。

そして同年十二月以降、おおよそ春・夏・年末の年三回を目安として、回を重ねること三〇回以上、十年に近い年月が経とうとしております。この間、総数八八通の書簡を前後四回、それぞれ担当を変えて読みあげ、ようやくある程度の目途をつけることになりました。そしてその成果を、このようなかたちで上梓できるまでに漕ぎつけた次第であります。私としましても、どうやら小石先生へのお約束を果たすことができそうで、いささか安堵いたしております。

さて、小石先生にはこの読む会の発足とほぼ前後して体調を崩され、遂に御参会いただけなかったのは返す返す心残りなことでしたが、今どうにか先生の御霊前に御報告できることは大変嬉しい次第と存じております。

また、御遺族のナカ様・元紹様はじめ、皆々様の御厚情に感謝申し上げます。

年かさの故を以て、正橋がこれまでの経緯を報告させていただき、謝辞を申し上げました。

平成二十七年五月記す

（付記：本会代表正橋剛二は、平成二十七年十月三日に逝去しました）

目次

刊行によせて……小石家第九代当主　小石元紹　一
本書刊行の経緯について……究理堂書簡を読む会　代表　正橋剛二　三
凡例……七
小石家歴代と究理堂書簡の概略……八
影印篇……一五
翻刻篇
赤沢寛輔……九五
宇田川玄真……九六
宇田川榕菴……一〇〇
大槻玄沢……一〇二
緒方洪庵……一一五
小田済川……一一八
小野蘭山……一四五
桂川甫賢……一六六
亀井南冥……一七一
小森桃塢……一八三
近藤半五郎……一八七
斎藤方策……一九一
斎藤良策……二〇一
新宮涼庭……二〇五
杉田玄白……二〇七
辻出羽守……二二四

坪井　信道……………………………………二二五　日野　鼎哉……………………………………二六〇
坪井　信良……………………………………二四三　広瀬　元恭……………………………………二六九
永富　数馬……………………………………二五〇　箕作　阮甫……………………………………二七一
長与　専斎……………………………………二五六　和田　泰純……………………………………二七六

論考篇

自由な気風の亀井南冥塾………………………………………………青木歳幸　二八三
小石家と漢蘭折衷医学…………………………………………………有坂道子　二八六
江戸時代のカテーテル…………………………………………………青木歳幸　二九二
究理堂にとっての「儒学」……………………………………………三木恵里子　二九六
東西学問交流の実像―坪井門と究理堂―……………………………海原　亮　三〇一
高岡の蘭方医学と究理堂―若干の疑問点―…………………………正橋剛二　三〇五
小石中蔵と京都の種痘…………………………海原　亮・三木恵里子　三〇八
小石元瑞と箕作阮甫―牛痘種痘法普及実現への指針―……………淺井允晶　三一二

『京都小石家来簡集』関連年表……………………………………………………三一九
収載史料一覧……………………………………………………………………………三二六
あとがき
索　引（人名・事項）

凡例

一、本書は、江戸時代後期の京都医界を主導した小石家（究理堂）が現在、所蔵する史料のなかから、医者・蘭学者による書簡を選んで、小石家文書研究会の責により編纂・刊行するものである。

一、全体は「影印篇」「翻刻篇」「論考篇」の三部で構成される。

一、冒頭に「小石家歴代と究理堂書簡の概略」の章を置き、簡単な解説を加えた。また、本書に収載した史料の現状について述べた。

一、「影印篇」に収載した史料写真は、小石家からご許可を得て今回、あらたに撮影したものである。ただし『小石家来翰集(三)』（坪井信道書簡四点）は、撮影時点で所在不明のため、以前の調査時に作成されたマイクロフィルム（モノクロ）からの写真を収載した。加えて再撮影後、本書に収録することを決めた史料一点（【48】斎藤良策書簡）も、やむを得ず同じ扱いをしている。

一、写真の配列は、原史料（巻子、書簡束）の順とした。該当書簡の冒頭は上部の記号▼で示した。また、下部に現状を示す「整理番号」「差出人」「本書の史料番号」「翻刻の収載頁」を付記した。整理番号は、小石秀夫監修／宮下三郎・多治比郁夫編著『究理堂の資料と解説』（究理堂文庫、一九七八年）収載の目録に従い、当研究会で付けたものである。

一、「翻刻篇」では、史料ごとに語句註と解説を付した。

一、史料の配列は、差出人の五十音順とした。なお、史料番号と整理番号を対照させるため、目次とは別に「収載史料一覧」（三二六～八頁参照）を作成した。

一、翻刻の冒頭行に「史料番号」「整理番号」「作成年代」「宛所」を記した。

一、史料の翻刻は、なるべく原文に忠実になるようにつとめ、利用者の便をはかるため句読点をつけた。

一、端裏書などは、読むことのできる箇所に限り翻刻した。ただし、明らかに後筆と思われる箇所は、翻刻を省略した場合がある。

一、漢字は原則として原史料の記載に従い、正字体を用いた。かなとして用いられた「江」「而」「与」「者」については、とくに残した。なお異体字・俗字・合体字のうち「〆」「ホ」「ヿ」「メ」「九」は残した。

一、平出・闕字は一字あきとした。虫損・破損・判読が不能な文字は□で示した。

一、明らかな誤字・脱字は、該当する文字の右側に（ ）を付けて正しい文字を記した。

一、印判・花押は、(印)(花押)と記した。

一、原文が抹消されている場合は、その左傍に〻を付した。但し、書き改められた文字をそのまま本文に採った場合もある。

一、「論考篇」には、史料に内在する論点を深めた小論を掲載した。また、付録として関連年表・収載史料一覧・索引を収めた。

小石家歴代と究理堂書簡の概略

江戸時代中期、京・大坂における実証医学研究を主導した存在として小石元俊は、著名な存在である。元俊は決して、蘭方に偏らず、従前の漢方医学にも十分な目配りをしながら独自の医論を形成し、やがて京釜座通夷川北の地に落ち着き、私塾「究理堂」を創設する。

究理堂は小石家代々によって継承され、やがて医学教育の重要なセンターとして広く知られた。とくに元俊の子、小石元瑞の時代には、医界にとどまらない、多様な知識人との交流の舞台となった。

現在、小石家「究理堂文庫」には、膨大な量の書籍・書画類・器物をはじめとして、歴代の交友関係を示す文書史料が残されている。その多彩さは、小石家歴代による旺盛な学事・文芸交流の賜物である。

究理堂文庫が所蔵する貴重な史料群は、いうまでもなく往時の学界の実像をうかがい知る好材料といえよう。そのため、これまでにも多くの先行研究が分析の対象としてとりあげてきた。

元俊の事蹟に関して、山本四郎『小石元俊』（吉川弘文館、初版一九六七年）は、最も重要な基礎的研究である。本研究会でも毎回、おおいに参照させていただいた。

また、青木一郎『坪井信道詩文及書翰集』（岐阜県医師会、一九七五年）は、その名の通り坪井信道研究の基本文献で、重厚な研究蓄積だが、ここでも小石家に宛てられた書簡が網羅的にとりあげられている。

このように、有名医家の史料集などにおいて、究理堂小石家所蔵の書簡は、部分的に活用されてきた。しかし、その圧倒的な分量のため、史料群の全貌をうかがい知る作業は困難をともない、従前の研究史では完遂されてこなかった。

幸い、小石秀夫先生を中心にまとめられた『究理堂の資料と解説』（小石秀夫監修／宮下三郎・多治比郁夫編著、一九七八年）があり、これが『京都の医学史』資料篇（京都府医師会編、一九八〇年）のなかに再録されている。私たちは、この成果を参照し、どのような史料が究理堂に現存するか、おおよその傾向をつかむことができた。なお、同書には小石家各代の事績（多治比郁夫執筆）、究理堂の医書に関する概説（宮下三郎執筆）、小石家系図が収載されており参考になる。

『究理堂の資料と解説』収載の目録は、文書・図書・書画と三つの項目に分かれている。このうち文書目録は、「一　家譜・先祖書」「二　祖先遺筆」「三　歴代資料」「四　究理堂資料」「五　蔵品目録」「六　吉凶記録・家政文書」「七　交友資料」「八　器物」と区分される。本研究会が注目した「七　交友資料」について、概要を次頁の【表】にまとめた。

この【表】から明らかなように、書簡史料の年代は元俊から元瑞・中蔵・第二郎、すなわち一八世紀後半から明治維新期の動乱を越えて長期間、同家累代に及んだものであり、幅広い知己から到来したものであることがわかる。差出人は、当時の学界・医界の中心で活躍した者、また画人・僧侶など、いずれも高名な文人といえよう。

【表】 究理堂文書目録「七　交友資料」の構成

表　題	巻幅	点数	宛 所	おもな差出人
山陽外史俗牘(上・中・下)	3	61	元瑞	頼山陽
山陽先生内密書牘	1	9	〃	〃
頼山陽自筆書状	1	1	〃	〃
山陽先生没前九日手牘	1	1	〃	〃
山陽翁没後諸家弔慰書(上・下)	2	23	〃	頼杏坪・篠崎小竹・大塩中斎
竹田翁俗牘	1	18	〃	田能村竹田
竹田翁没前書牘	1	2	〃	〃
先盟余風(上)	1	23	〃	皆川淇園・篠崎三島・大槻玄沢・小野蘭山・広瀬淡窓・角田九華・大窪詩仏・岡田半江
〃　(下)	1	24	〃	山本梅逸・南部伯民・日野鼎哉・広瀬旭荘・伊東玄朴・宇田川玄真・新宮凉庭
小竹先生俗牘	6	213	〃	篠崎小竹
皆川淇園俗牘	1	36	☆	皆川淇園
皆川淇園書牘	1	2	元瑞	〃
雲華師俗牘	1	27	〃	雲華大含
佐野山陰先生俗牘	1	56	☆	佐野山陰
頼氏一門・山陽門下俗牘	1	27	★	頼春水・後藤松陰・宮原節庵
頼三樹三郎俗牘	1	1	中蔵	頼三樹三郎
諸家俗牘	1	20	元瑞	浦上春琴・本居内遠
〃	1	29	☆	中井竹山・木村蒹葭堂・亀井南冥
〃	1	22	元瑞 中蔵	梁川星巌・大塩中斎・大槻磐渓・南部伯民・菊池五山・角田九華・羽倉簡堂・谷鉄臣
医家蘭学家俗牘	1	21	★	斎藤万策・坪井信良・桂川甫賢
俗牘〔医家俗牘(一)〕	1	23	★	杉田玄白・大槻玄沢・坪井信道
〃〔医家俗牘(二)〕	1	20	★	緒方洪庵・小森桃塢・小野蘭山
篠崎三島・武元登々庵俗牘	1	27	☆	篠崎三島・武元登々庵
小石家来翰集(一)	1	23	☆	小田済川・斎藤方策・貫名海屋
〃　(二)	1	42	★	頼支峯・池田瑞仙・今枝世顕
〃　(三)	1	33	★	青木木米・山脇道作・坪井信良・南部伯民
〃　(四)	1	25	☆	箕作阮甫・篠崎小竹・淡輪元潜・柴野栗山
賀龍太郎誕生和牘	1	1	元俊	淡輪元潜
松村月渓和牘	1	1	元俊	松村月渓
孤篷菴大昇和尚書牘	1	1	元瑞	孤篷菴
堀内不識斎宗匠重陽書牘	1	1	中蔵	堀内不識斎
永富亀山書状	1	1	元俊	永富亀山
石川大浪書状	1	1	元俊	石川大浪
諸家書翰	…	91	◆	堀内宗完・長与専斎・富士川游
和蘭人ヘーデン書翰	1	24	第二郎	ヘーデン

出典：「究理堂文書目録」(『究理堂の資料と解説』所収)

註1：表題は出典に従う。ただし、「俗牘(　)(二)」の原題はこれと異なる（12頁参照)。

2：網カケ部分の史料は全部または一部を本書に収載した。詳細は「収載史料一覧」(326～8頁参照) を参照されたい。

3：☆＝元俊・元瑞宛てが混在。 ★＝元俊・元瑞・中蔵宛てが混在。 ◆＝混在。

究理堂小石家書簡、そのひとつひとつを丹念に眺めていくことで、当該期京坂の医界における人的交流関係、そして学問形成の具体像がみえてくることは、疑いないところであろう。医学史・蘭学（洋学）研究史は、先行研究の決して少なくない分野ではあるが、本書の取り組みを通しても、学界に何がしかの寄与を成し得ると確信する。

次に、小石家歴代の簡単な履歴を掲げておく（おもに『究理堂の資料と解説』の成果に拠る）。

小石元俊

生没年、寛保三～文化五年（一七四三～一八〇八）、六十六歳没。名、道。字、有素。号、大愚。

若狭小浜藩主酒井家の家臣林野市之進を父とし、山城国桂村に生まれる。若いころ大坂へ出て、筑後柳川藩医淡輪元潜に学び、また元潜の友人永富独嘯庵を師匠として医を学んだ。数年の西国漫遊を経て、明和六年（一七六九）に大坂で開業、その後、京都へ移って皆川淇園に就き漢学を修める。天明三年（一七八三）に橘南谿らと伏見で刑屍解剖をおこなう。その成果は『平次郎臓図』としてまとめられた。天明大火の後、大坂へ移住していたが、寛政末年ごろからは京都の釜座通竹屋町を拠点とし、そこに究理堂を開く（現在、小石医院のある場所）。同十年、三雲環善の解剖を主宰し『施薬院解男体臓図』をまとめる。杉田玄白・大槻玄沢をはじめとする江戸の医界と交遊があり、天明六年東遊時は玄沢宅に寓居する。間重富とともに大坂の橋本宗吉をみいだして玄沢門で学ばせ、オランダ語翻訳に協力させるなど、東西医界の架け橋となった。自身も数回、江戸へ赴いて諸家との交流を実現させている。丹後田辺藩主の診察で江戸へ出たさい、嗣子元瑞を伴った。主著『元衍』は天明大火で焼失し、再稿は成らなかった。

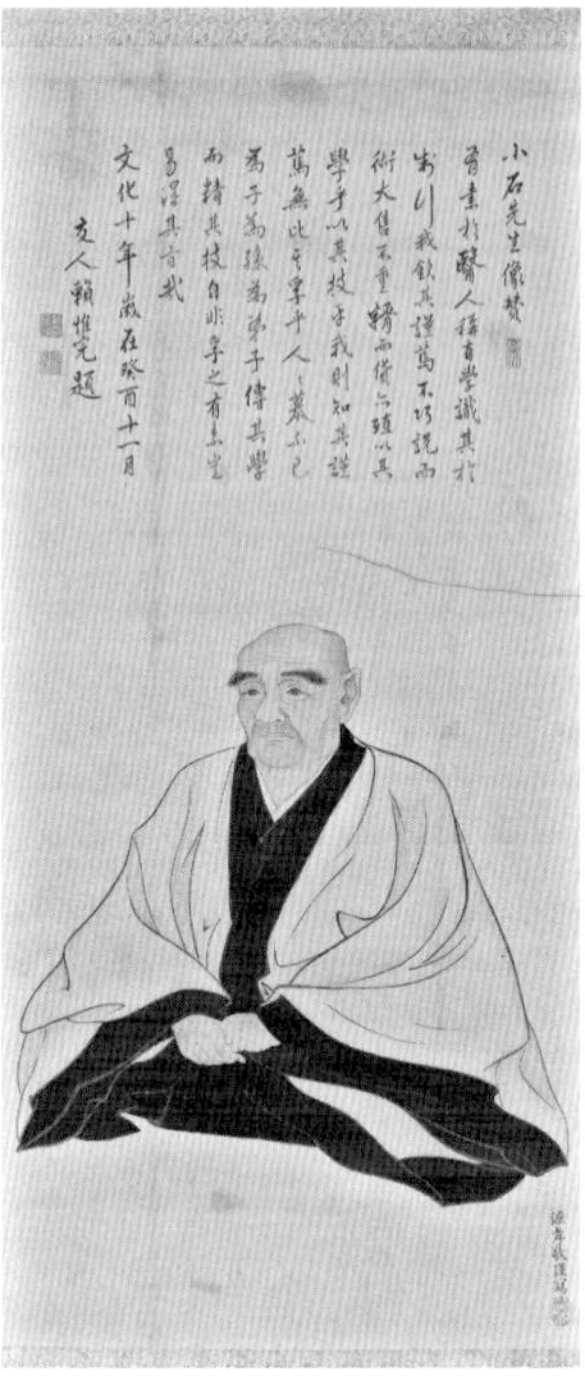

小石元俊肖像（究理堂文庫所蔵、京都国立博物館提供）

小石元瑞

生没年、天明四～嘉永二年（一七八四～一八四九）、六十六歳没。名、龍。字、元瑞。号、檉園・蘭斎・秋巌仙史・拙翁。

寛政十一年（一七九九）父元俊に従って江戸に行き、杉田玄白・大槻玄沢から蘭方医学を学ぶ。帰京後、究理堂を継いで指導にあたる。新宮涼庭とともに、京都の二大医家と並び称された。皆川淇園に漢学を学び、慈雲に参禅した。篠崎小竹・頼山陽・田能村竹田をはじめ、交遊関係は医界にとどまらず、自らも文人として幅広く活躍した。六十歳を前に隠居し、著述に専念する。元瑞の学問は、漢・蘭の双方を重視する折衷の立場をとった（論考篇の有坂論文を参照）。著作に『究理堂備用方府』『究理堂備用製薬帳秘』『西説痘瘡記聞』『黴毒私説』などがある。その他、文政十二年（一八二九）から弘化五年（一八四八）に至る日々の診療内容を記録した『処治録』や、詩文稿などが残されている。

小石中蔵

生没年、文化十四～明治二十七年（一八一七～一八九四）、七十八歳没。名、紹。字、君厥。号、蘭屋・矼斎・篷嶼。

元瑞の次男として生まれる。九歳で頼山陽に入門、十七歳の天保四年（一八三三）には、豊後竹田藩の儒者角田九華（生没年、天明四～安政二年）に学んでいる。さらに天保七年、江戸へ出て坪井信道の門に入り、約三年間、医学を学ぶ。このころ、渡辺崋山・高野長英・小関三英らと交流があったという。天保十二年、家督を継ぐ。嘉永二年（一八四九）、楢林栄建・江馬榴園・赤沢寛輔らとともに京都で有信堂を創設し、種痘の普及につとめた（論考篇の海原・三木論文を参照）。

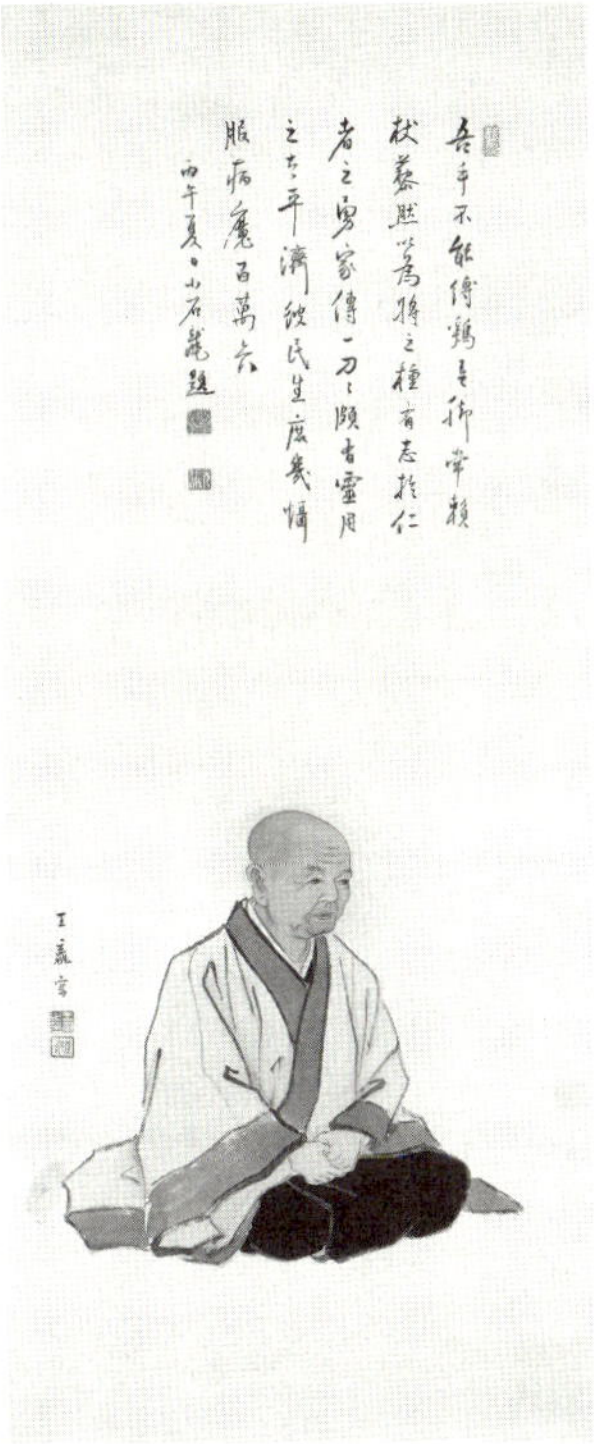

小石元瑞肖像（同前）

小石第二郎

生没年、嘉永三～明治四十一年（一八五〇～一九〇八）、五十九歳没。名、瑜。字、君山。号、潤山

中蔵の次男として生まれる。明治元年（一八六八）遊学のため西下、長崎医学校でボードウィン A. F. Bauduin やマンスフェルト C. G. van Mansvelt などから教えを受ける。このとき、長与専斎らと知り合う。明治六年七月より同十年二月まで新潟公立病院に勤務し、明治九年にヘイデン W. van der Heyden の講義を翻訳して『新潟病院講筵日記生理編』を刊行する。明治十年六月、公立神戸病院教師助手、同病院付属医学所教員を兼務。さらに、明治十四年十月から岐阜医学校教諭、同十五年十二月から京都医学校教諭につとめ、その後自宅で開業した。

史料の現状について

本書の刊行にあたっては、小石家現ご当主小石元紹先生のご厚意によって原史料を実際に拝見し、撮影する機会を与えられた（平成二ー六年六月十四・十五日）。この場を借りて、厚く御礼を申し上げる。

本書に収載した書簡群は、九頁の【表】において、網カケで示した史料である。このうち『究理堂の資料と解説』で「俗牘」と題された史料が二点ある。本書では便宜上、これらを架蔵の順に従い『医家俗牘（一）』『医家俗牘（二）』と名付けた。なお、現状で巻物に付された題簽の表題は、それぞれ「俗牘巻15巻」「書牘巻第十六」である。
究理堂文庫の書簡類は、かつてマイクロフィルムによる撮影がおこなわれ、小石家で紙焼きが保管されている。おそらく『究理堂の資料と解説』編集の過程で、確認用として作成されたものと思われる。本研究会でも、これをテキストとして輪読会を進めてきた。しかし、小石先生のお話に拠っても、詳しい撮影データ（いつ、誰が、どこで撮影したか）は、明らかにできなかった。

今回、本研究会で現状を確認した結果、書簡の端裏や裏書きなどについて、撮影漏れと思われる箇所をいくつか発見することができた。

たとえば、『小石家来翰集（一）』は、おそらく撮影完了後、巻子に仕立てられており、そのため、書簡【15】20―05については、目録と現状の順序が異なっていた。さらに、前回の撮影から漏れていた斎藤方策の書簡【47】の所在を今回、あらたに確認できたのは、大きな成果といえる。

なお、『小石家来翰集（三）』を除く五点が巻子に仕立てられている。そして、そのうち『医家俗牘（一）』を除く四点が、新しく製作された桐箱に収められている（下段写真を参照）。

「影印篇」「翻刻篇」の収載順は、現状に従った。そのため『究理堂の資料と解説』とわずかに配列の異なる箇所がある。

箱、および巻子の法量は、次の通りである（箱のたて／よこ／巻子の幅。単位センチメートル）。

原史料は巻子とする段階である程度、裁断されたものと推察され、書簡本来の法量は不詳とせざるを得ない。

『諸家俗牘』二三・五／一三／一九（整理番号14）
『医家蘭学家俗牘』二三・七／一三／一七・四（同16）
『医家俗牘（一）』―／―／一七・五（同17）
『医家俗牘（二）』二七・二／一一・八／二〇・二（同18）
『小石家来翰集（一）』二四・八／九・八／一七・四（同20）

なお、桐箱蓋の箱書きや巻子題簽などは、翻刻を省略した。

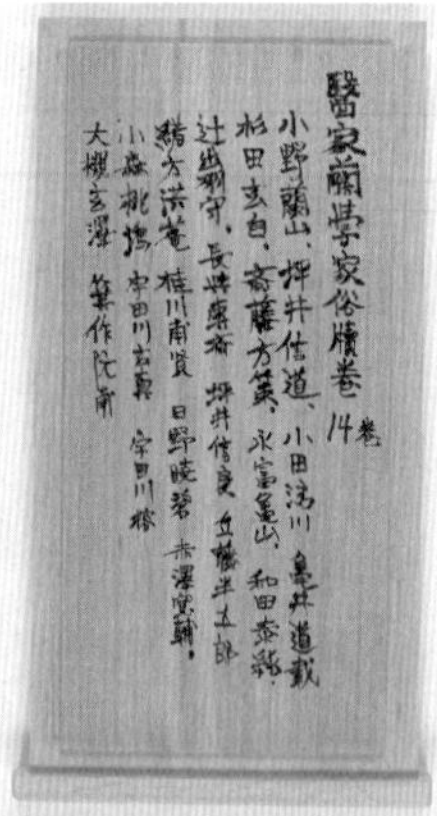
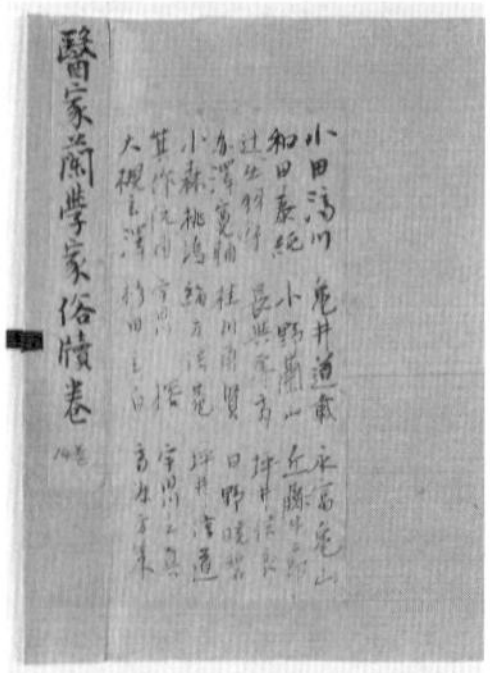
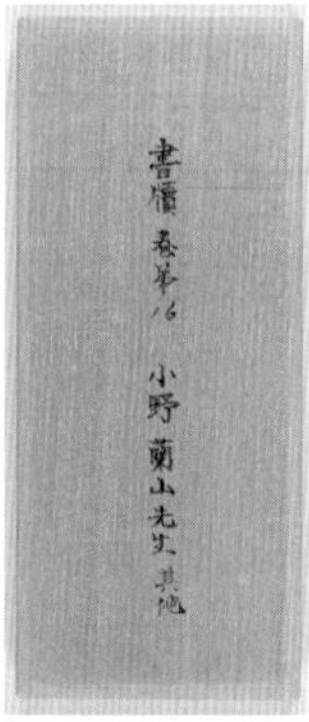
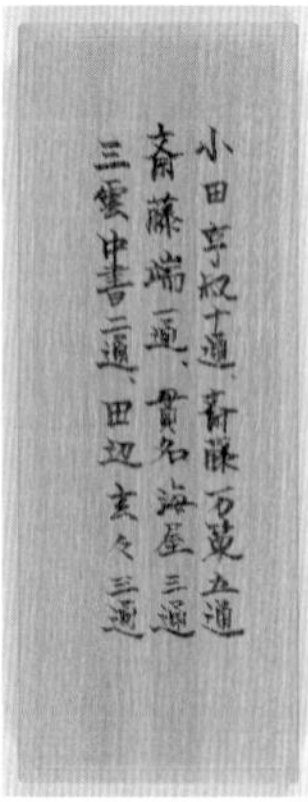

（右上）『医家蘭学家俗牘』箱書　（右下）同表紙外題
（左上）『医家俗牘（二）』箱書　（左下）『小石家来翰集（一）』箱書

影印篇

14

『諸家俗牘』

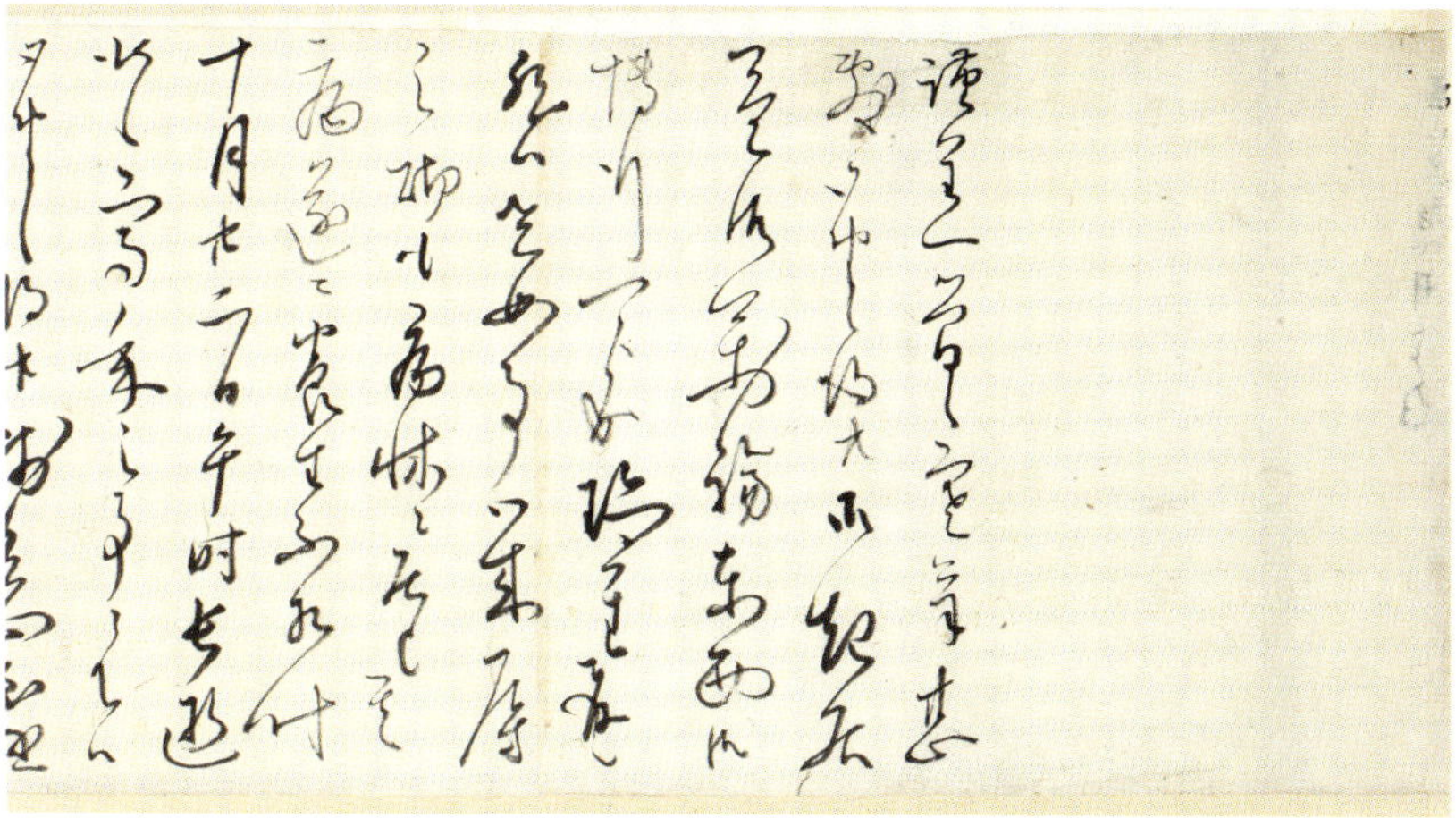

14-20 亀井南冥【35】（171頁）

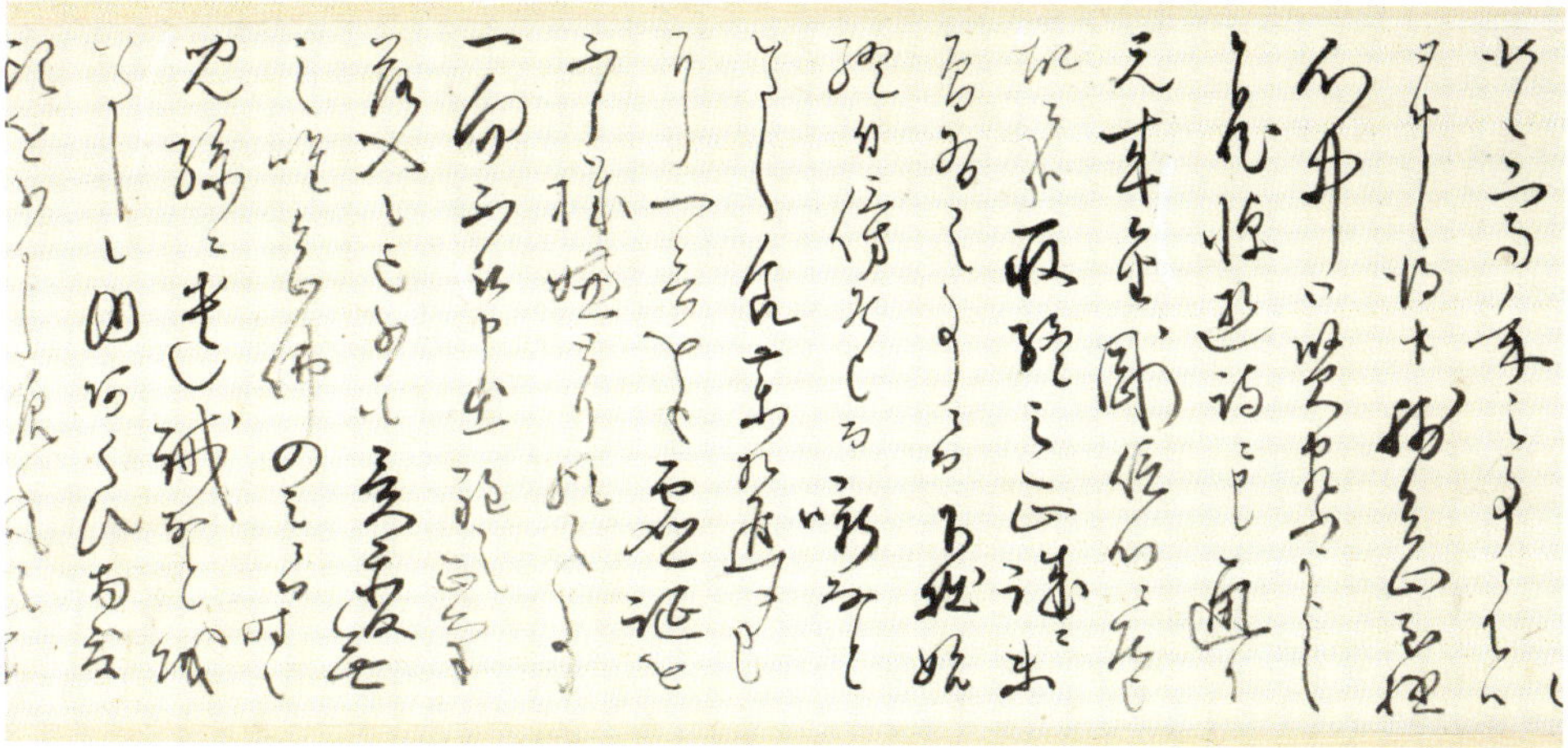

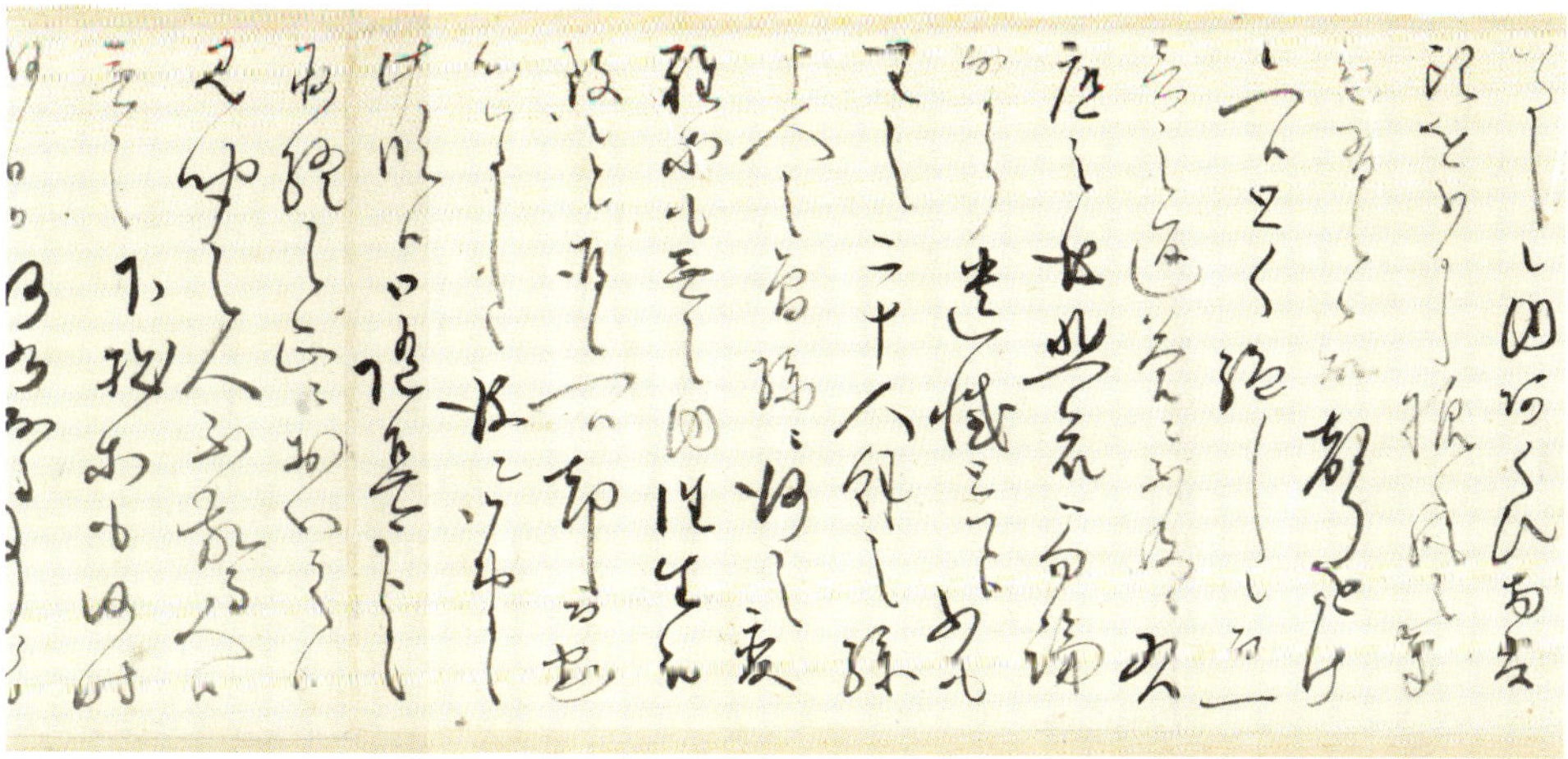

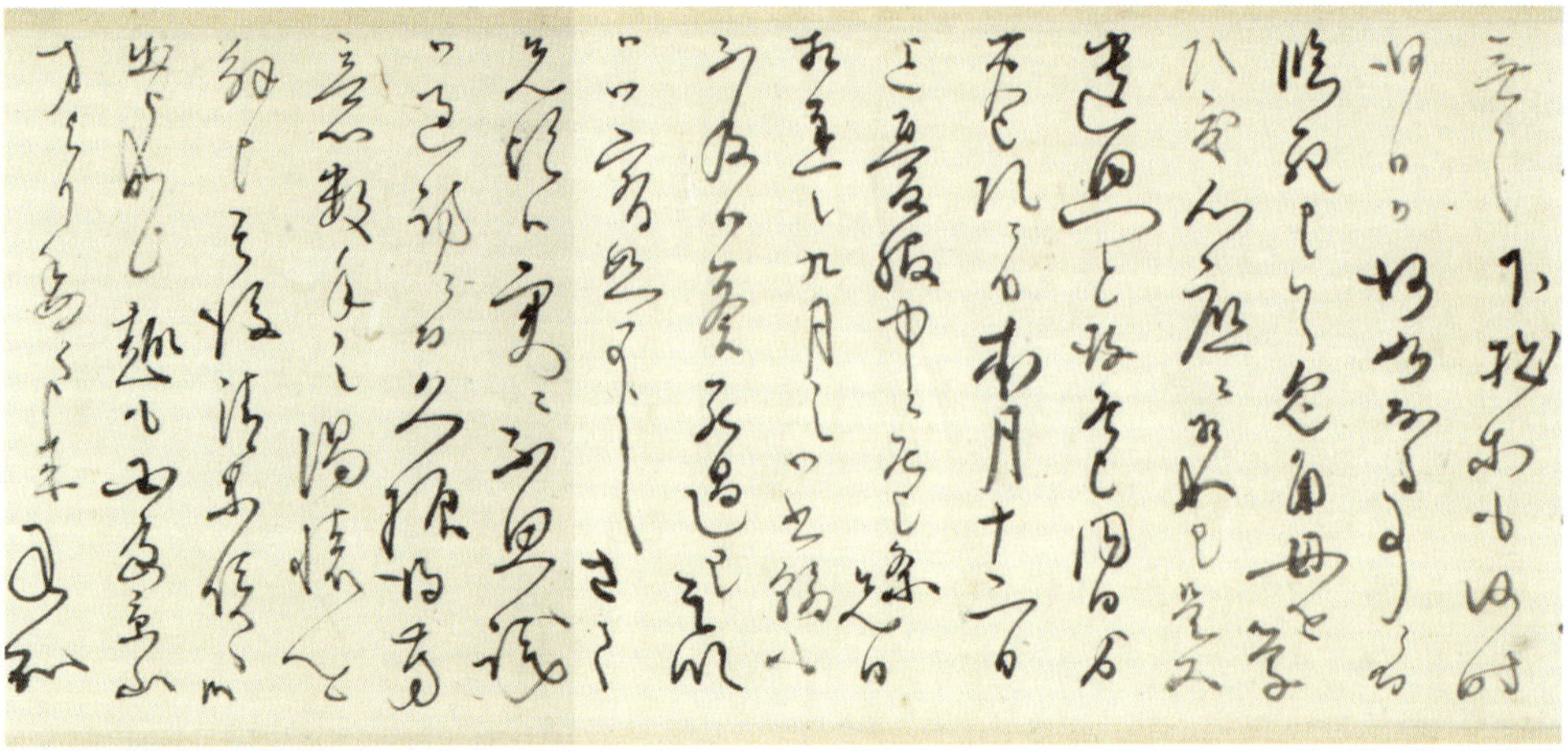

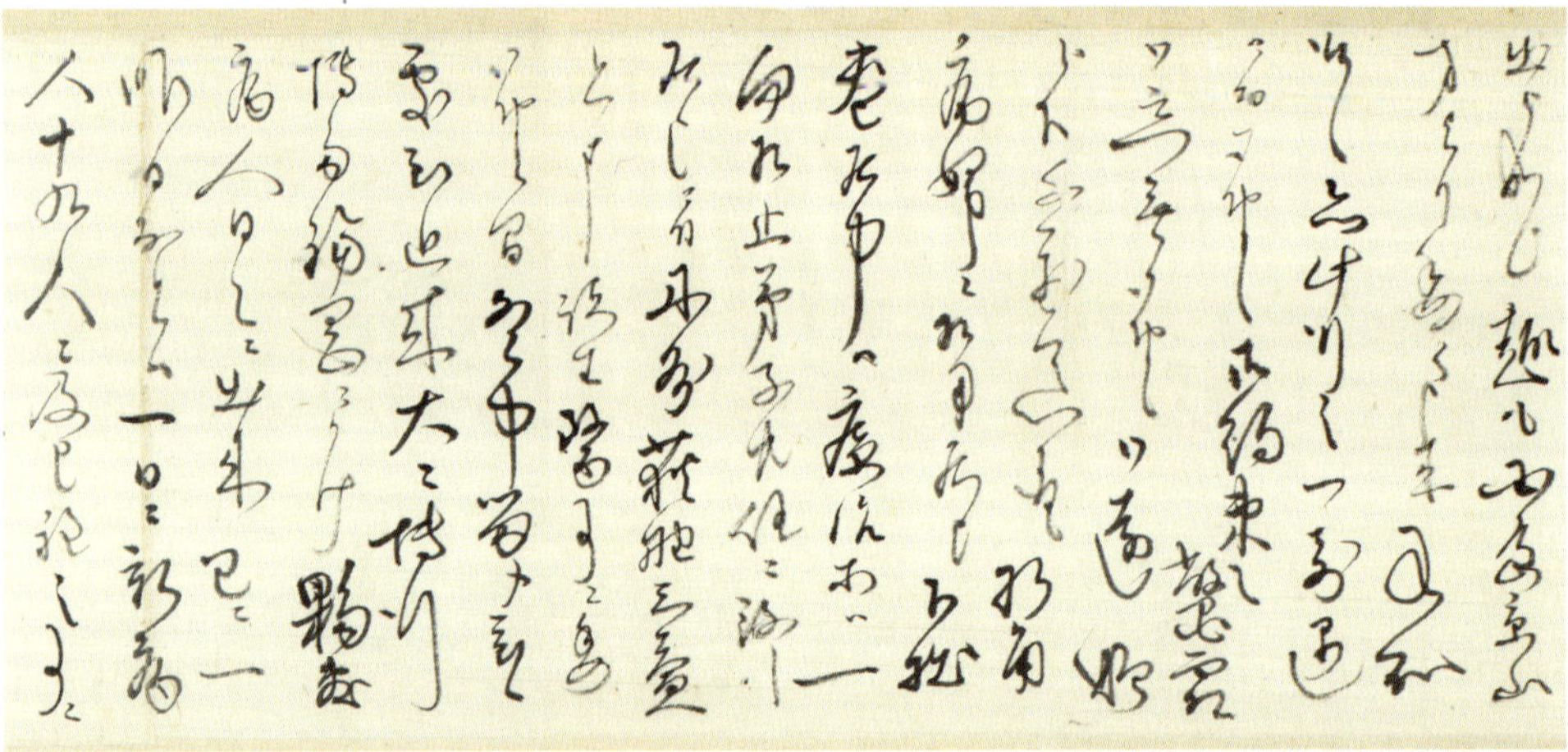

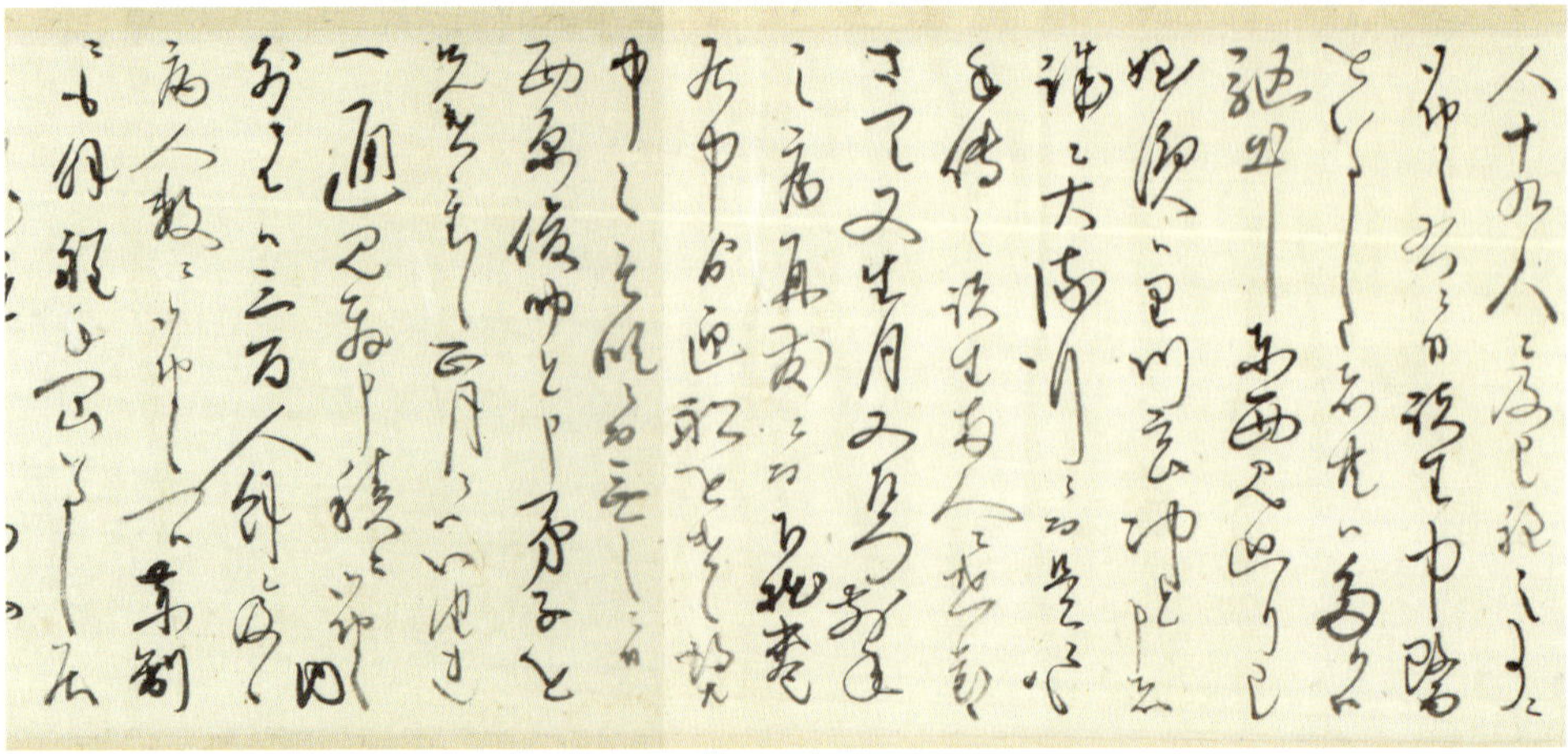

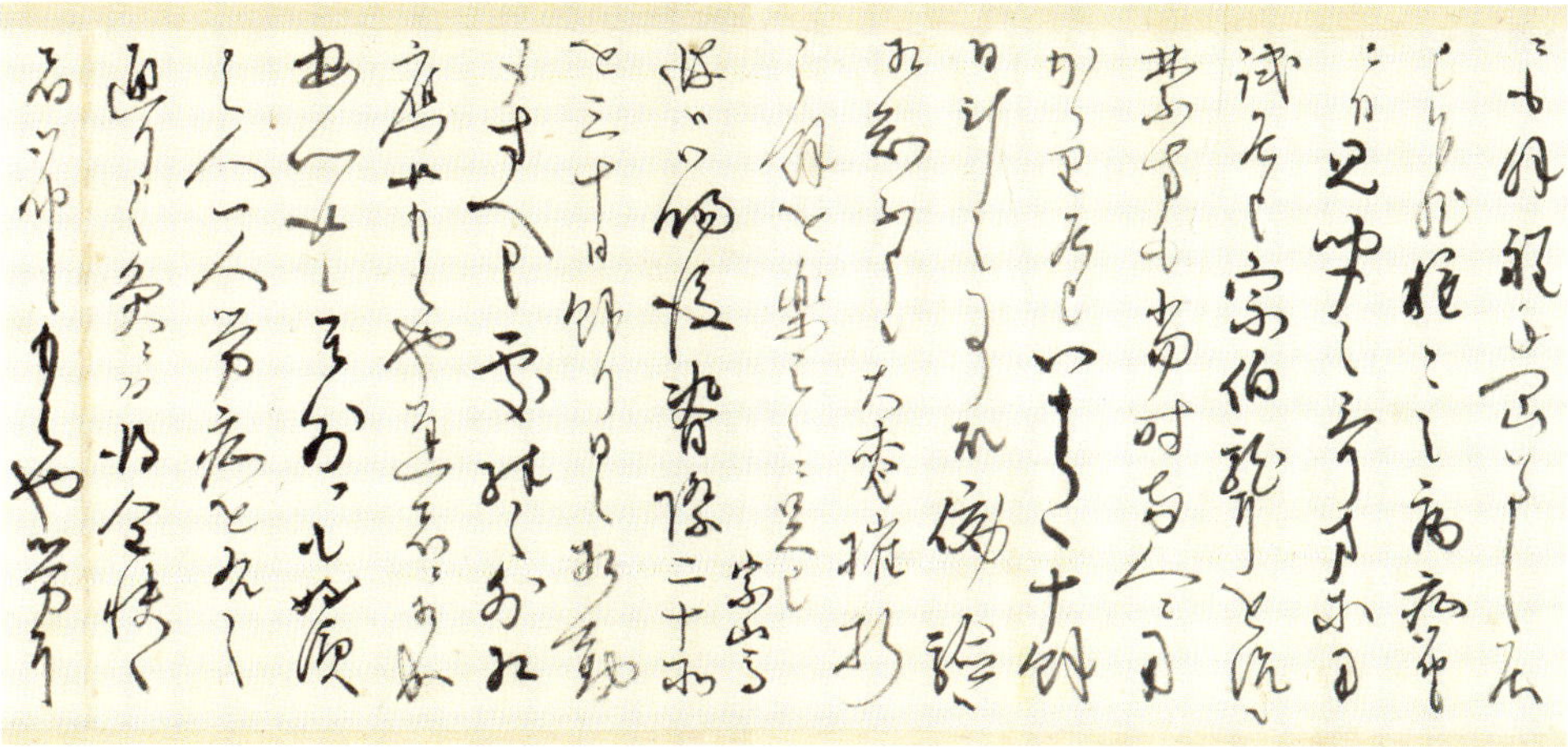

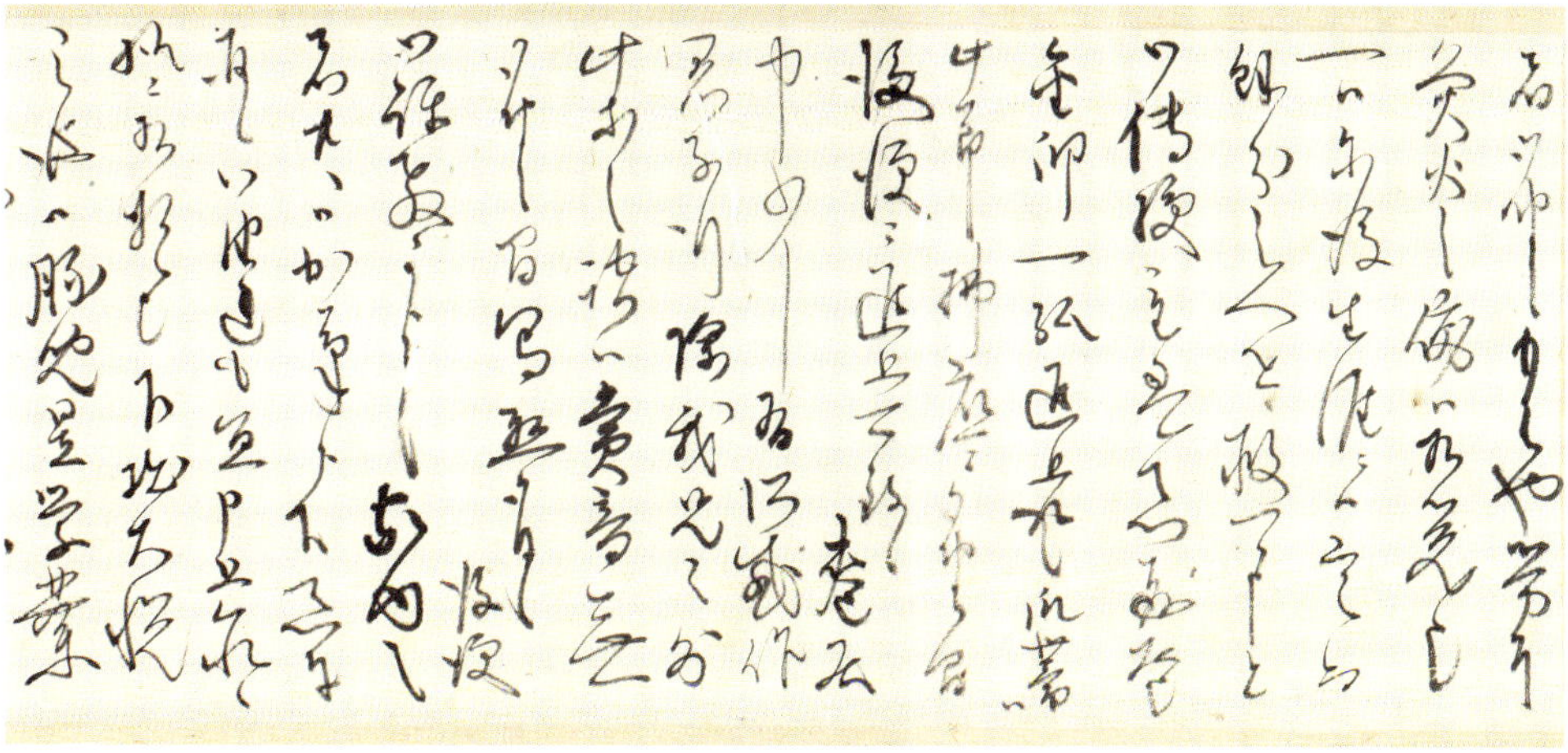

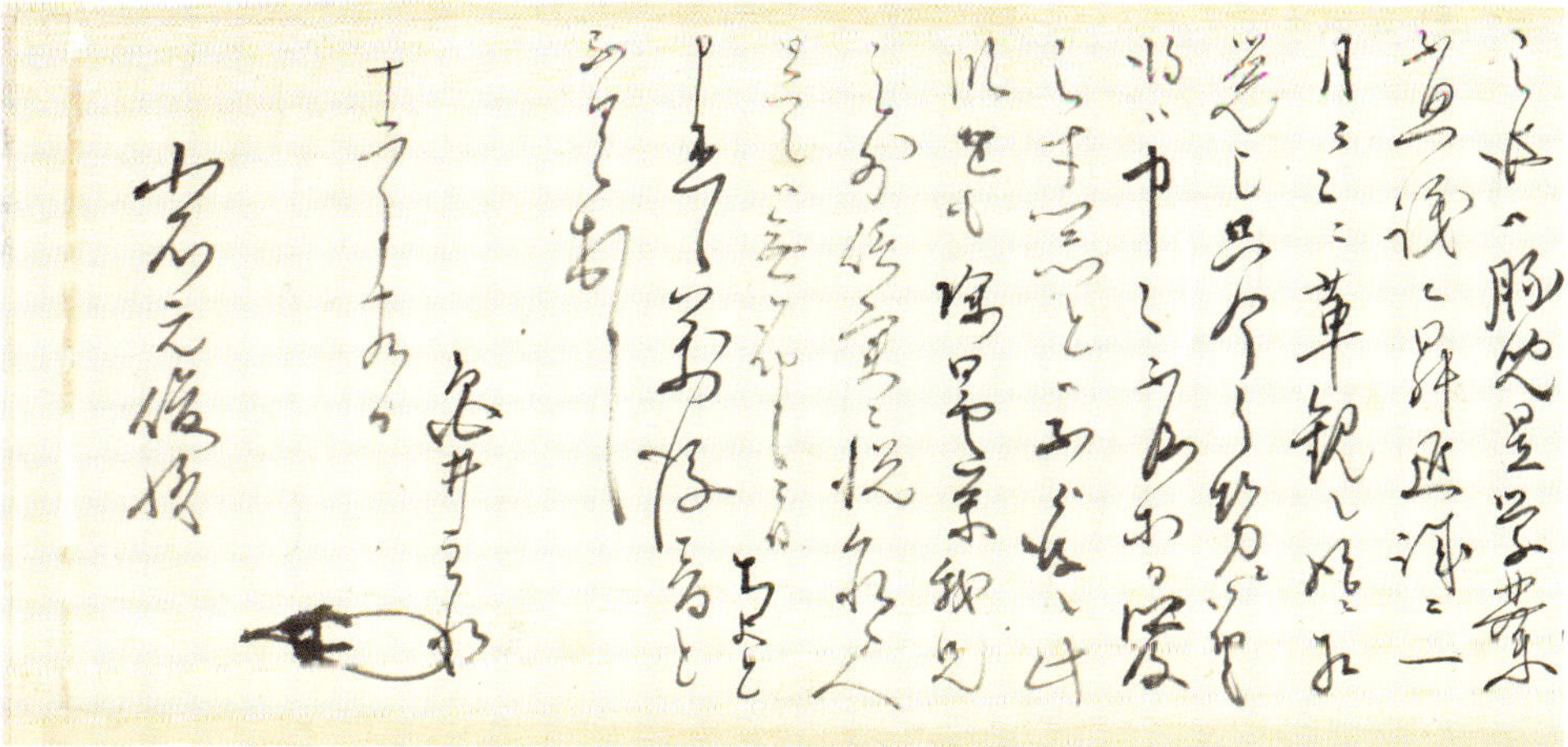

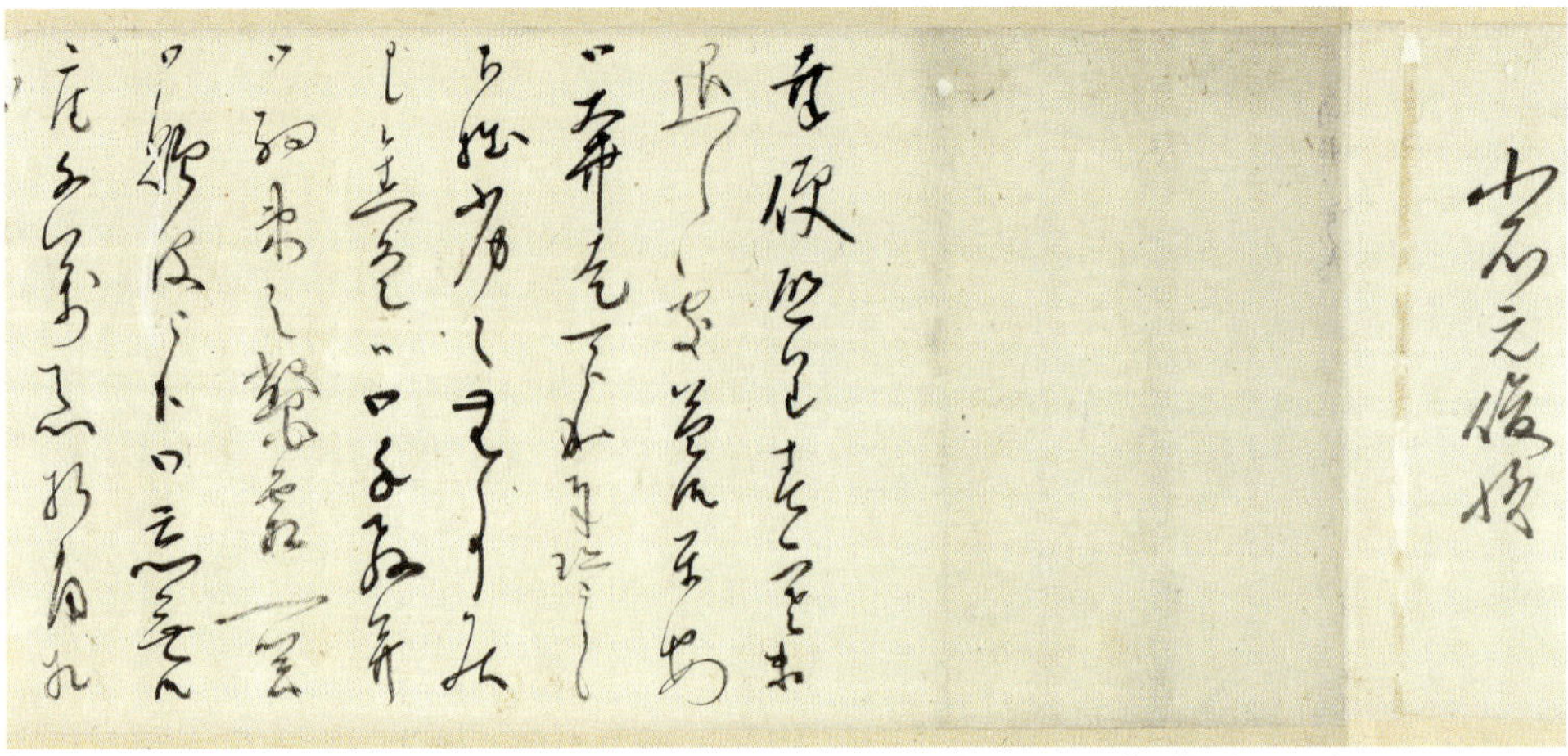

14-21 亀井南冥【36】（177頁）

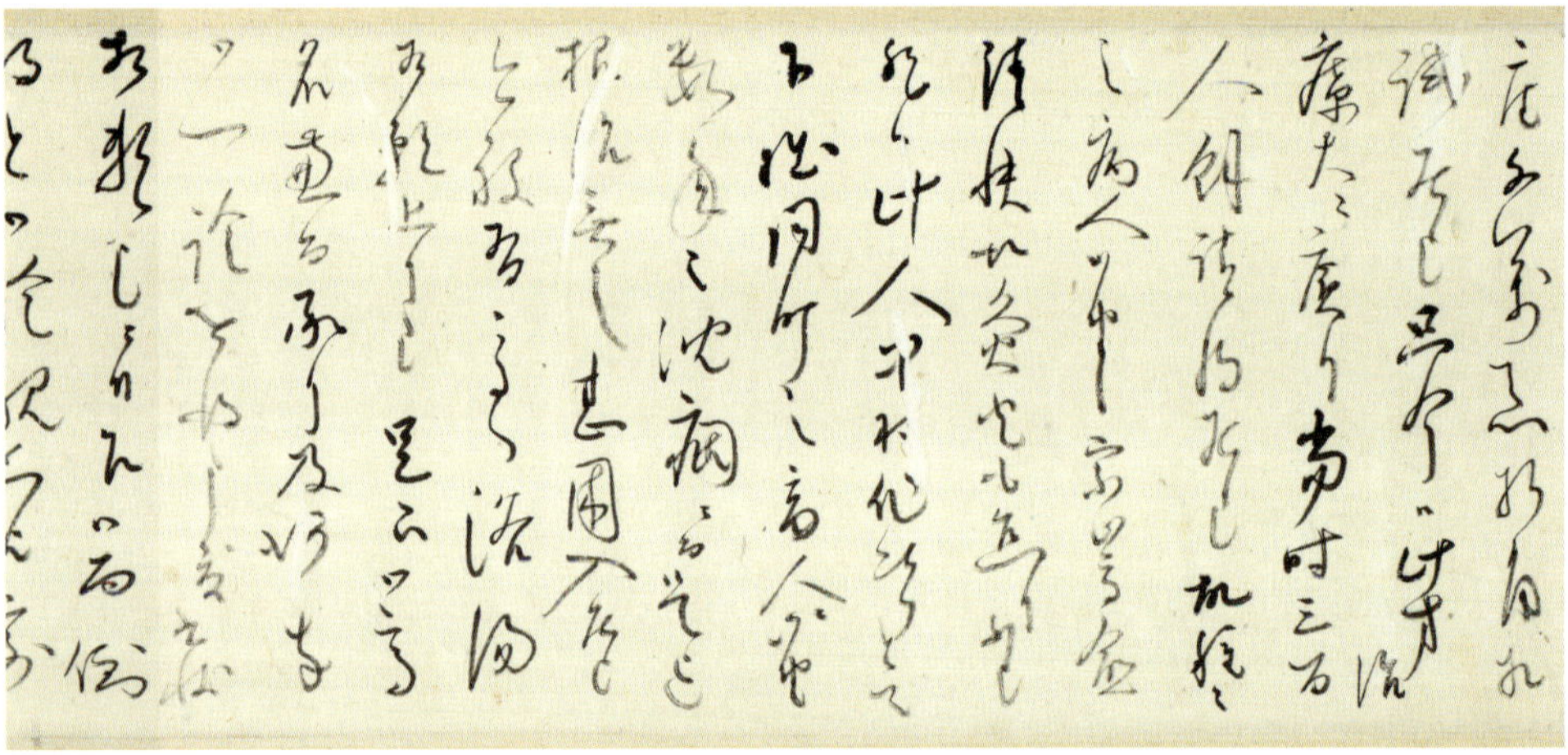

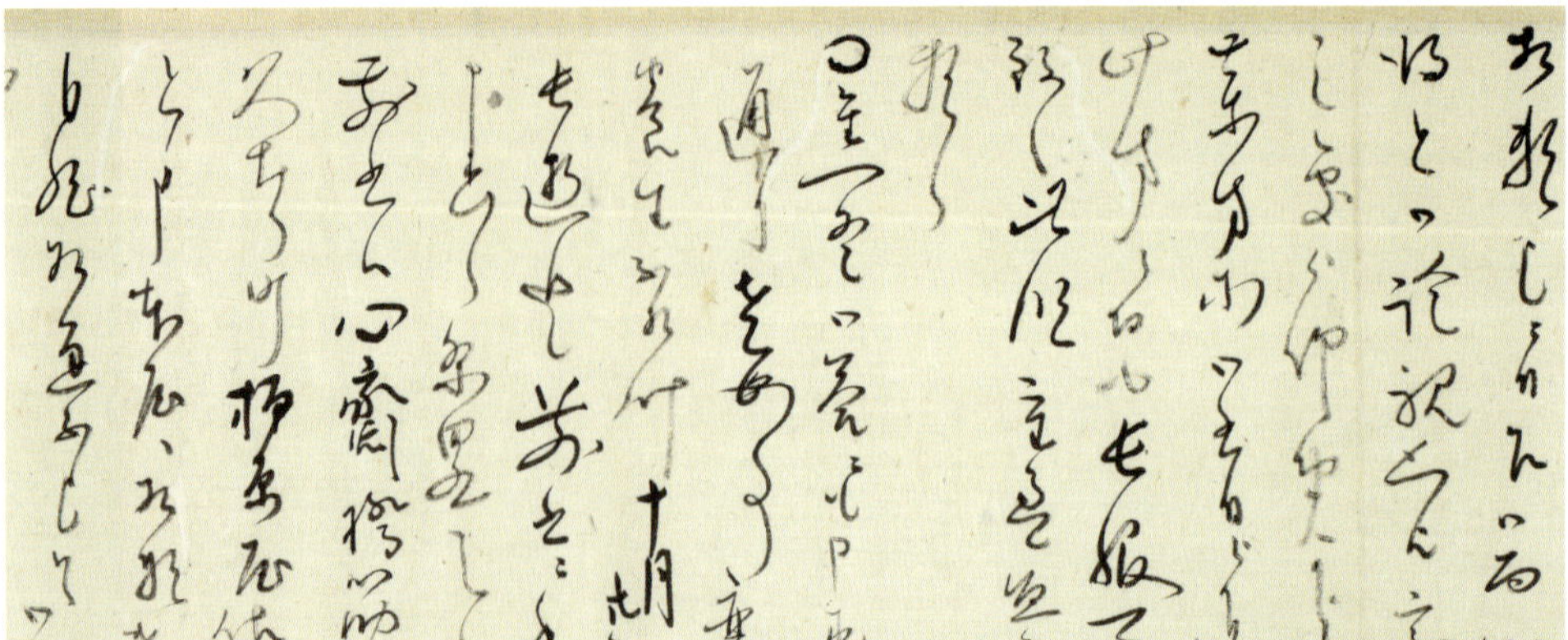

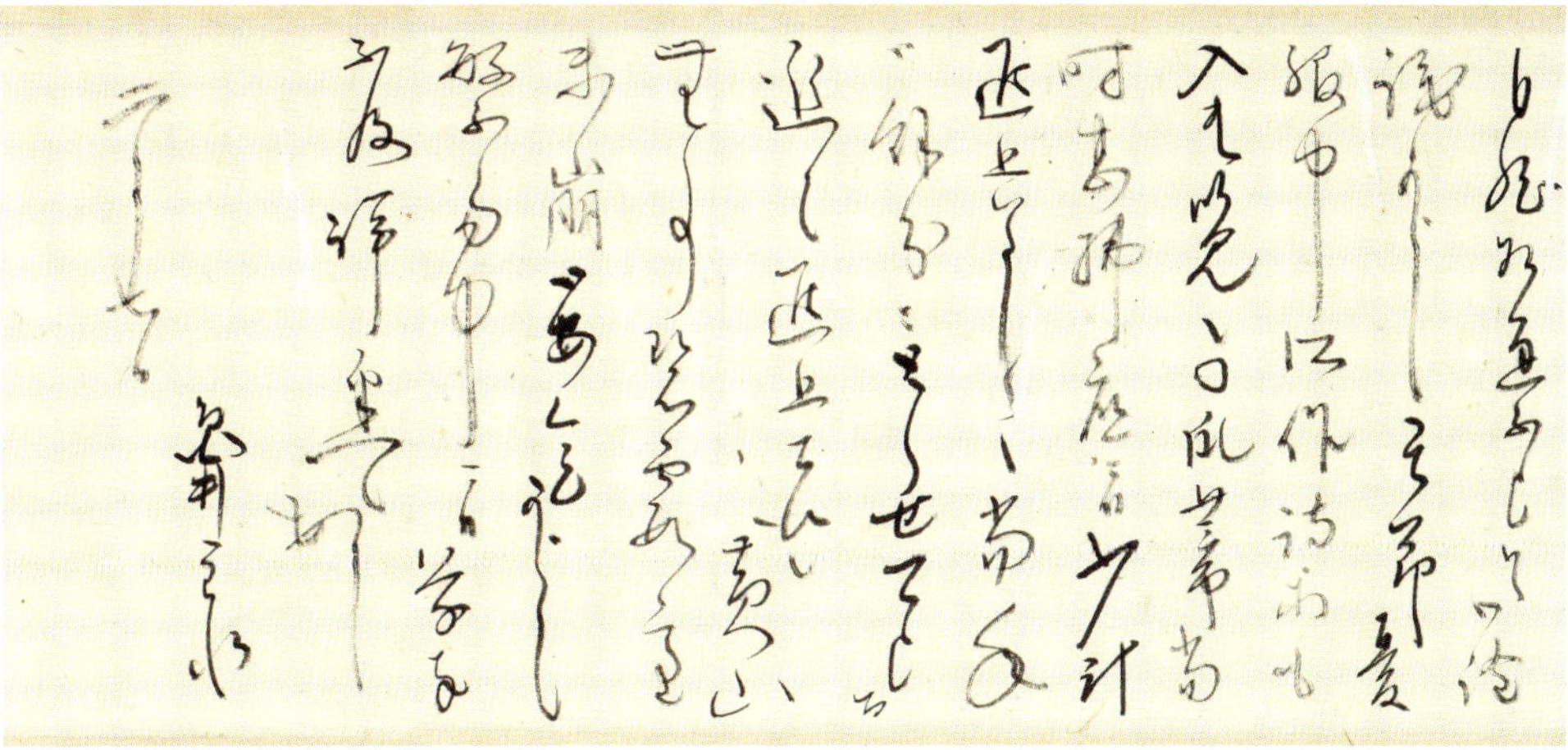

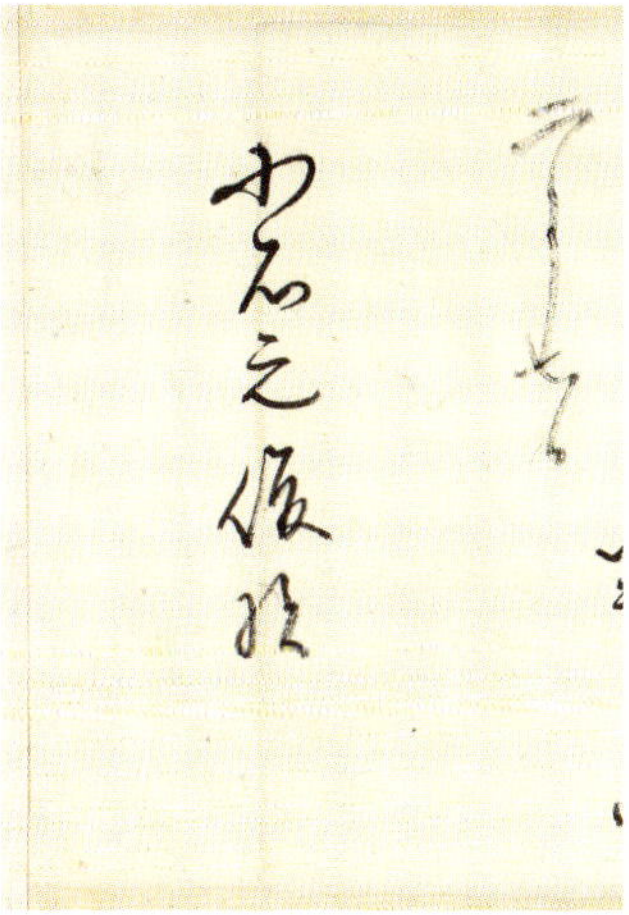

16 『医家蘭学家俗牘』

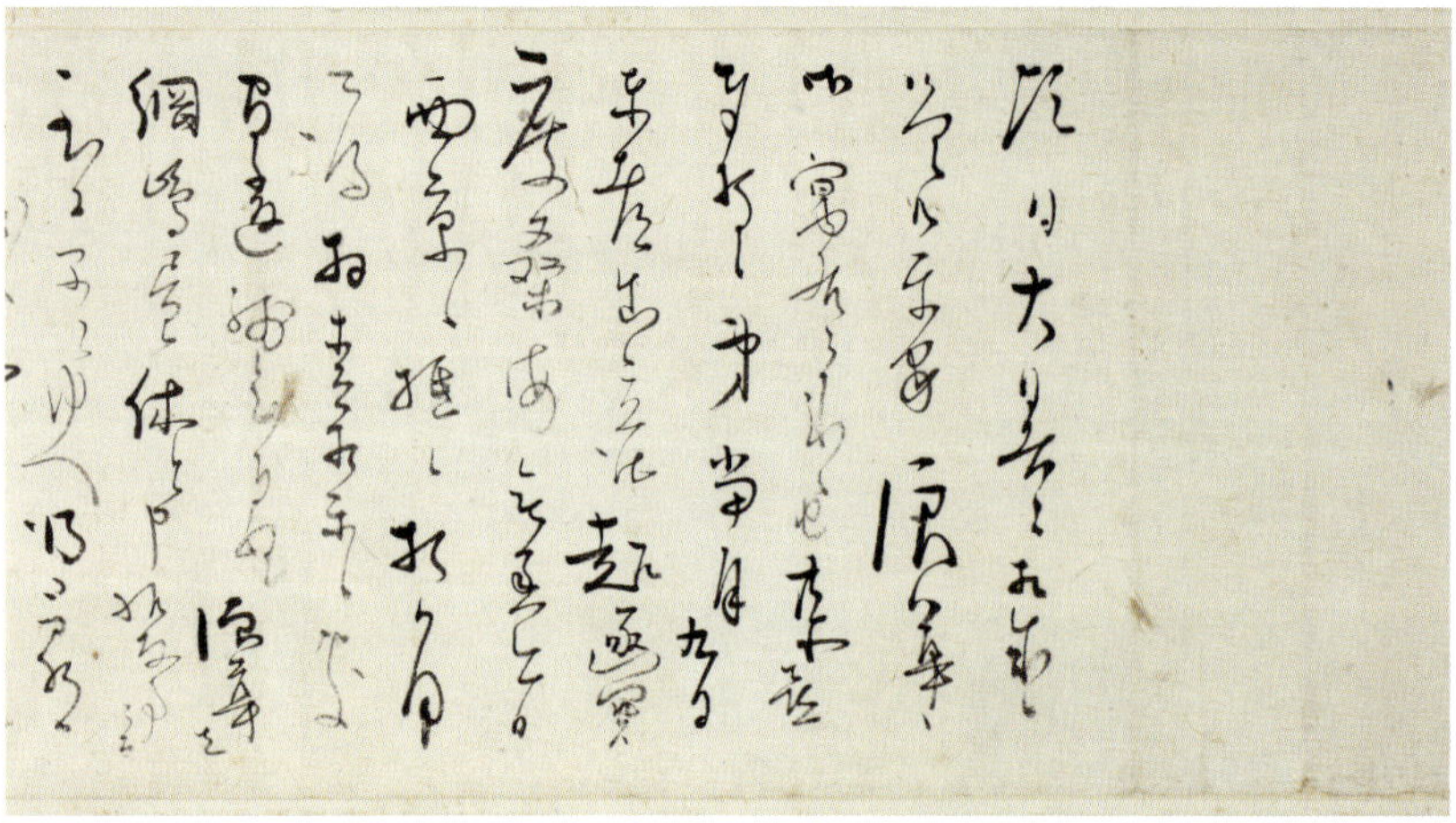

16-01　小田済川【10】（119頁）

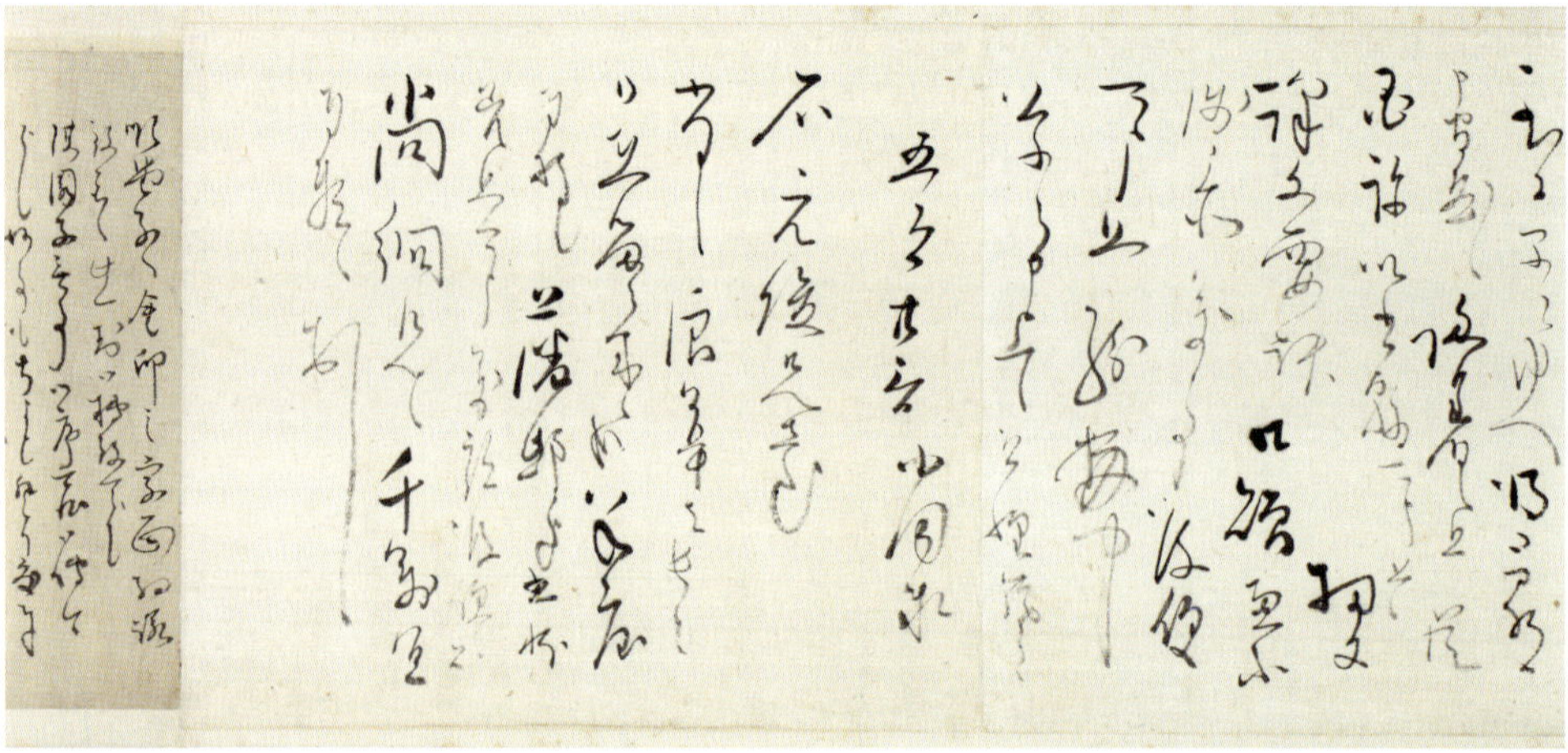

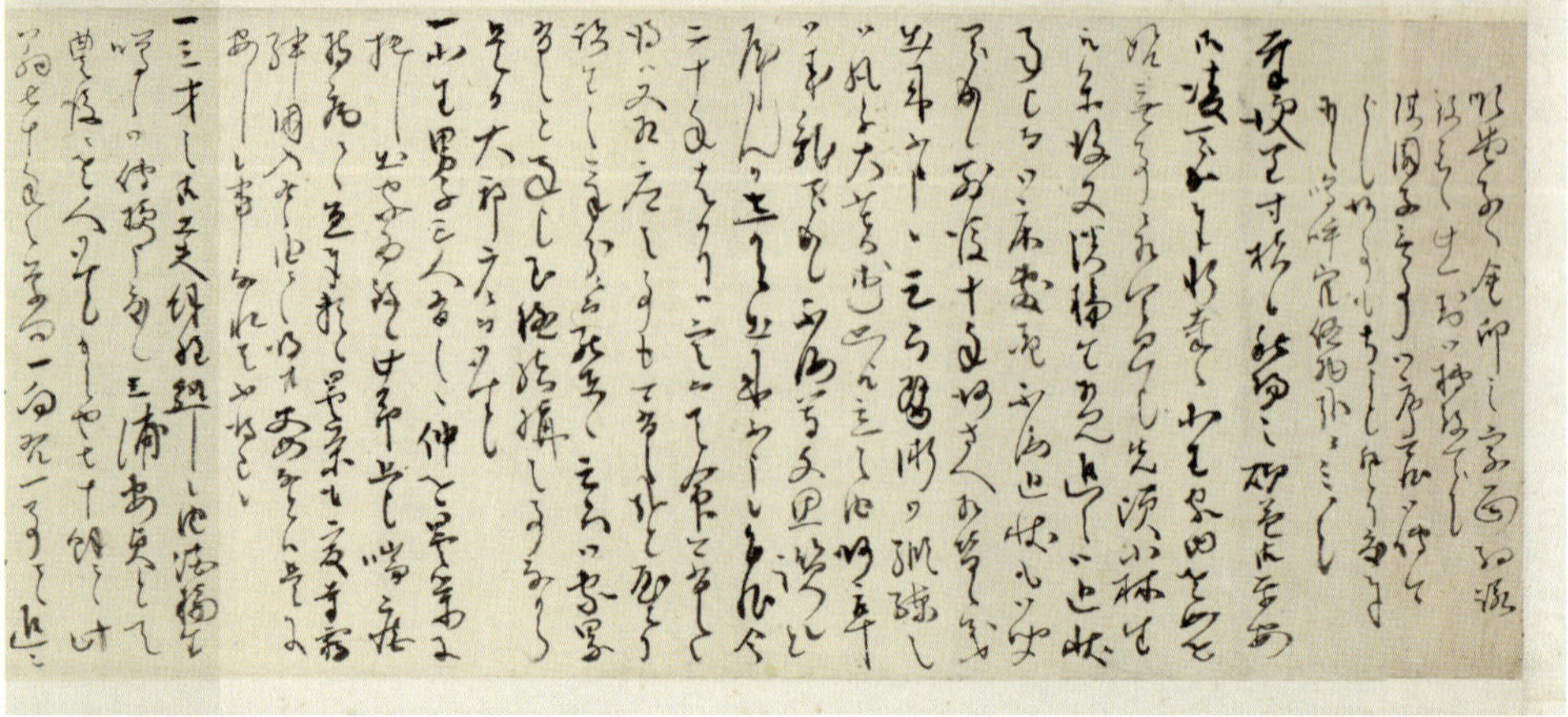

16-02　亀井南冥【37】（179頁）

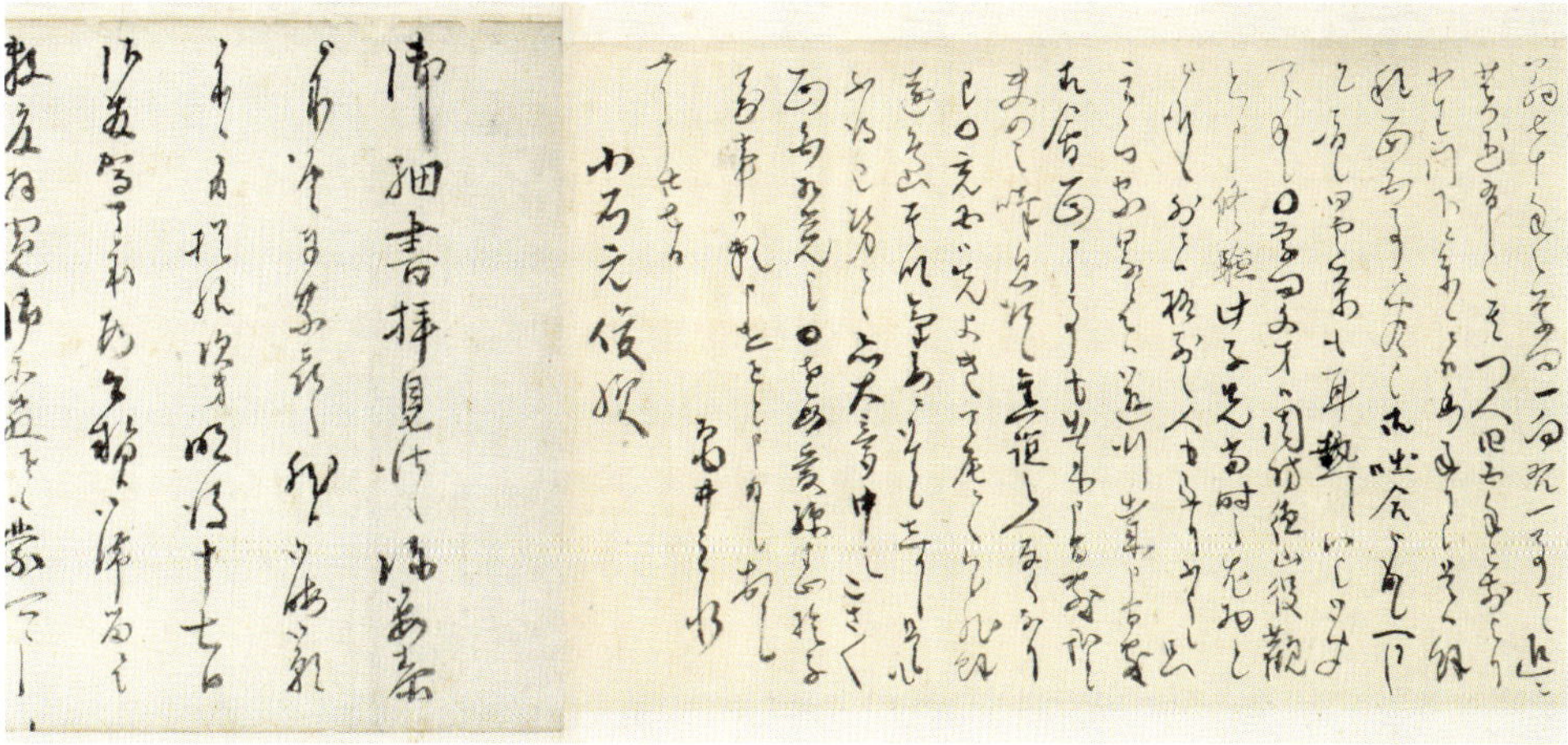

16-03 永富数馬【76】（250頁）

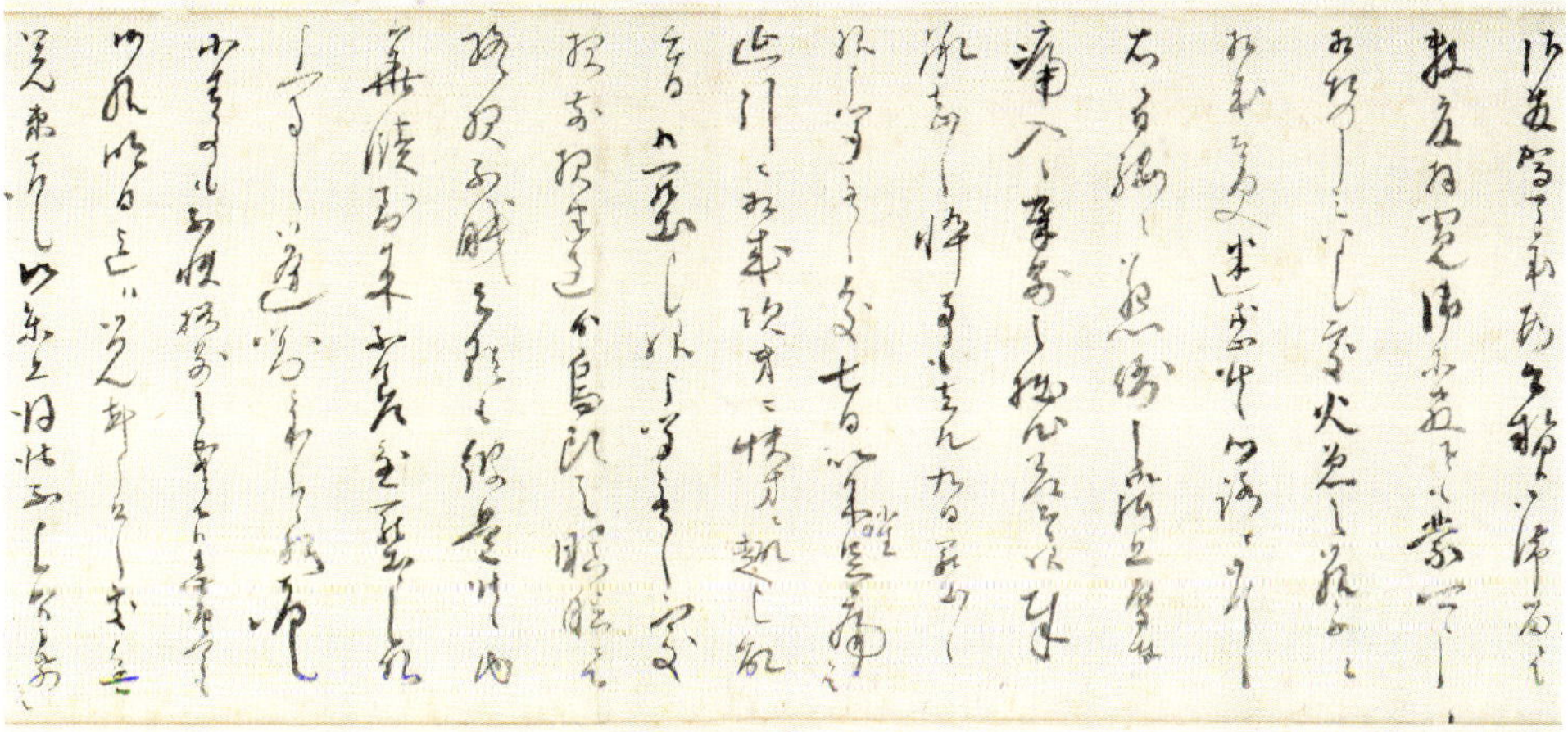

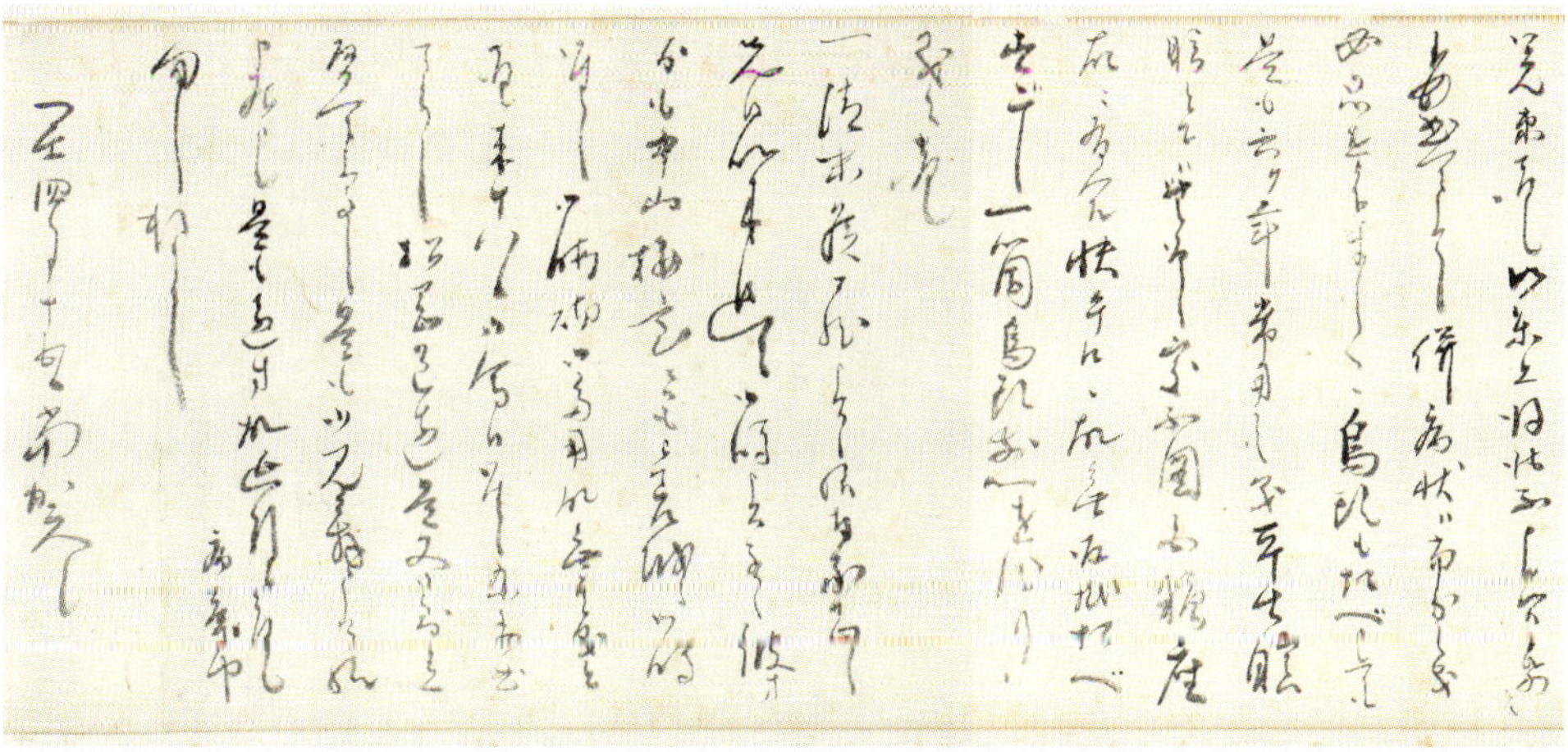

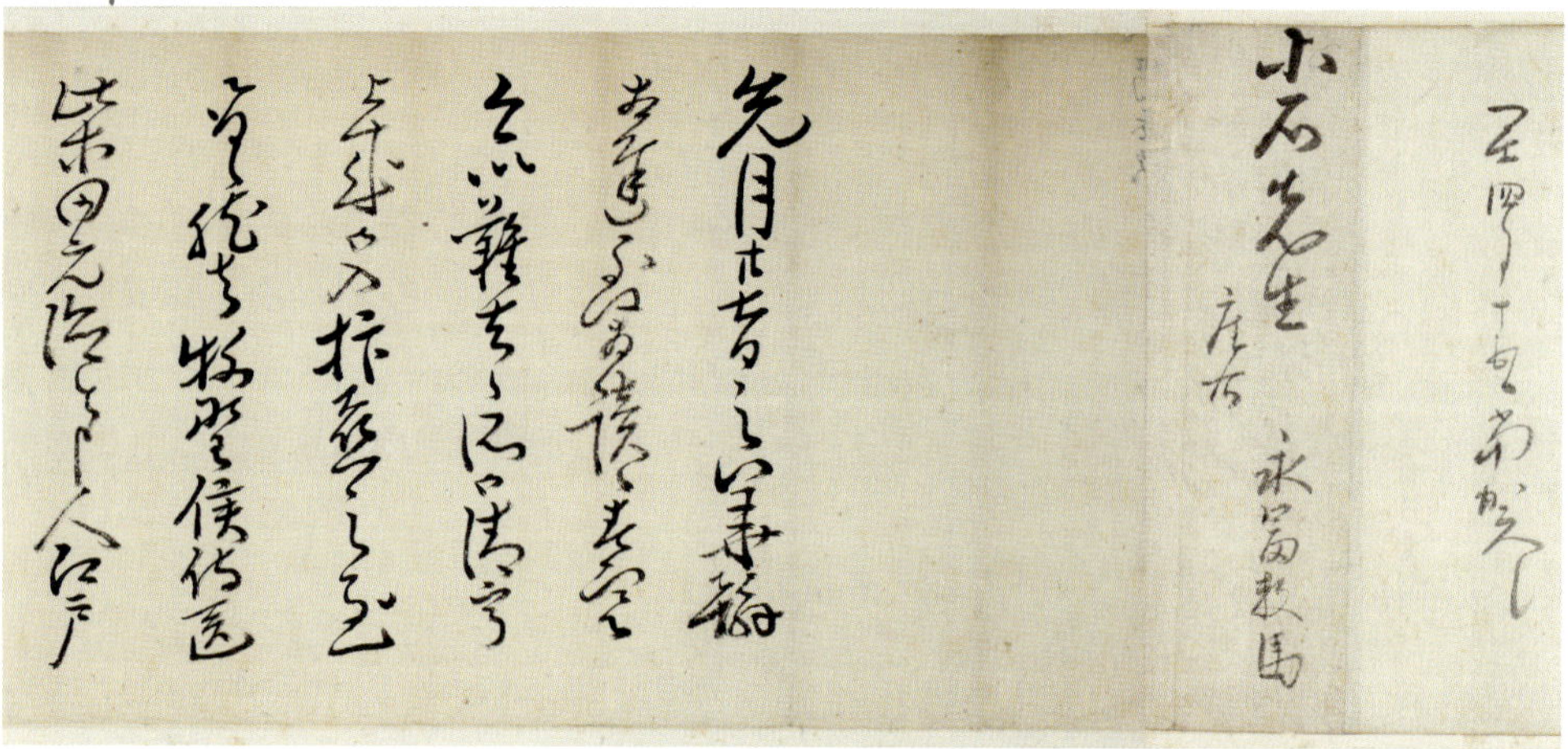

16-04 和田泰純【87】（276頁）

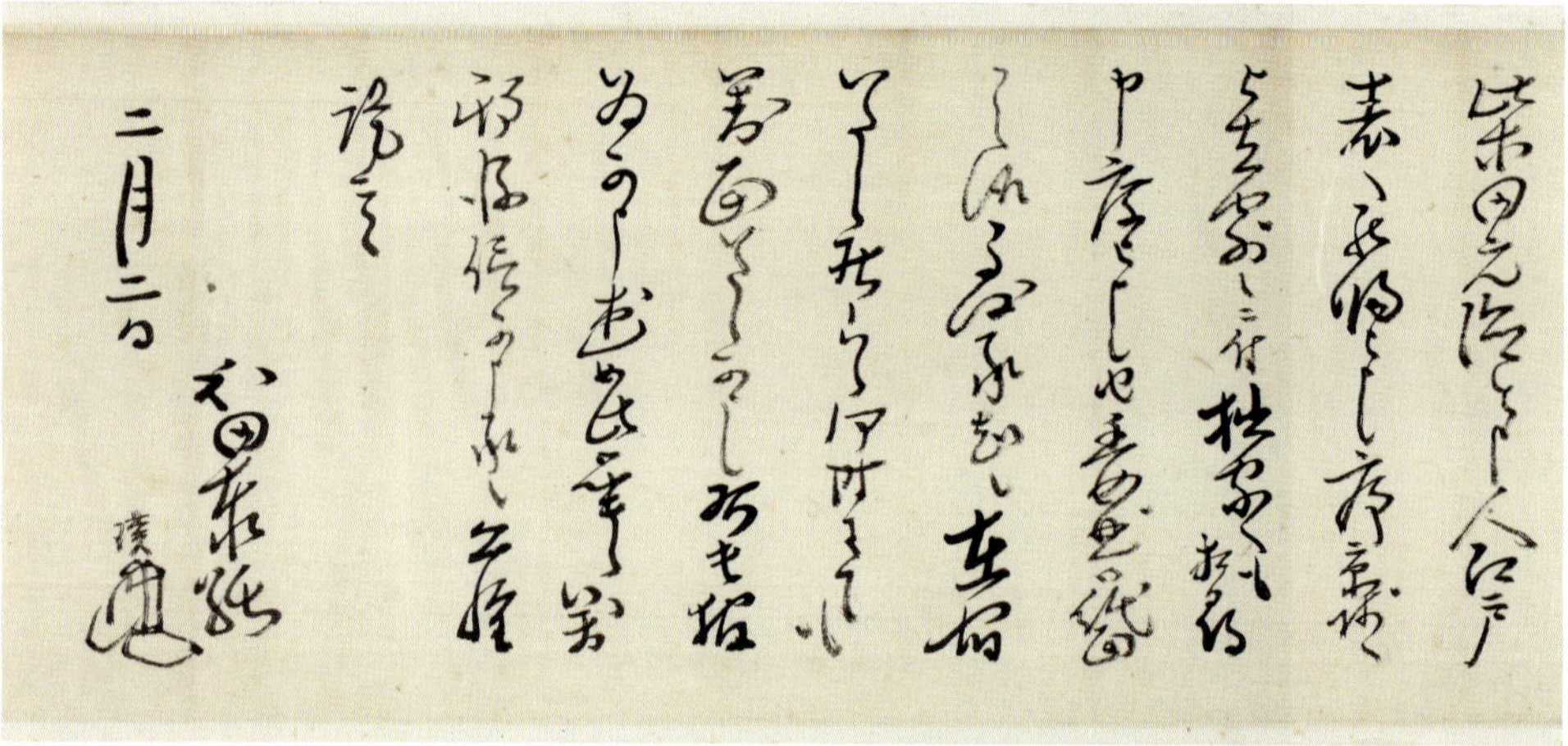

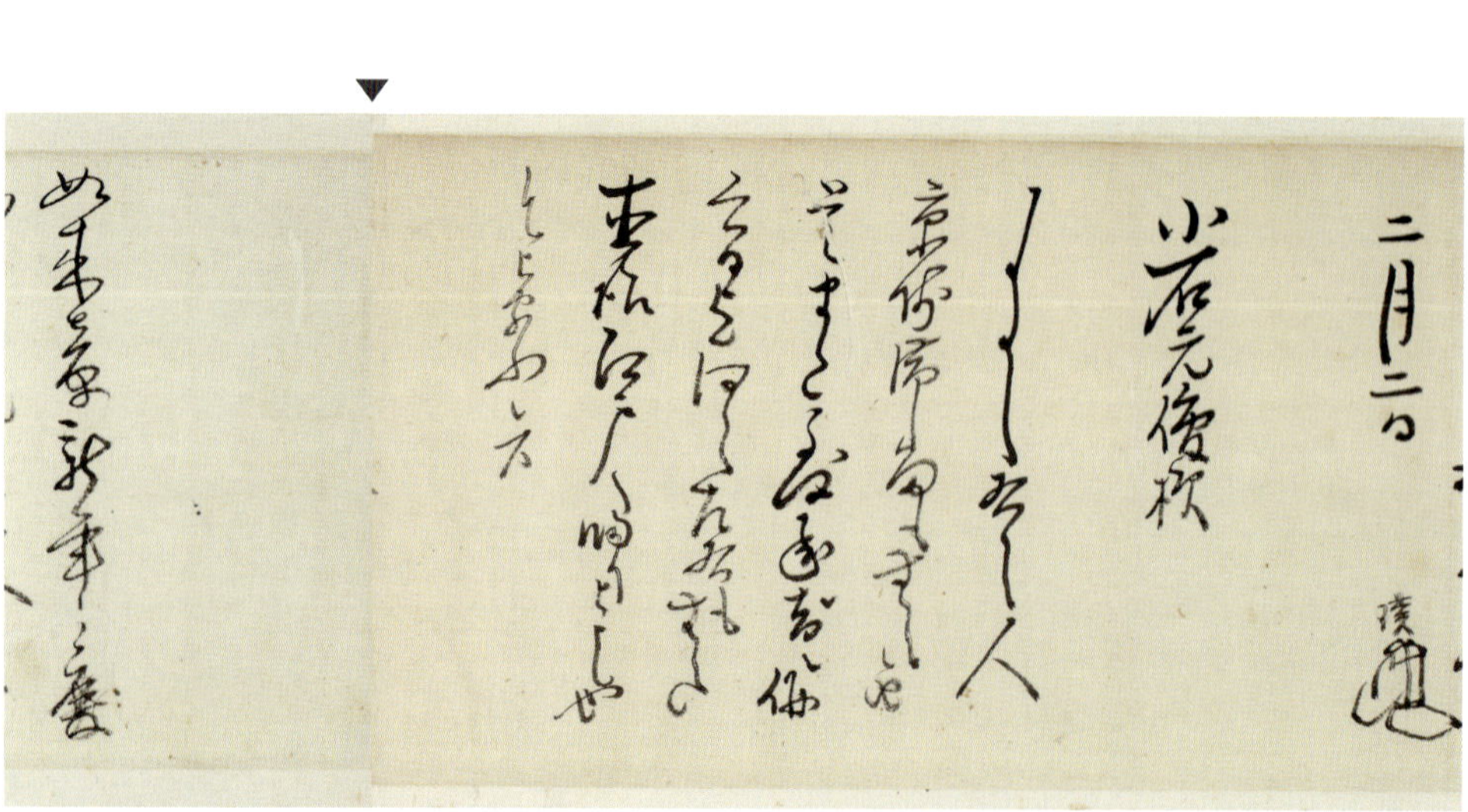

16-05 小野蘭山【21】（146頁）

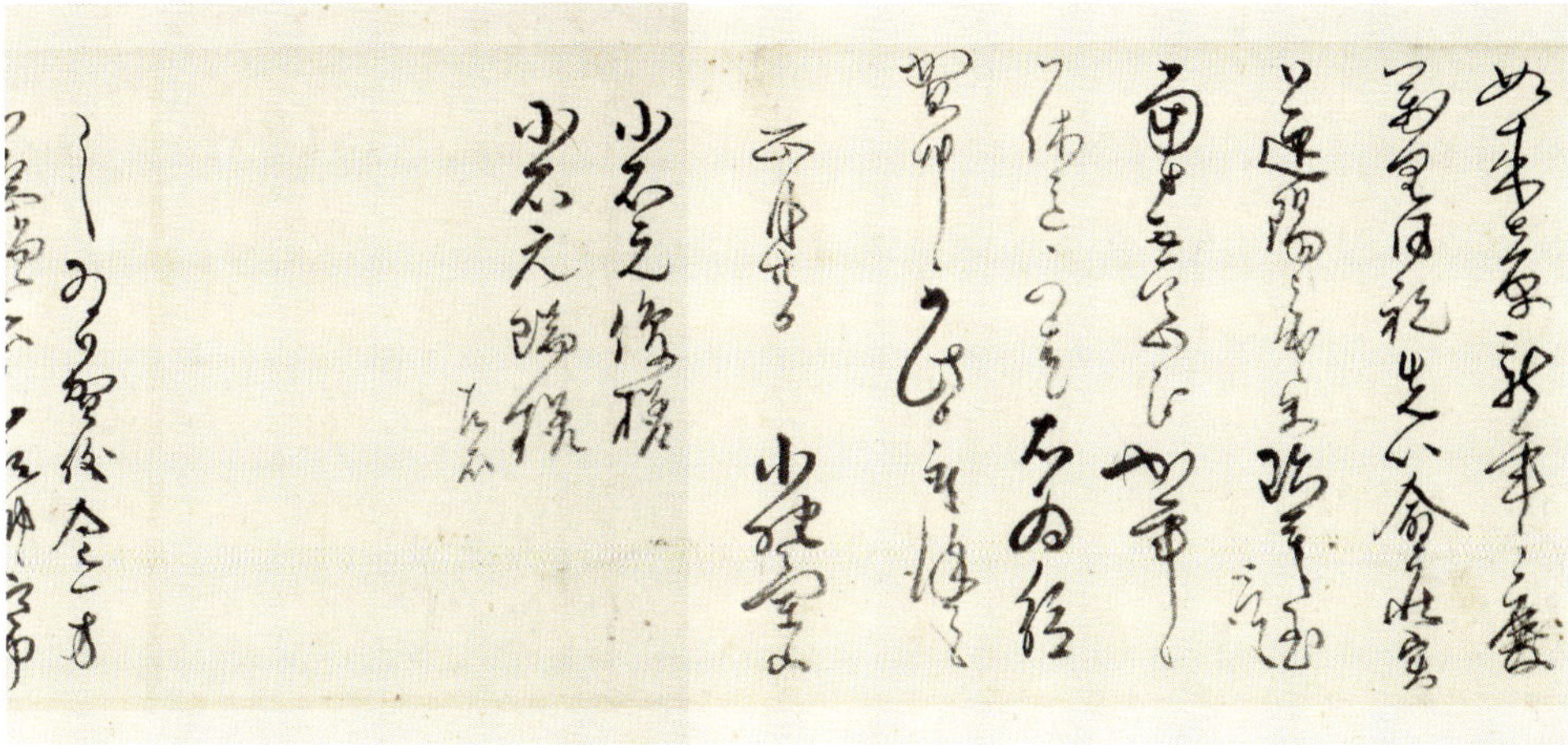

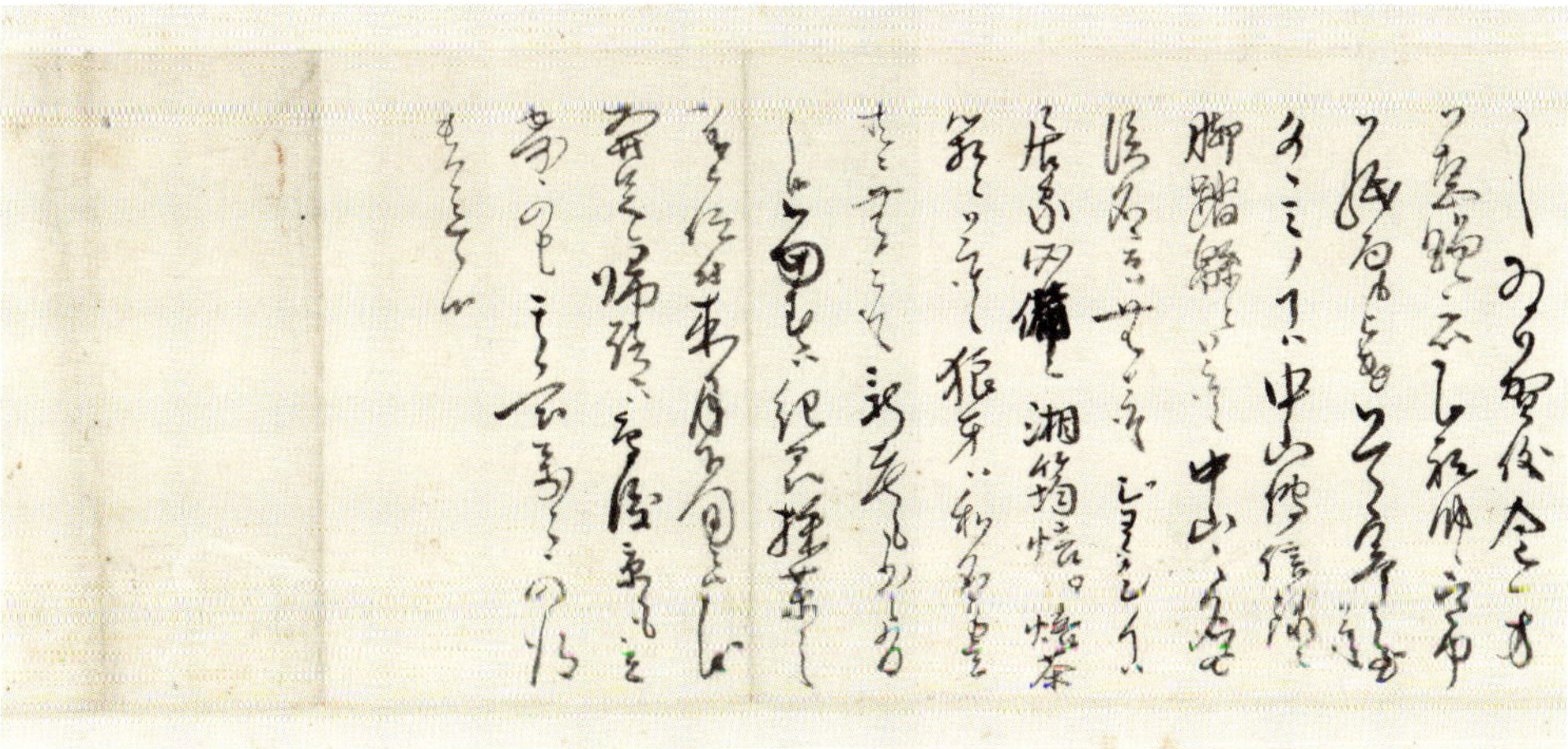

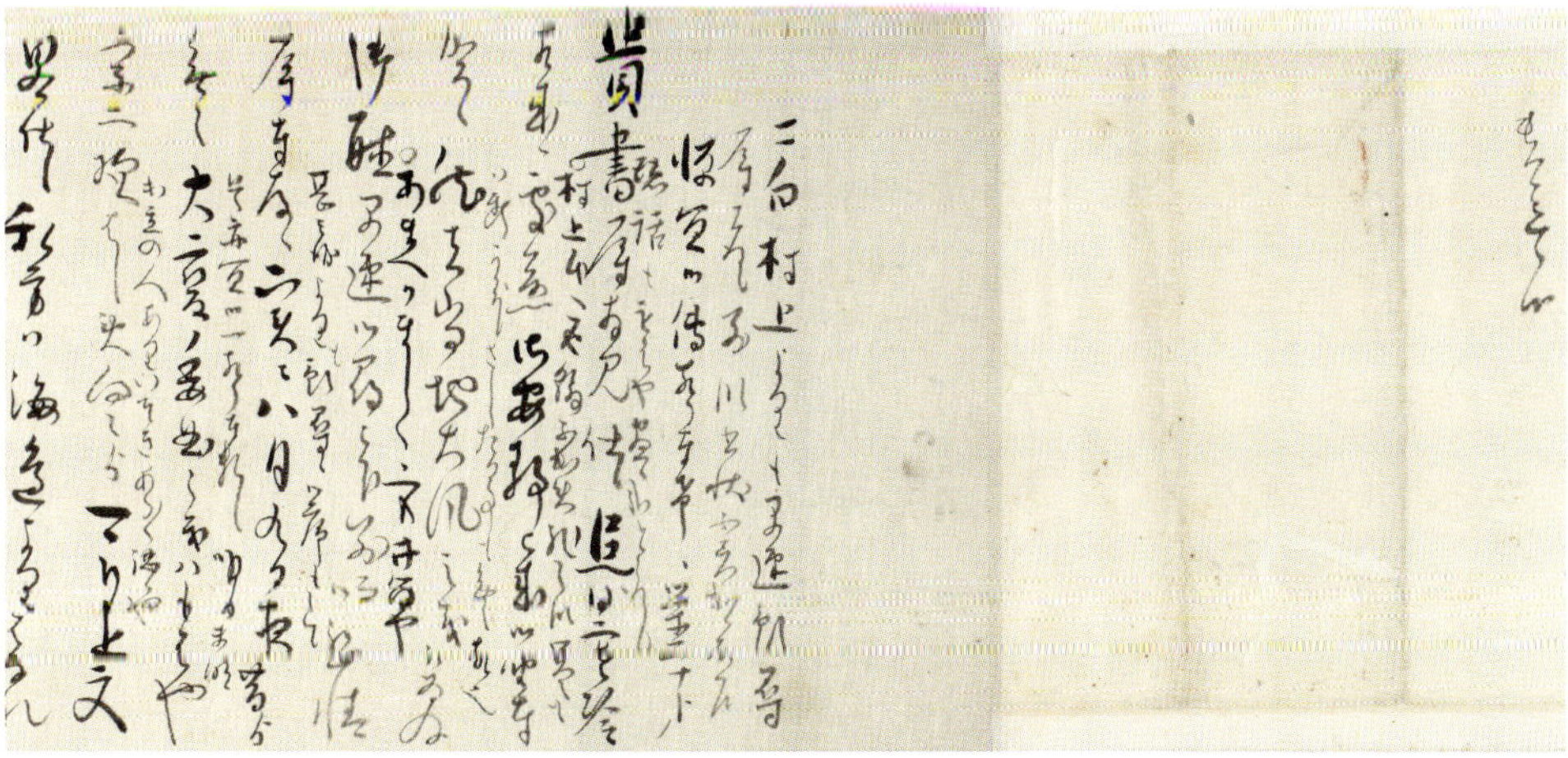

16-06 近藤半五郎【41】（187頁）

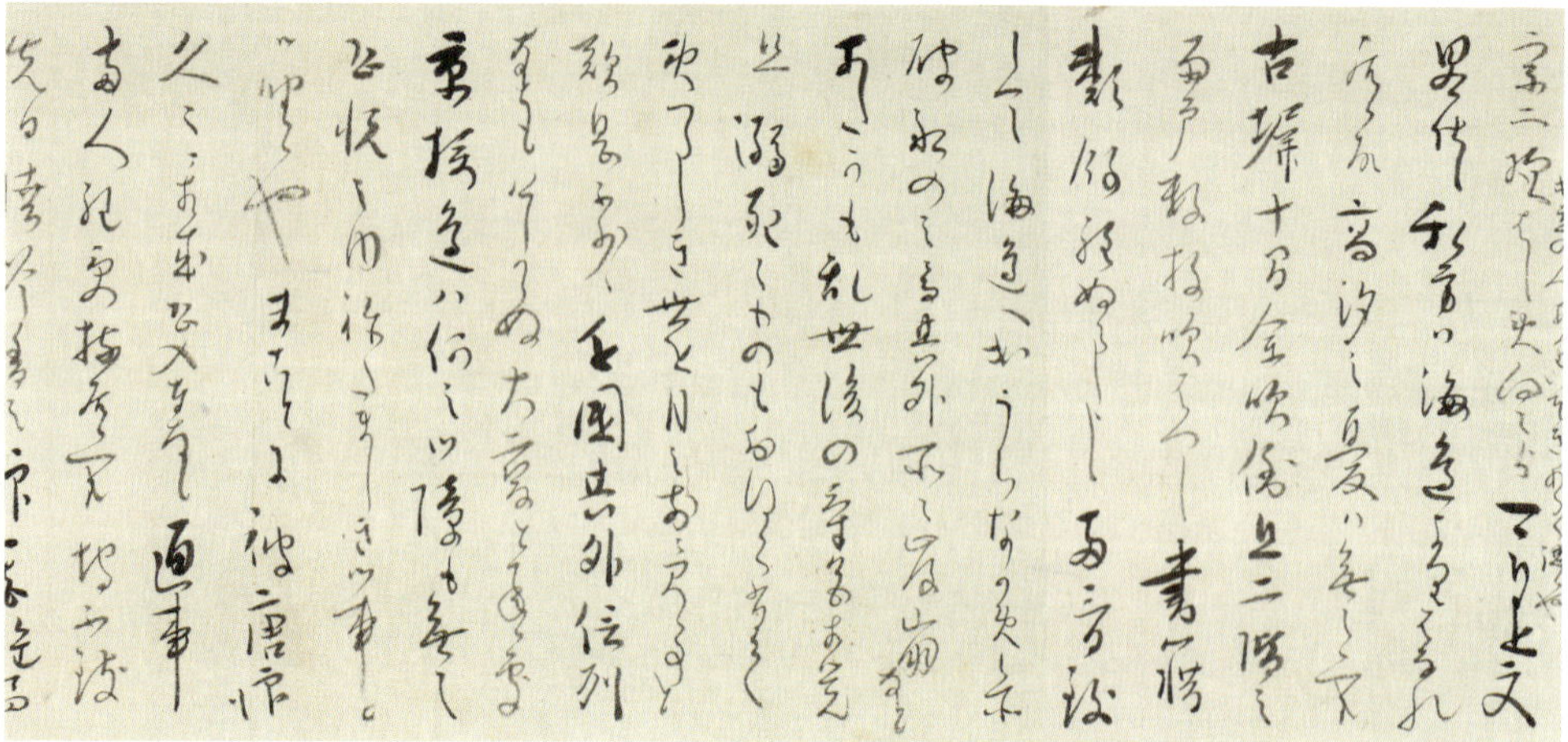

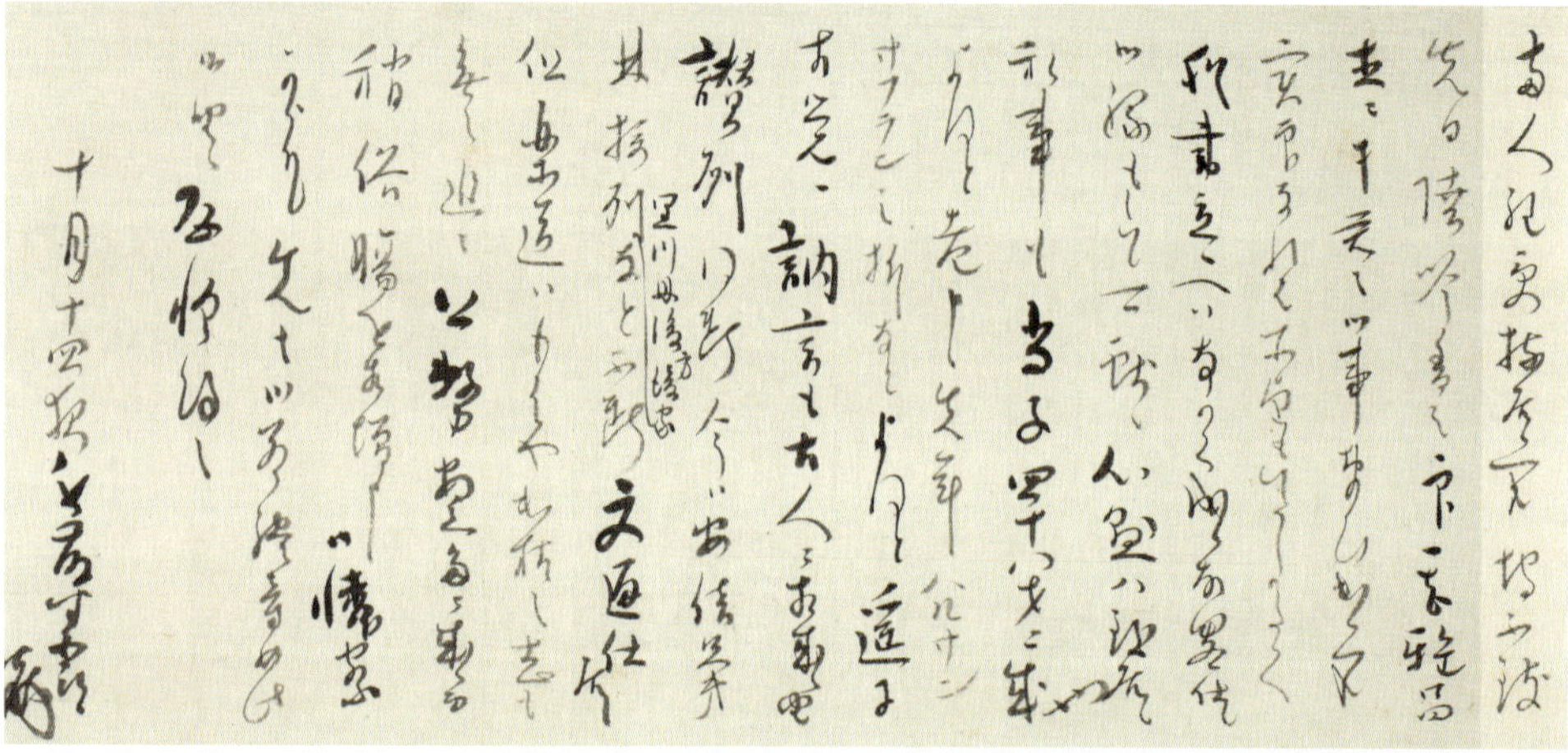

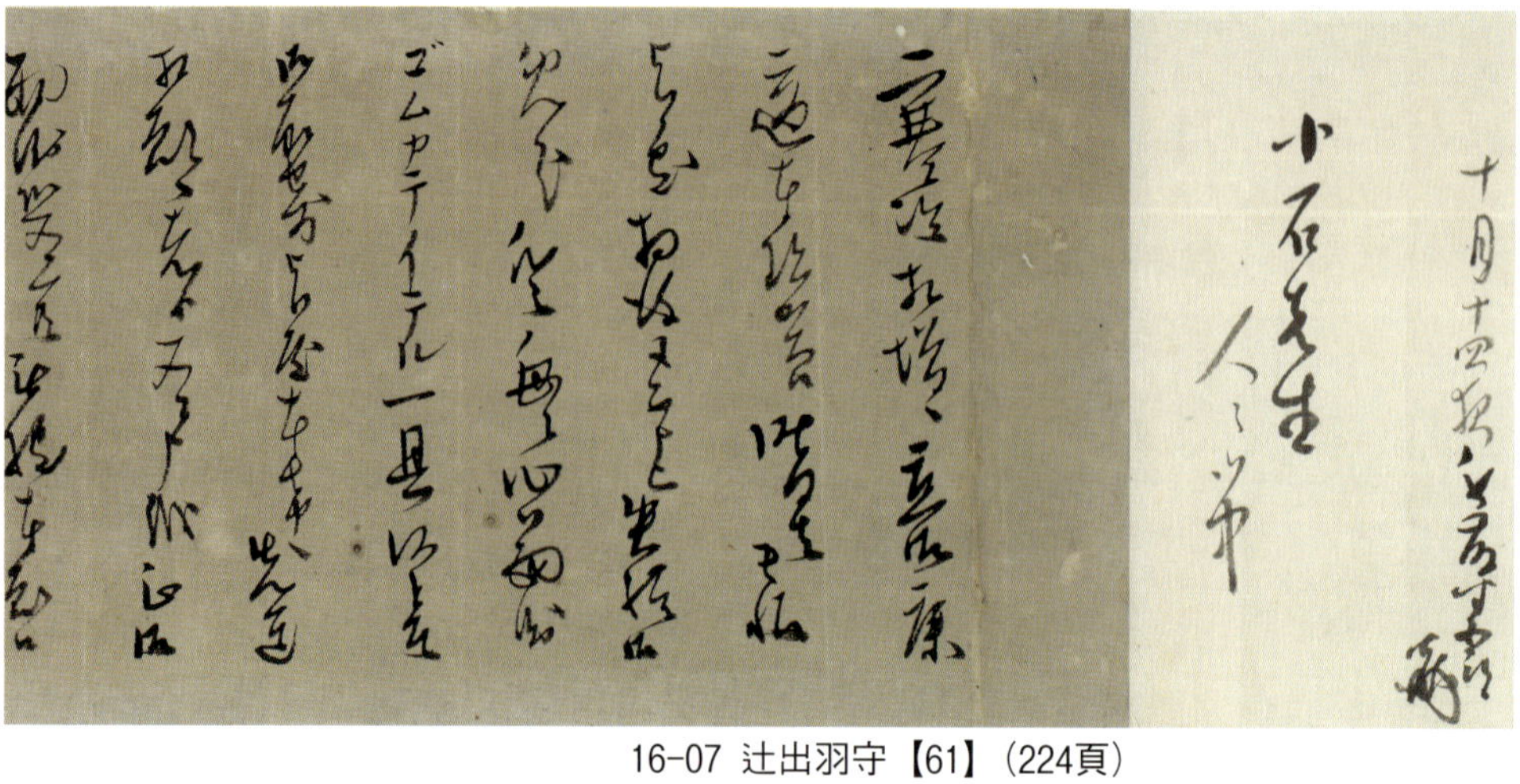

16-07 辻出羽守【61】（224頁）

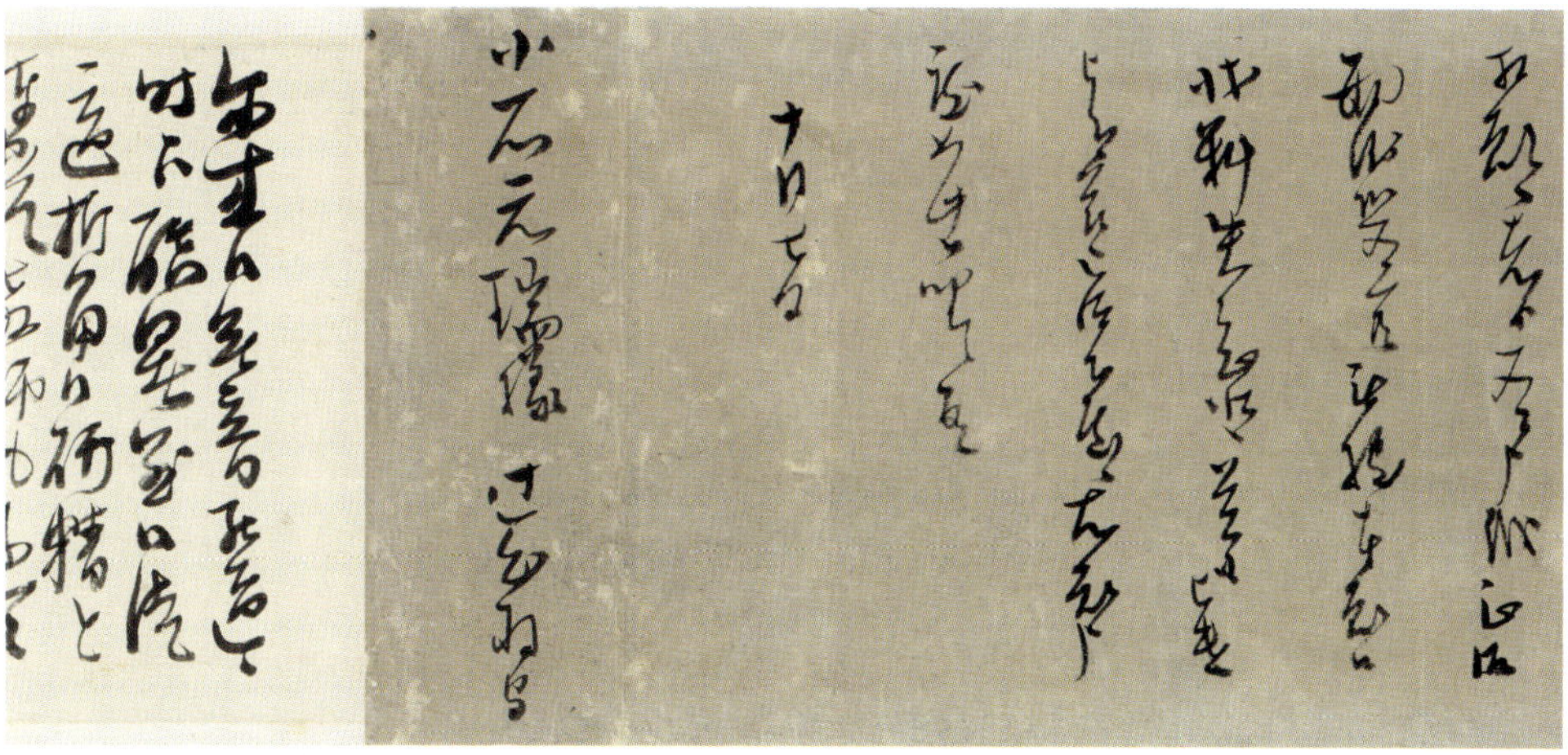

16-08 長与専斎【78】（257頁）

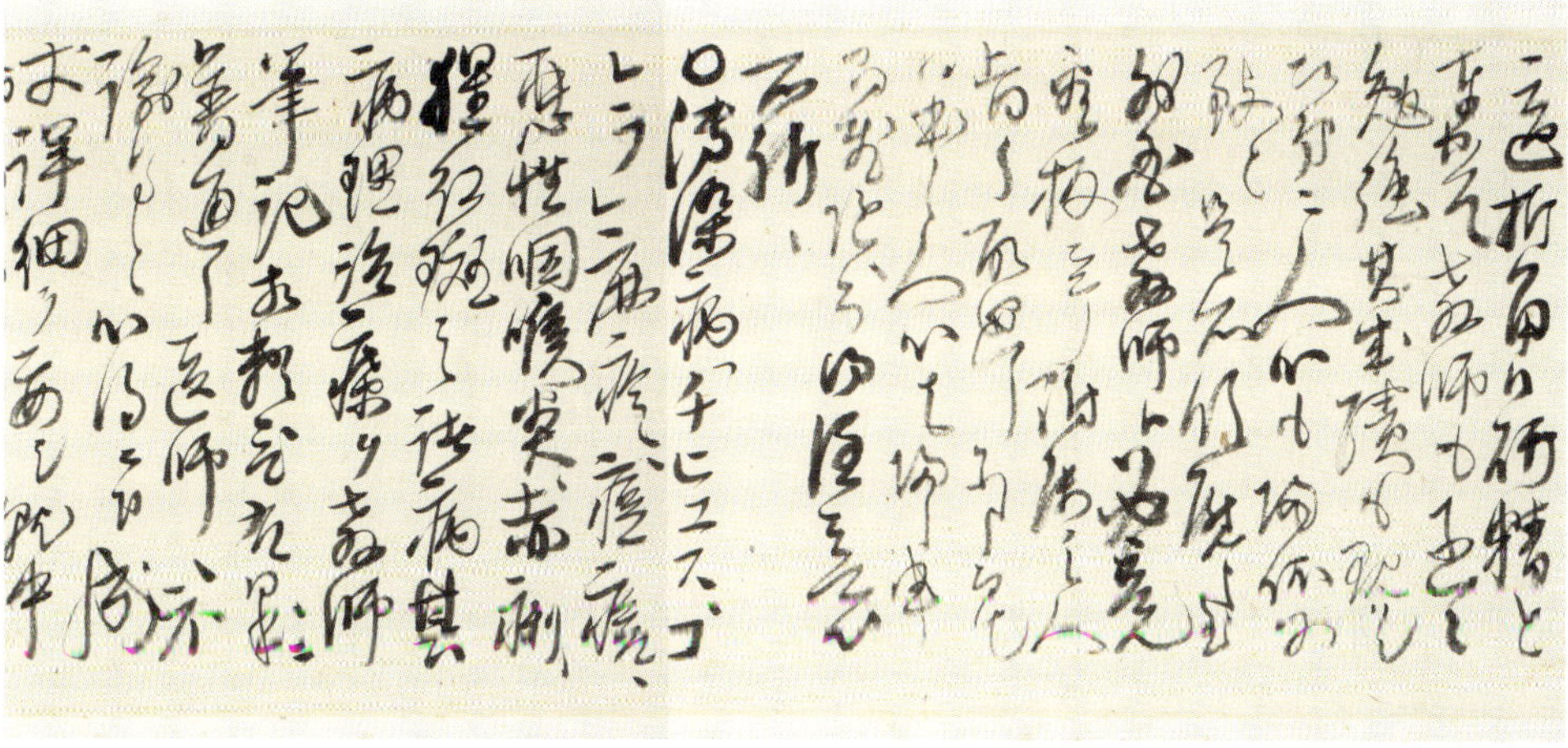

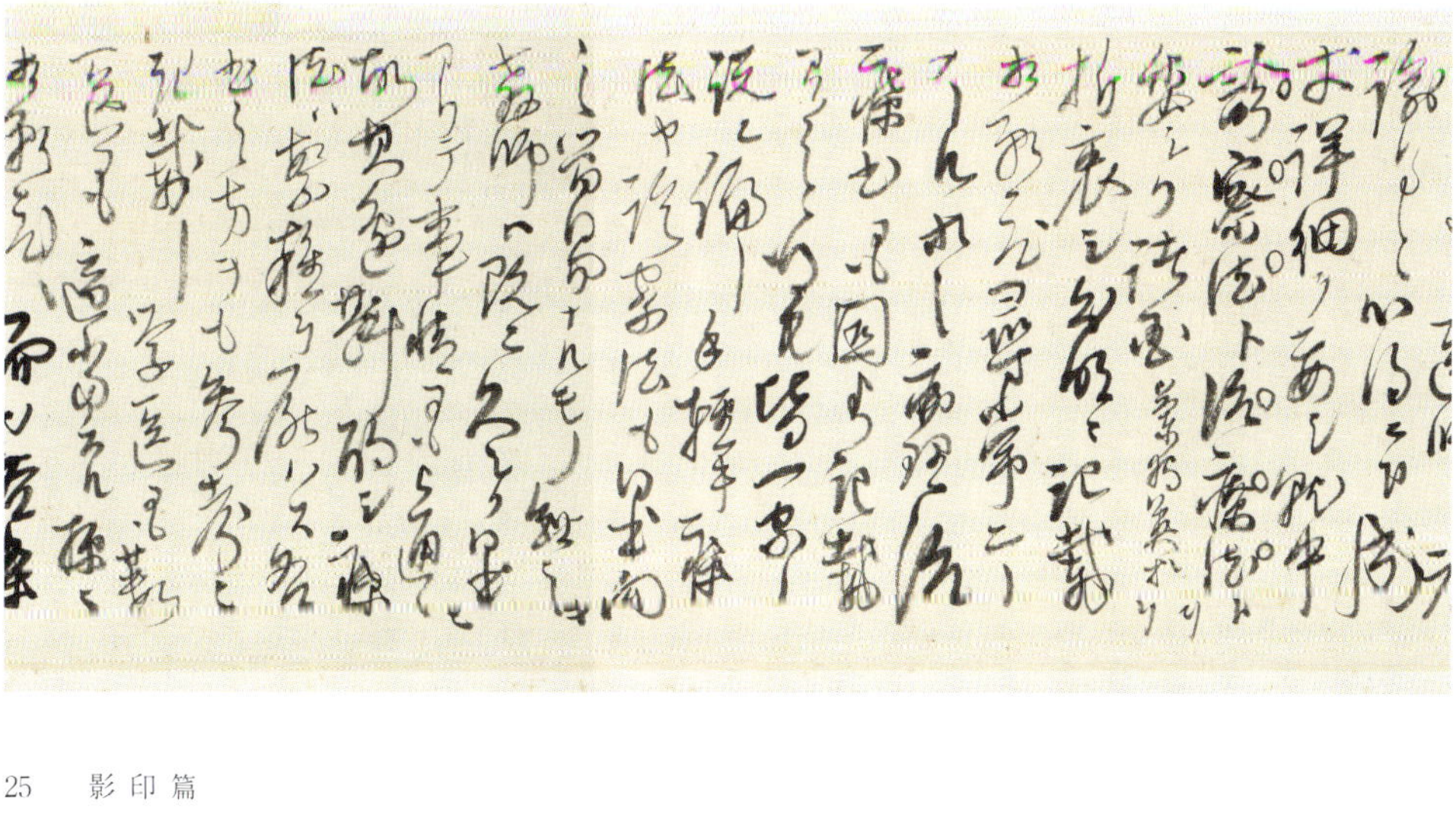

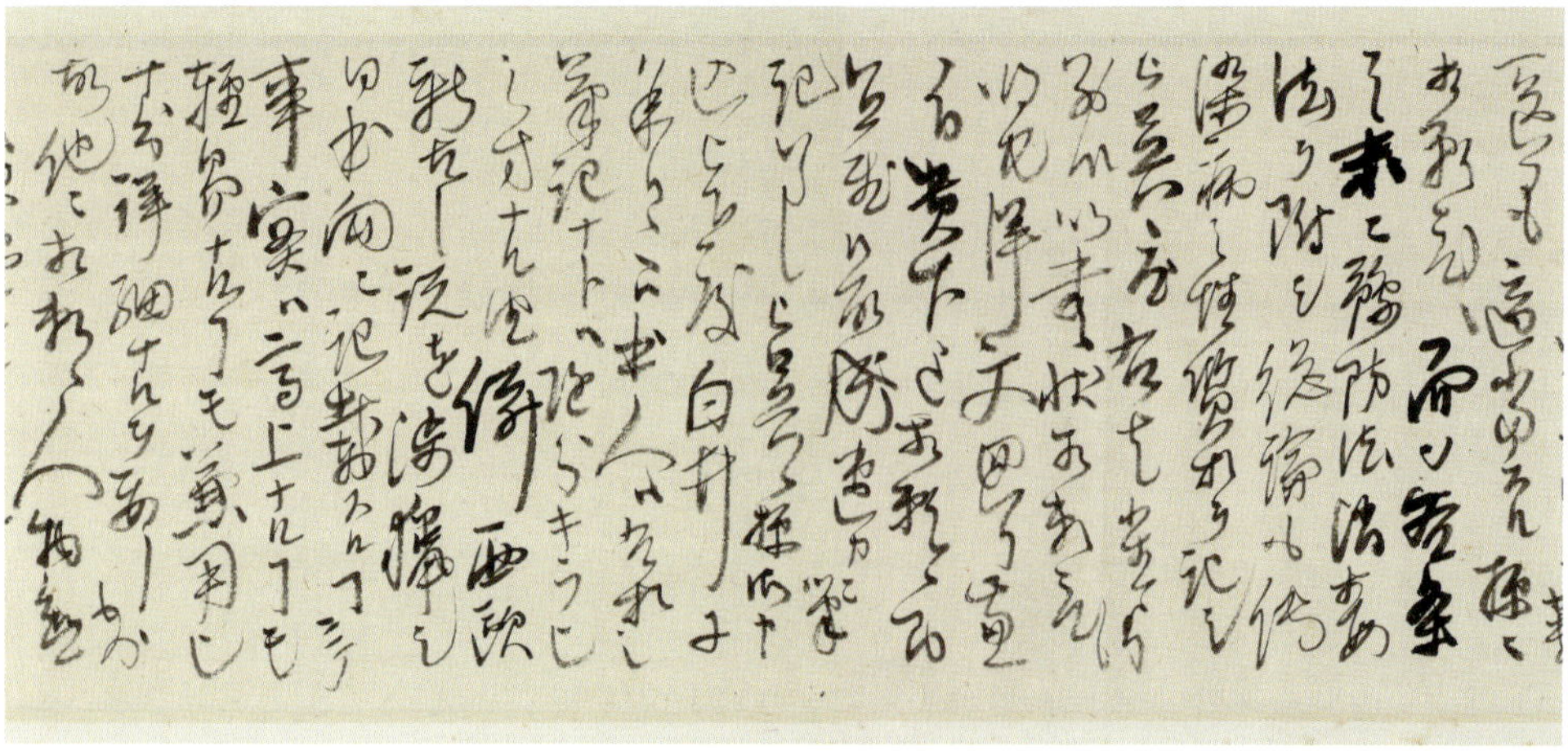

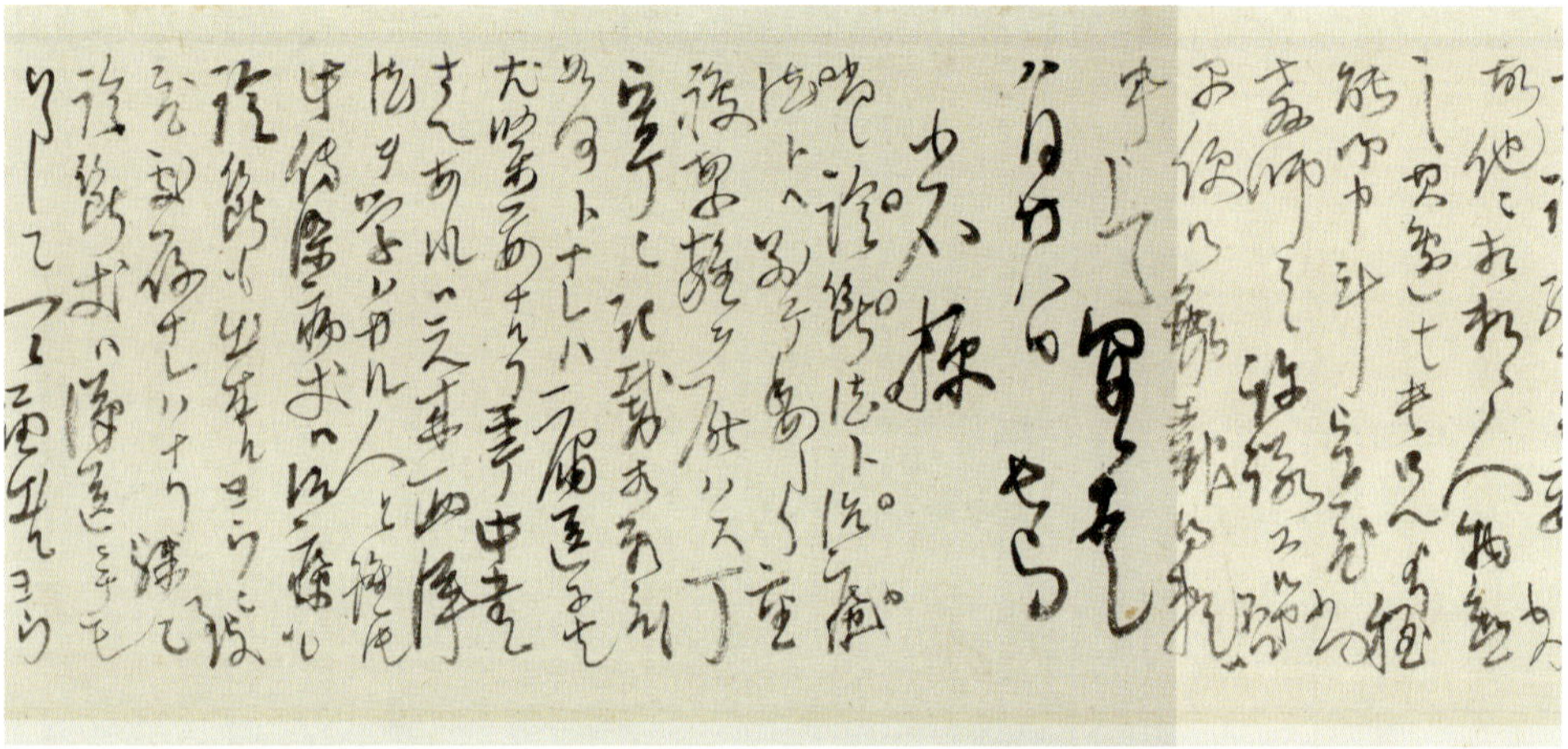

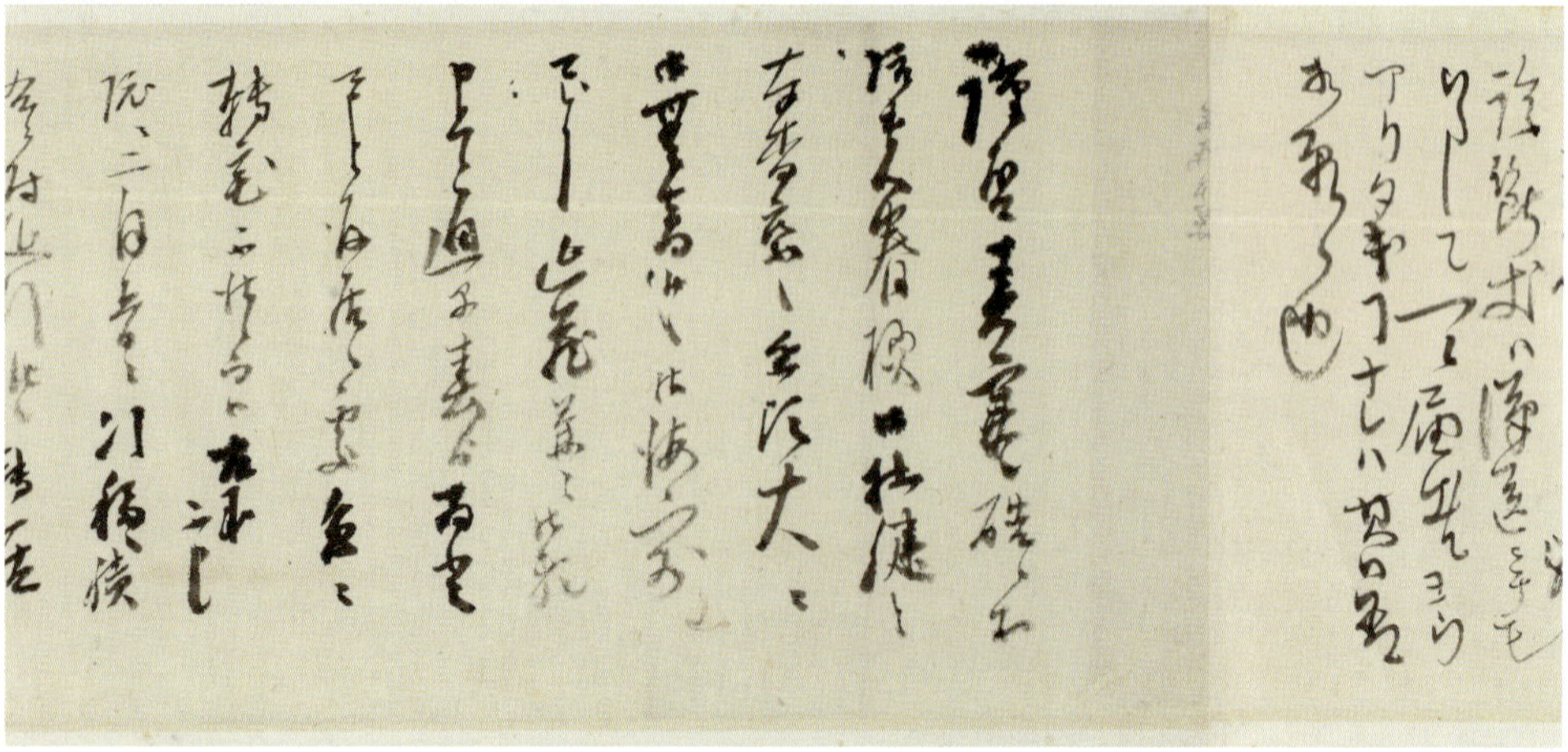

16-09 斎藤方策【42】（191頁）

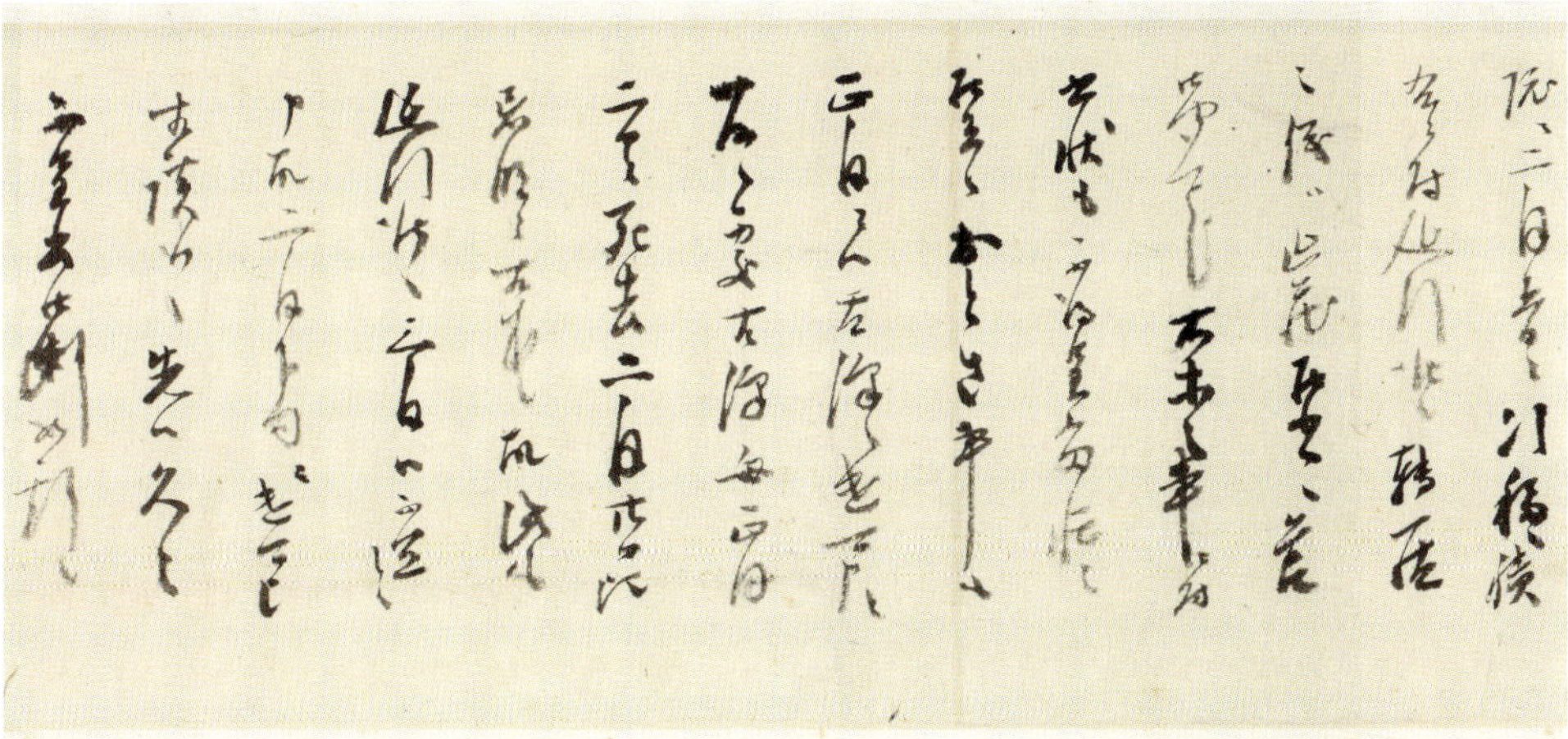

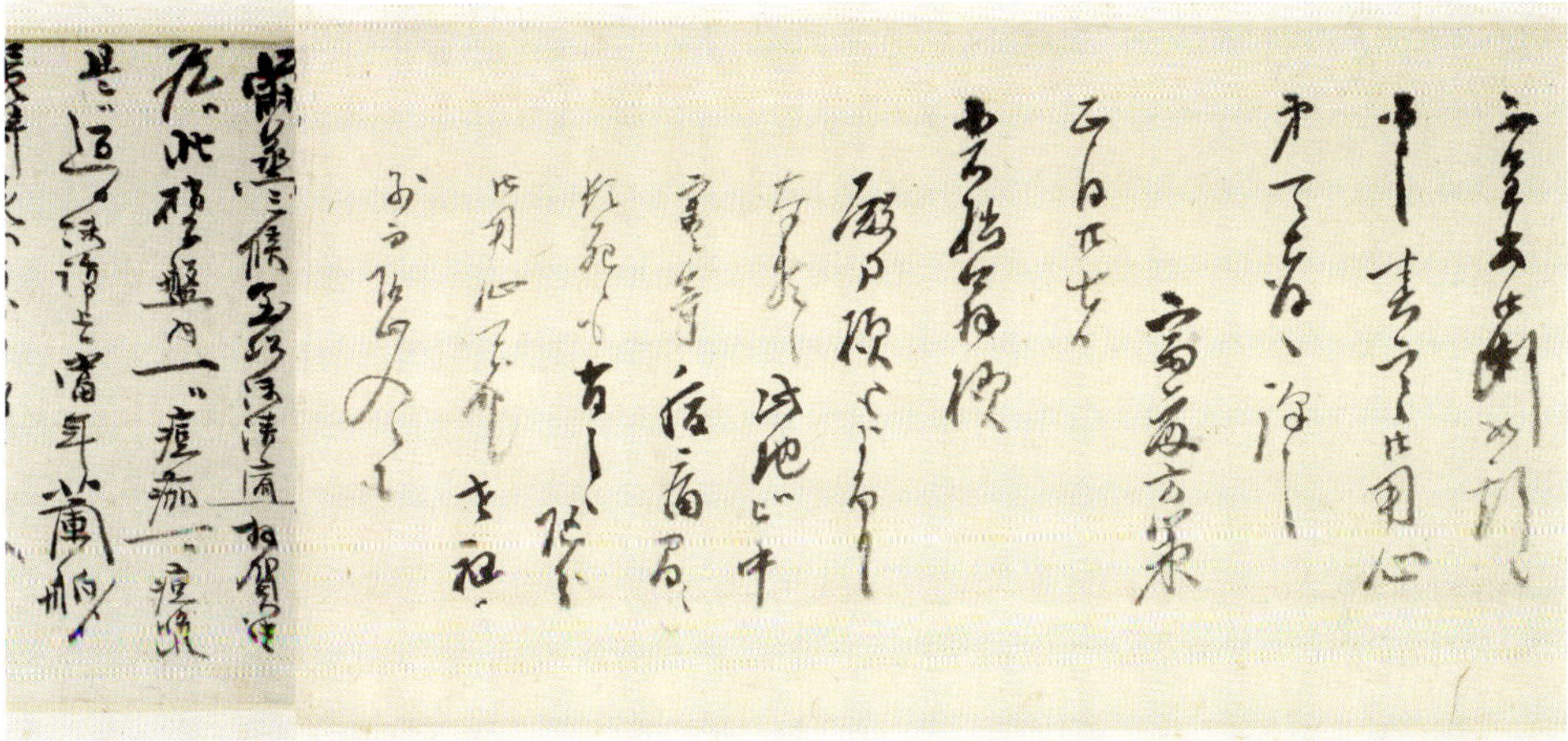

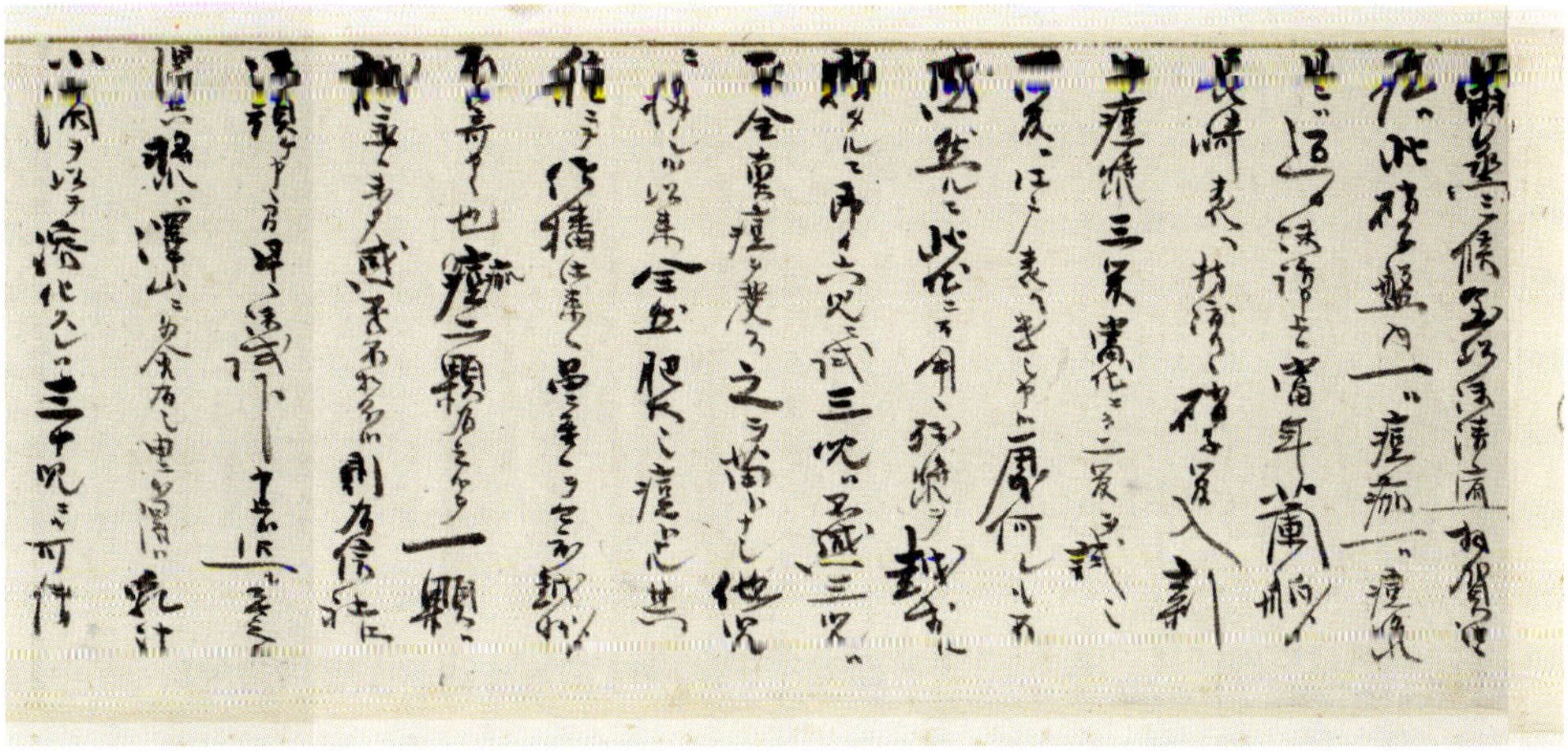

16-10 坪井信良【71】（243頁）

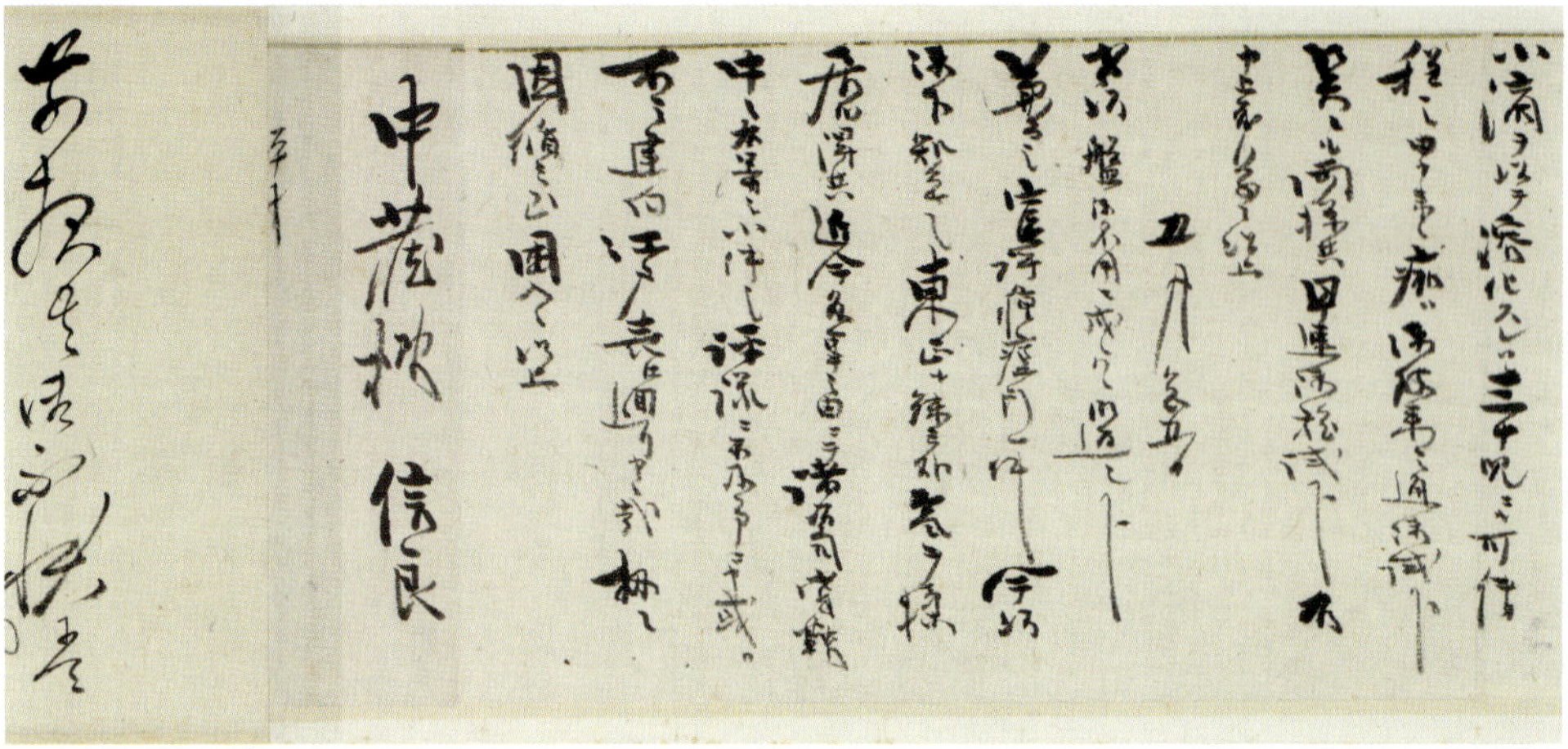

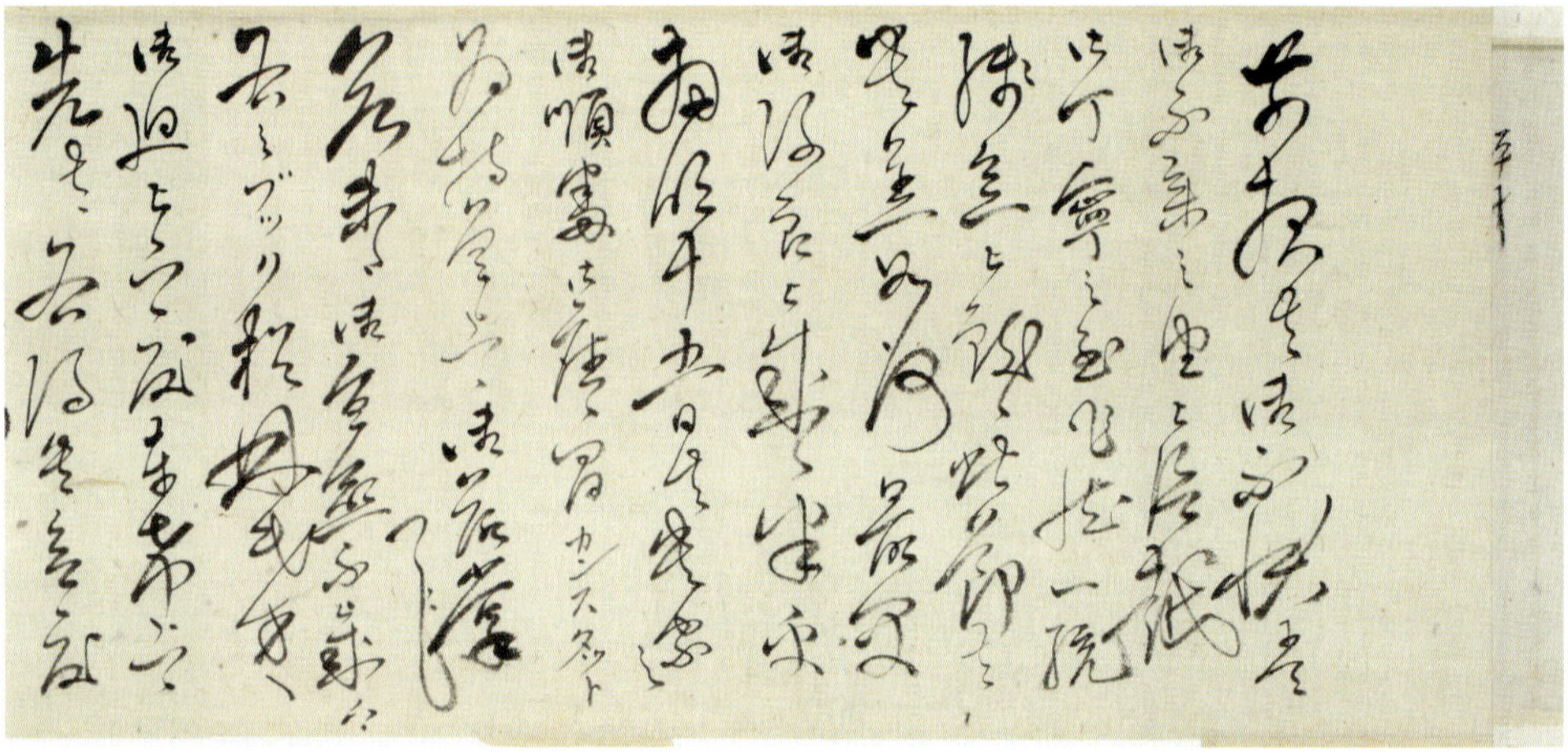

16-11 赤沢寛輔【01】(95頁)

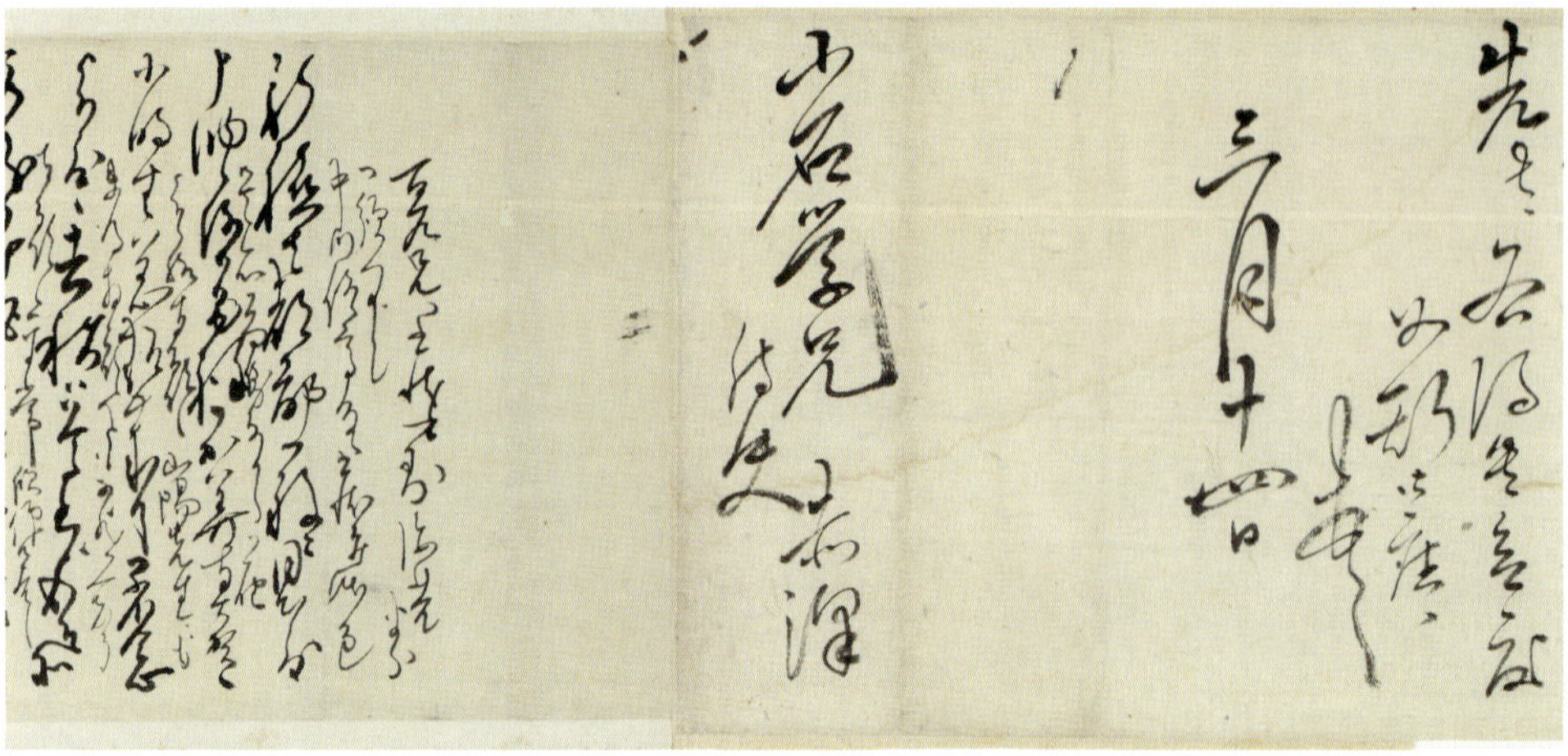

16-12 桂川甫賢【34】(166頁)

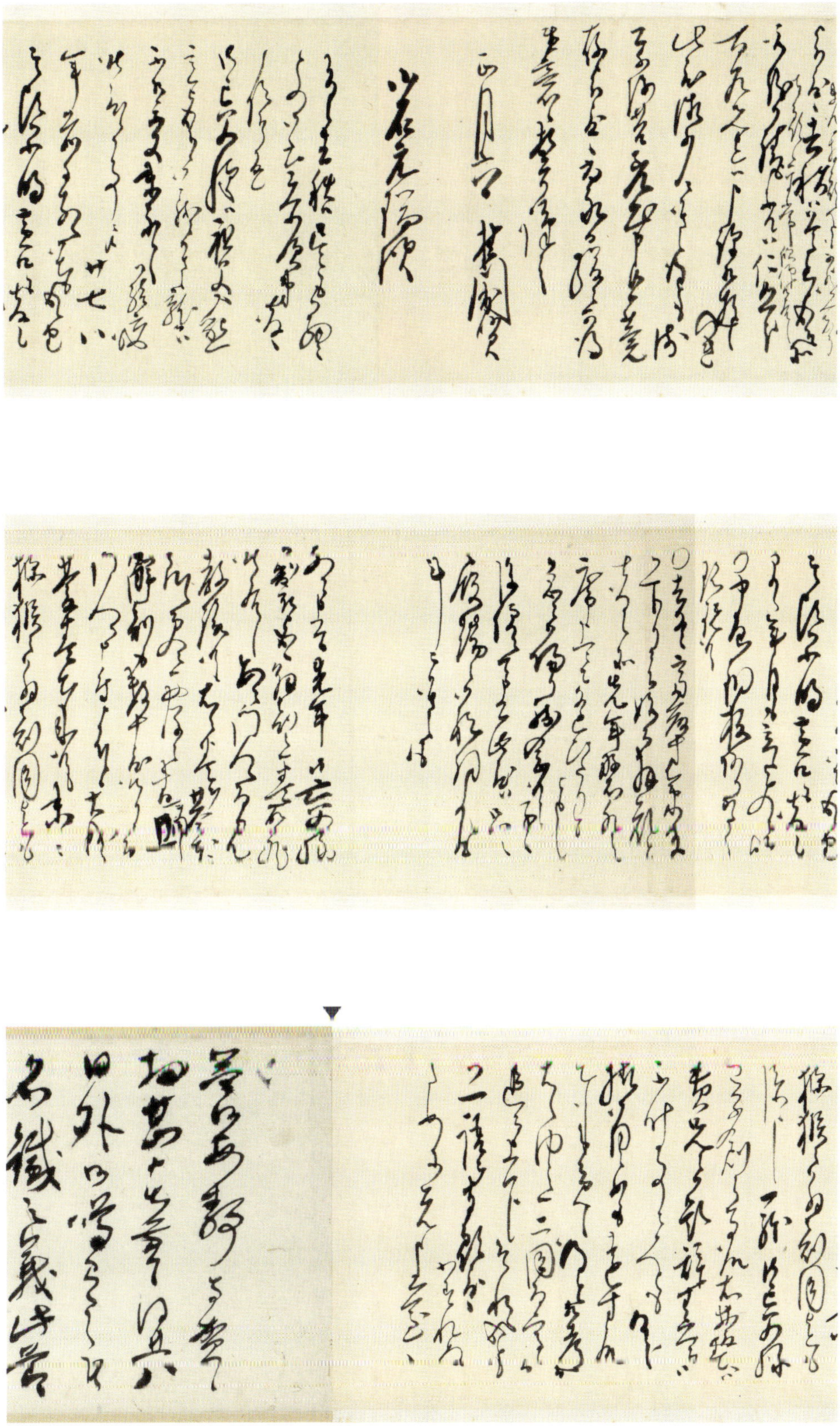

16-13 日野鼎哉【79】（261頁）

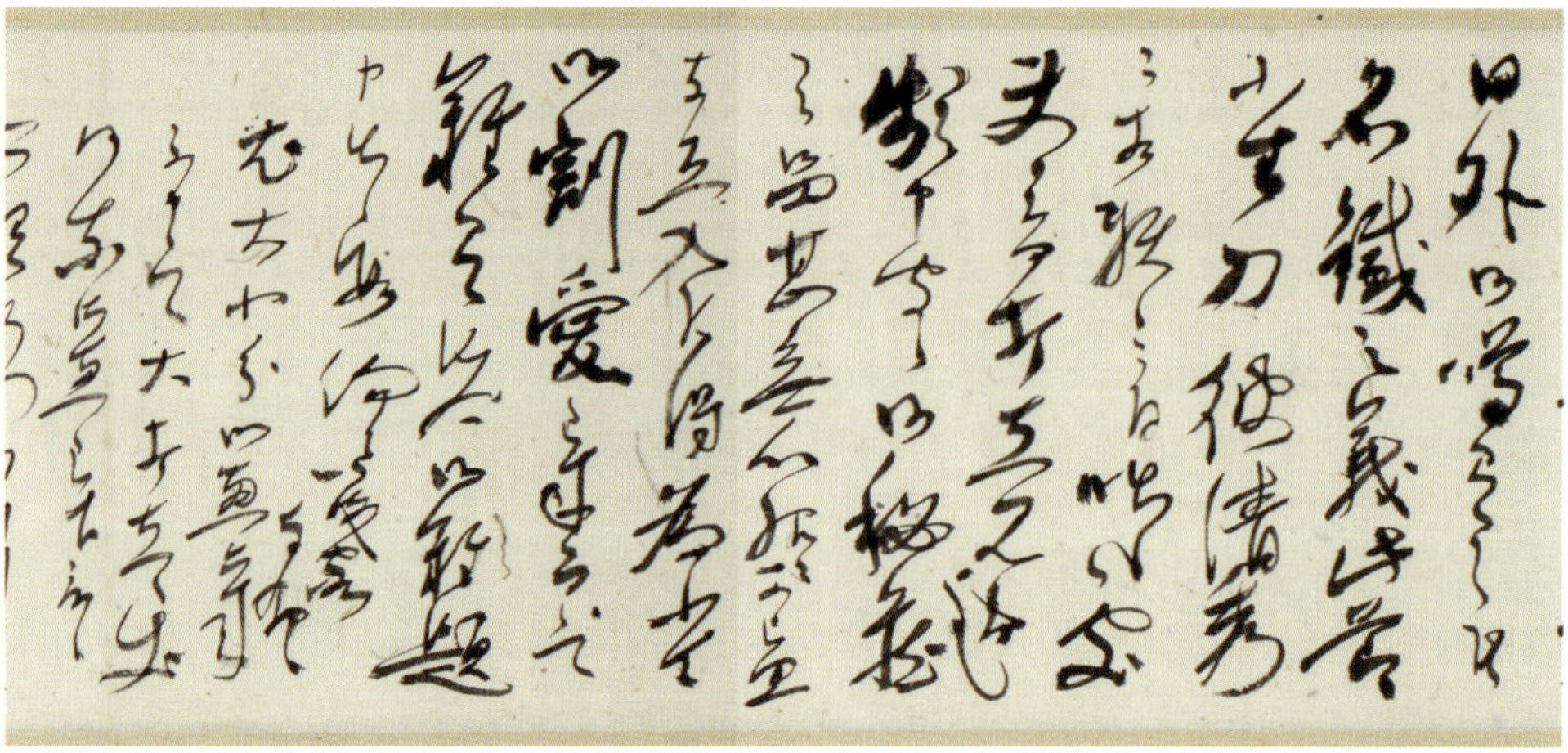

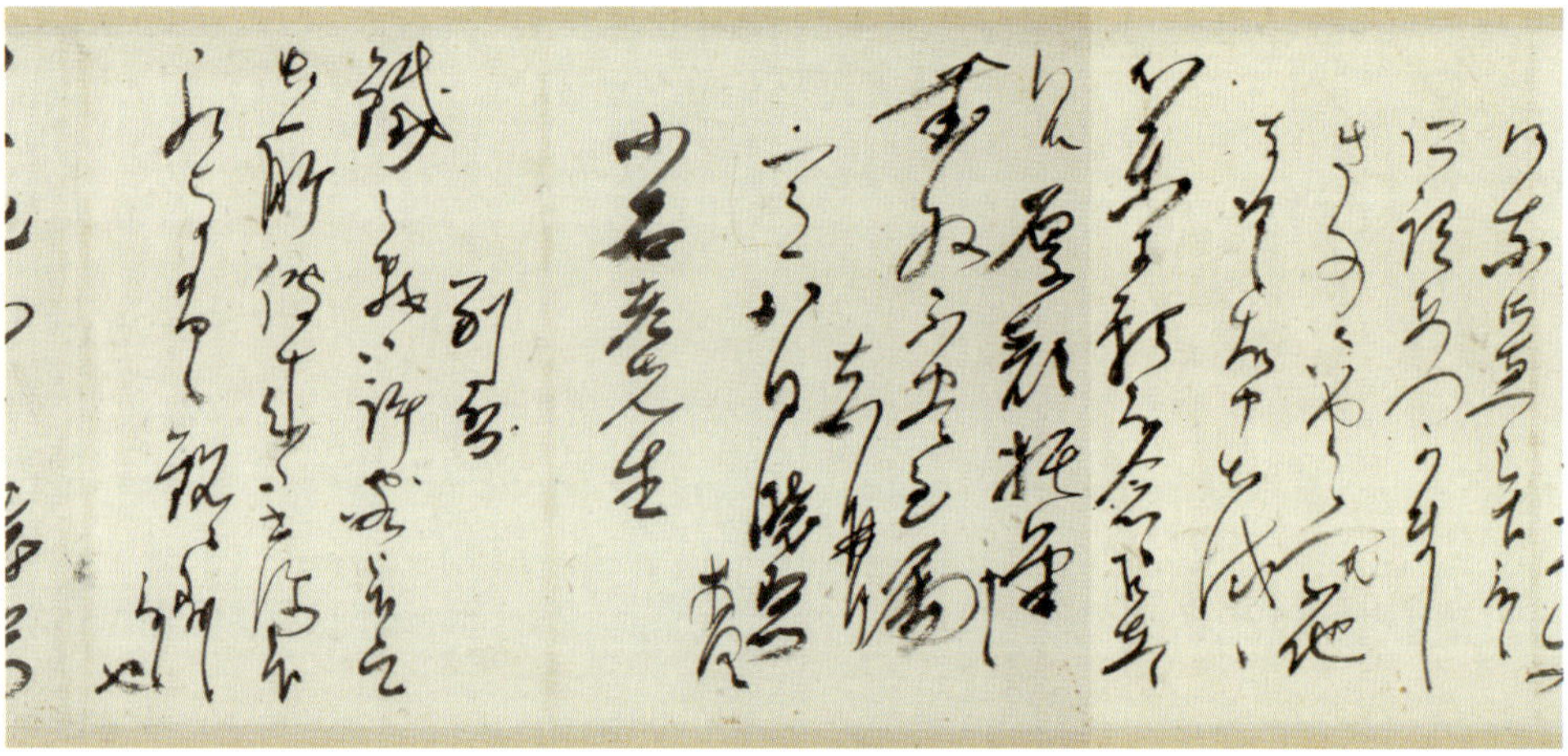

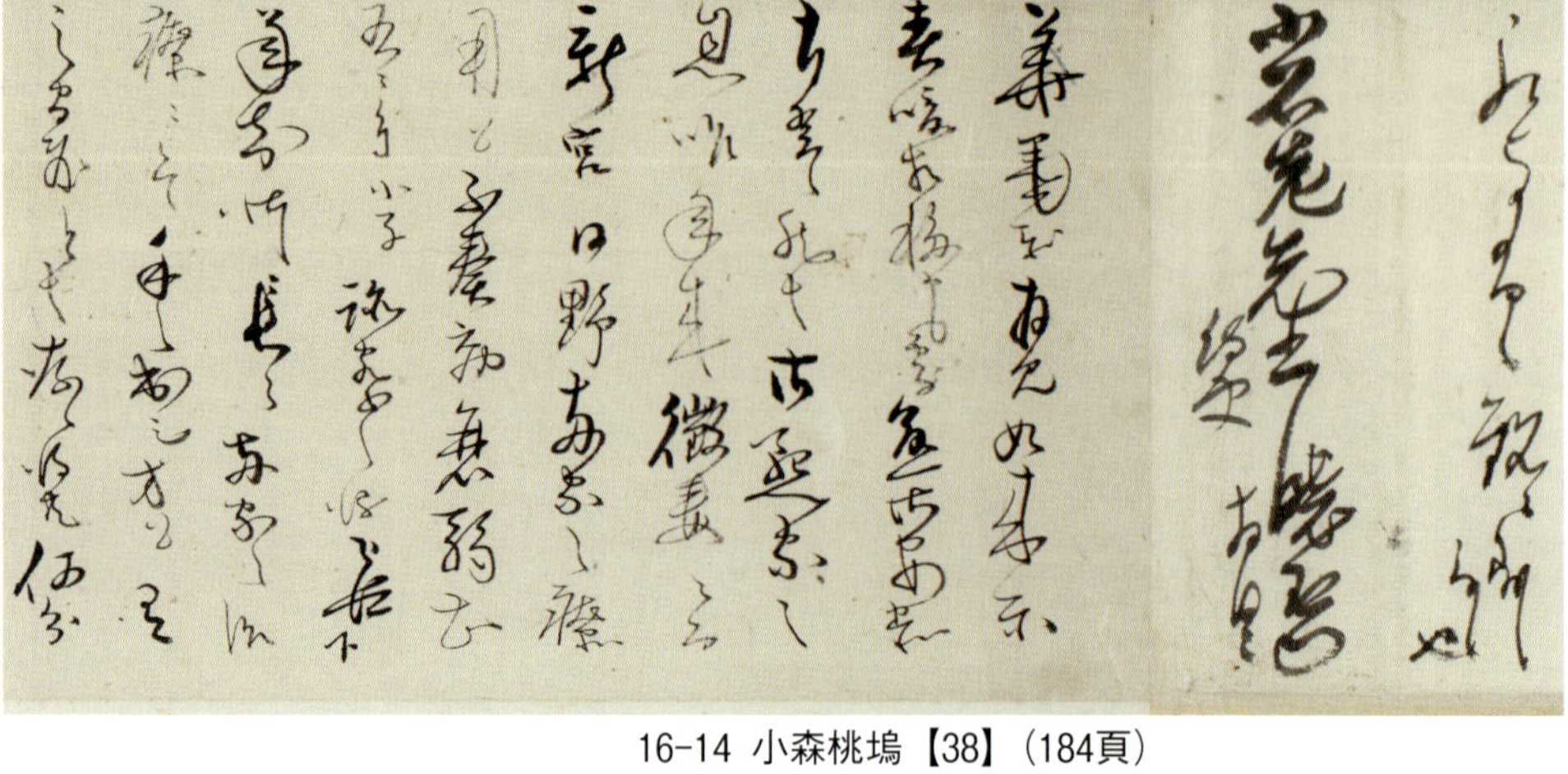

16-14 小森桃塢【38】（184頁）

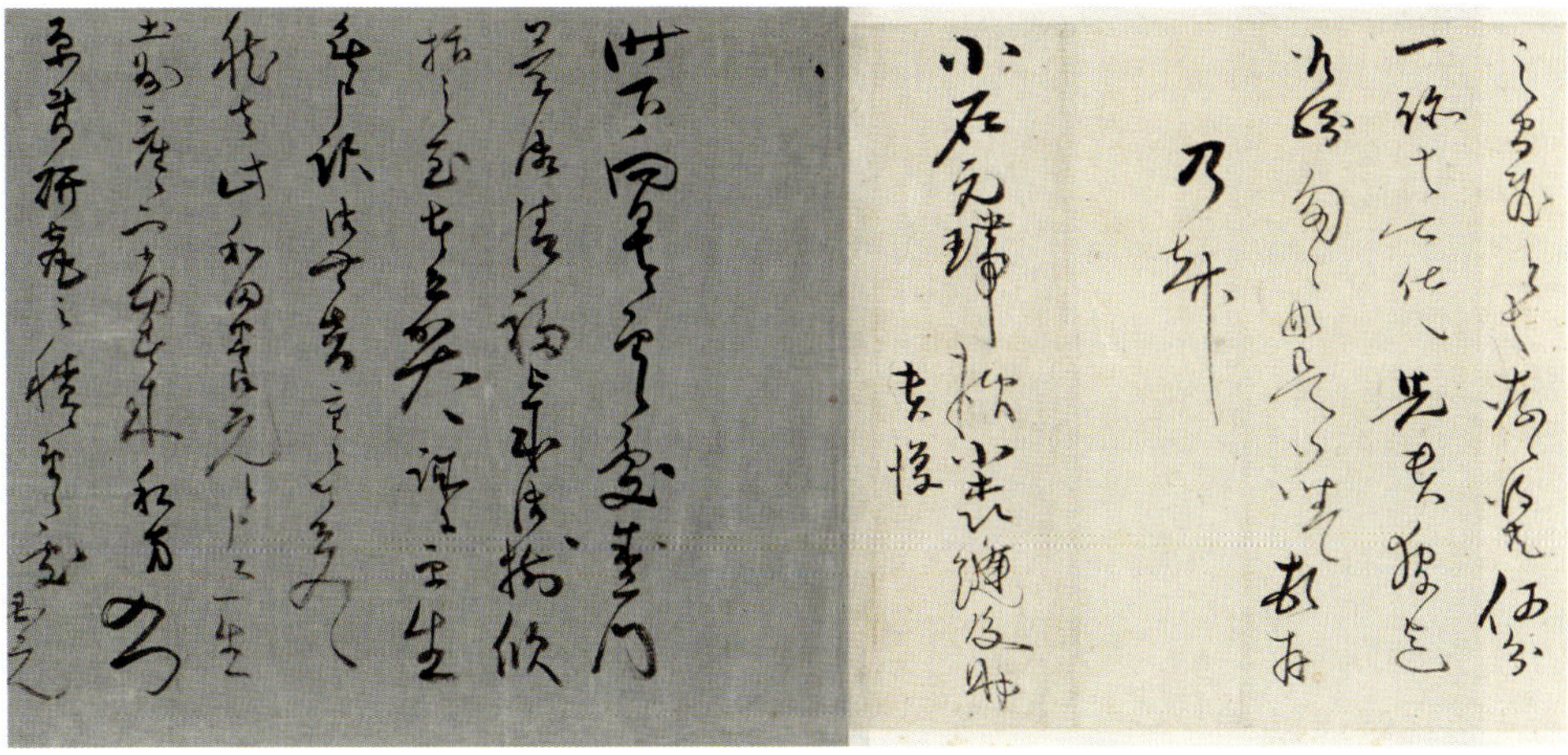

16-15 緒方洪庵【08】（116頁）

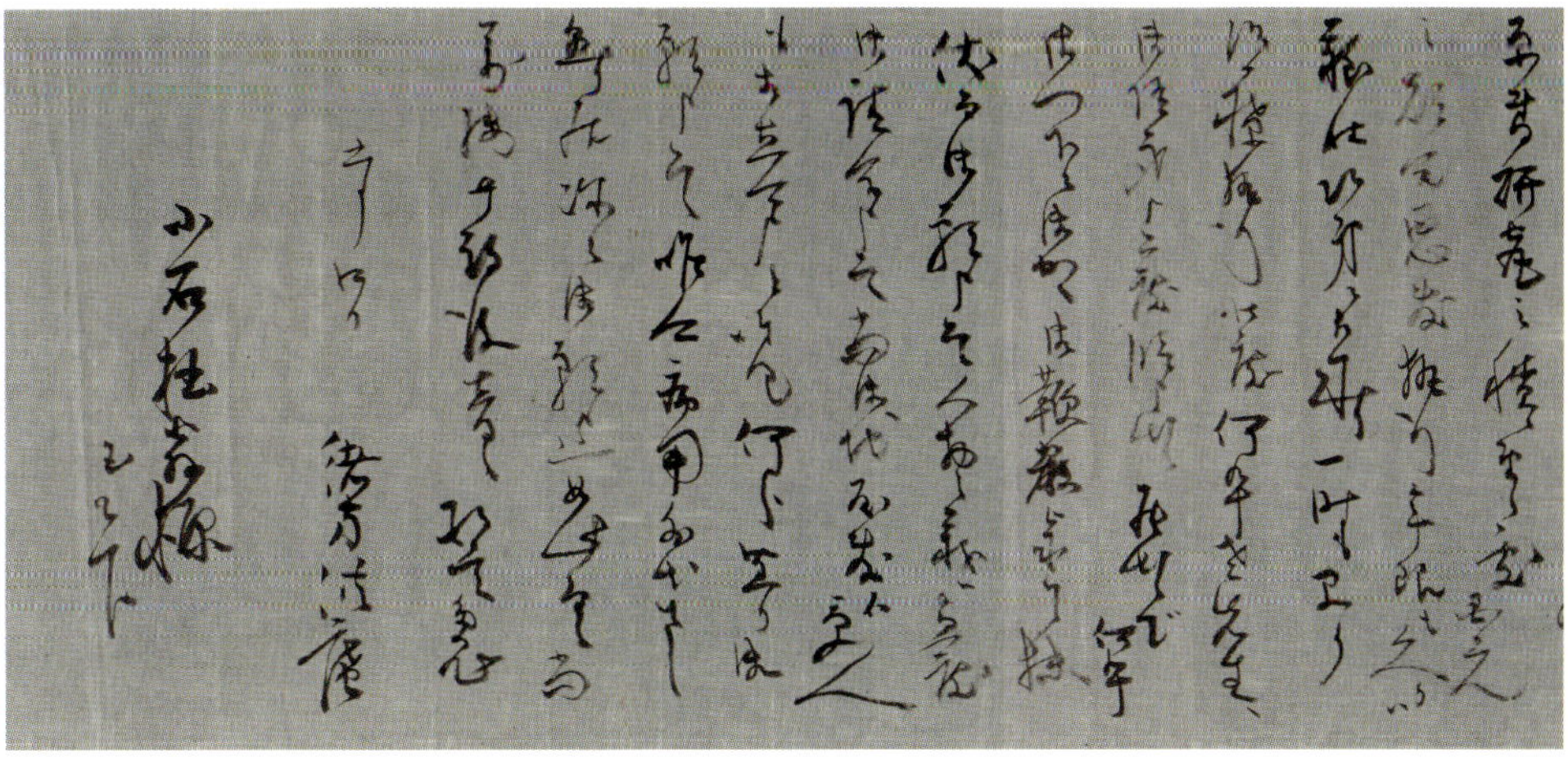

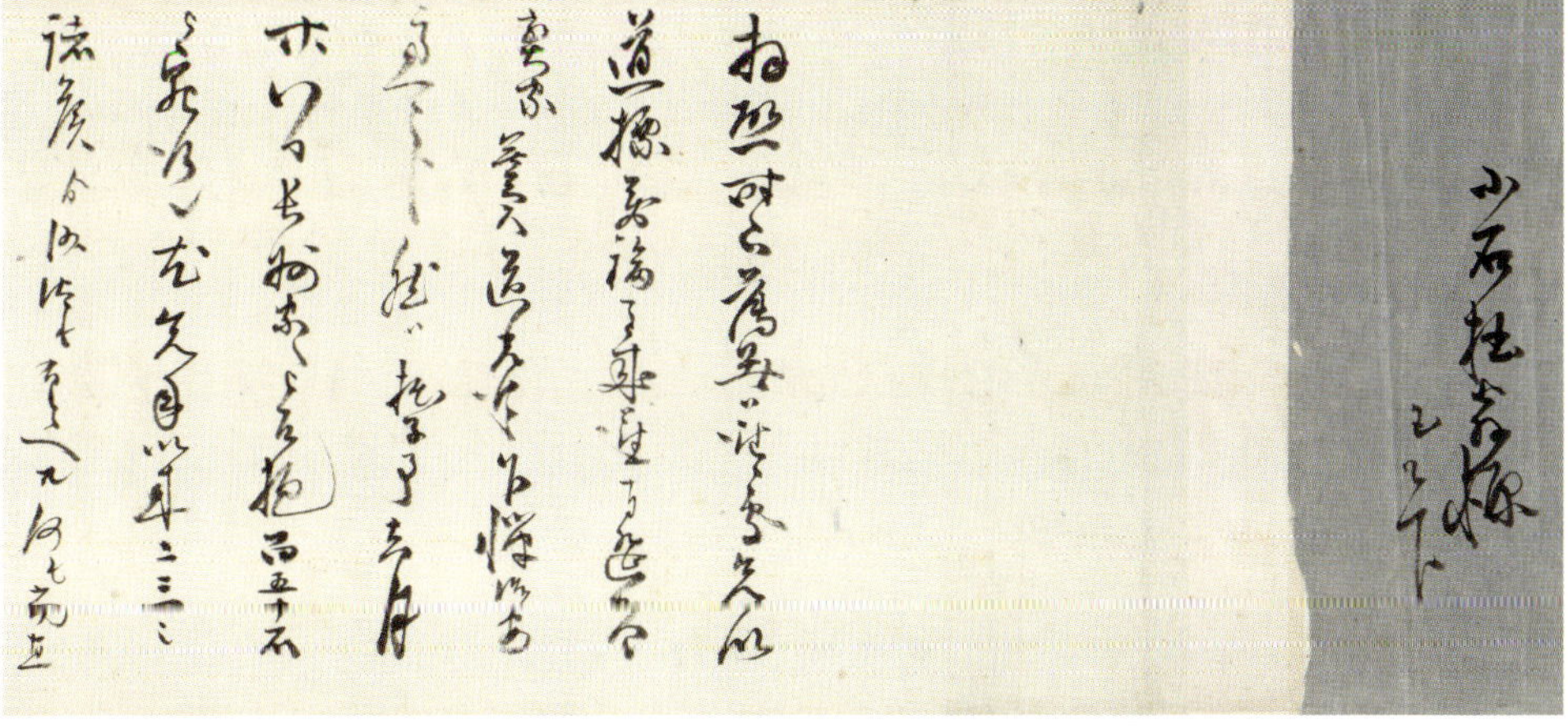

16-16 坪井信道【62】（226頁）

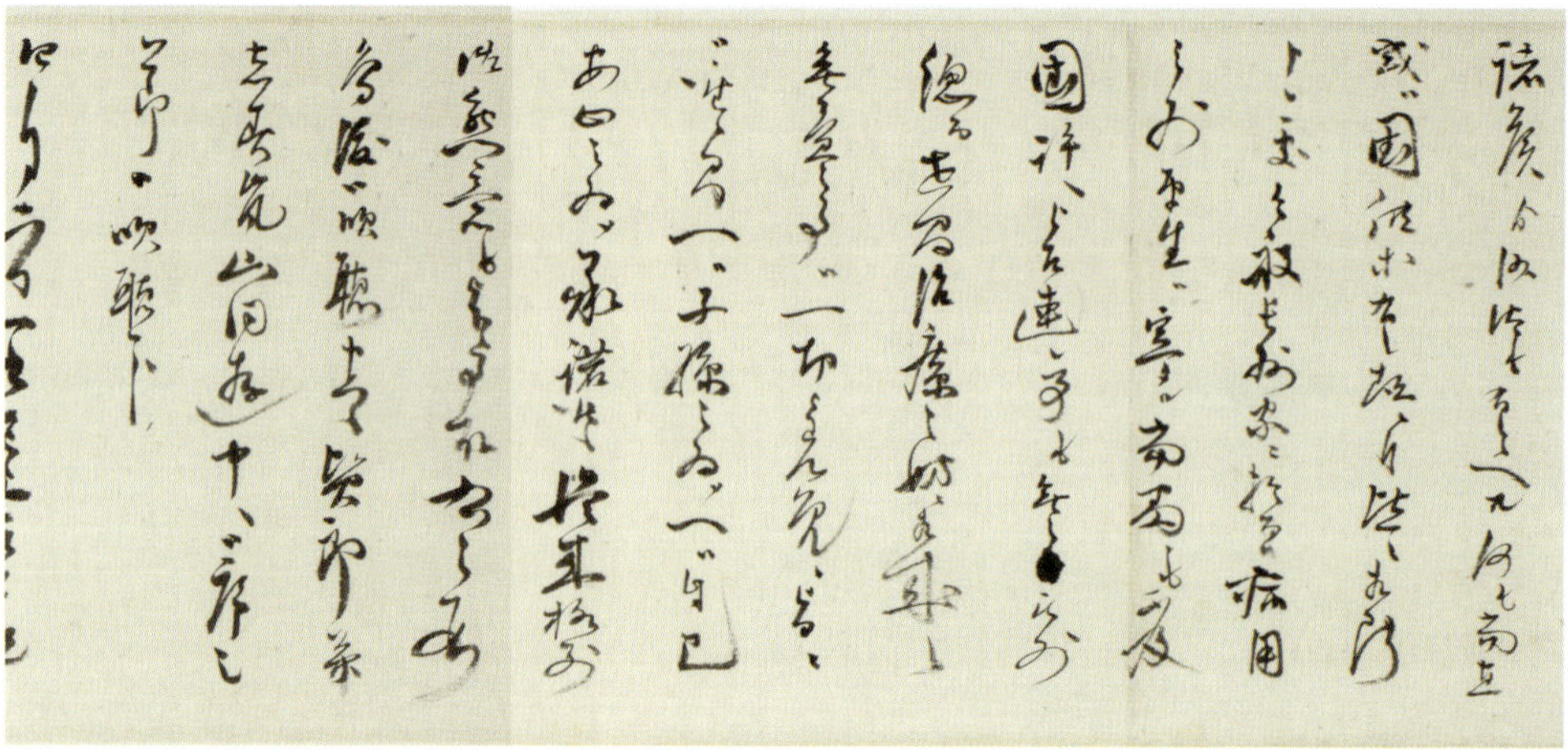

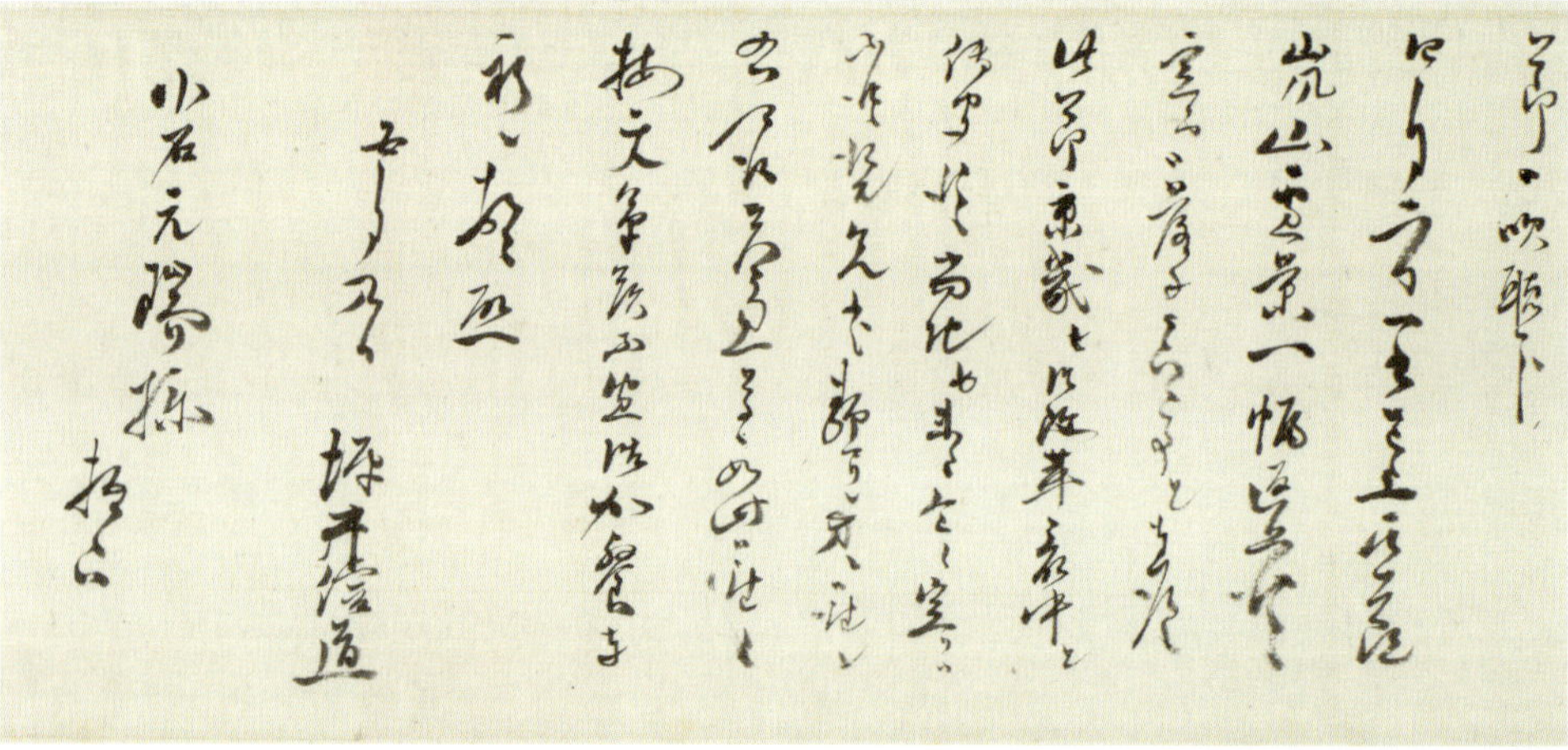

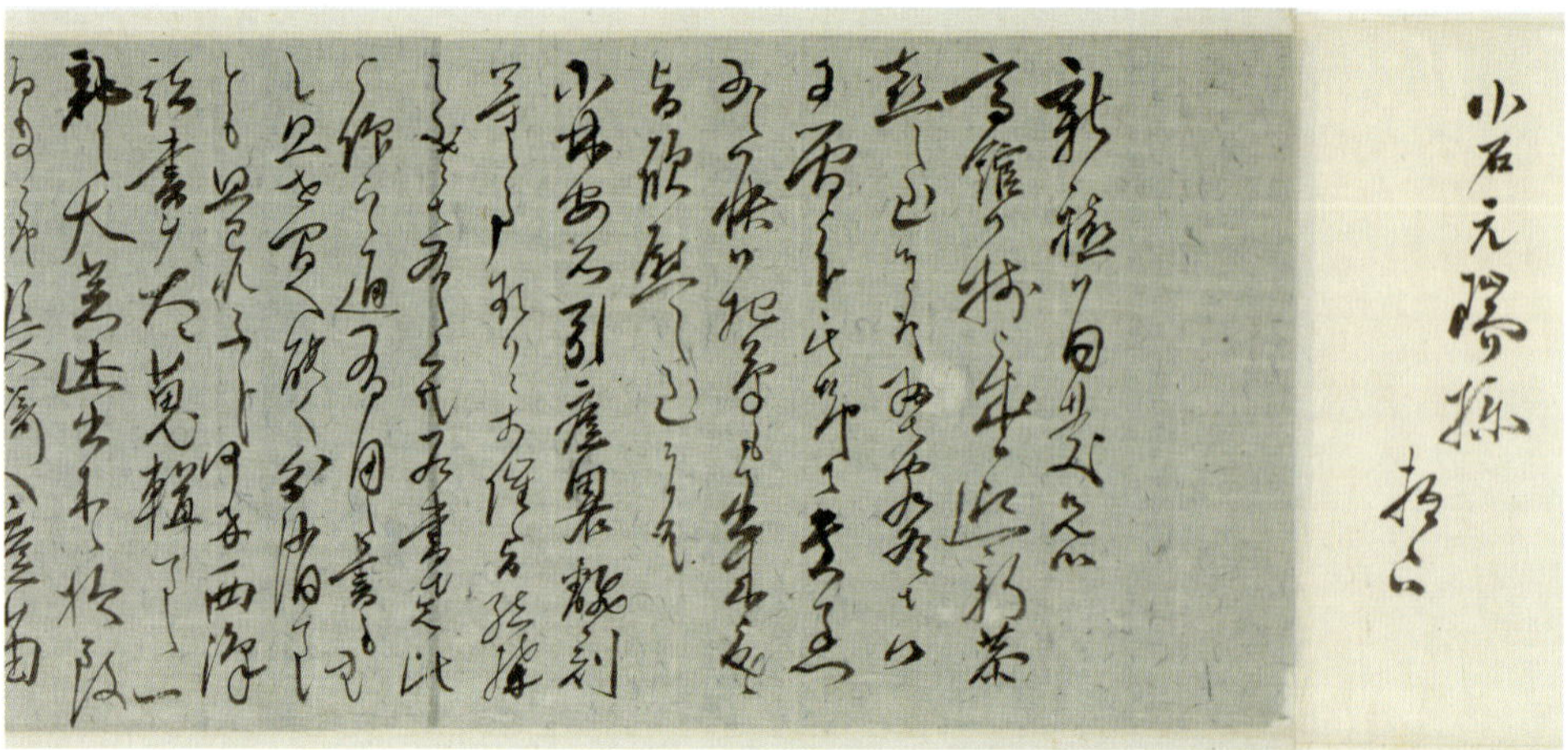

16-17 箕作阮甫【86】（271頁）

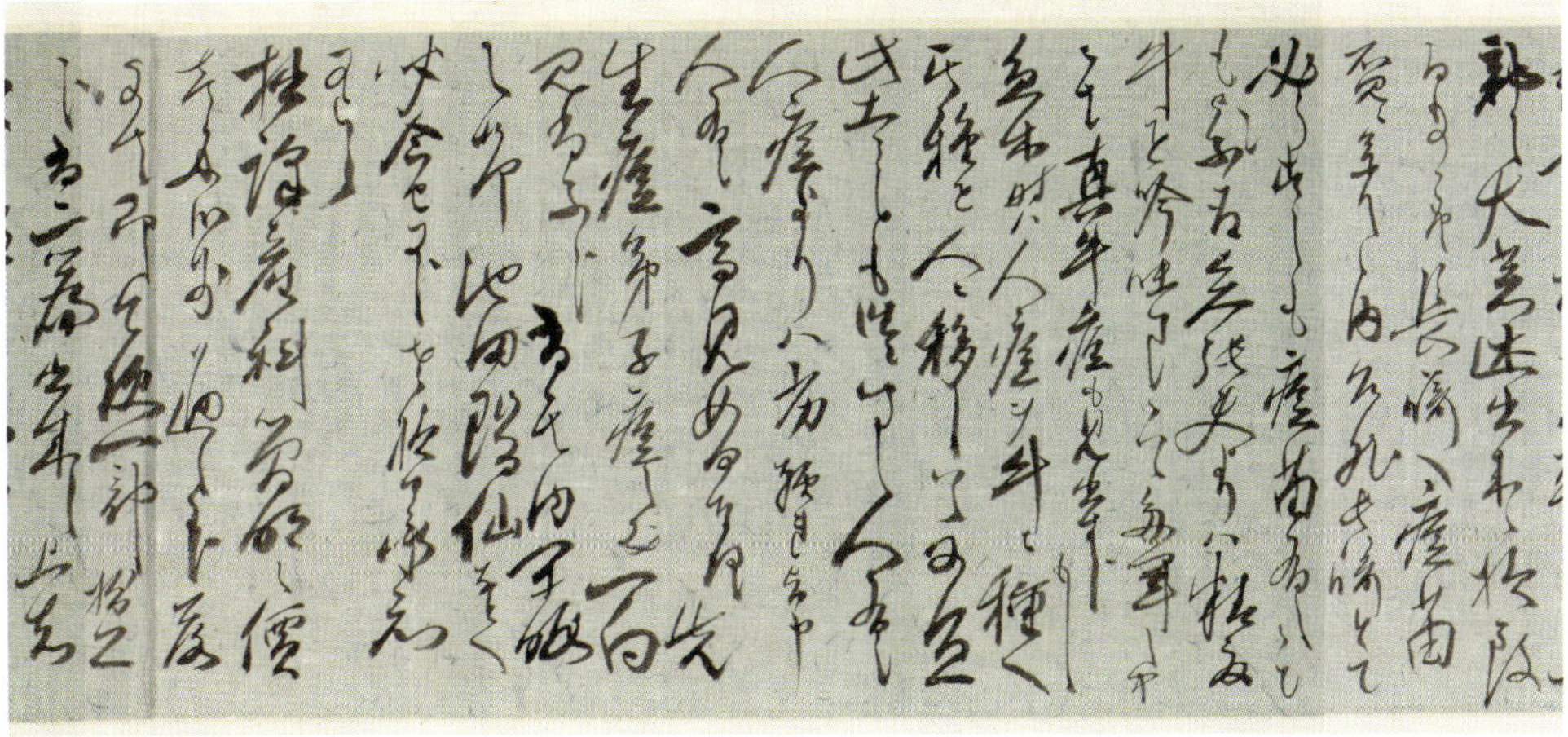

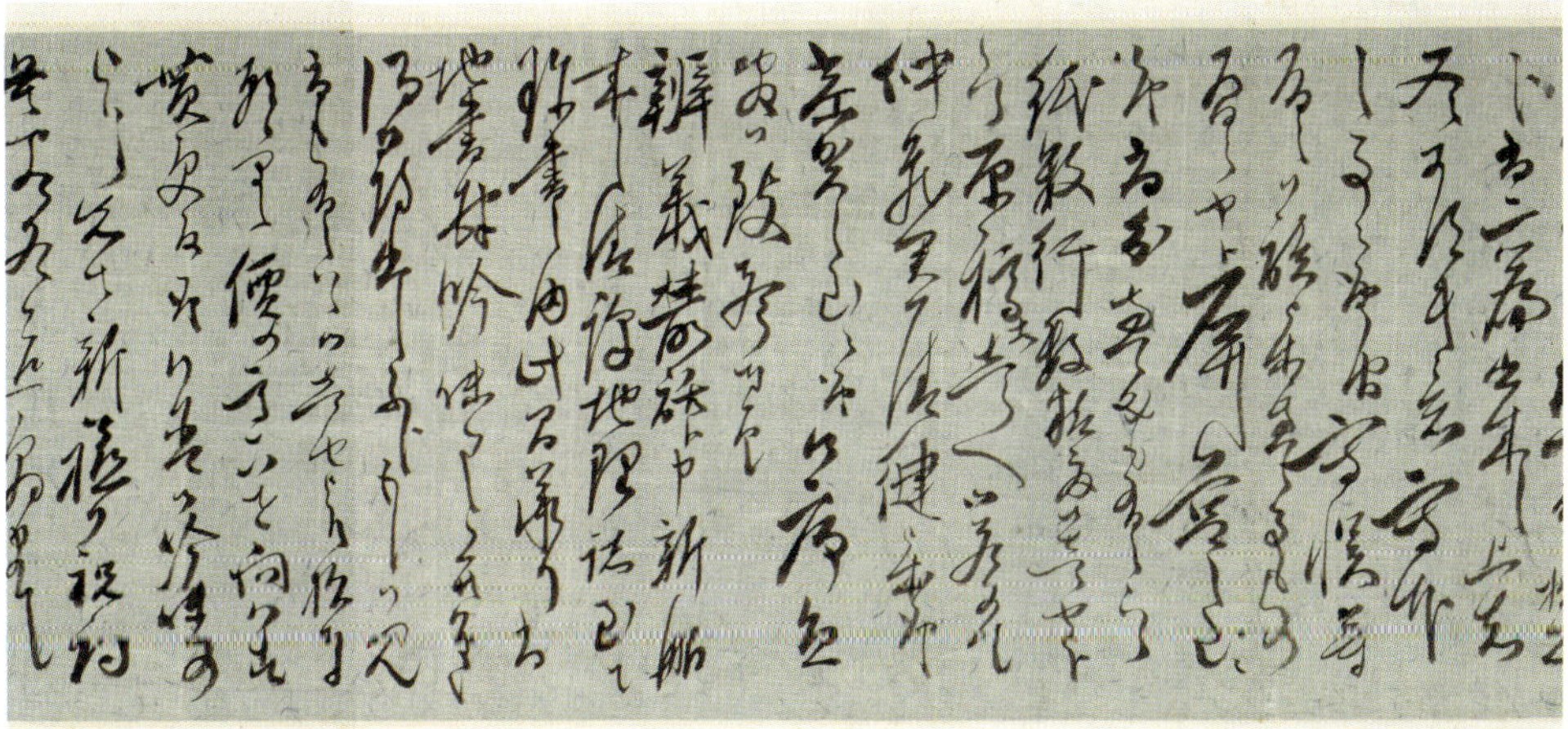

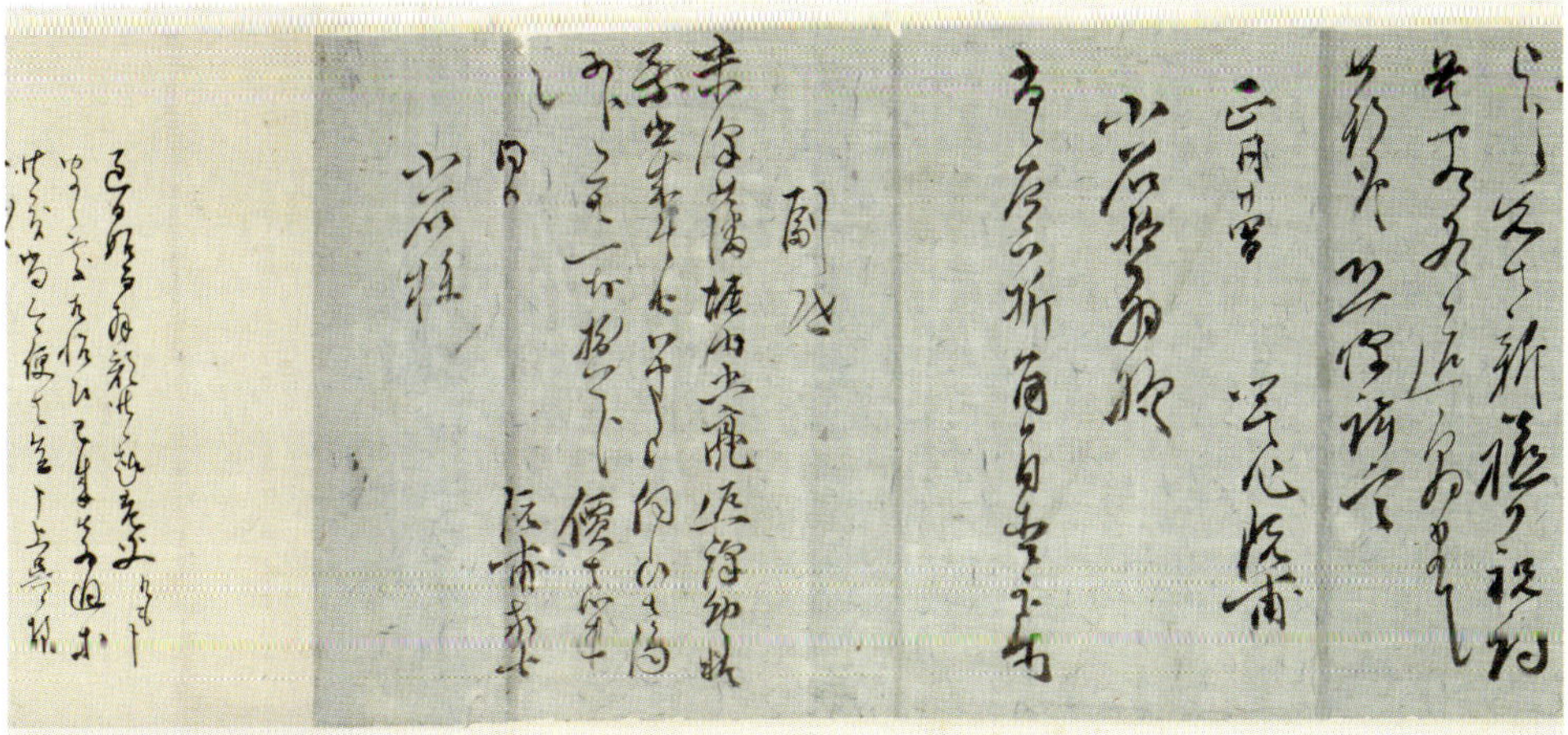

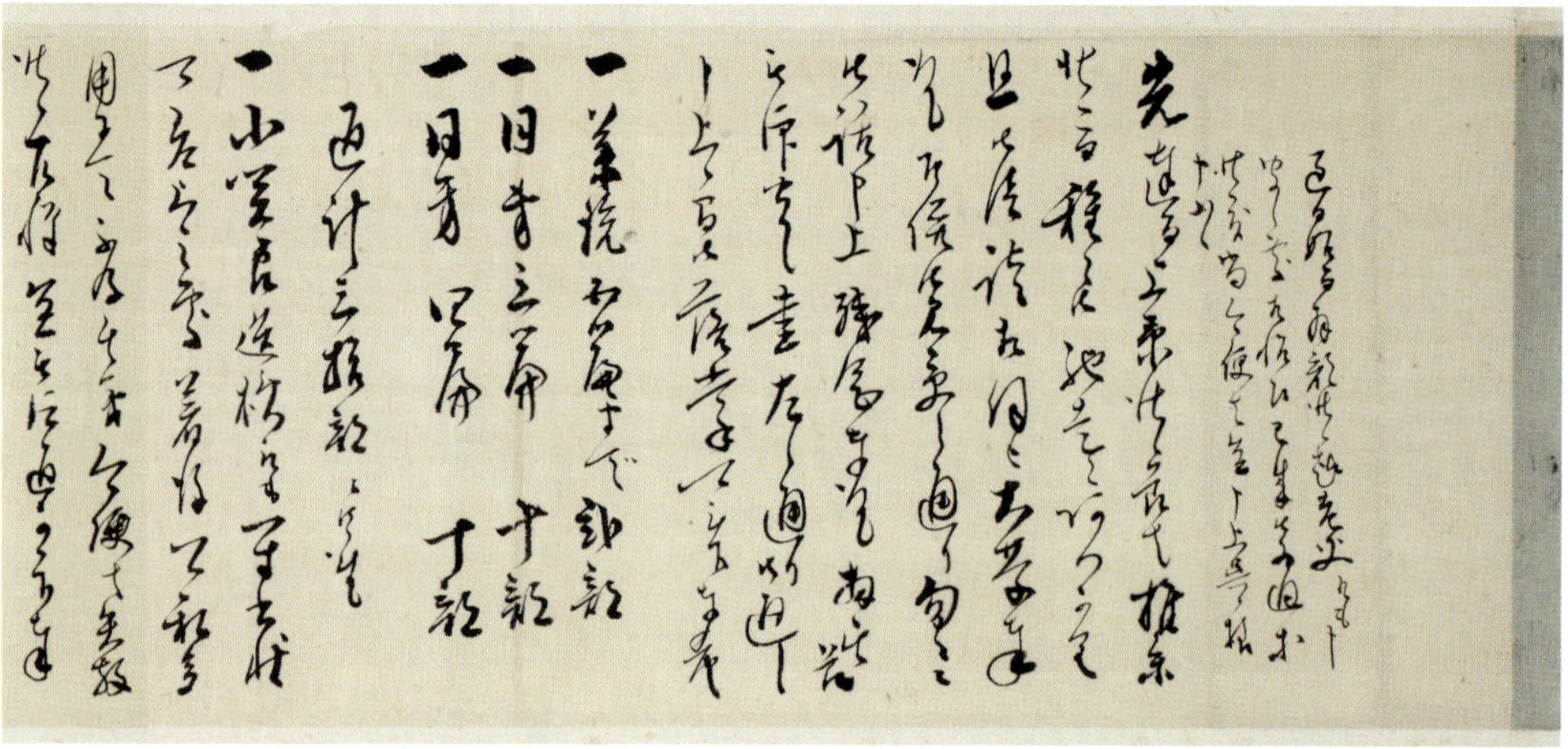

16-18 宇田川榕菴【03】（100頁）

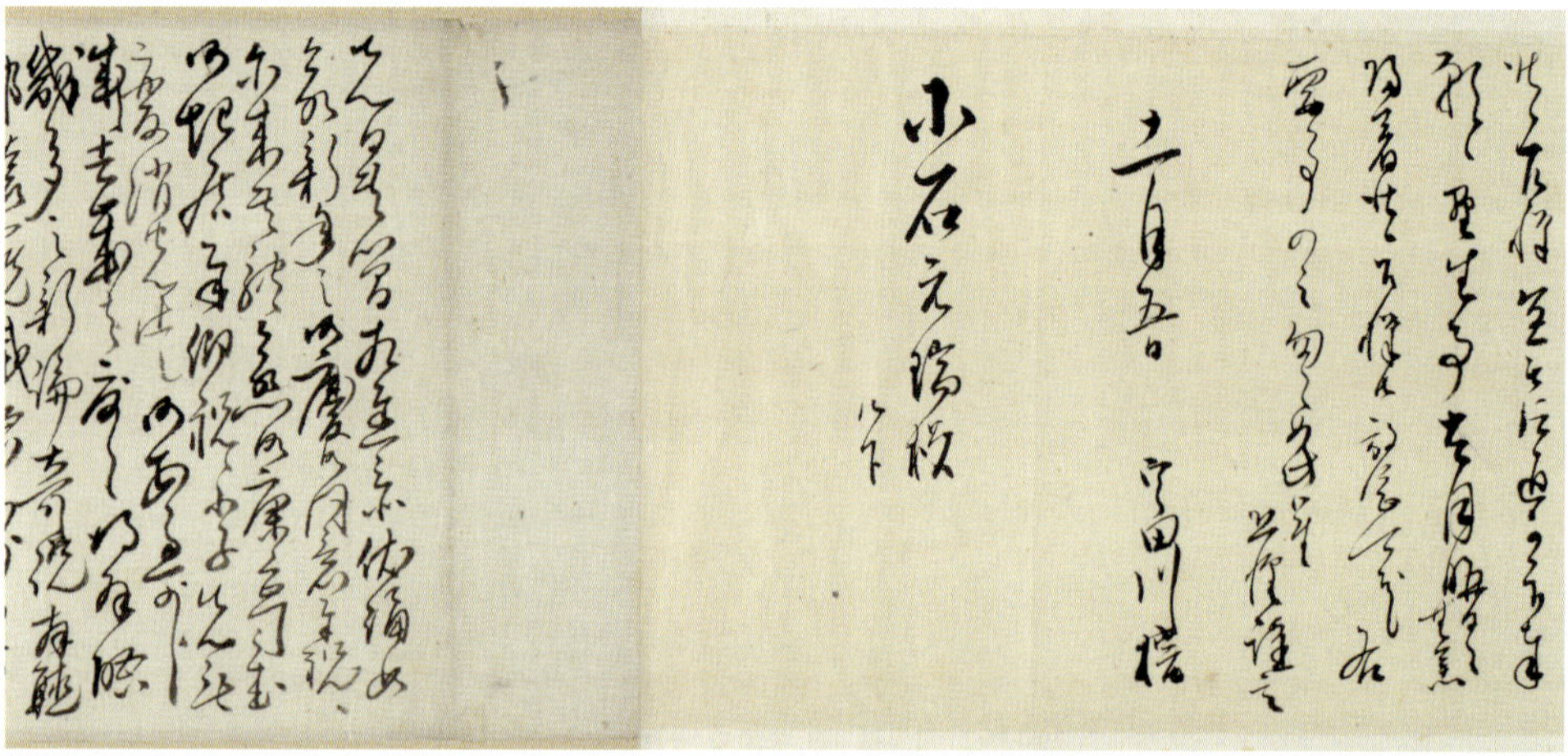

16-19 宇田川玄真【02】（96頁）

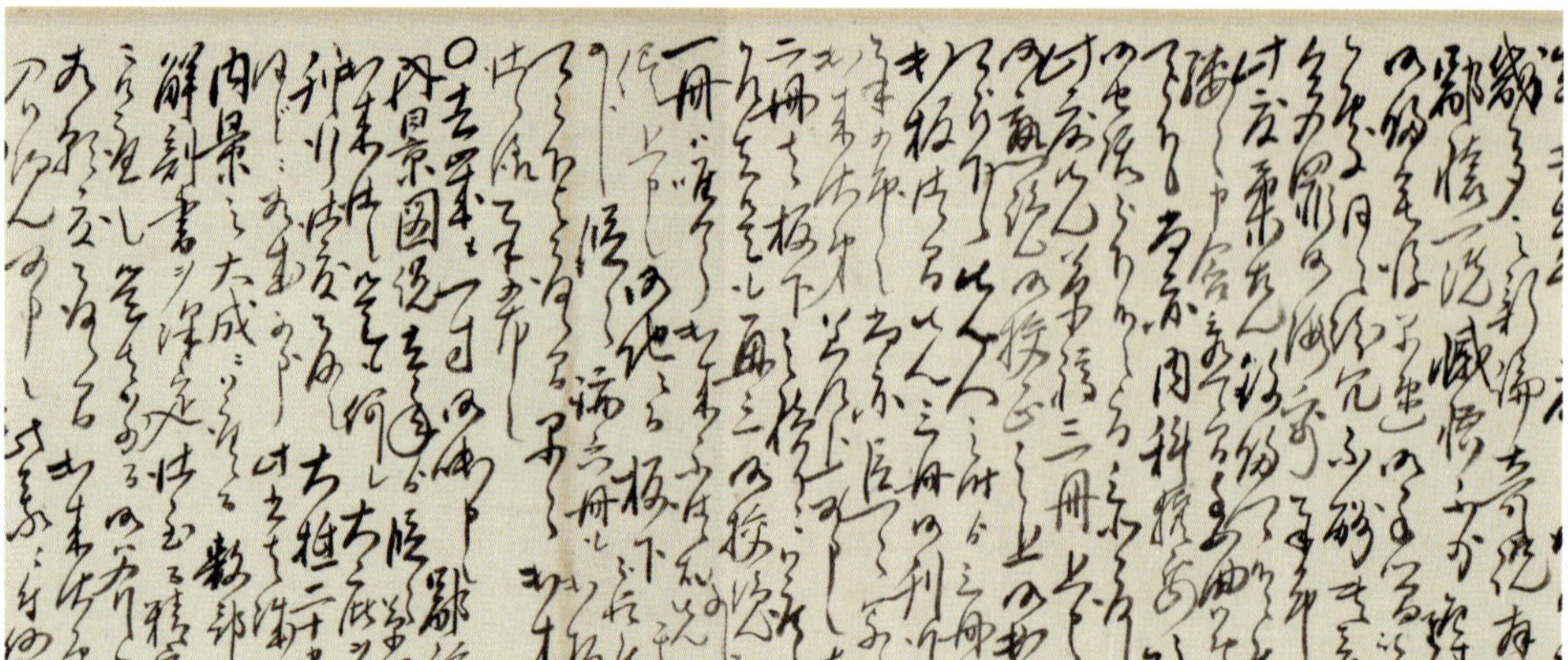

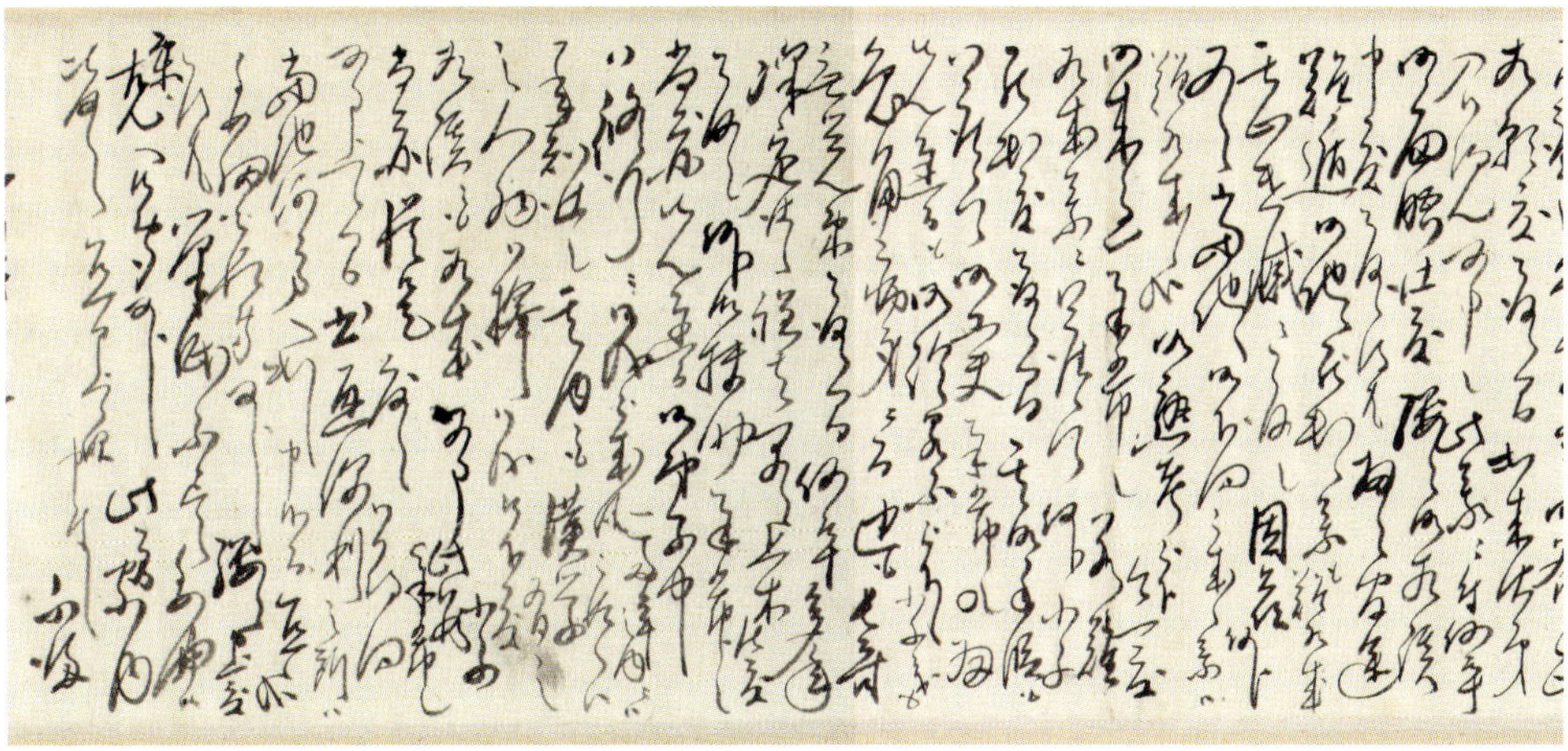

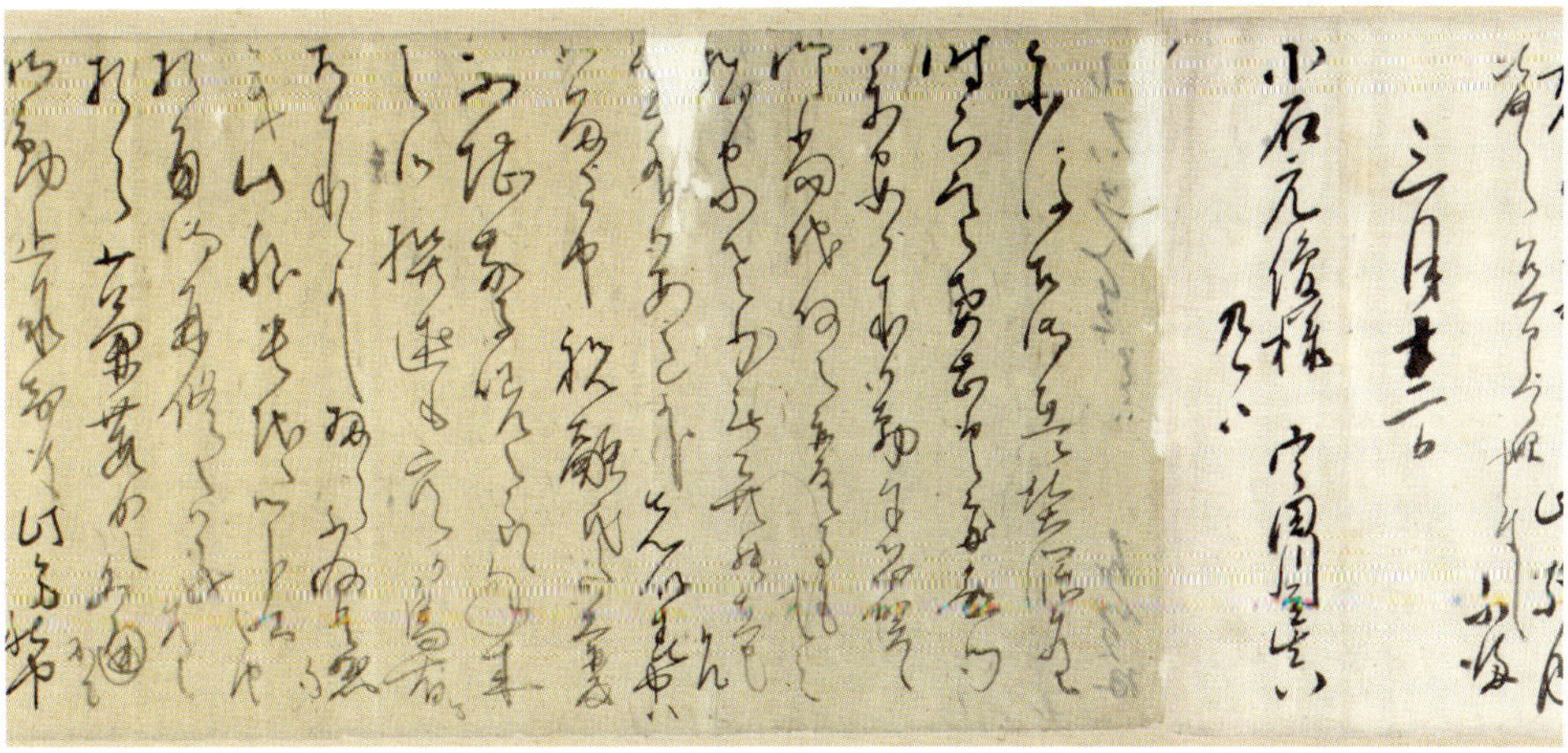

16-20 大槻玄沢【04】（102頁）

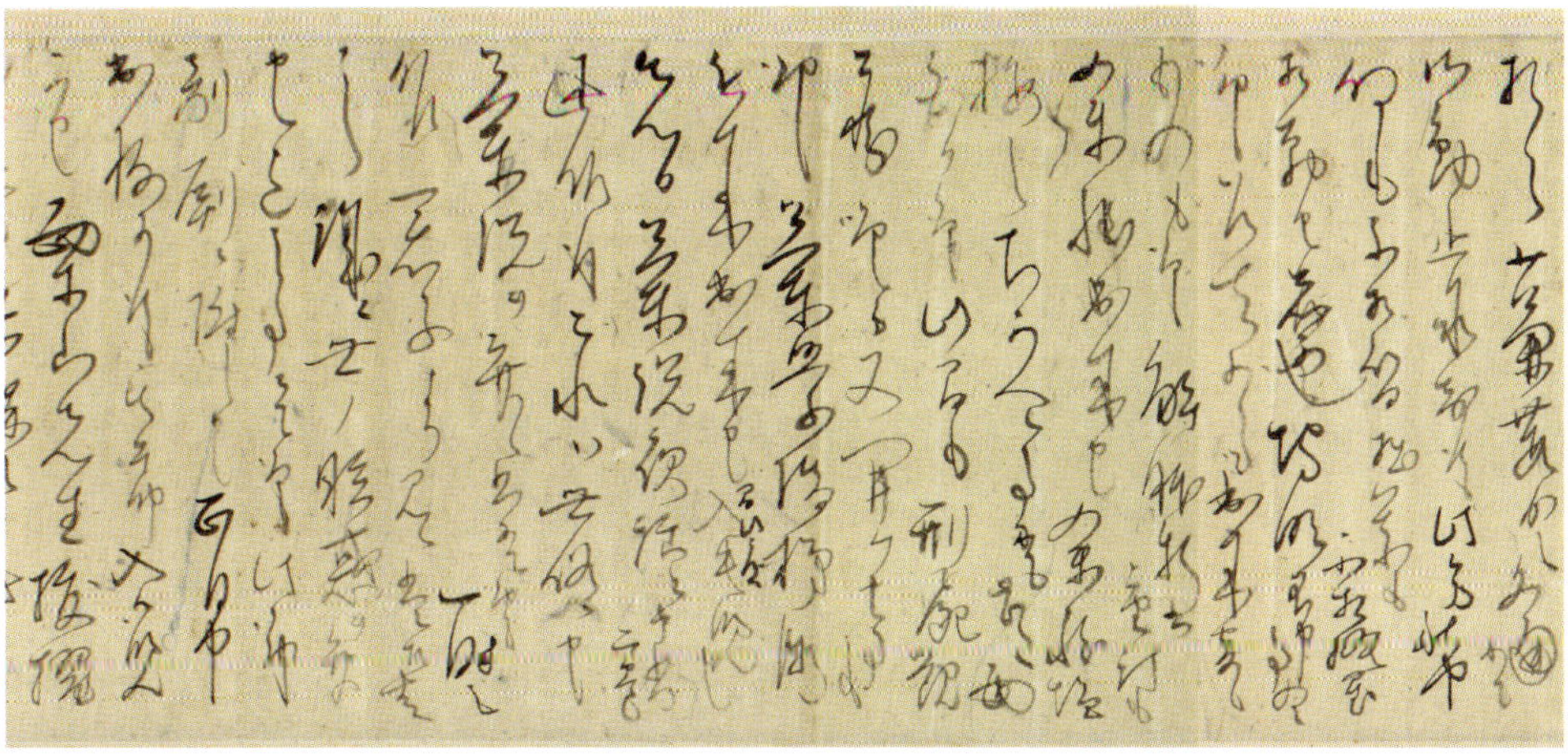

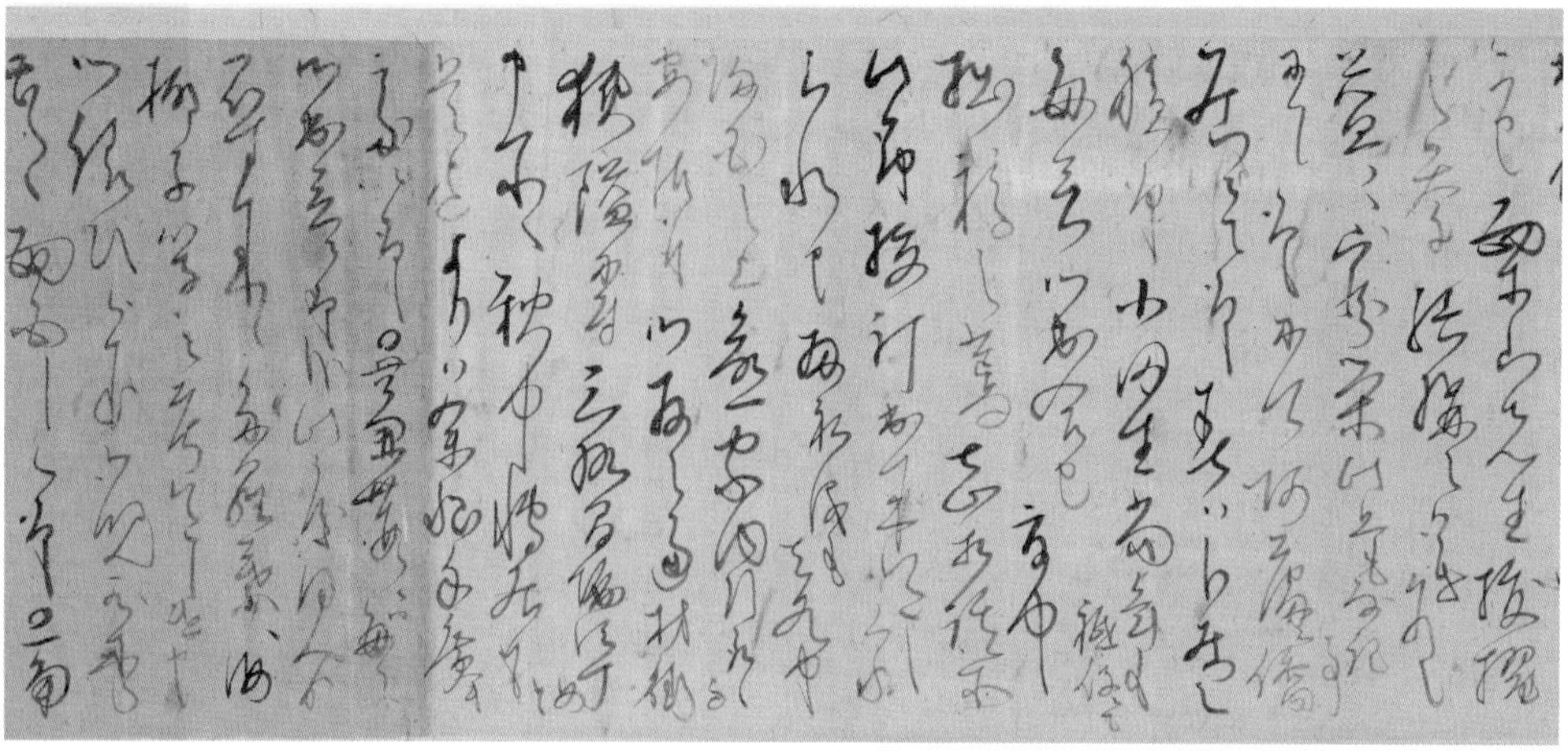

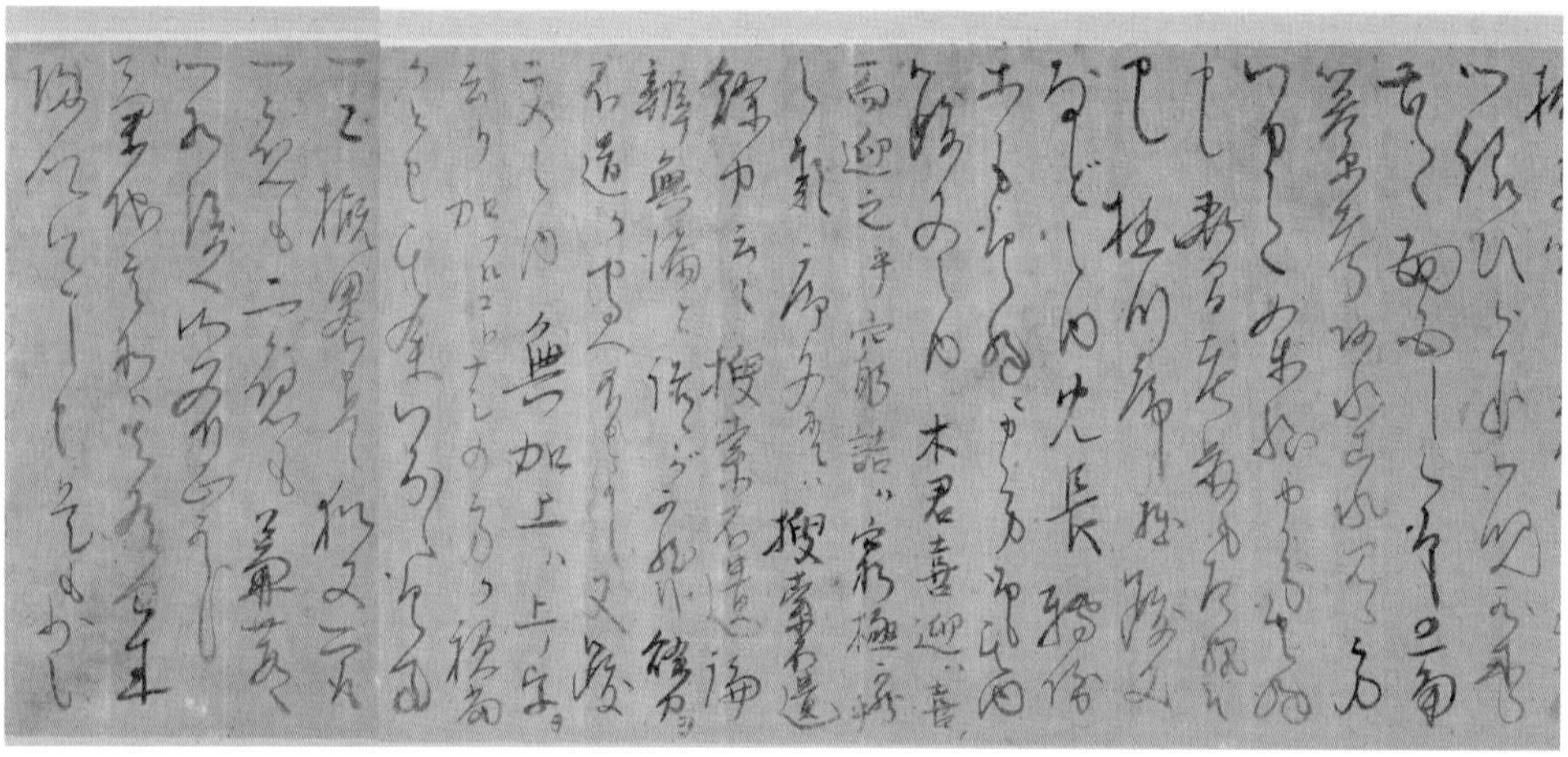

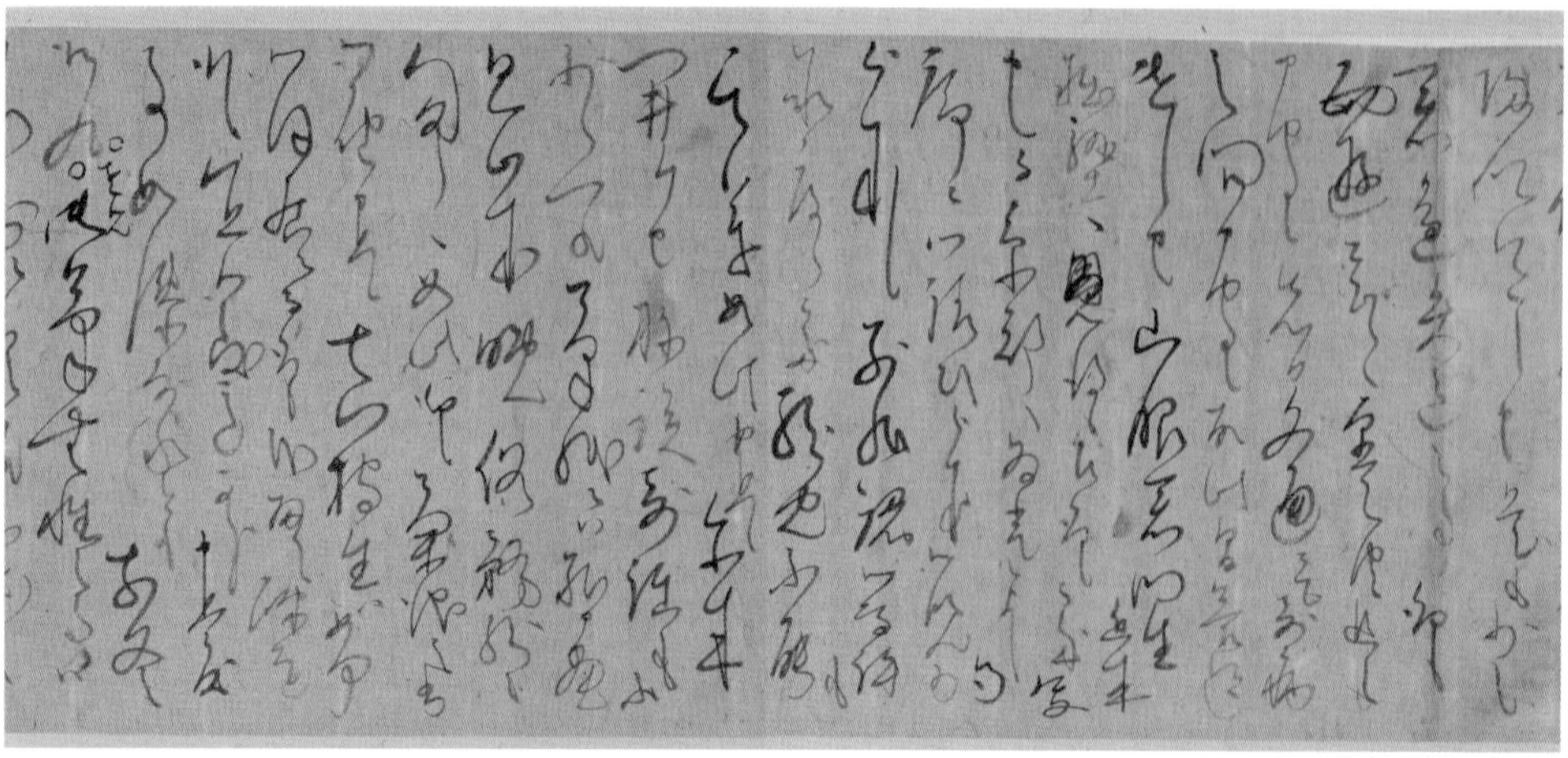

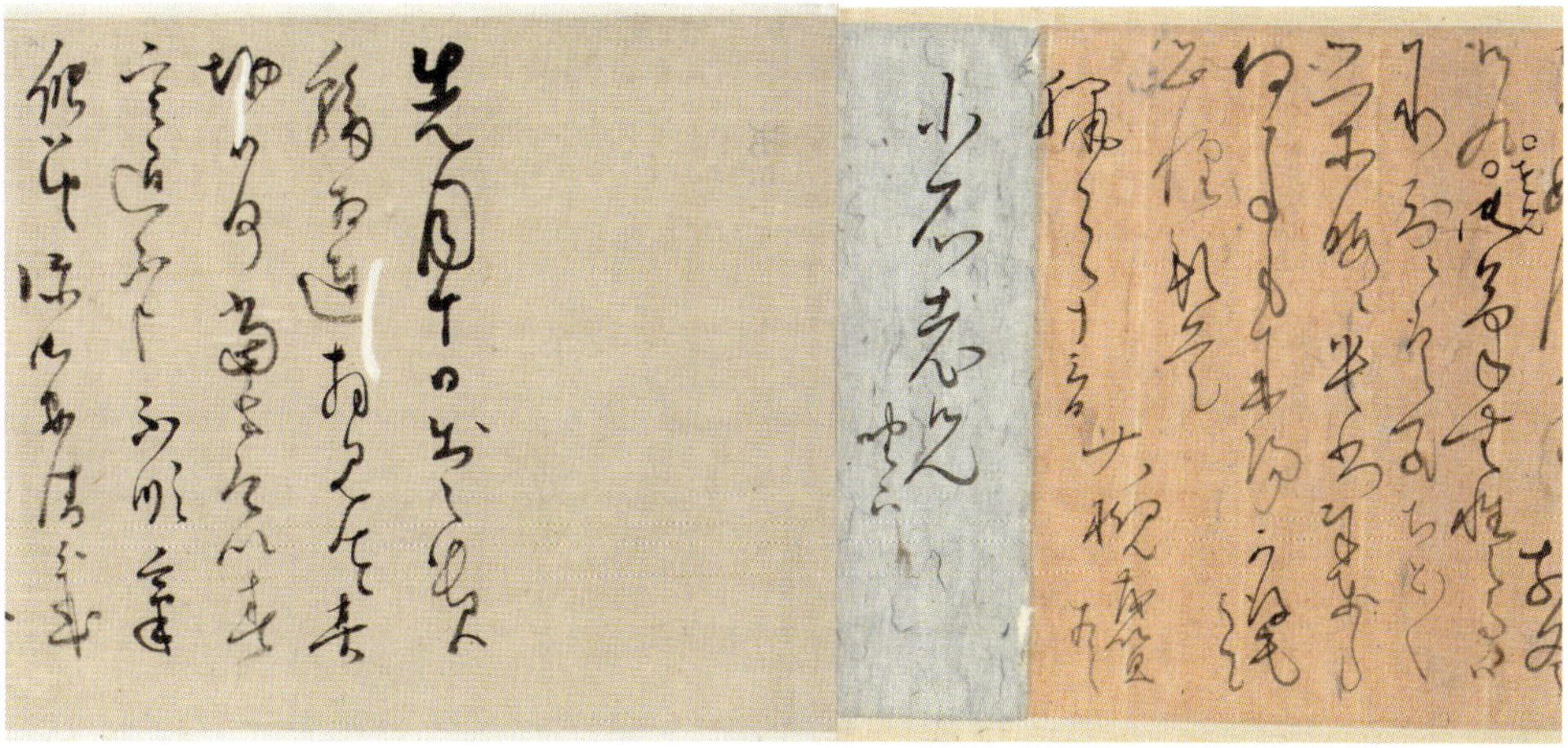

16-21 杉田玄白【51】（207頁）

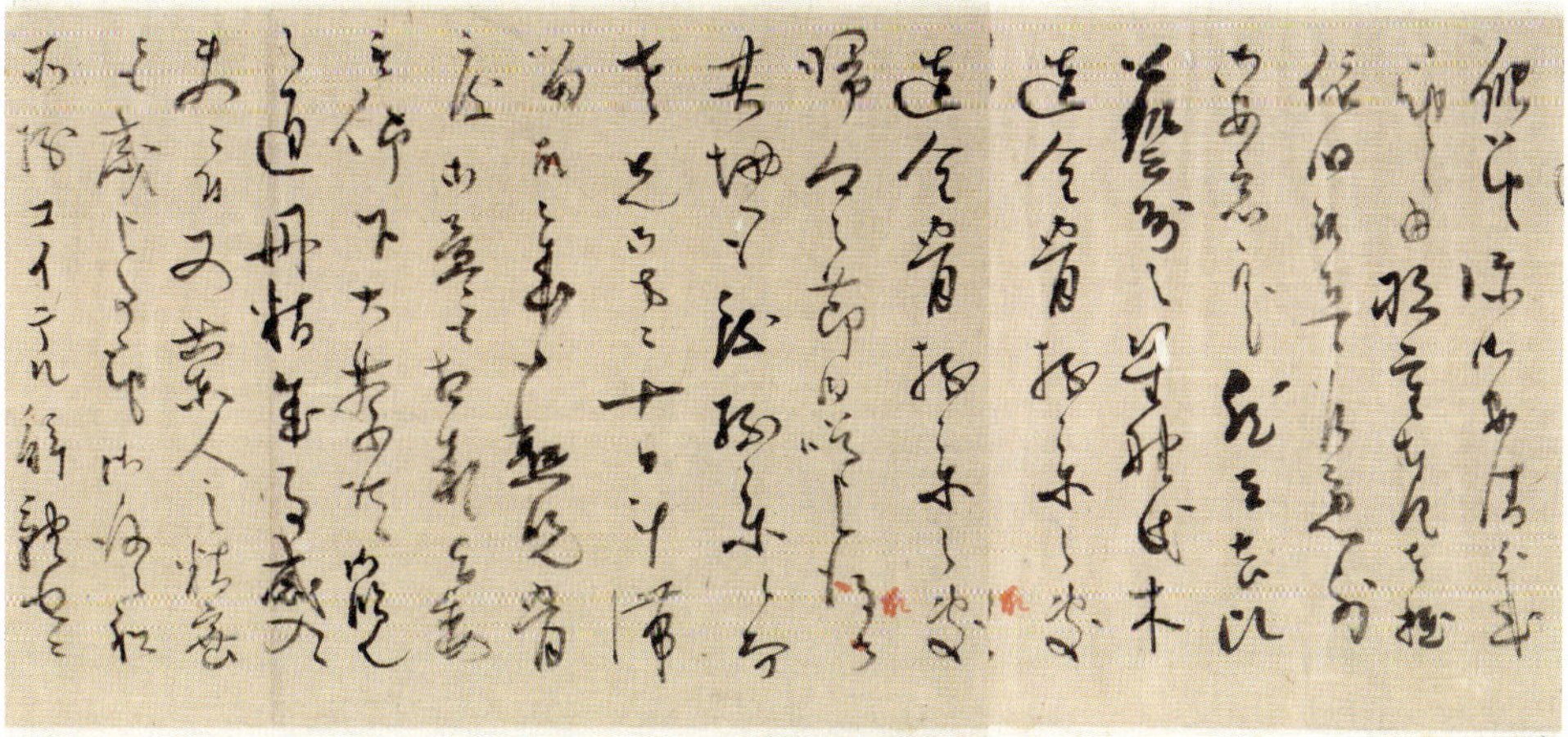

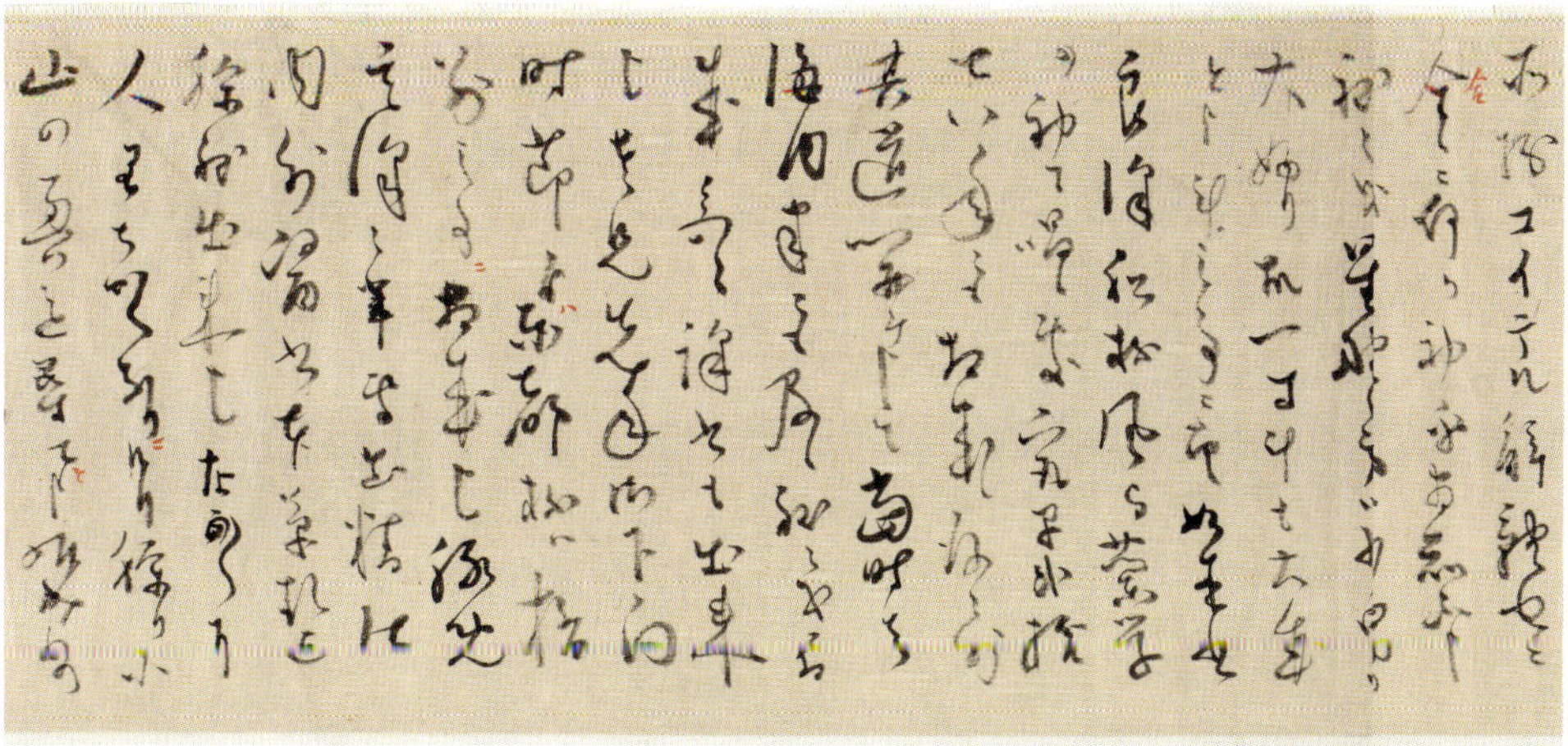

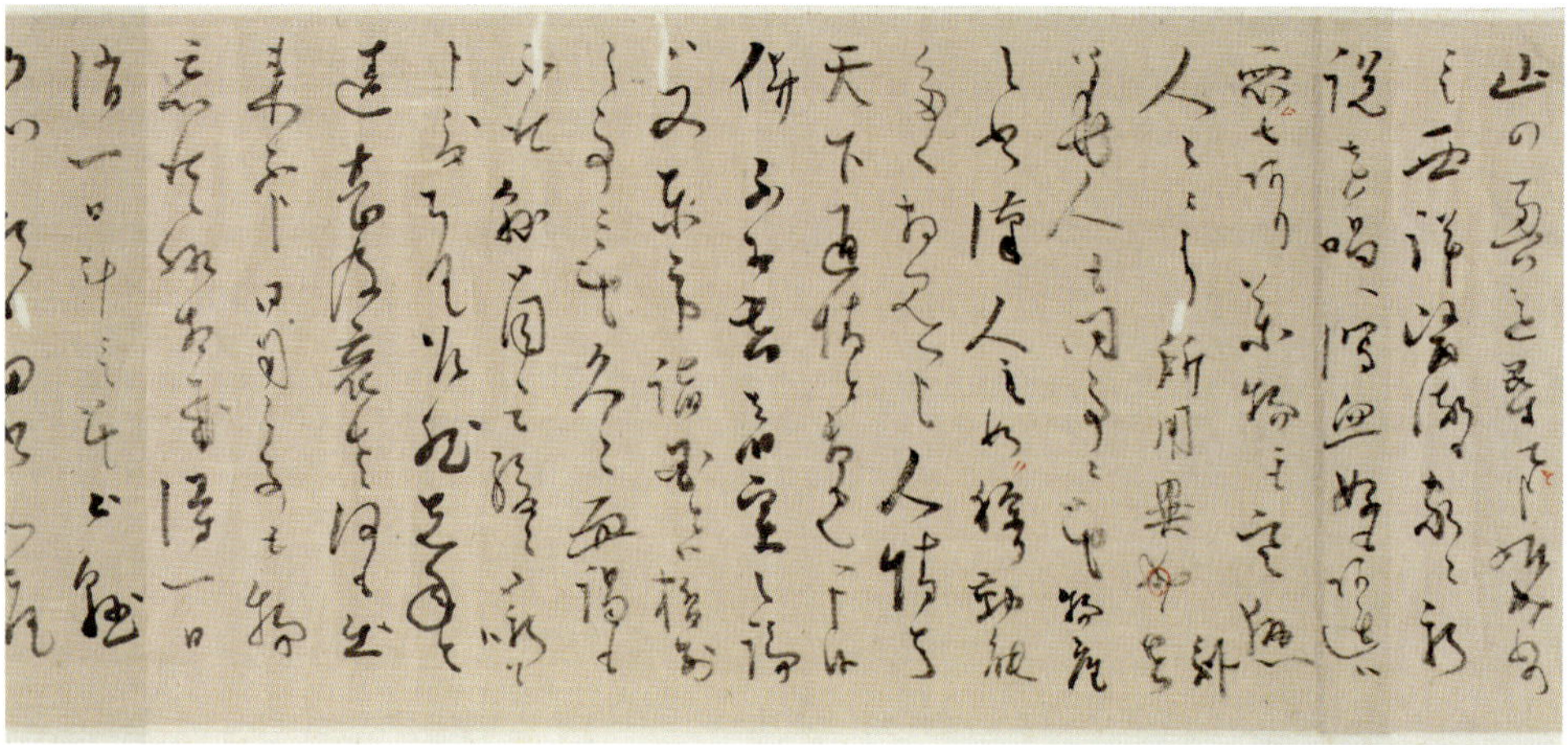

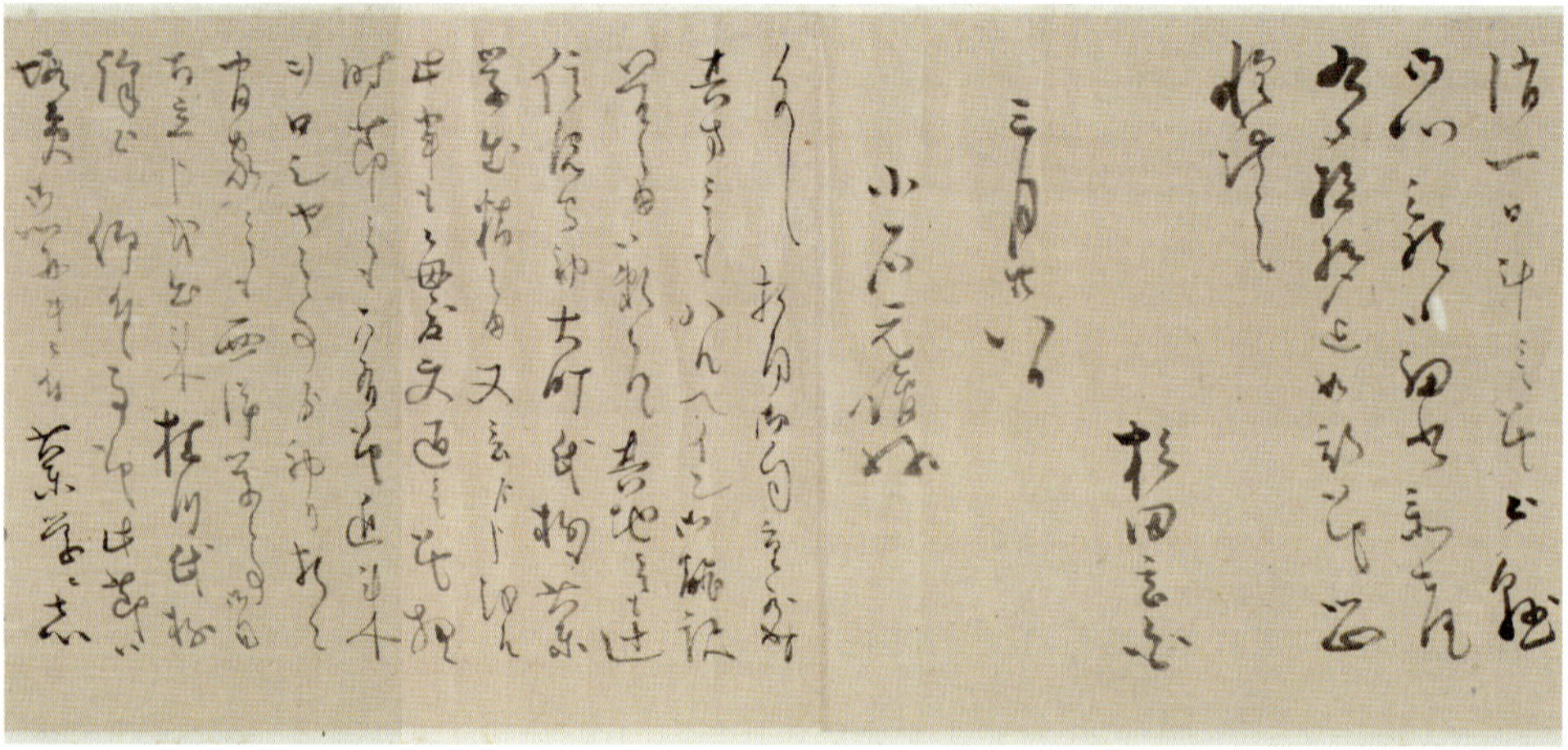

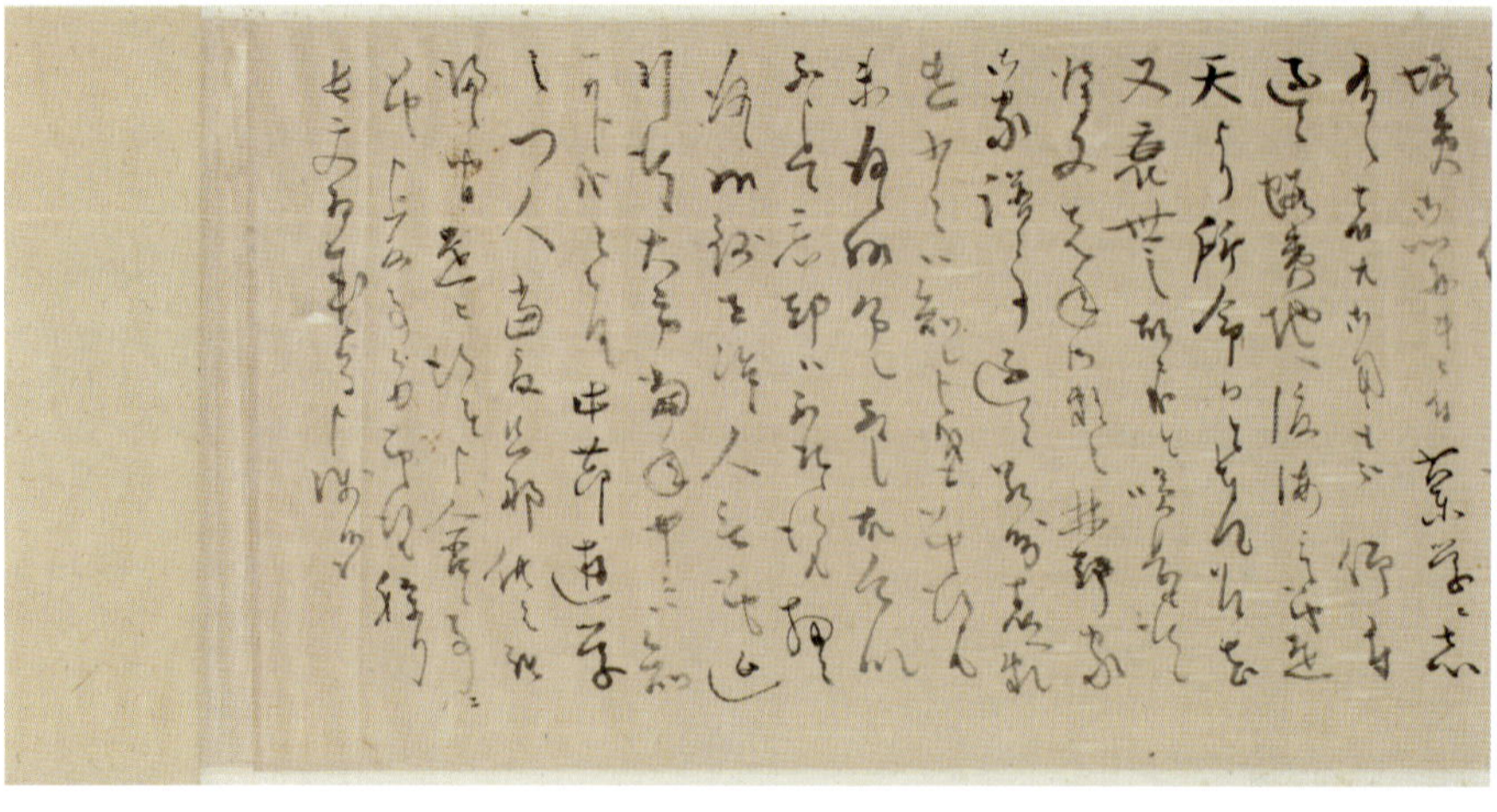

17 『医家俗牘（一）』

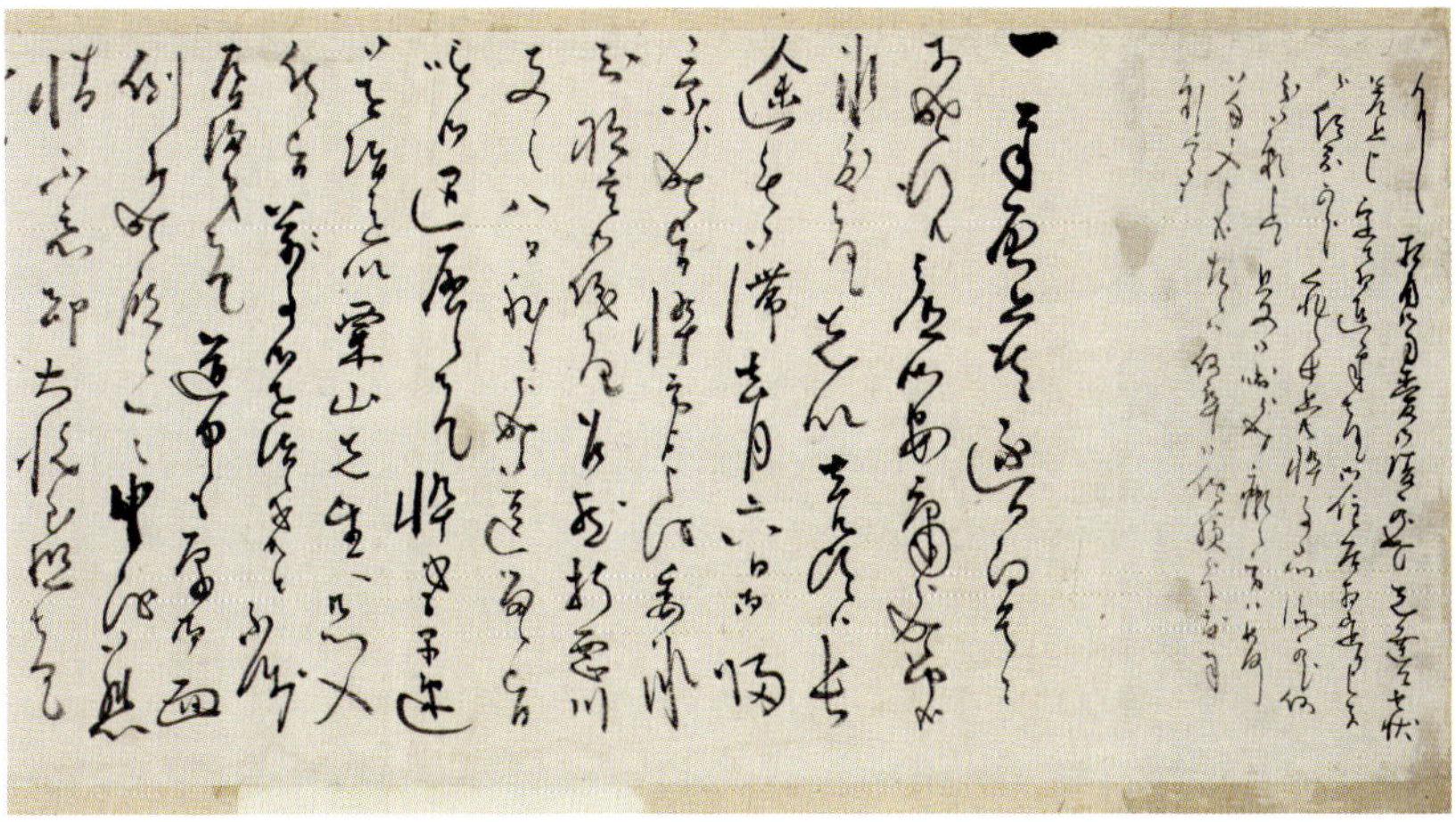

17-01 杉田玄白【52】（212頁）

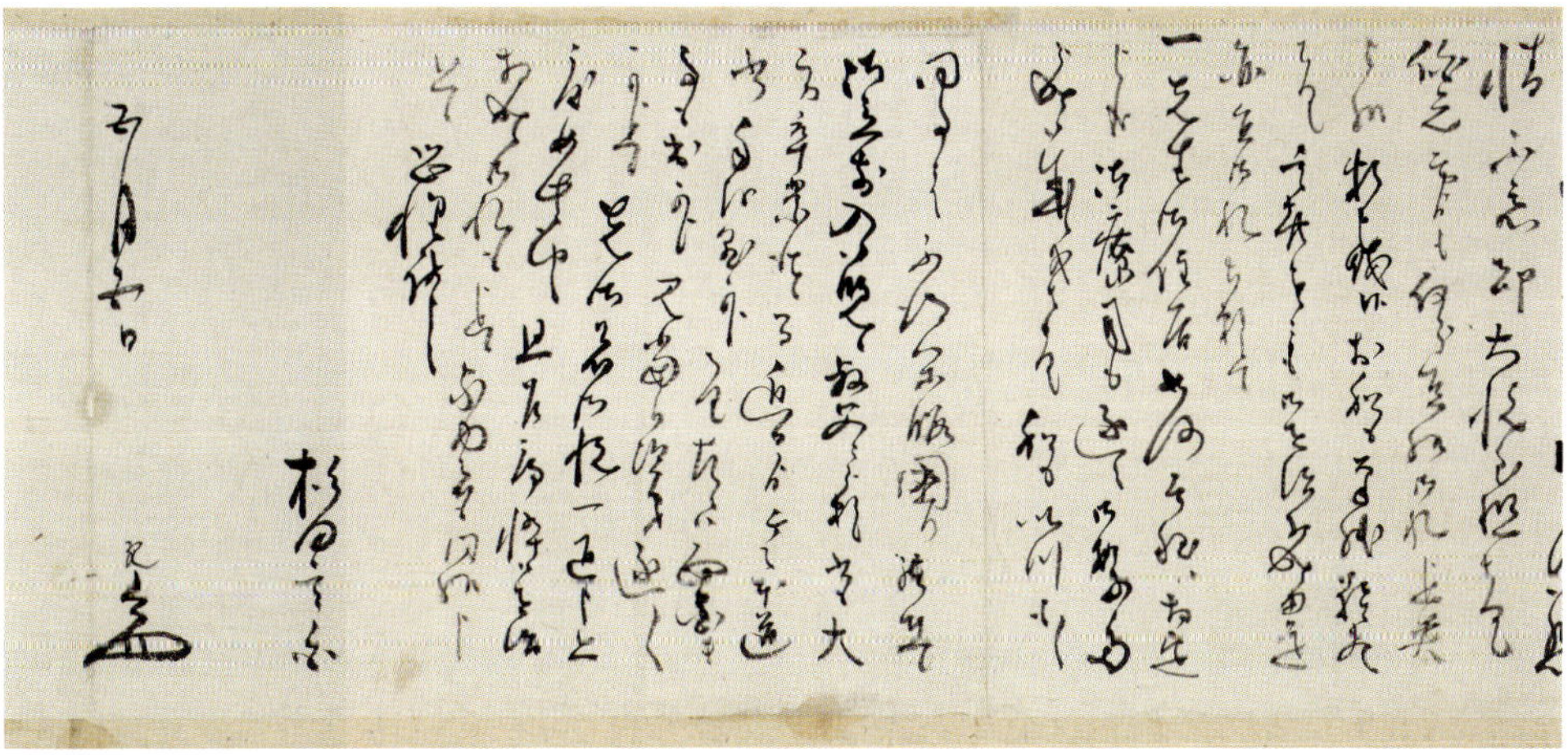

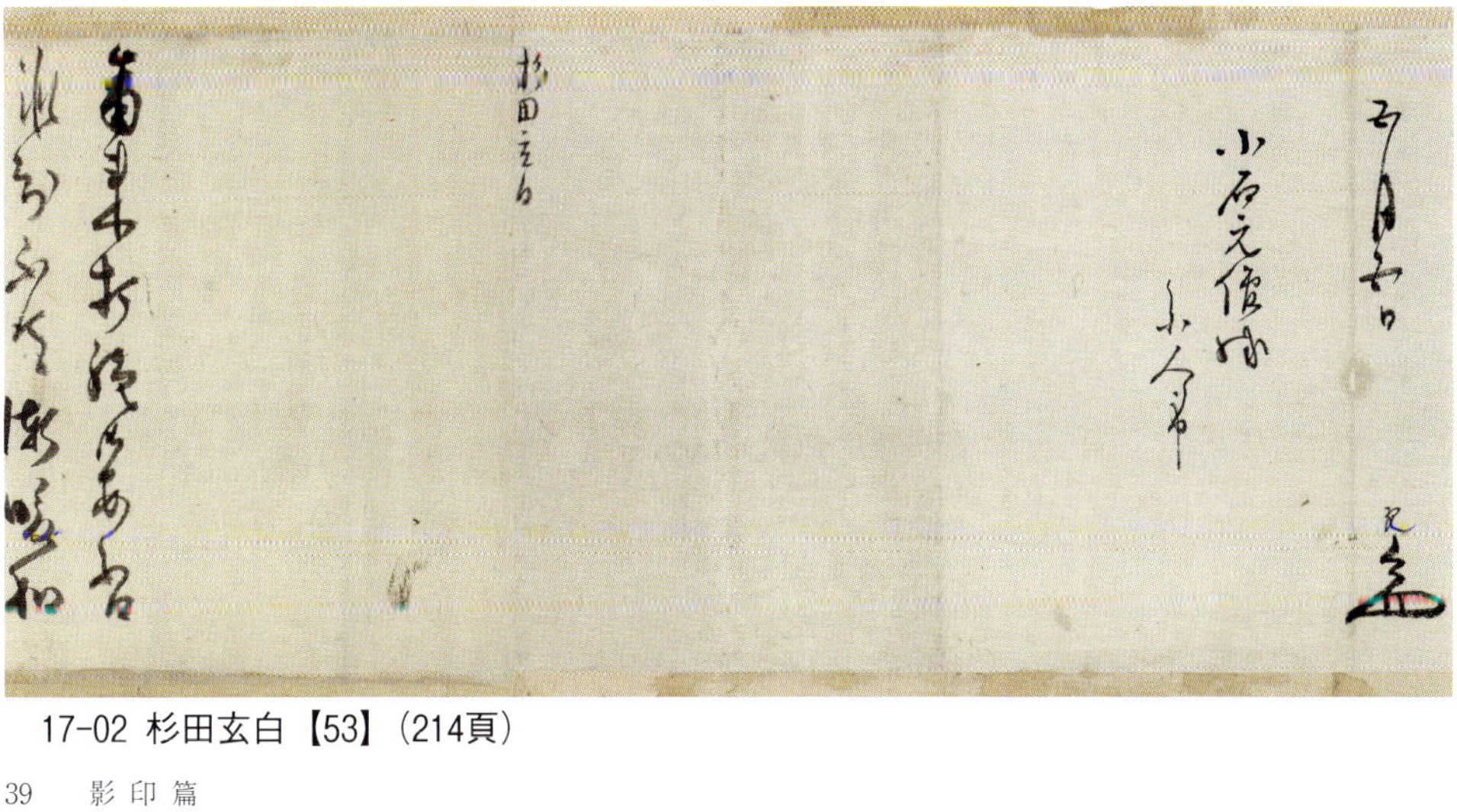

17-02 杉田玄白【53】（214頁）

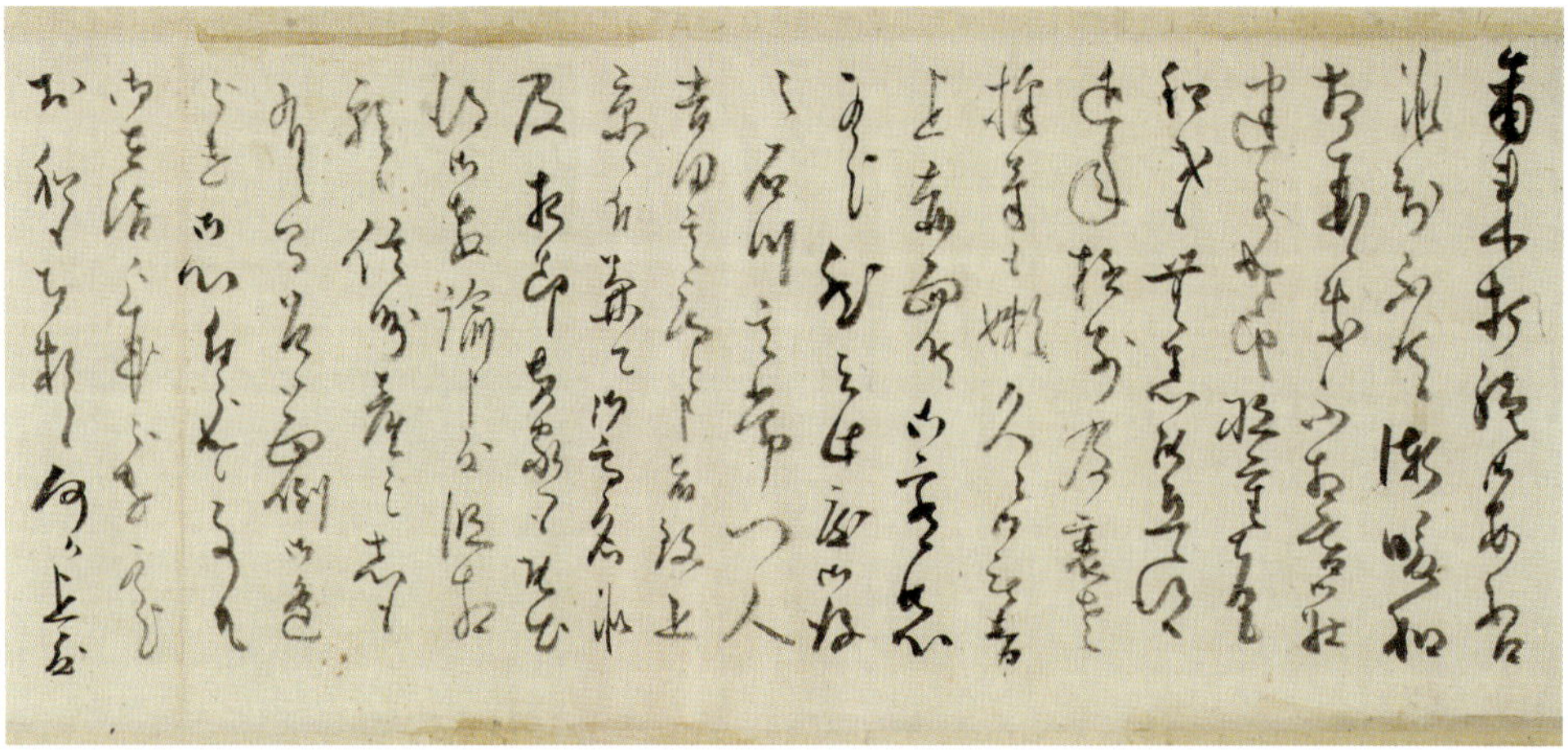

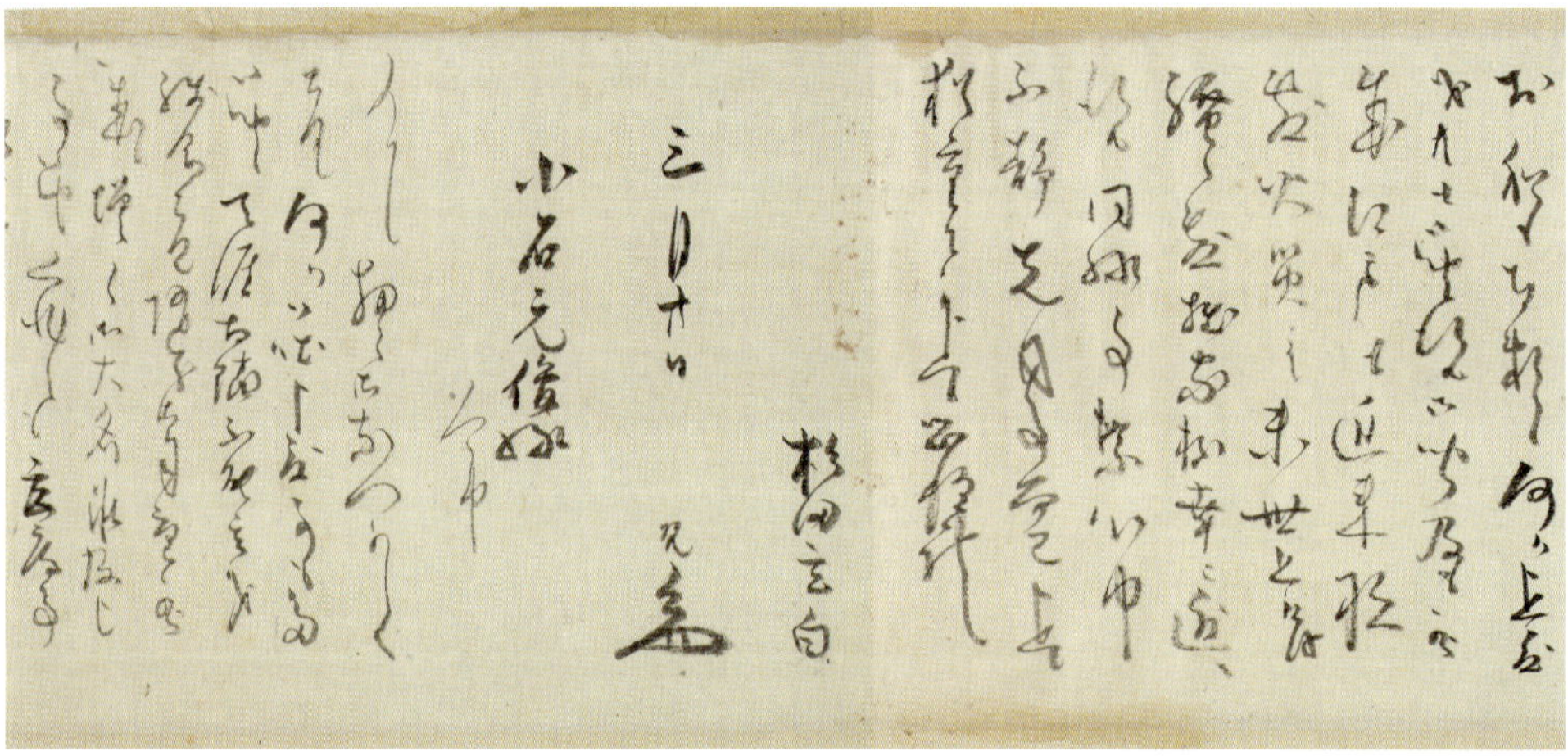

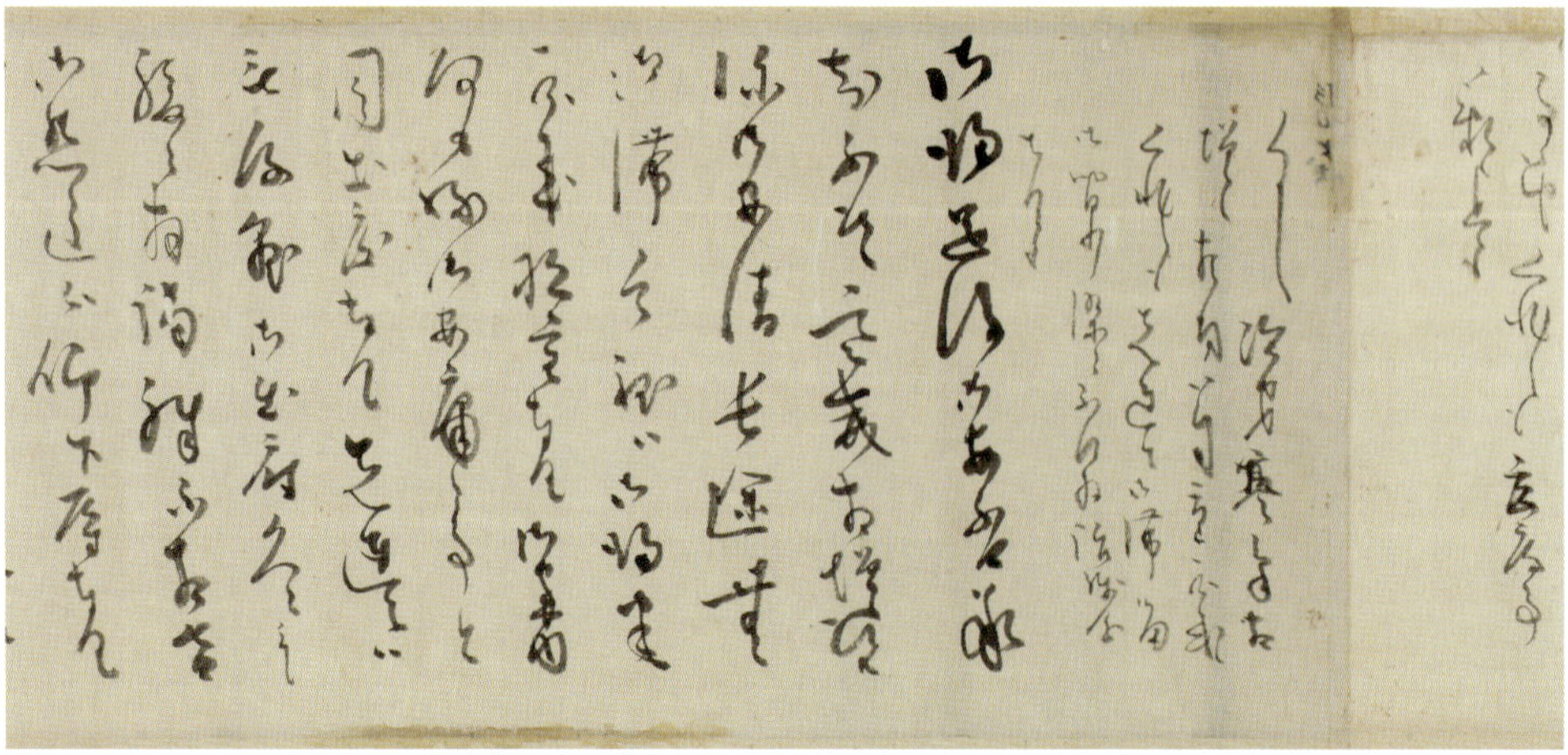

17-03 杉田玄白【54】(215頁)

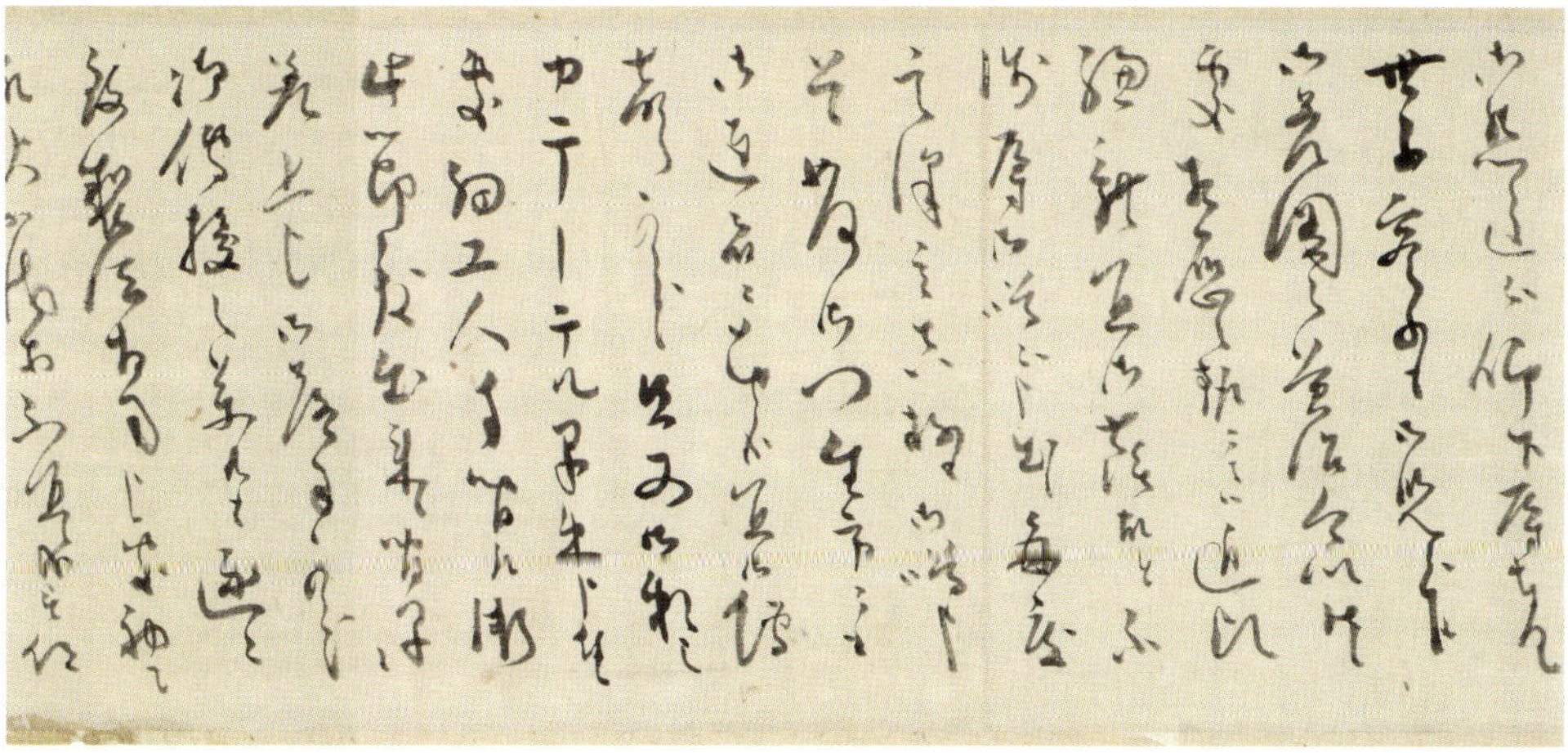

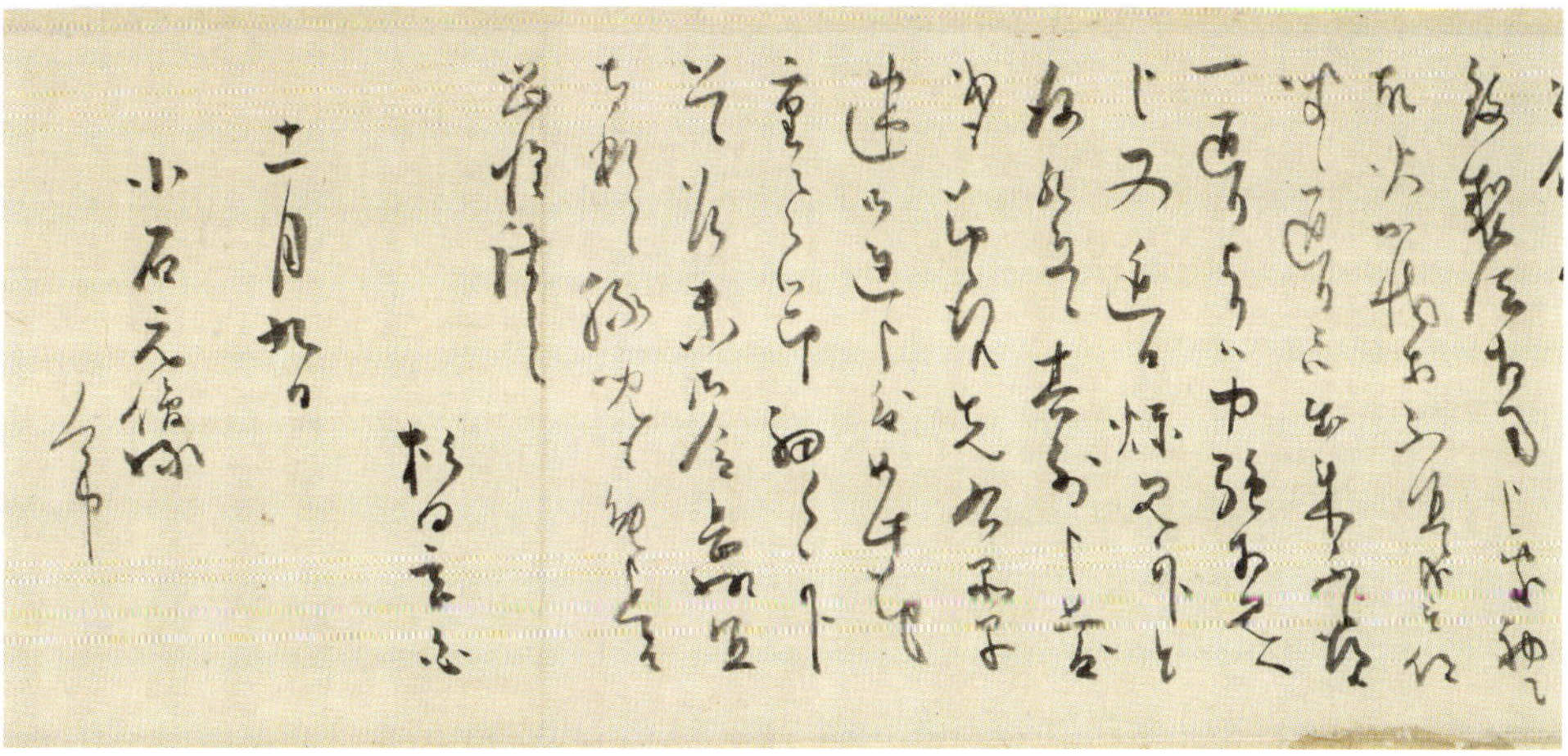

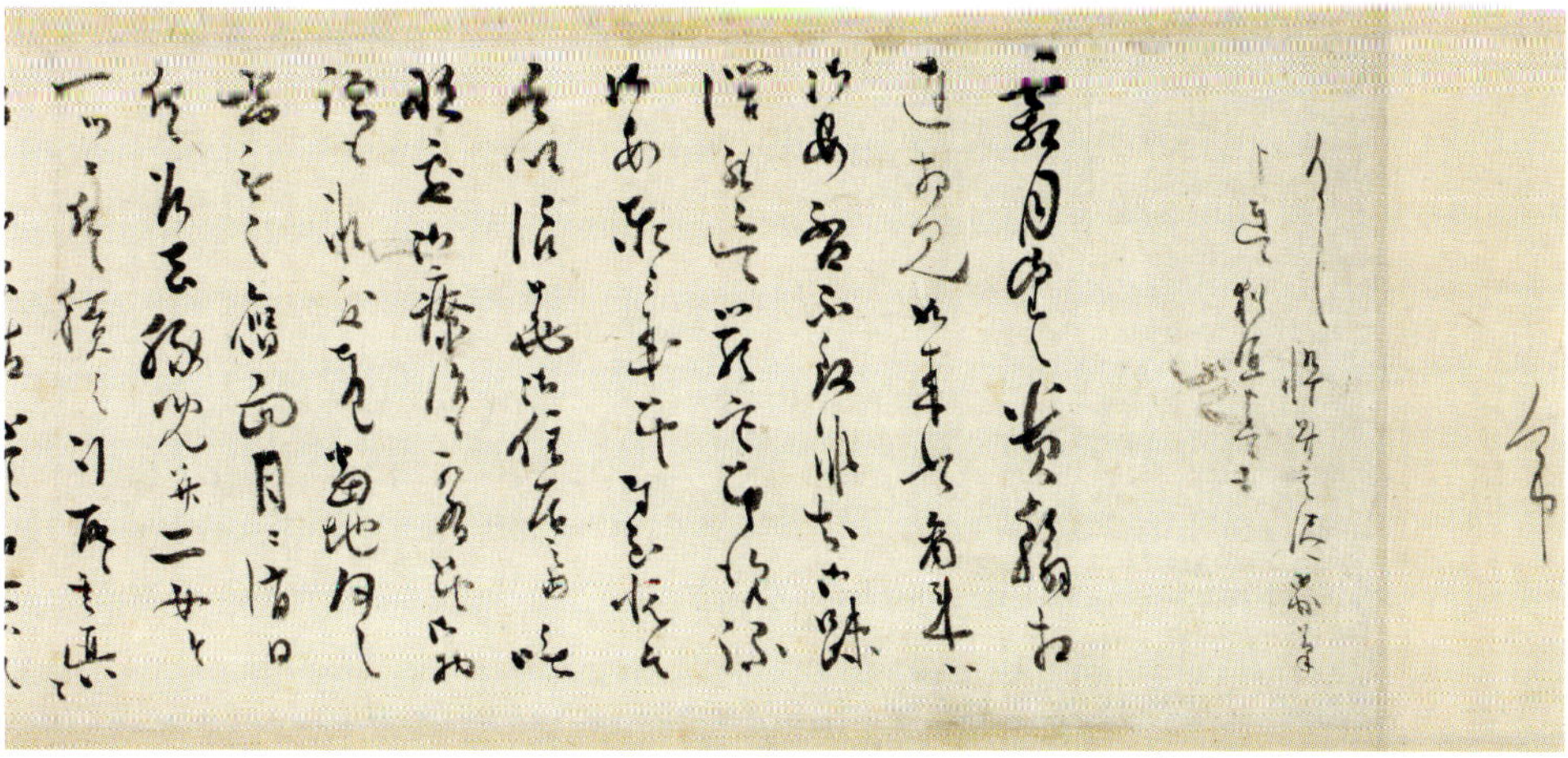

17-04 杉田玄白【55】(217頁)

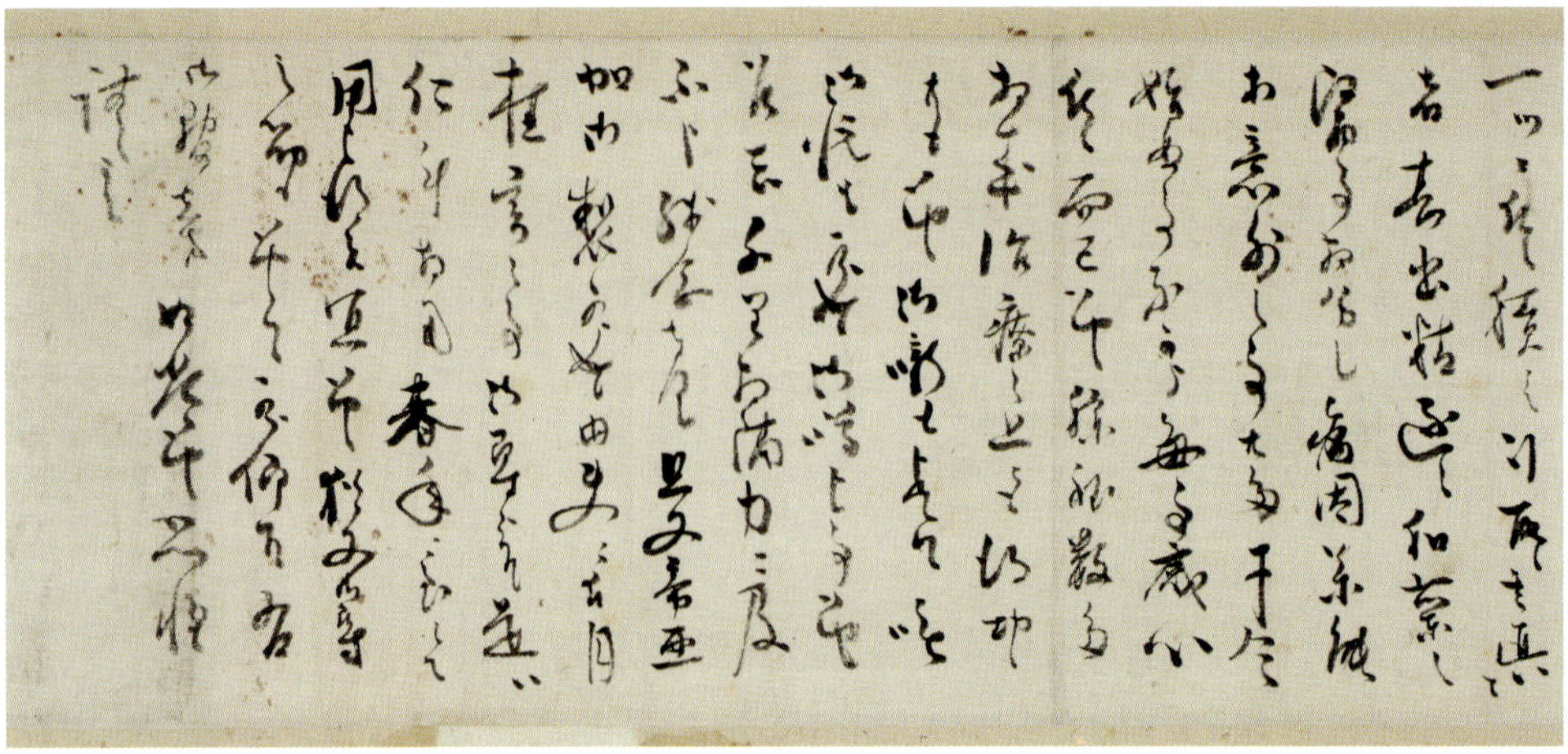

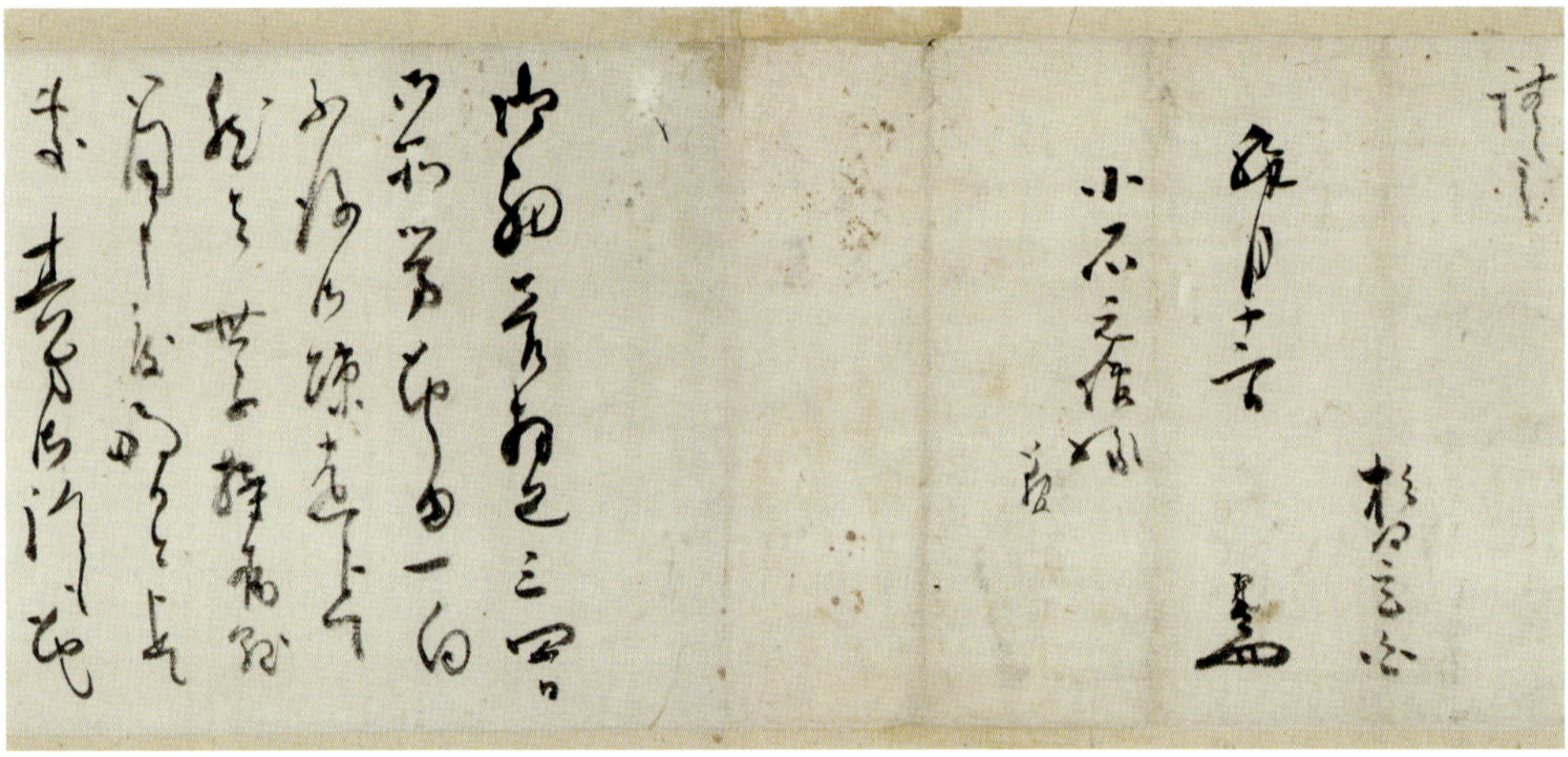

17-05 杉田玄白【56】（219頁）

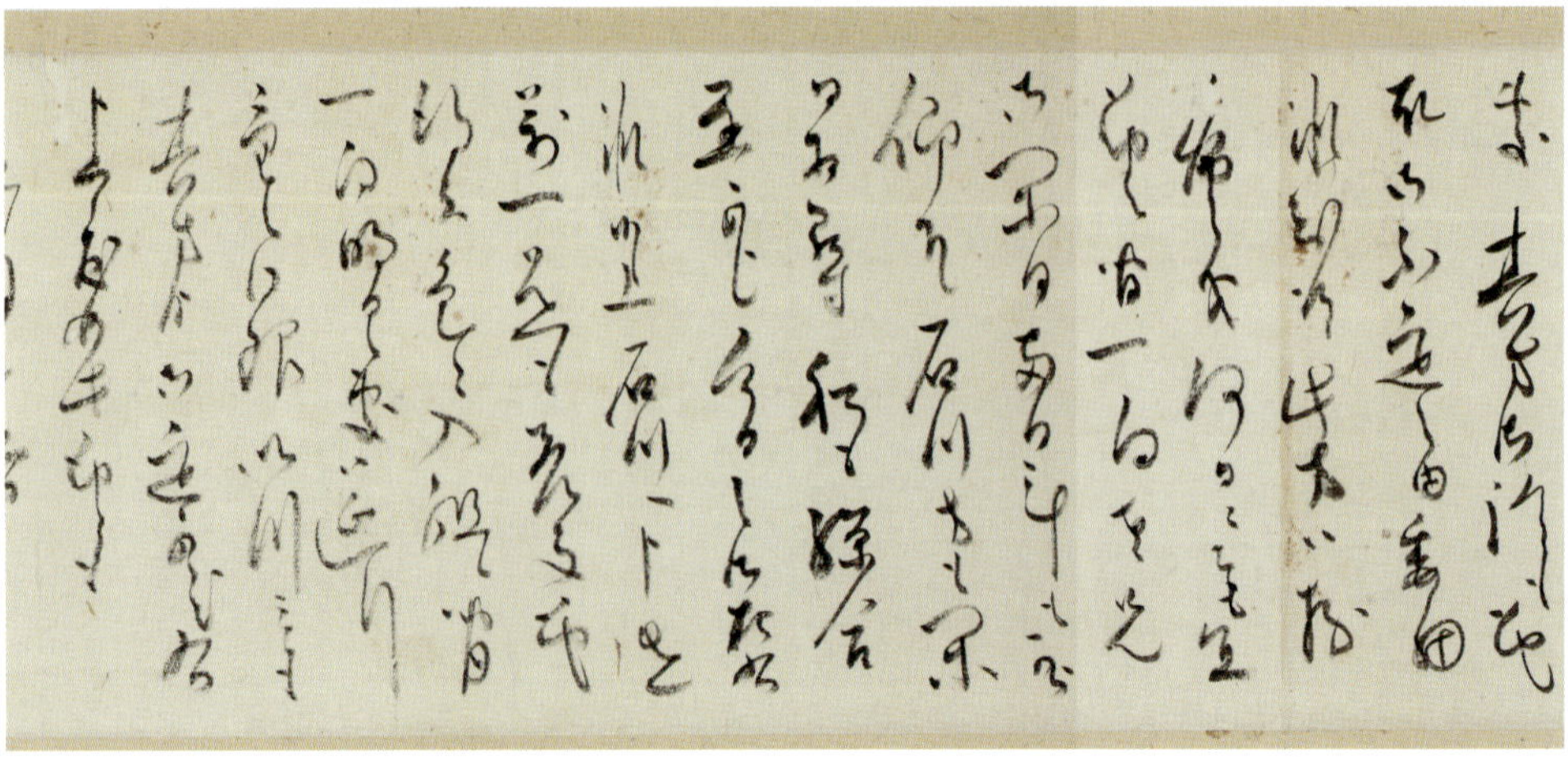

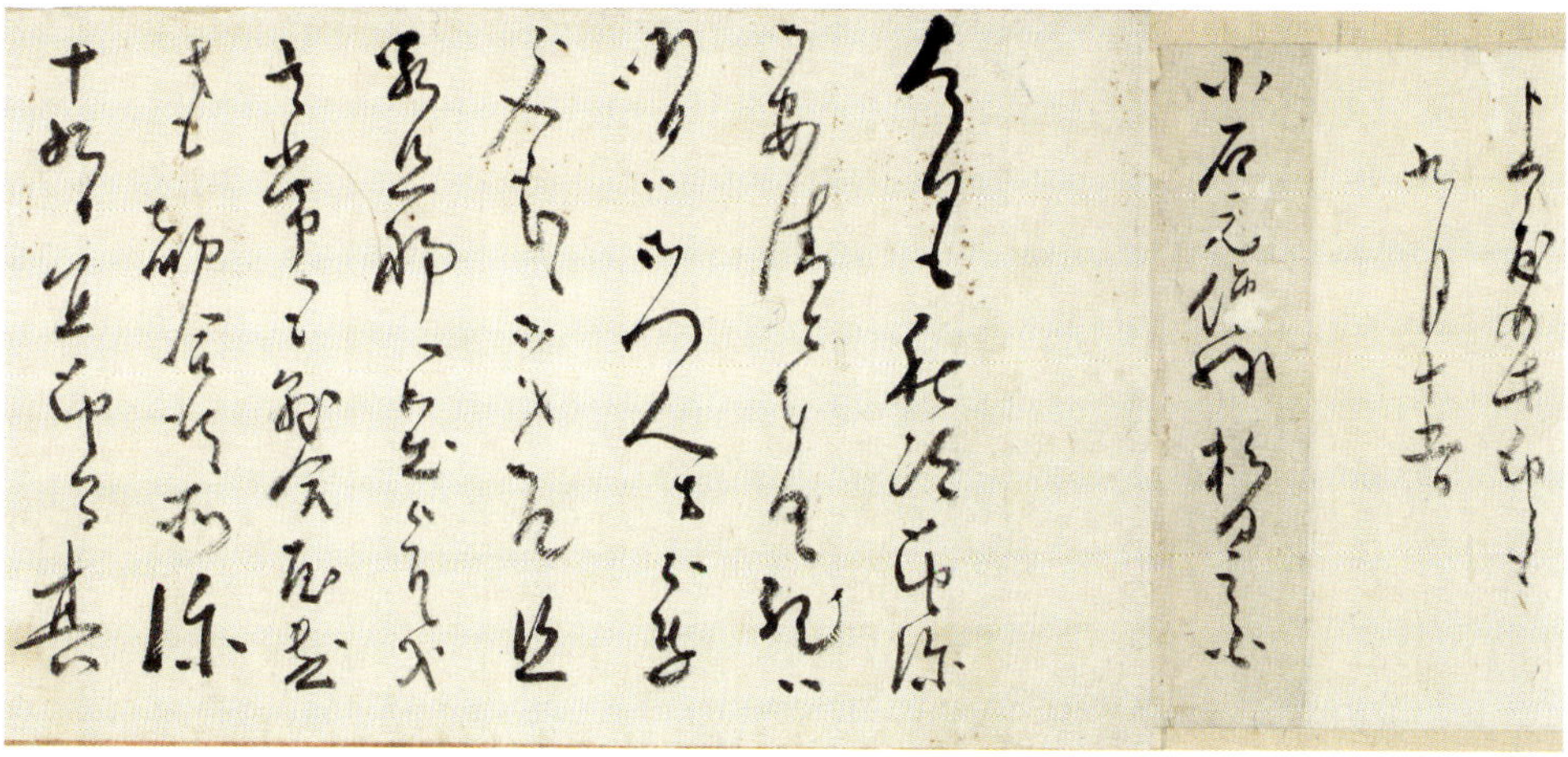

17-06 杉田玄白【57】（220頁）

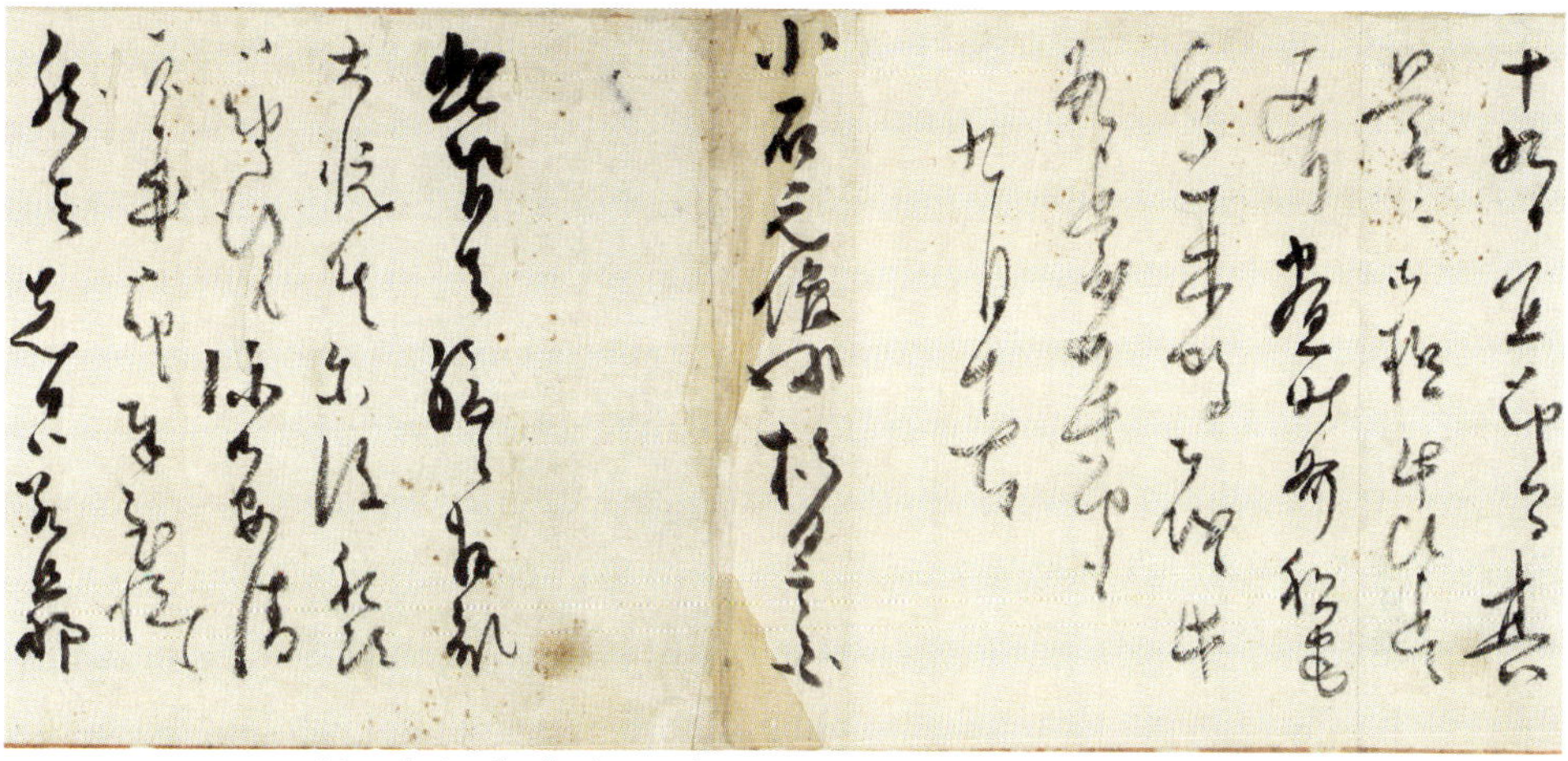

17-07 杉田玄白【58】（221頁）

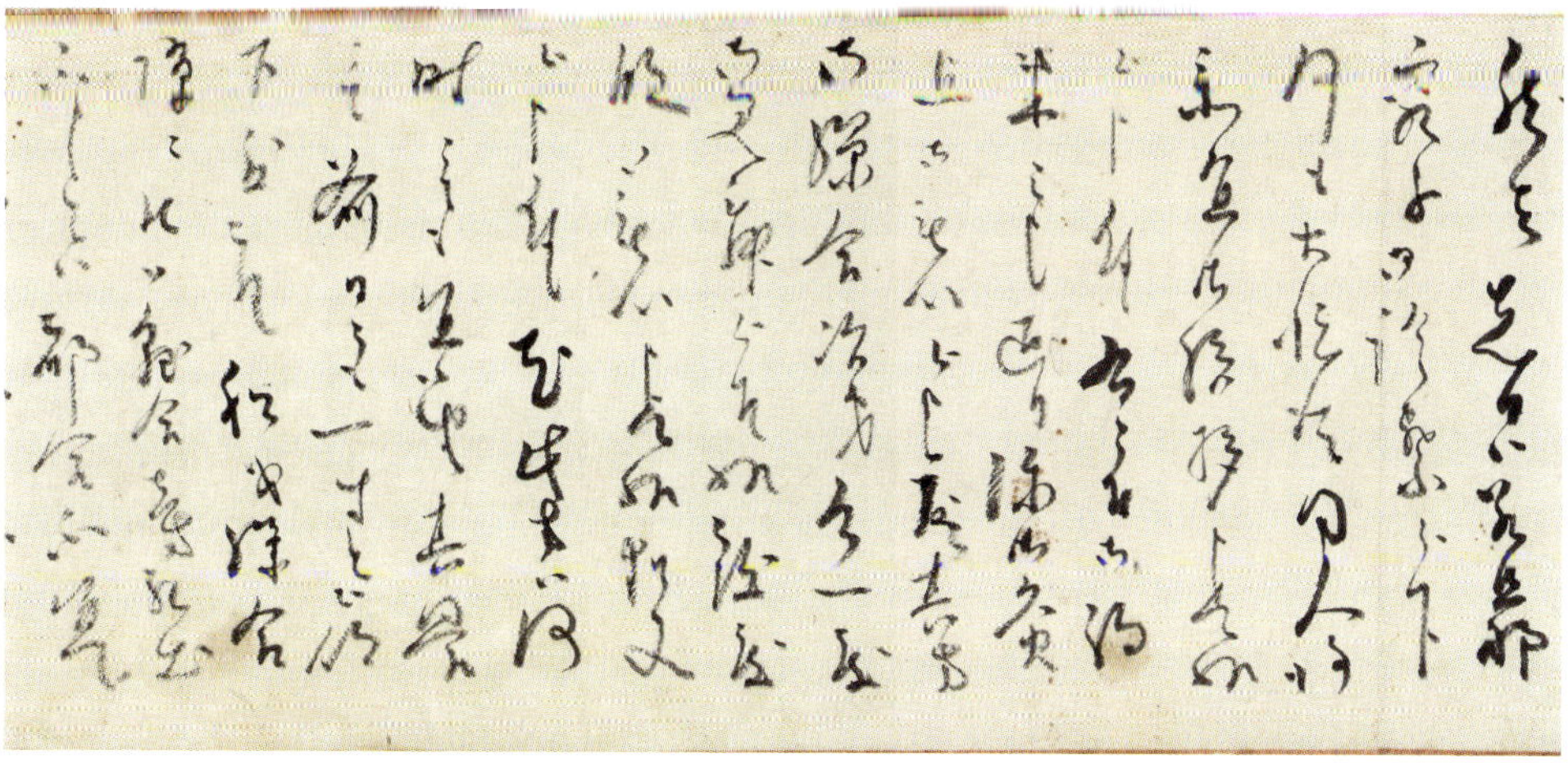

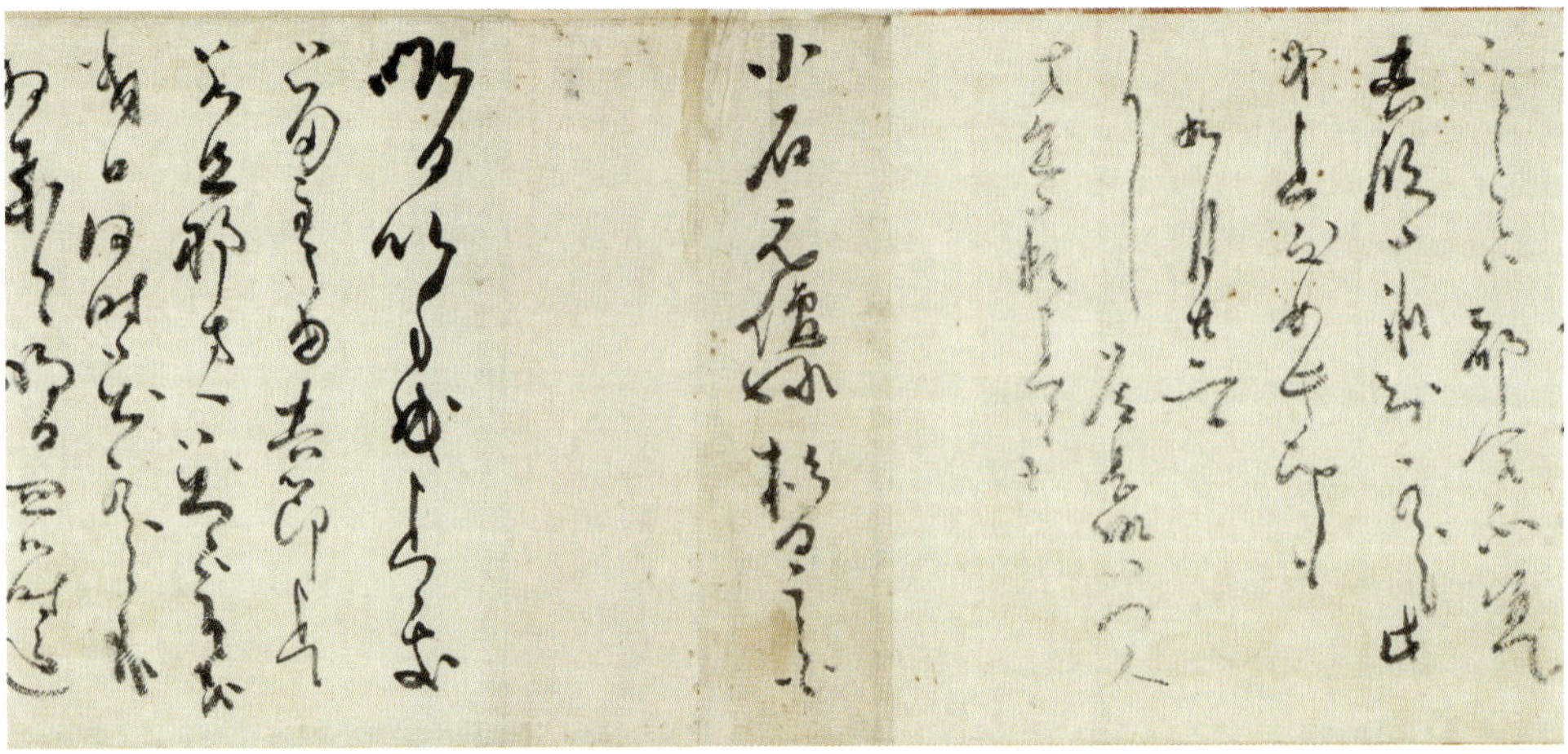

17-08 杉田玄白【59】（222頁）

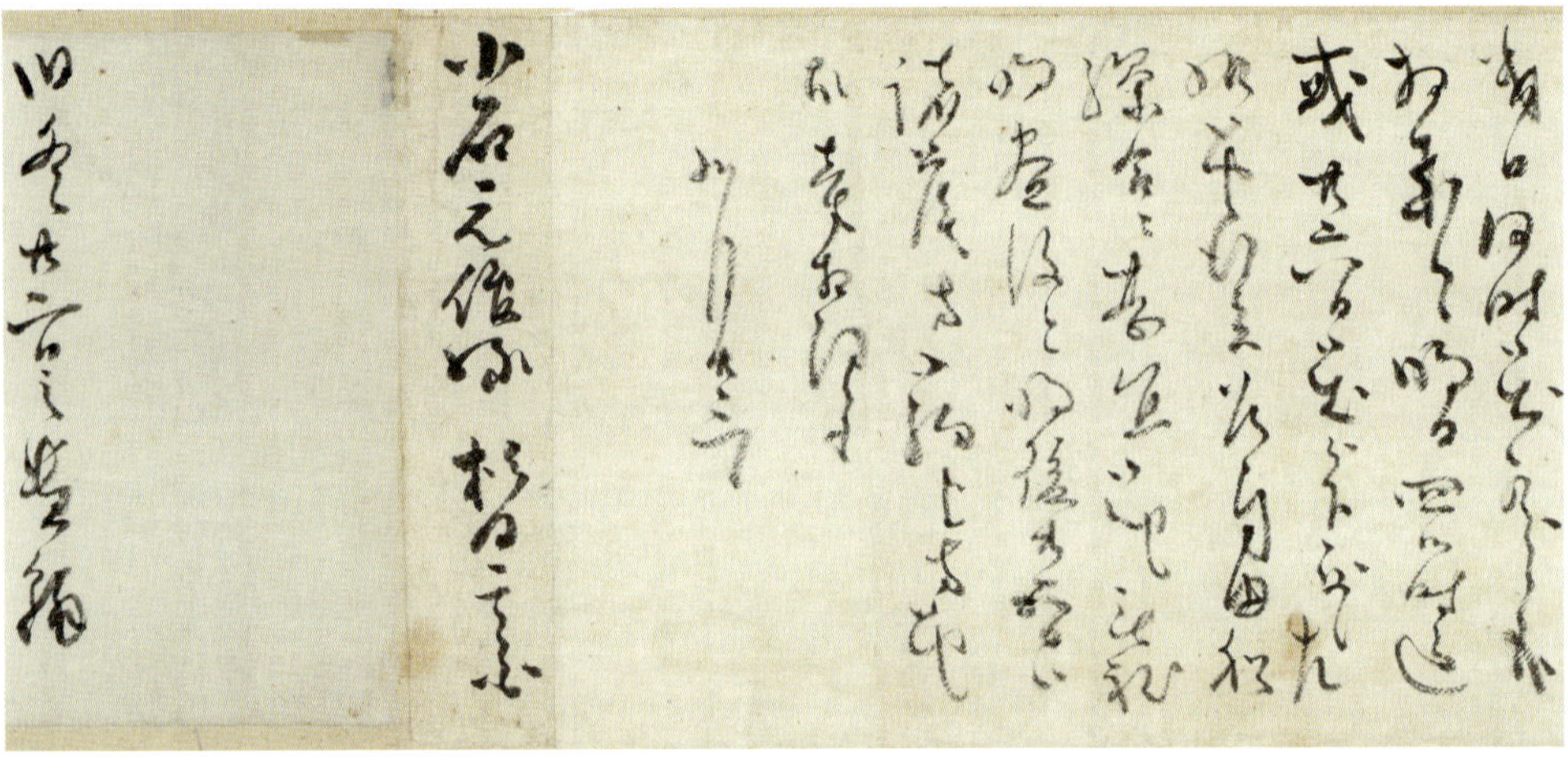

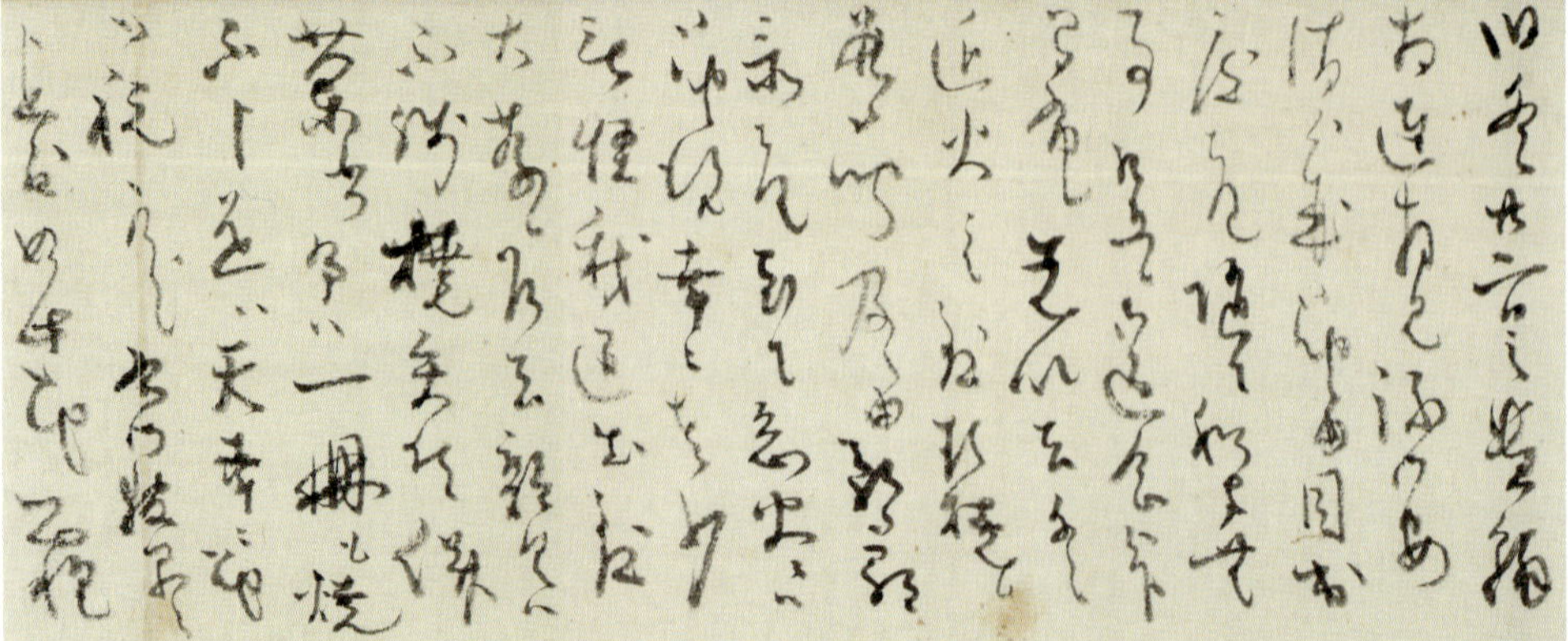

17-09 杉田玄白【60】（222頁）

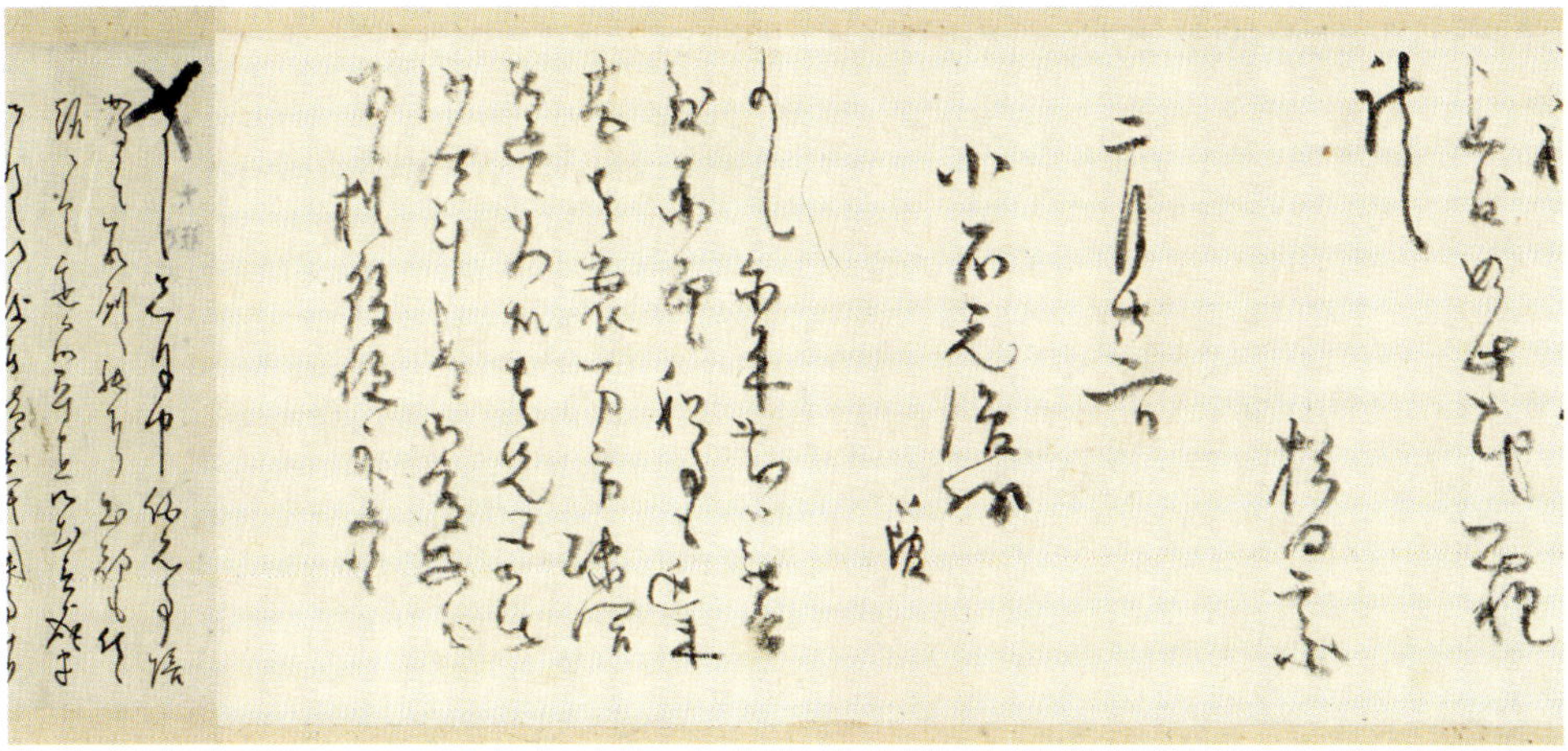

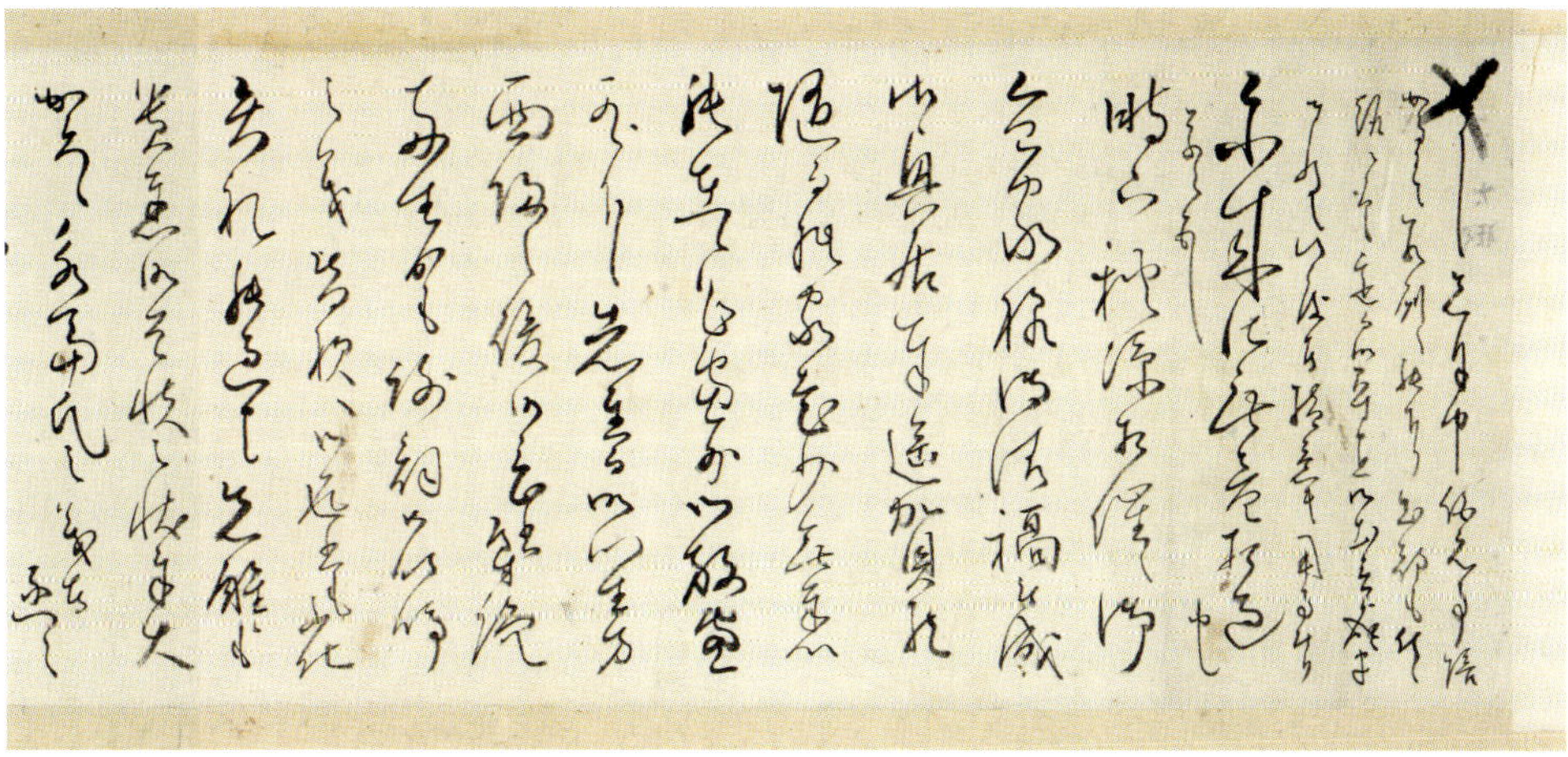

17-10 大槻玄沢【05】（106頁）

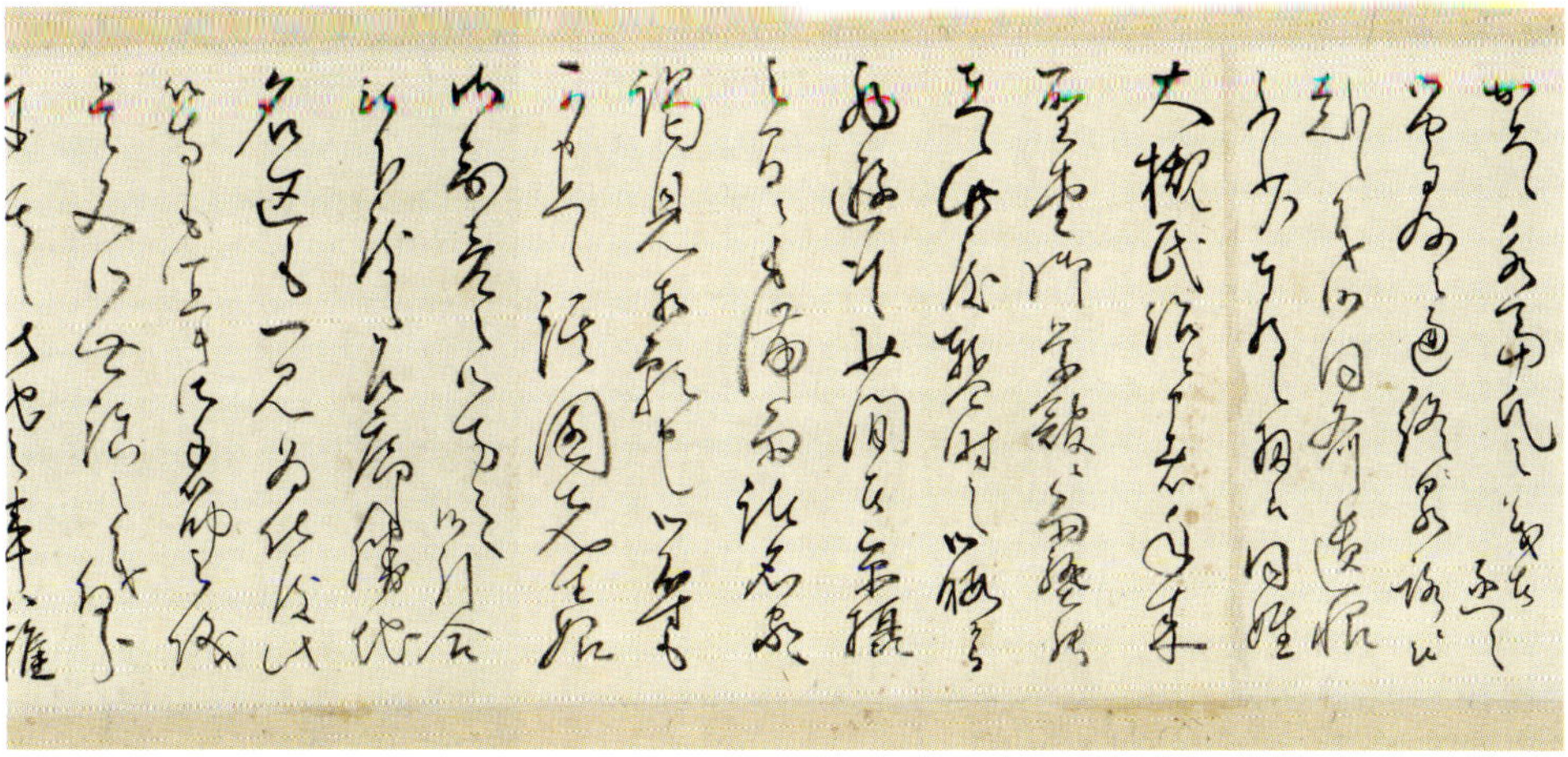

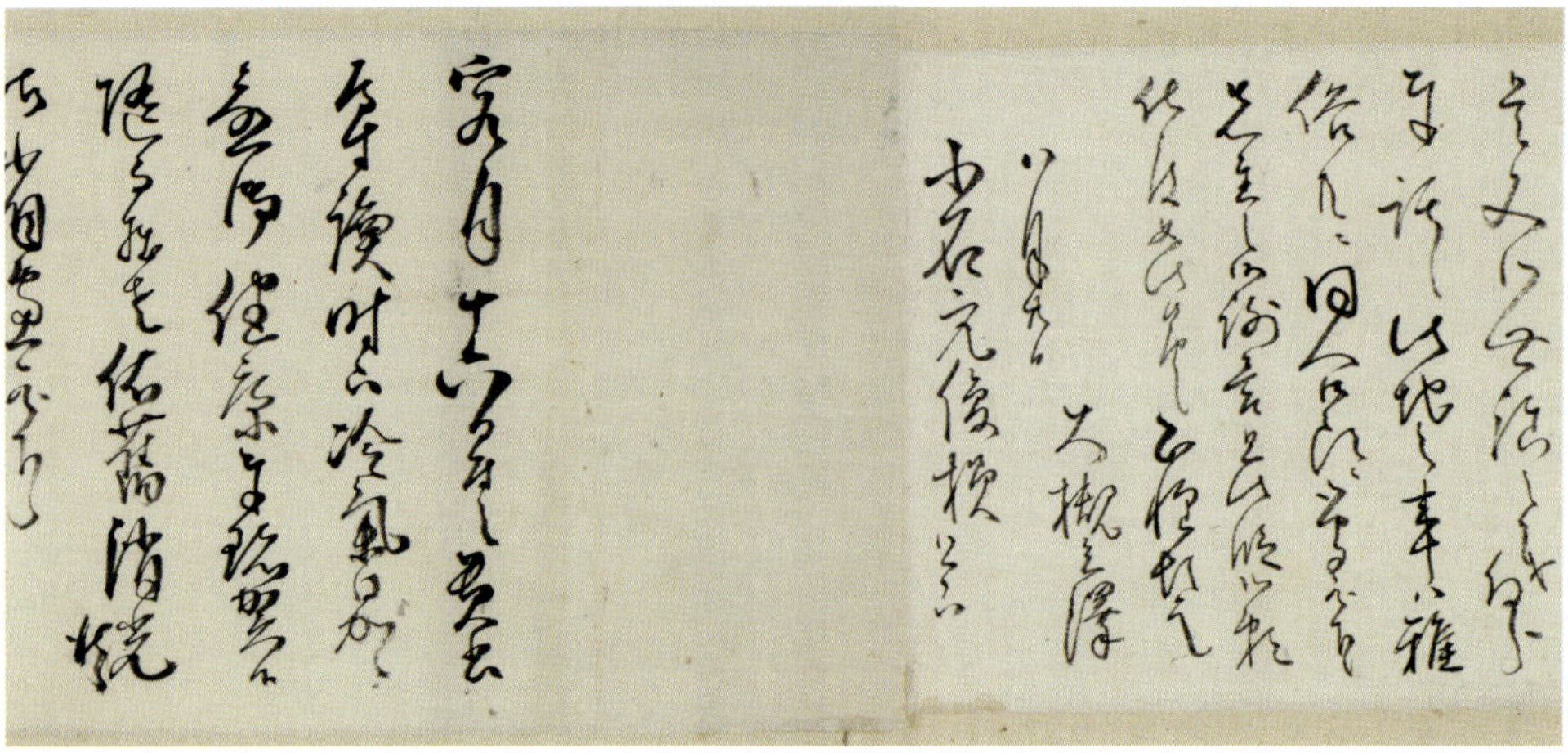

17-11 大槻玄沢【06】（108頁）

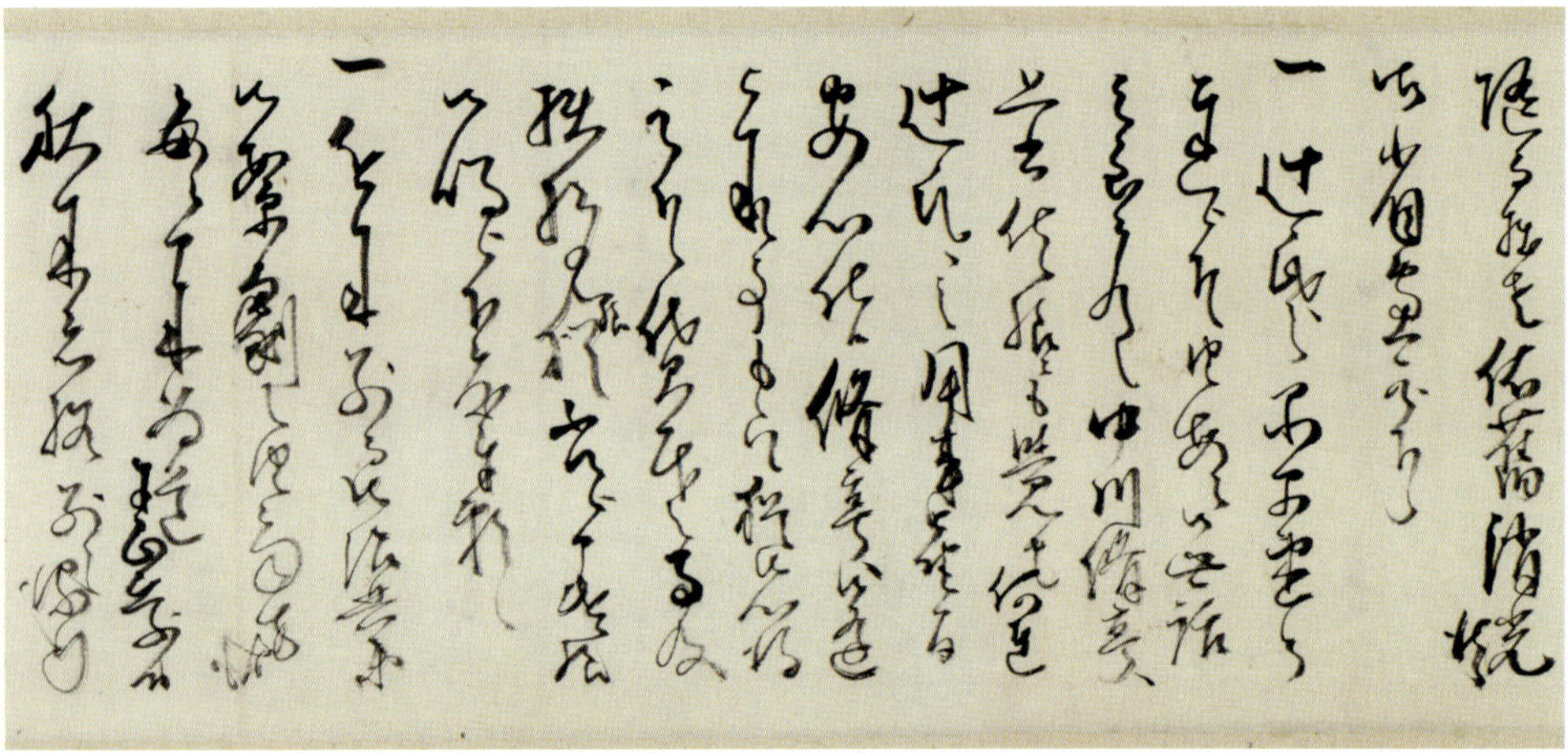

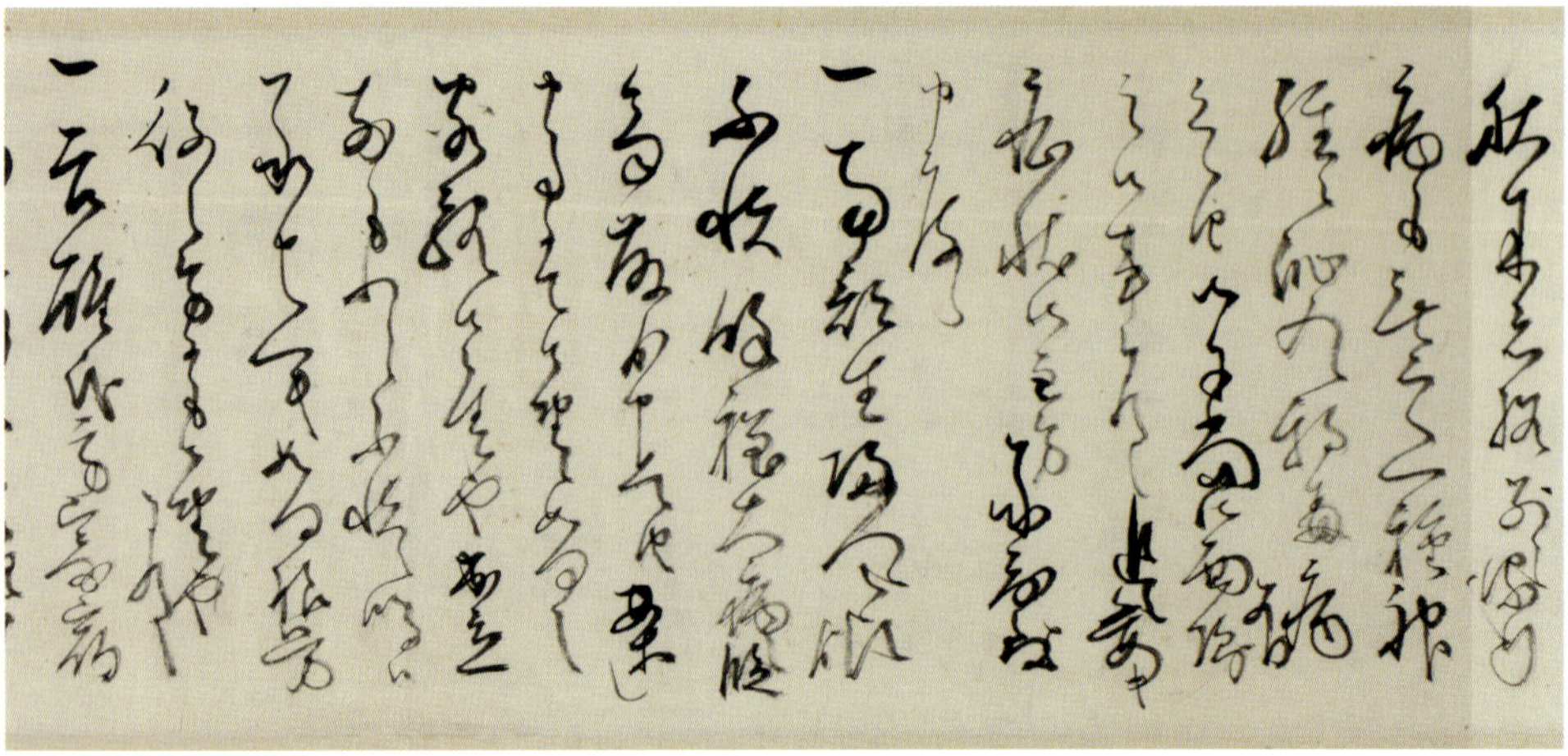

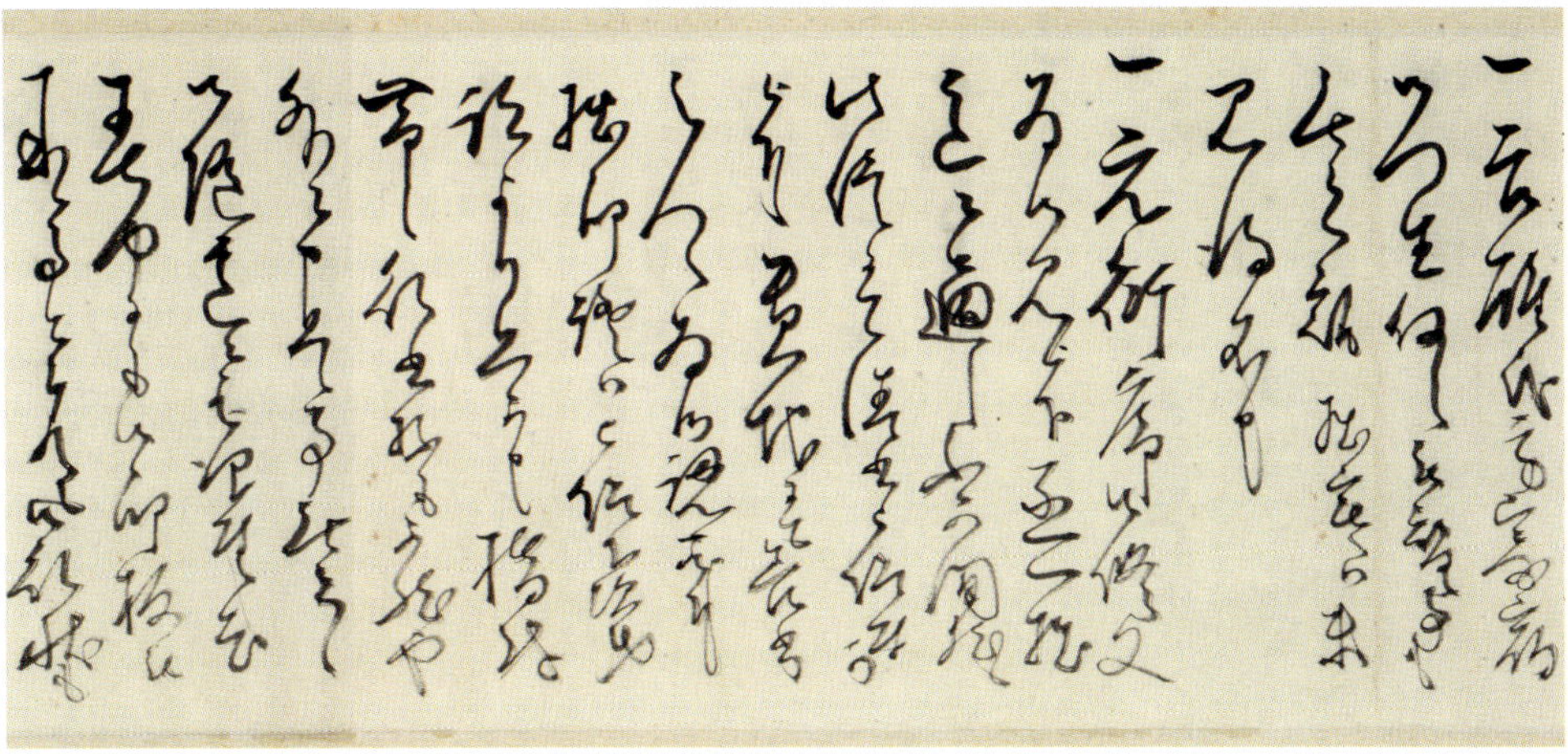

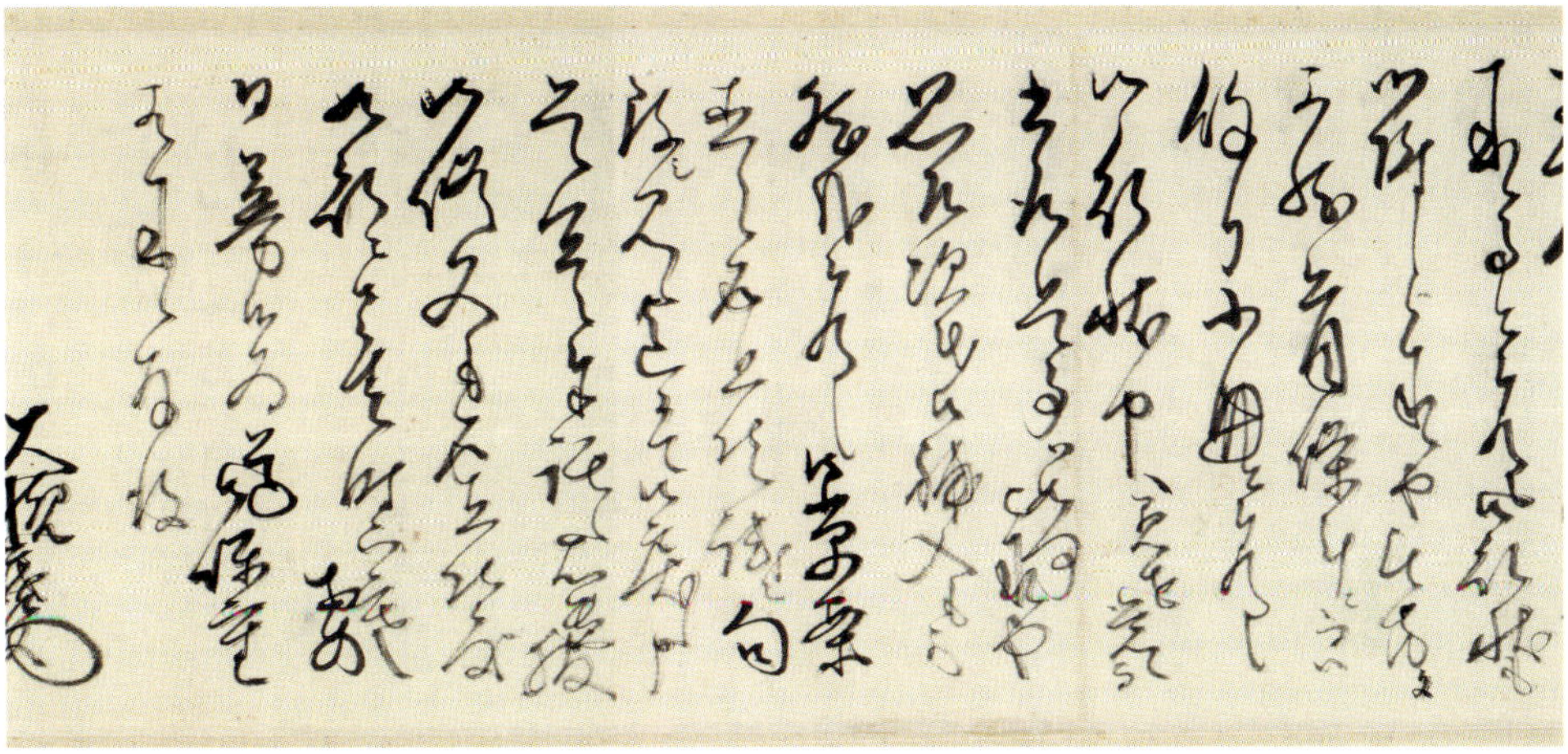

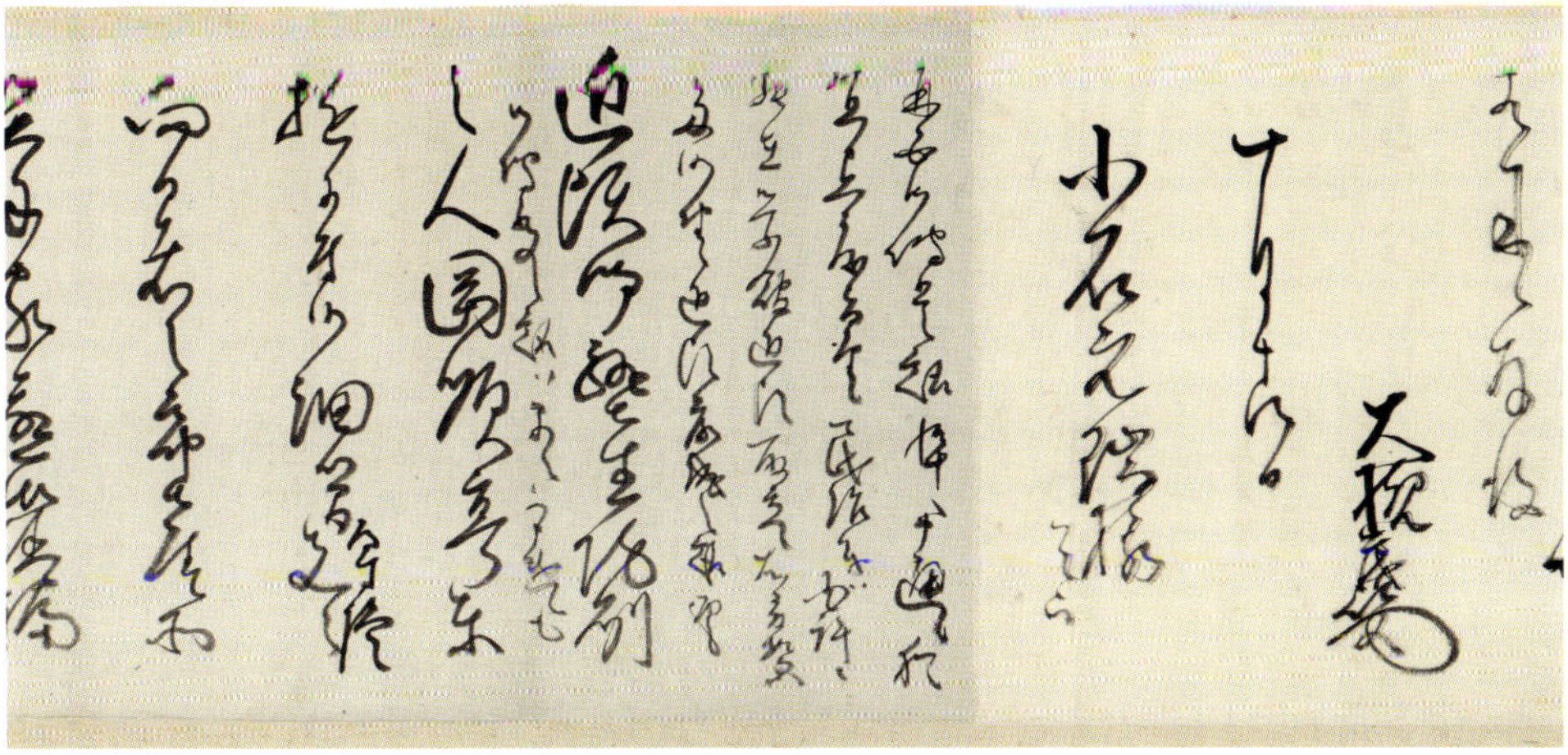

17-12 大槻玄沢【07】（112頁）

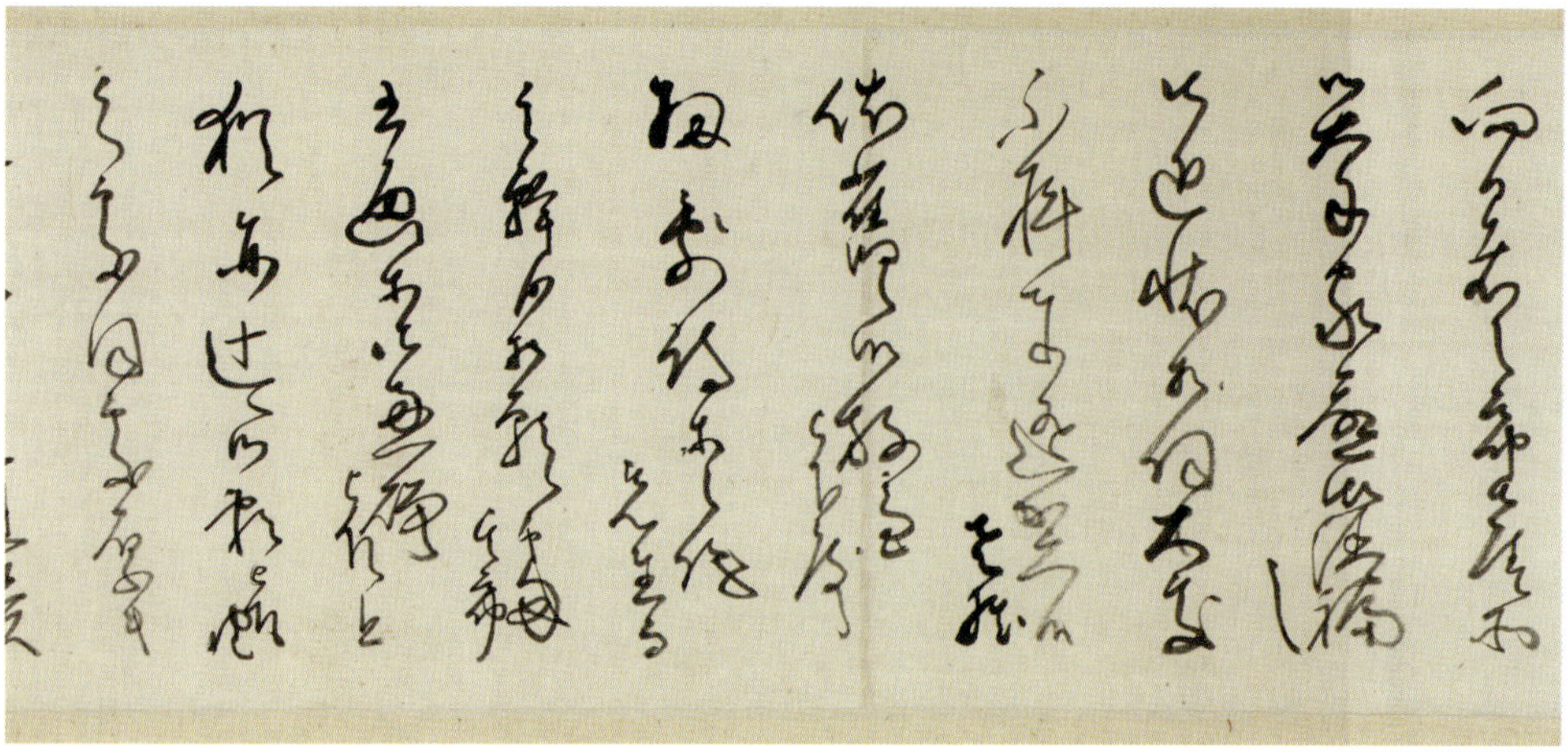

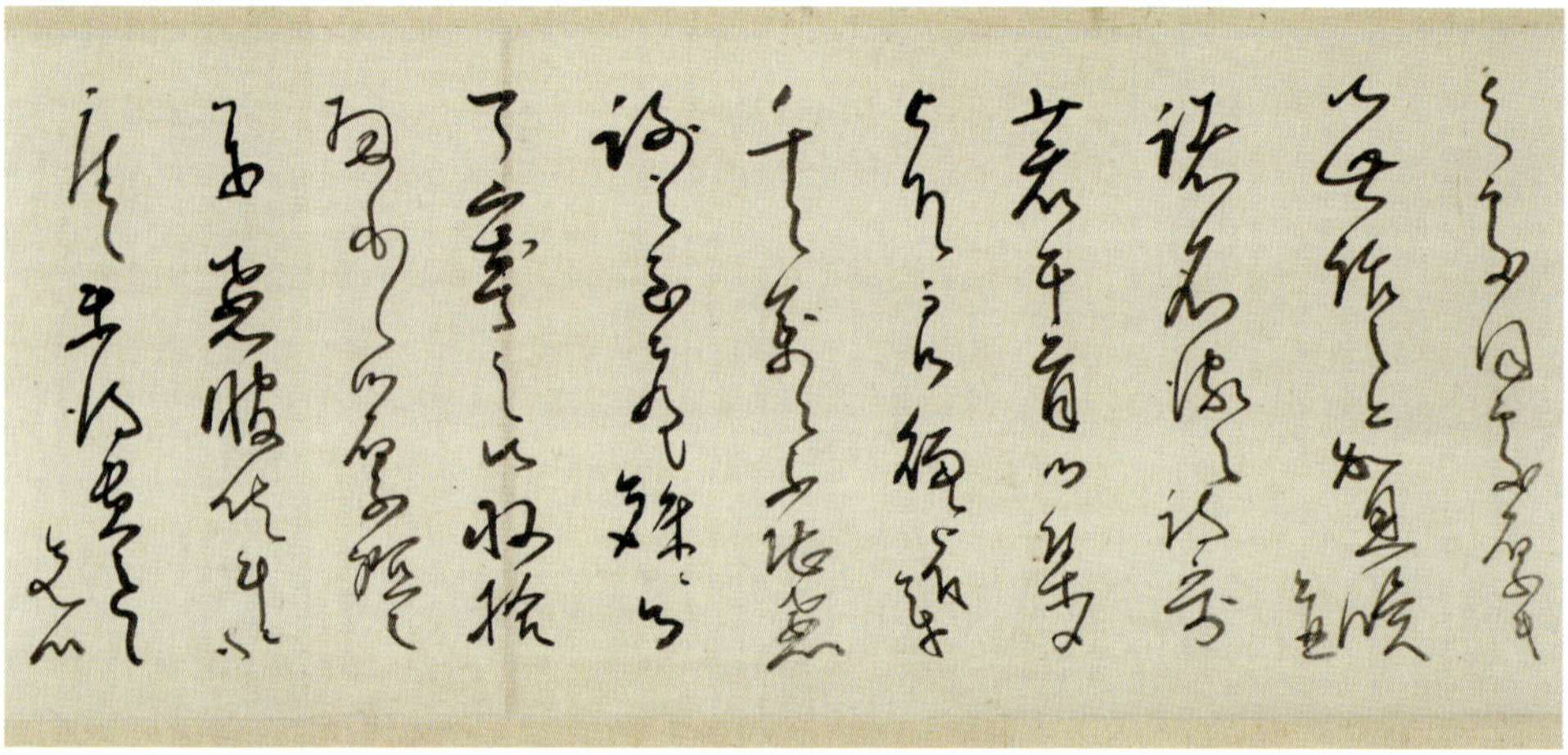

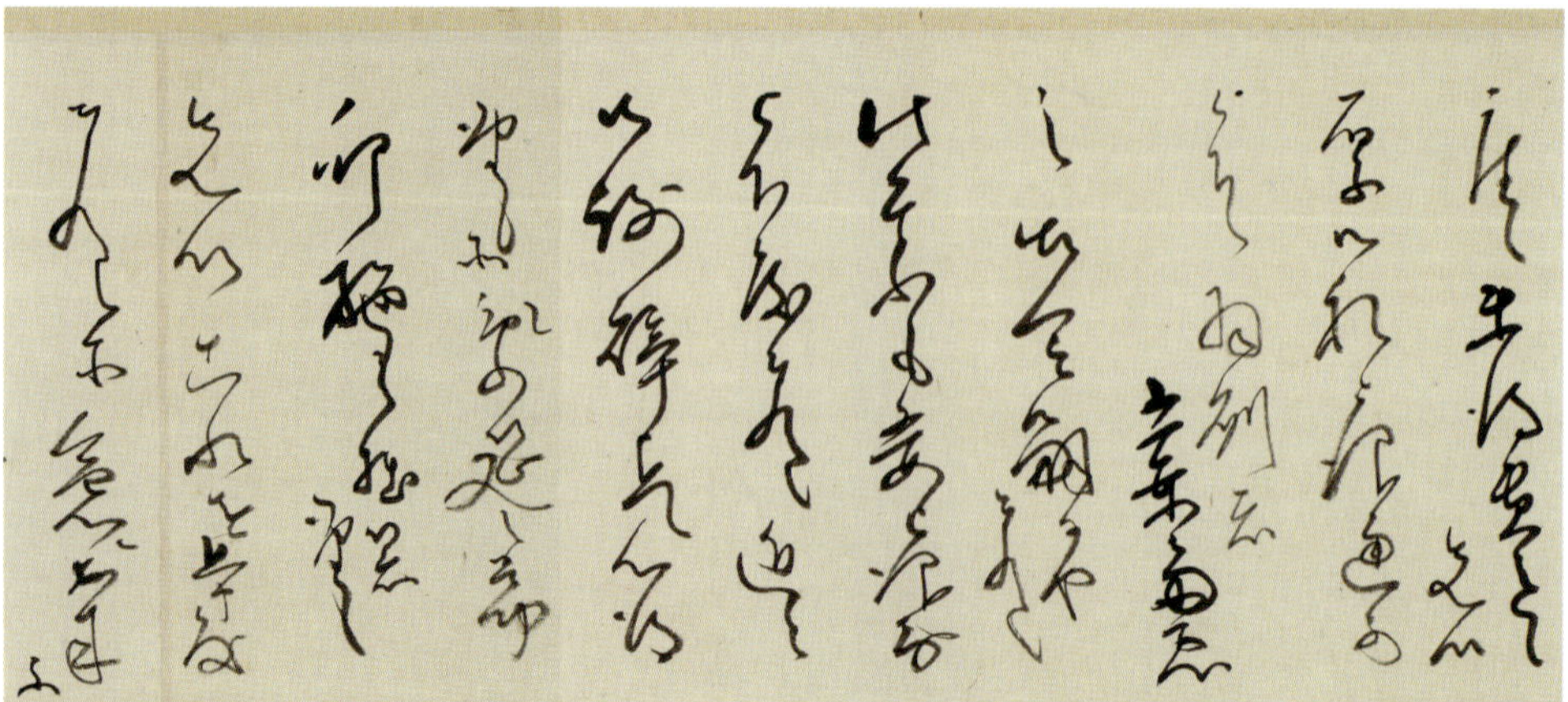

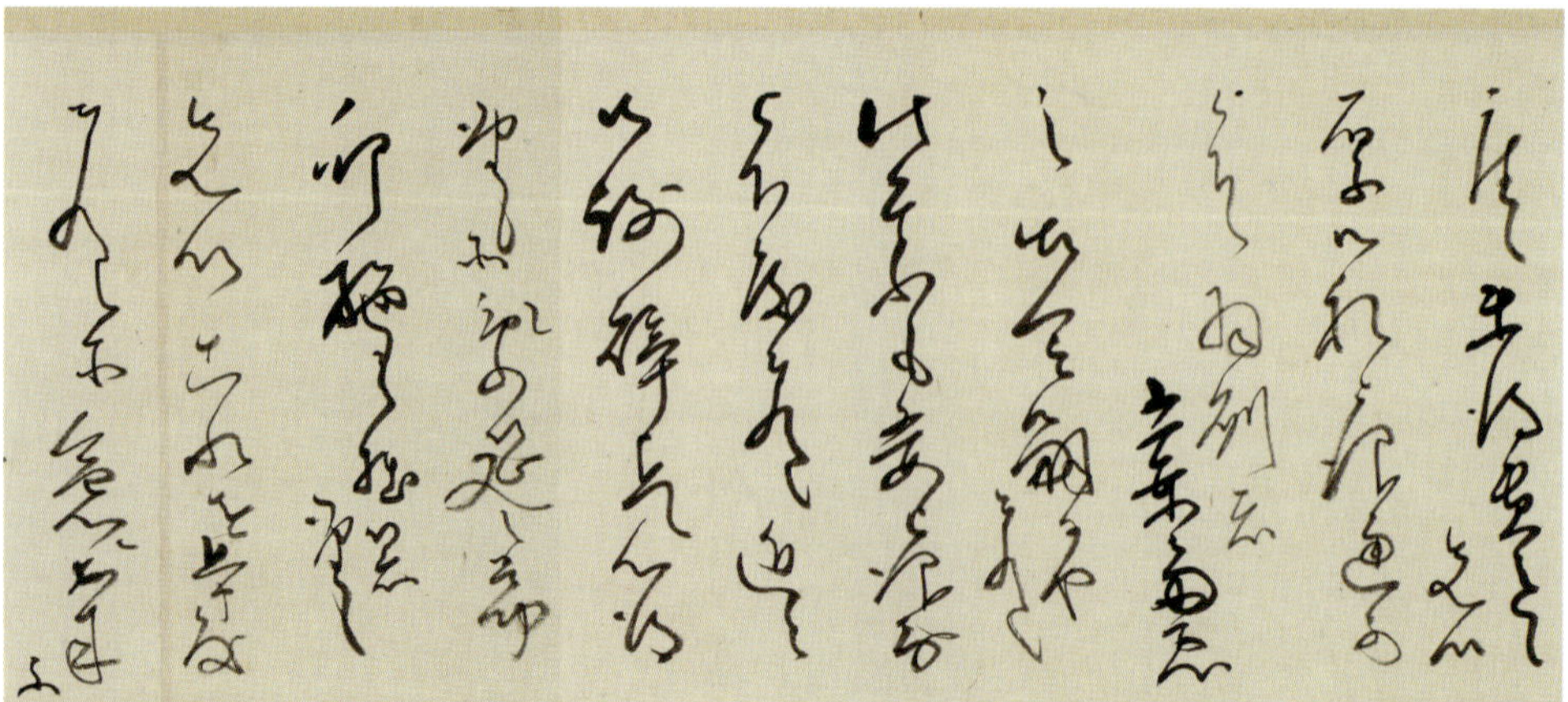

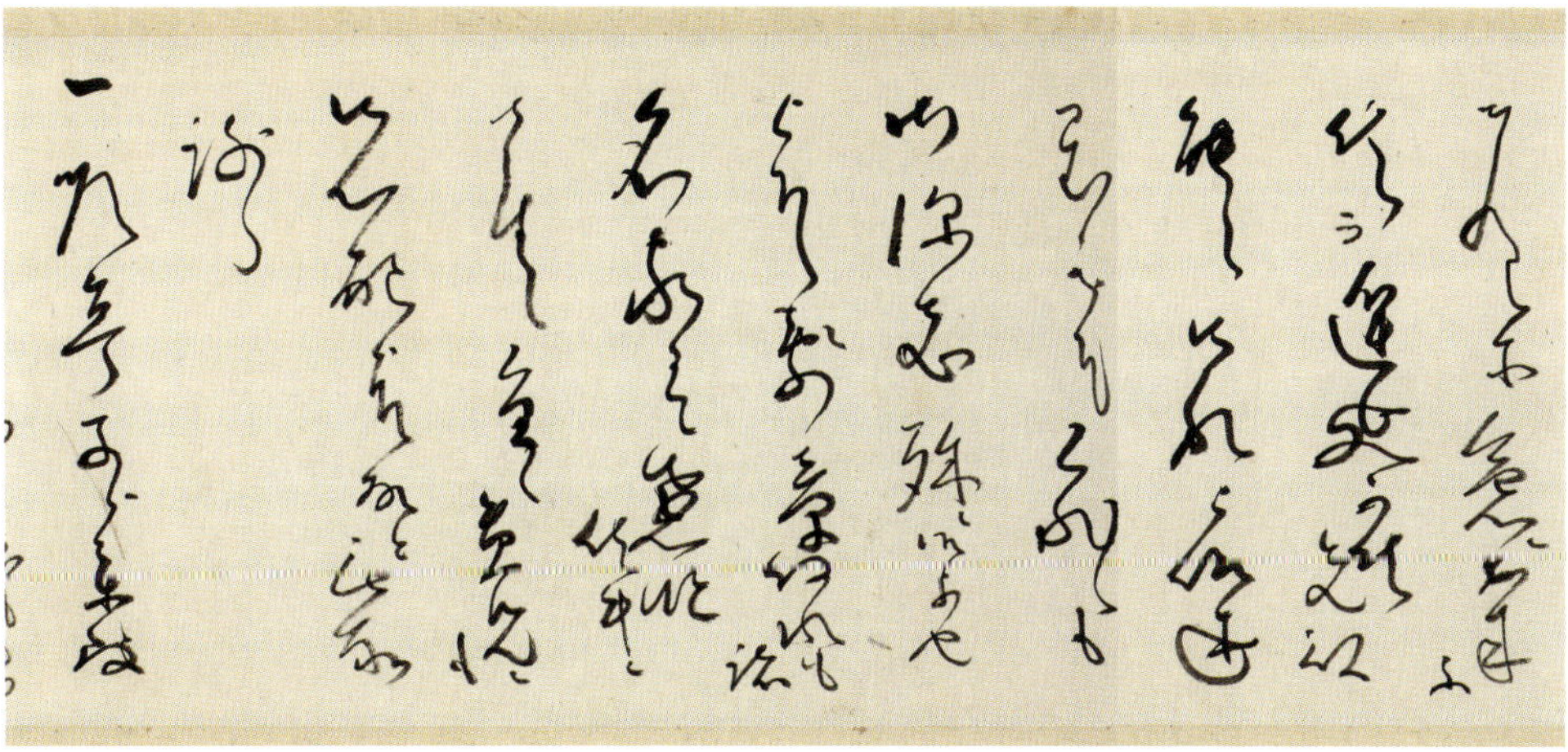

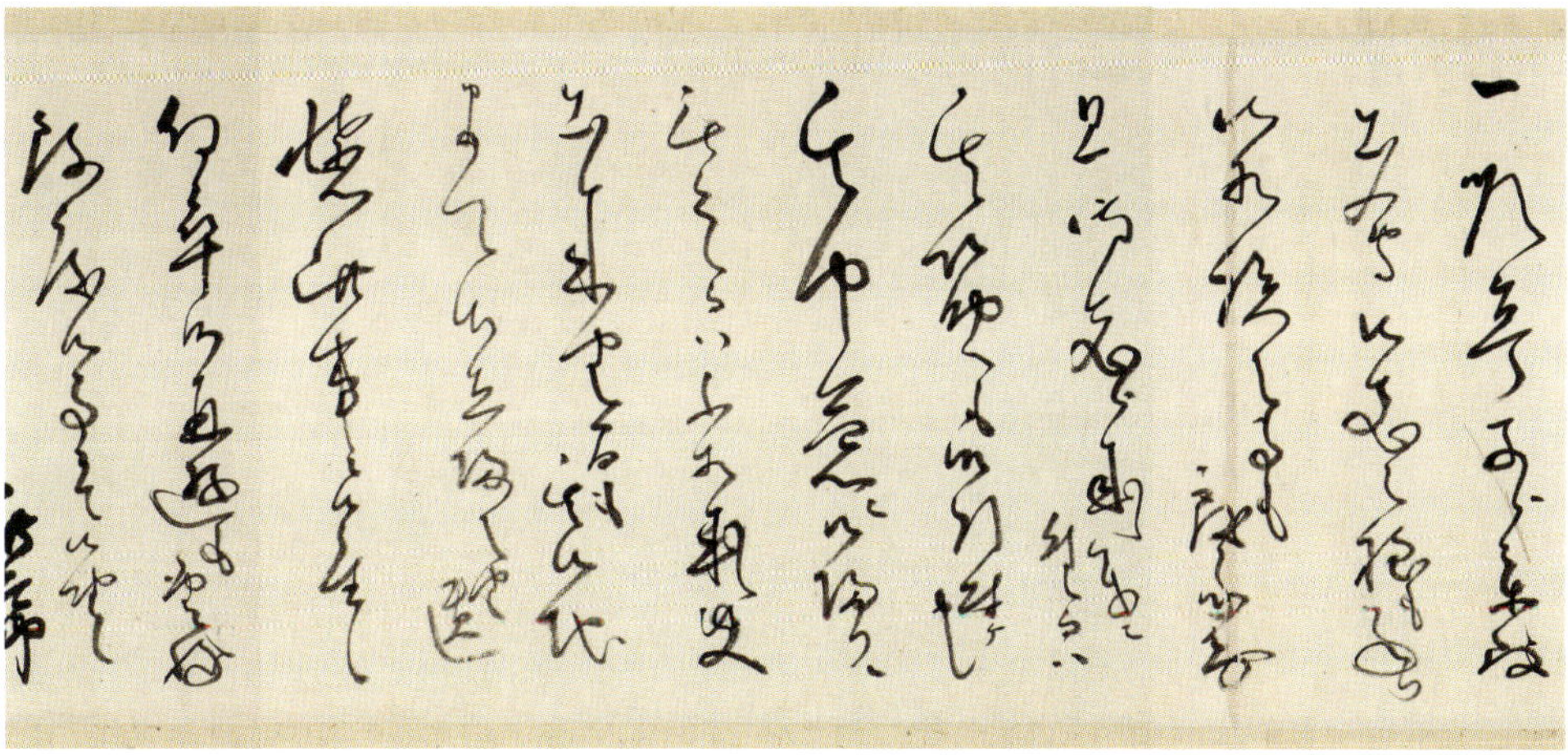

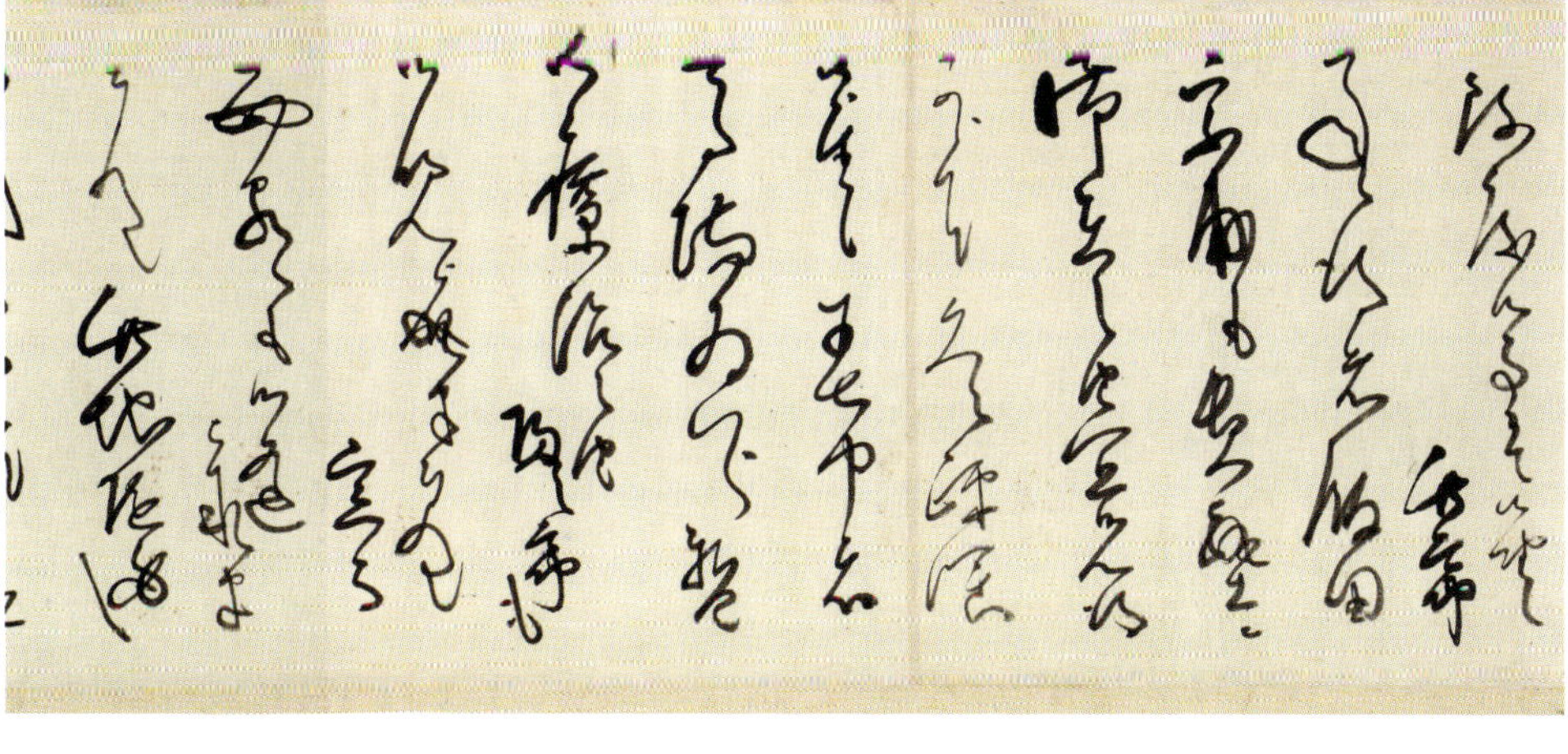

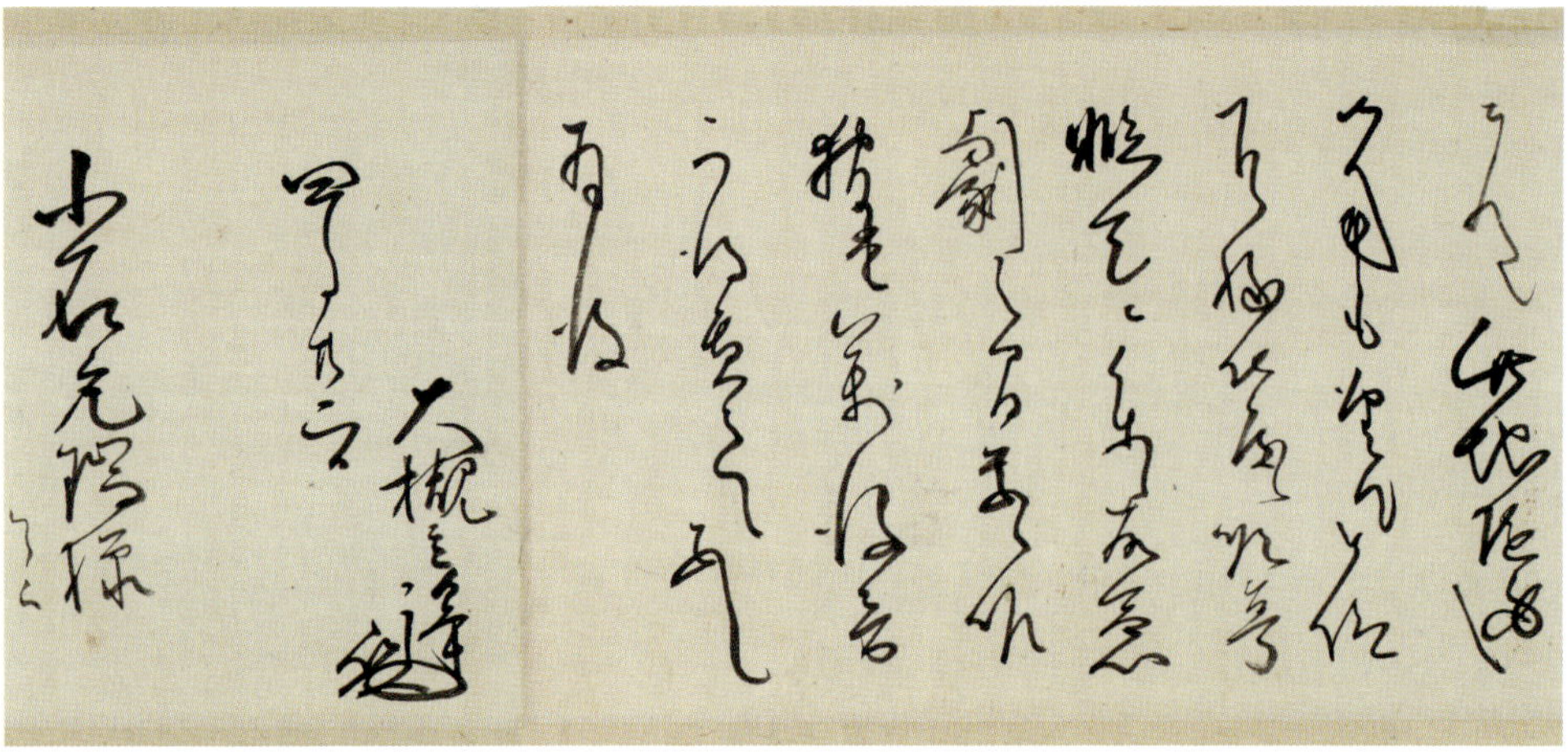

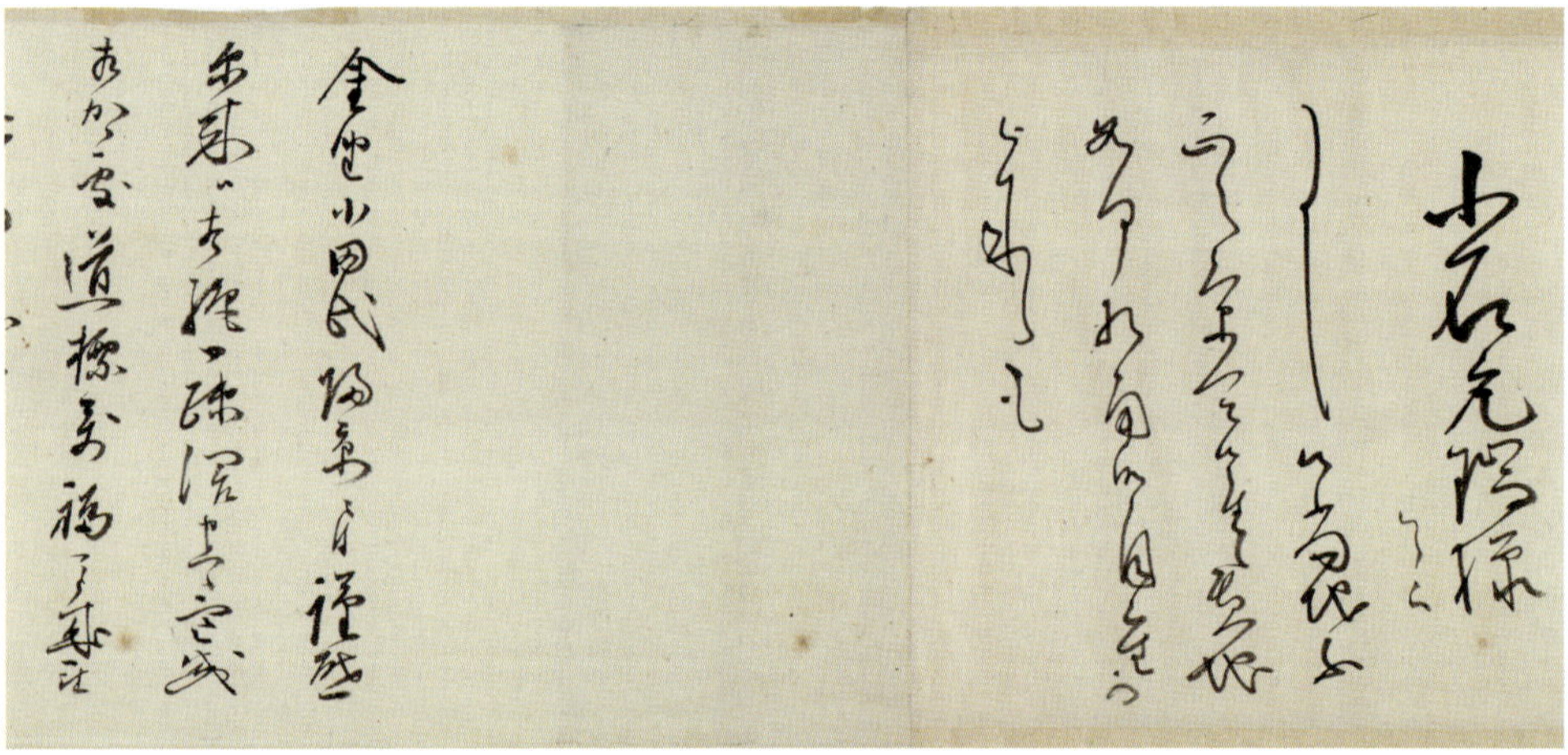

17-13 坪井信道【63】（227頁）

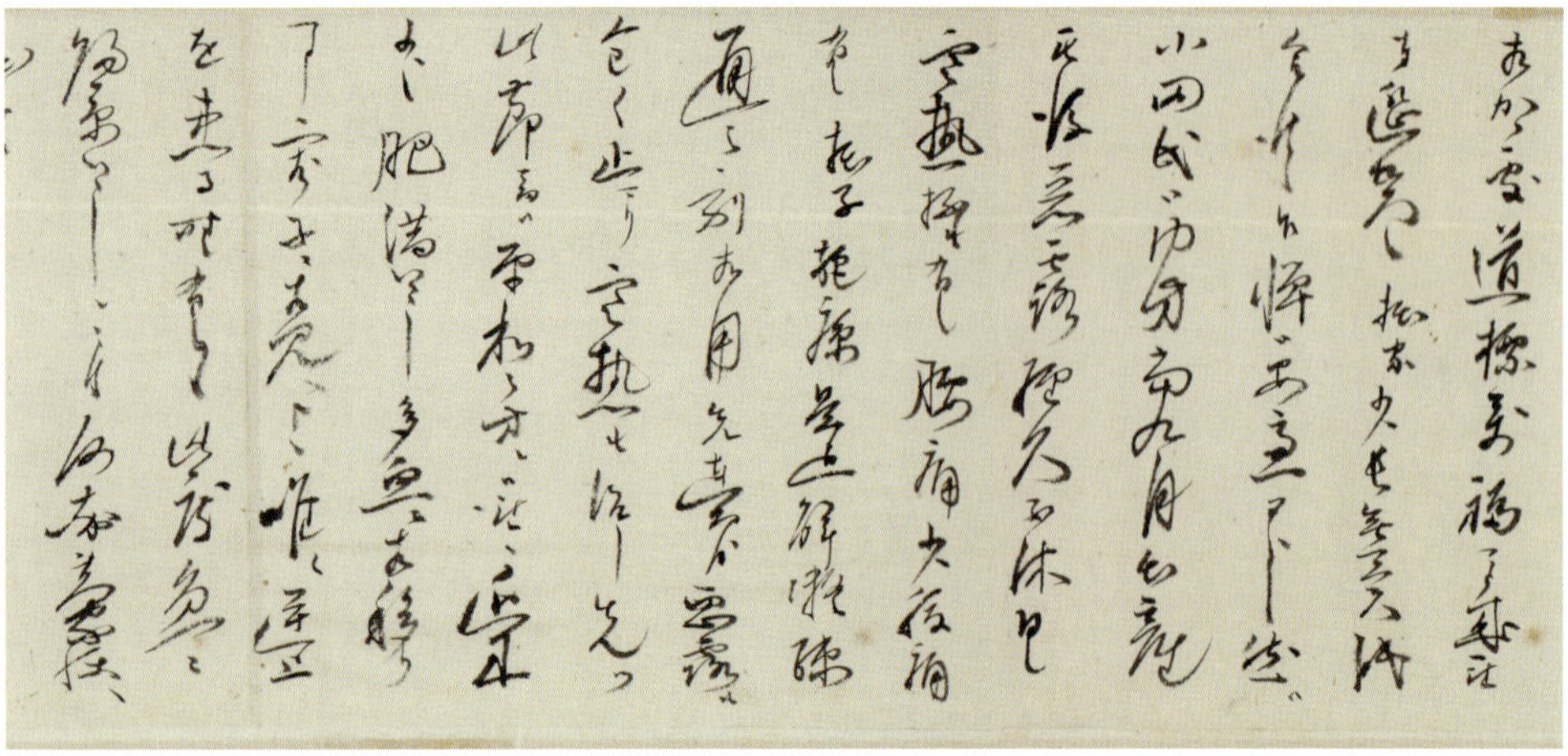

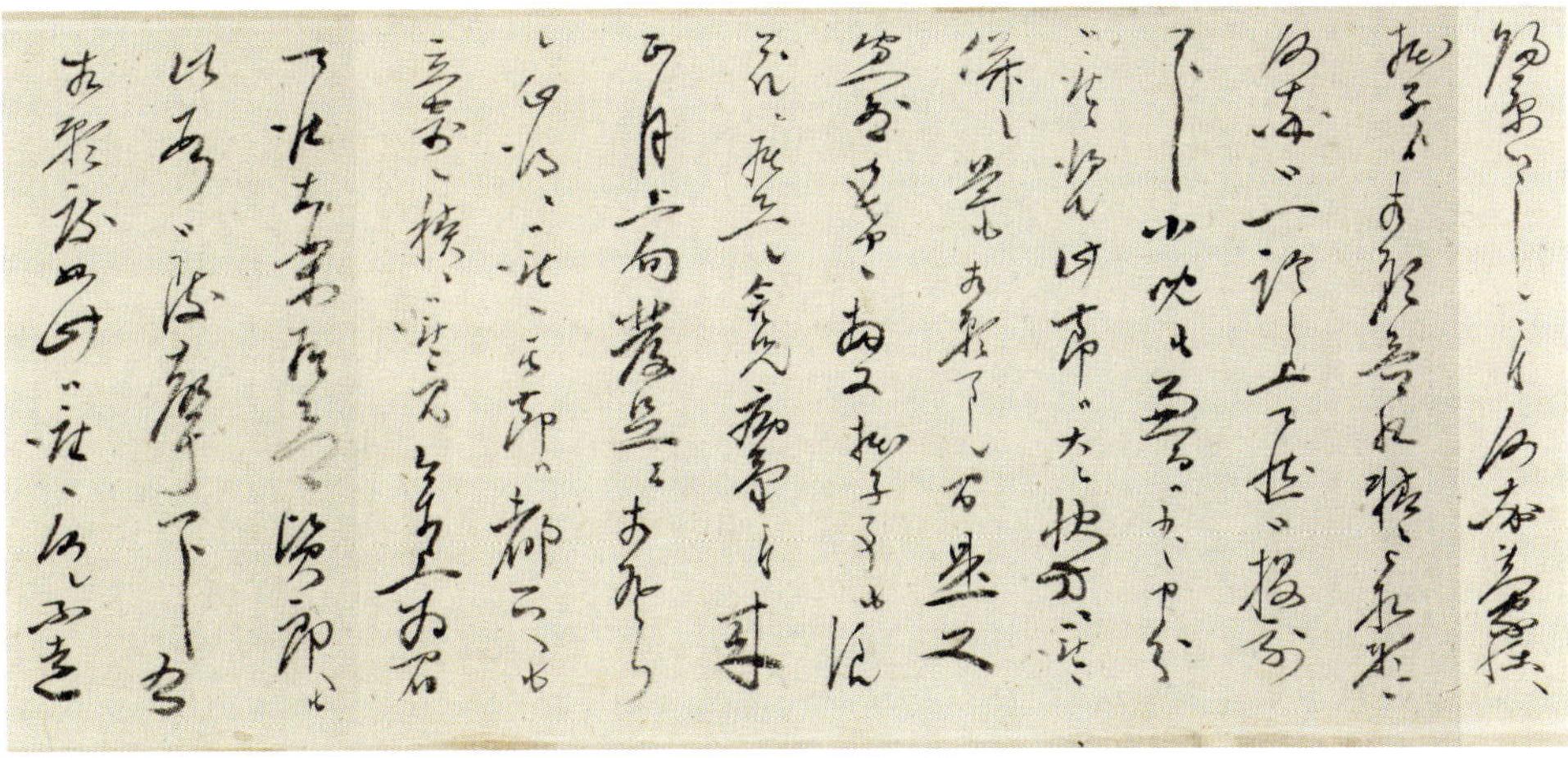

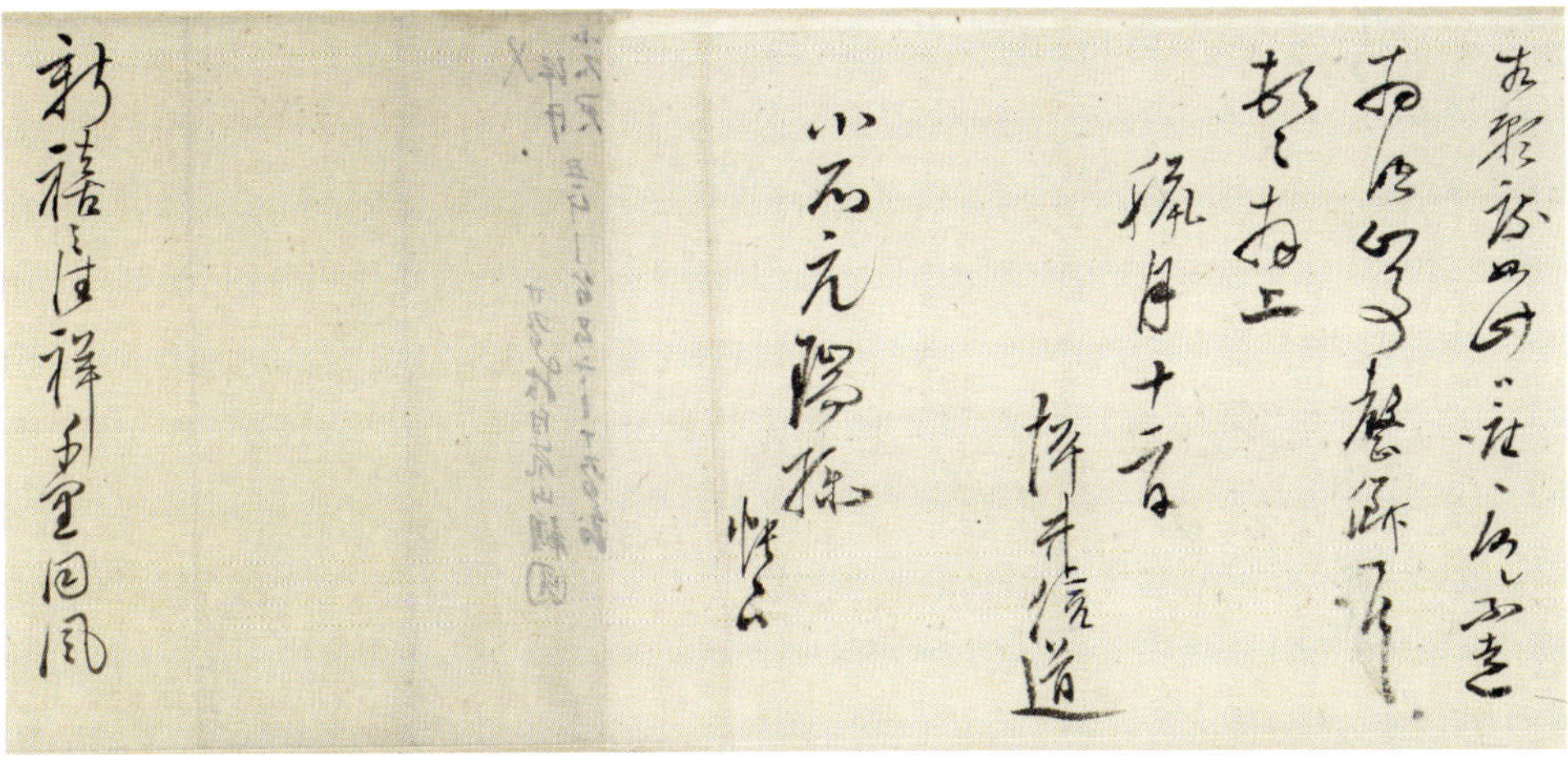

17-14 坪井信道【64】（229頁）

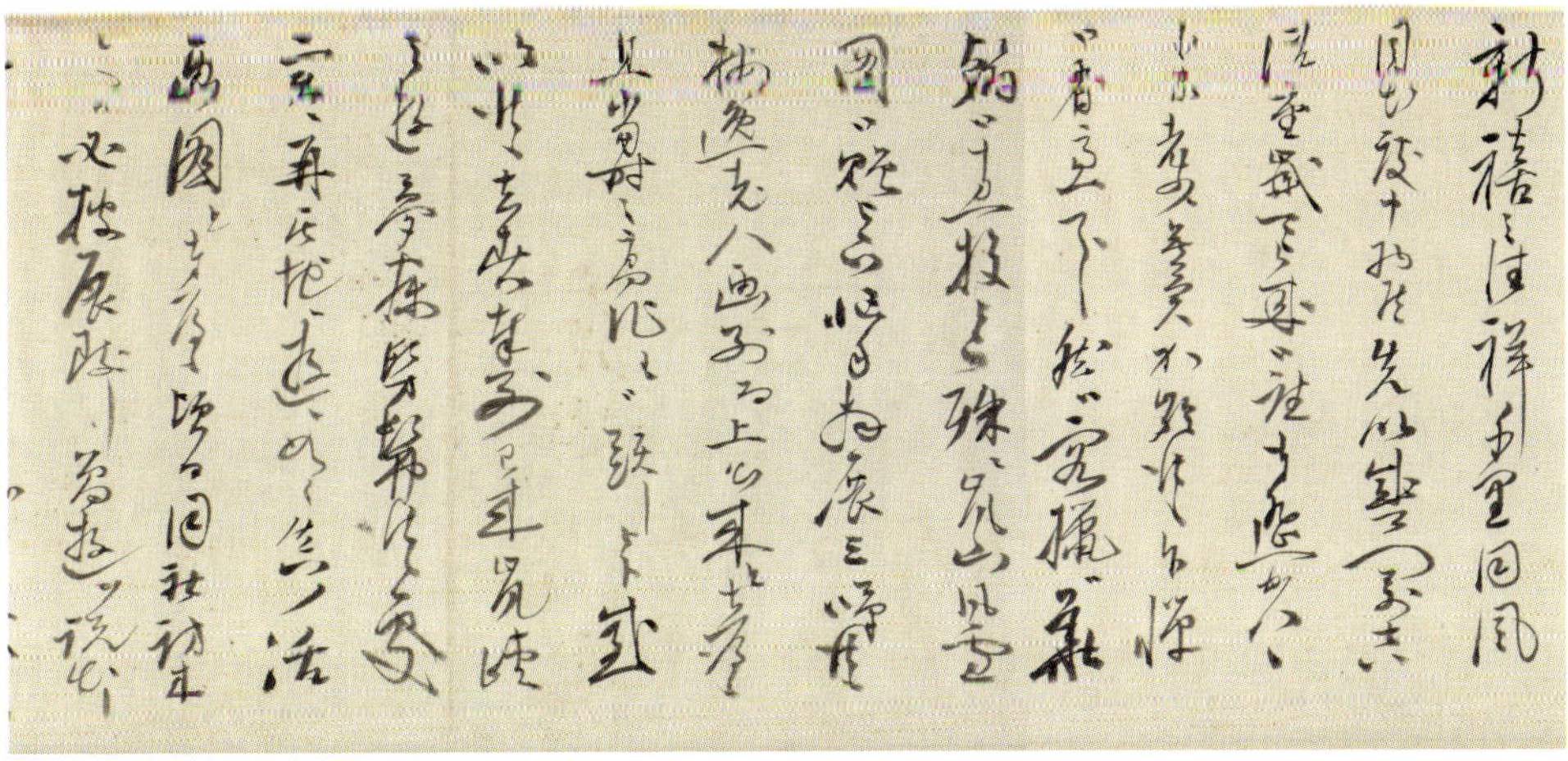

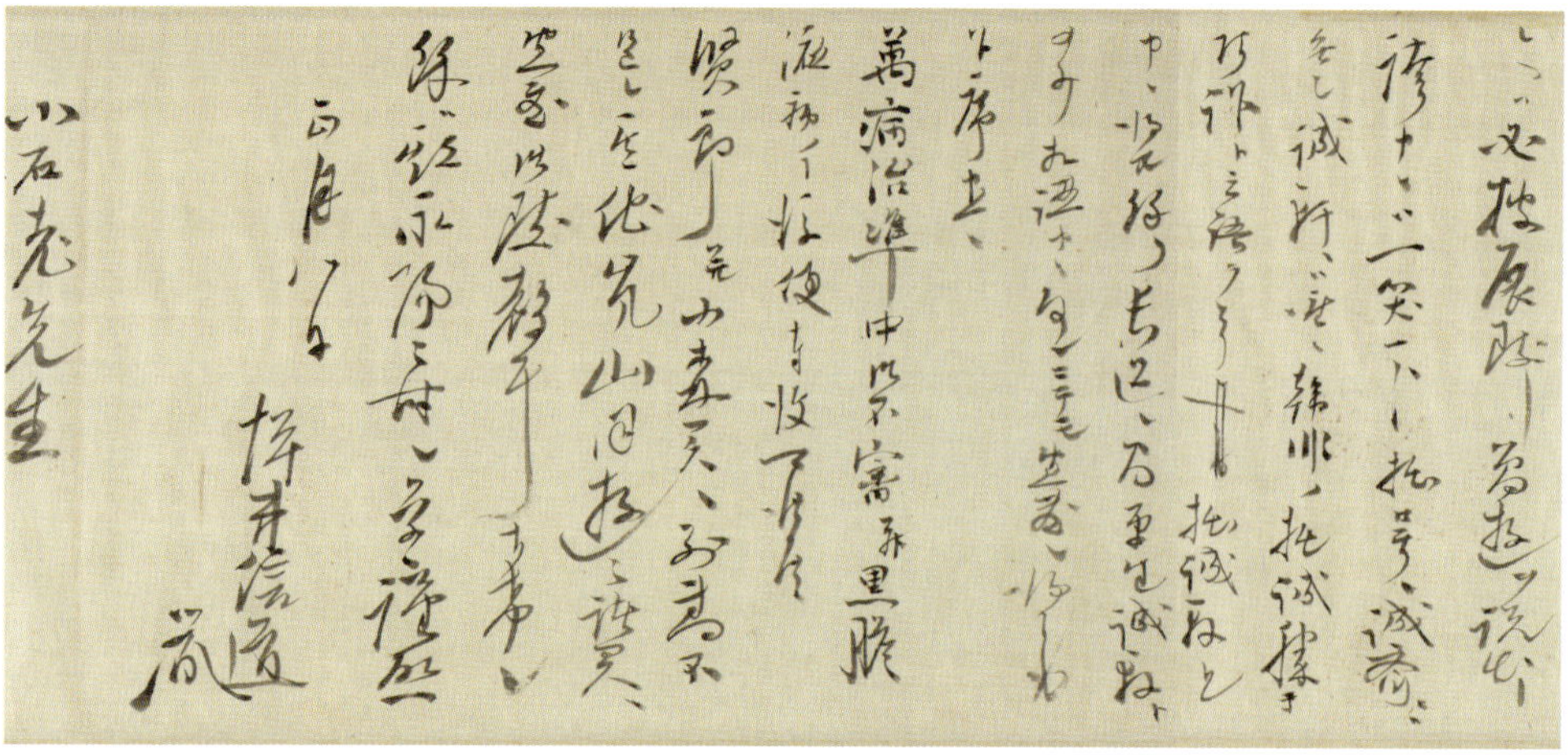

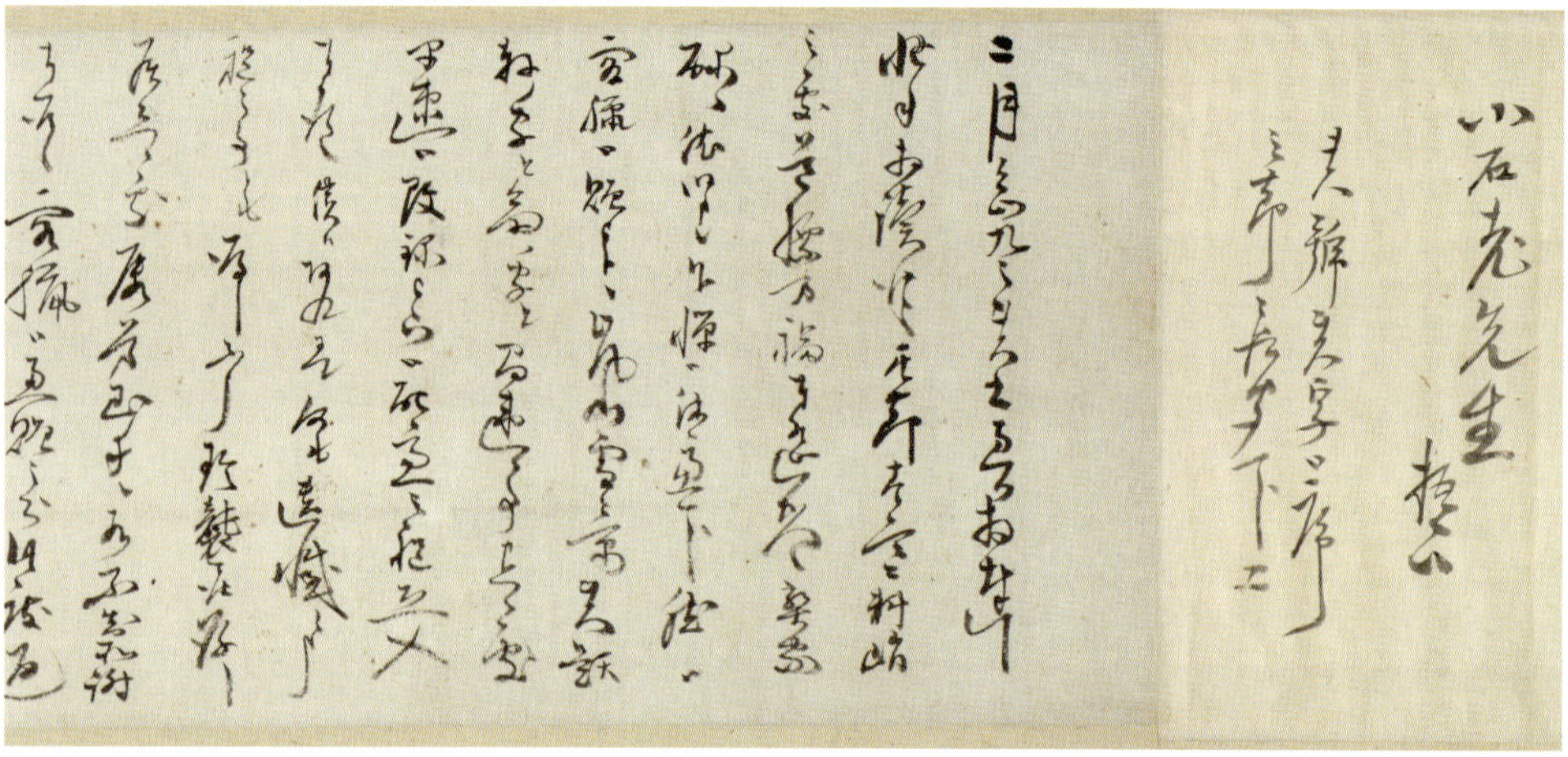

17-15 坪井信道【65】（231頁）

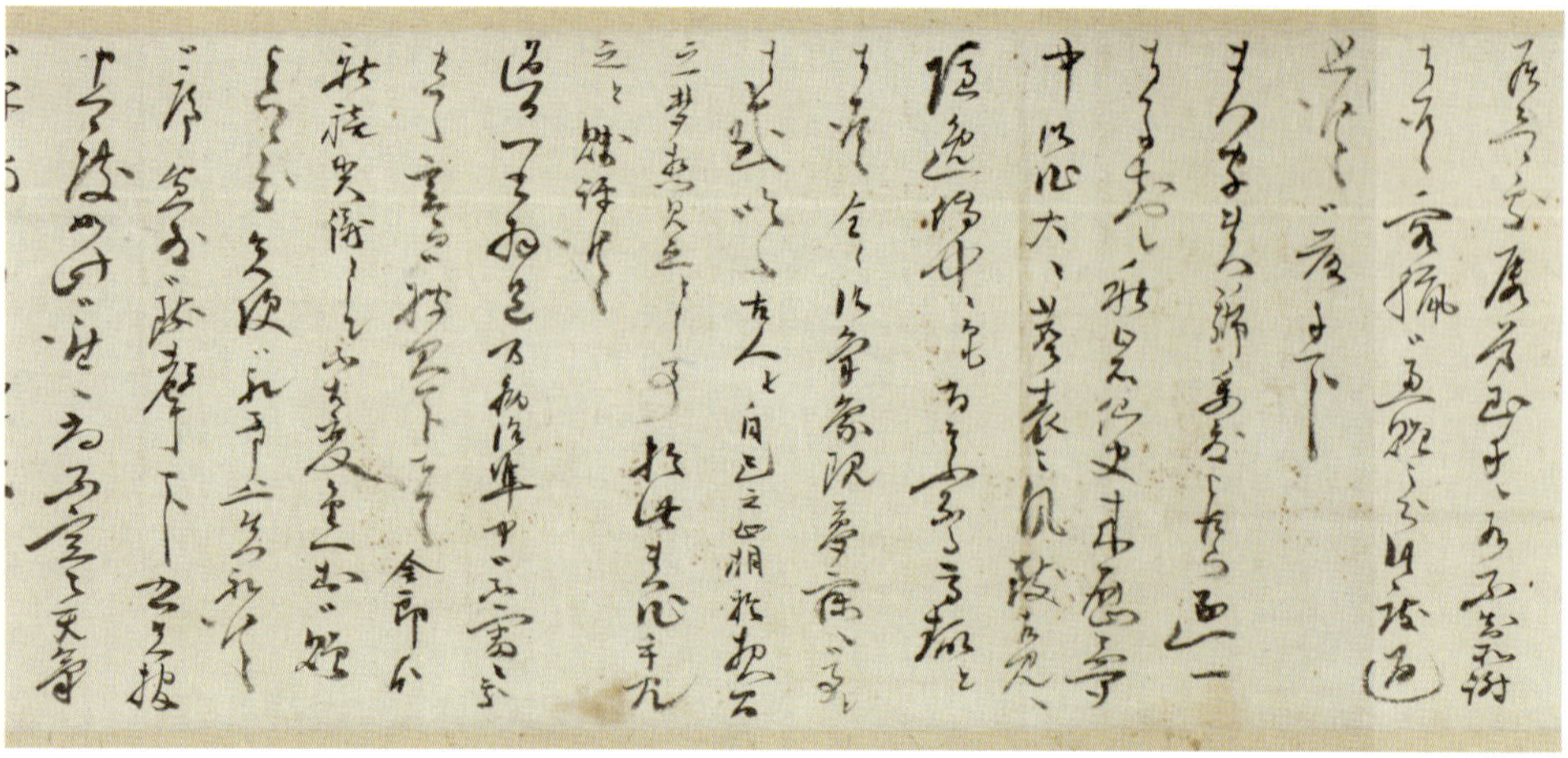

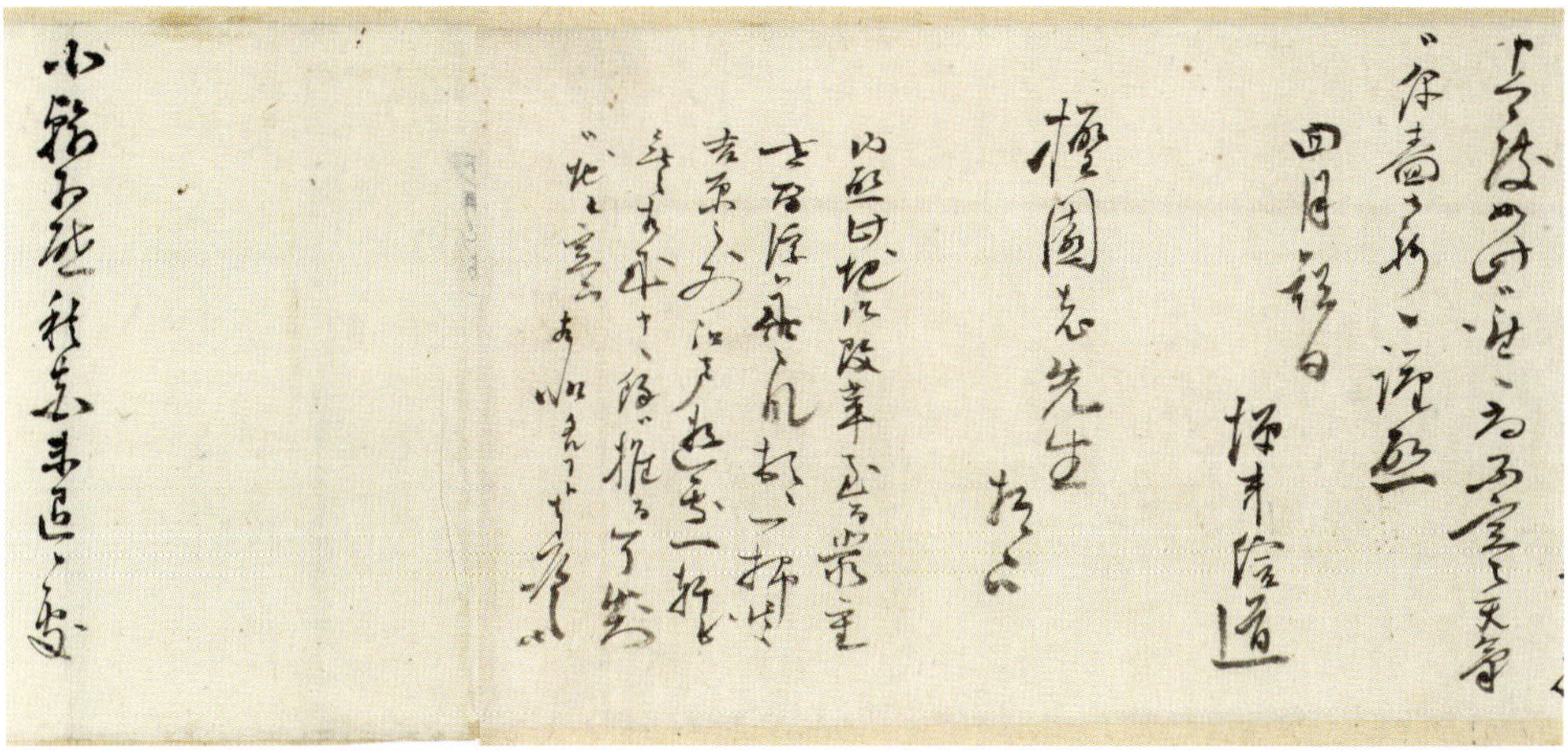

17-16 坪井信道【66】（232頁）

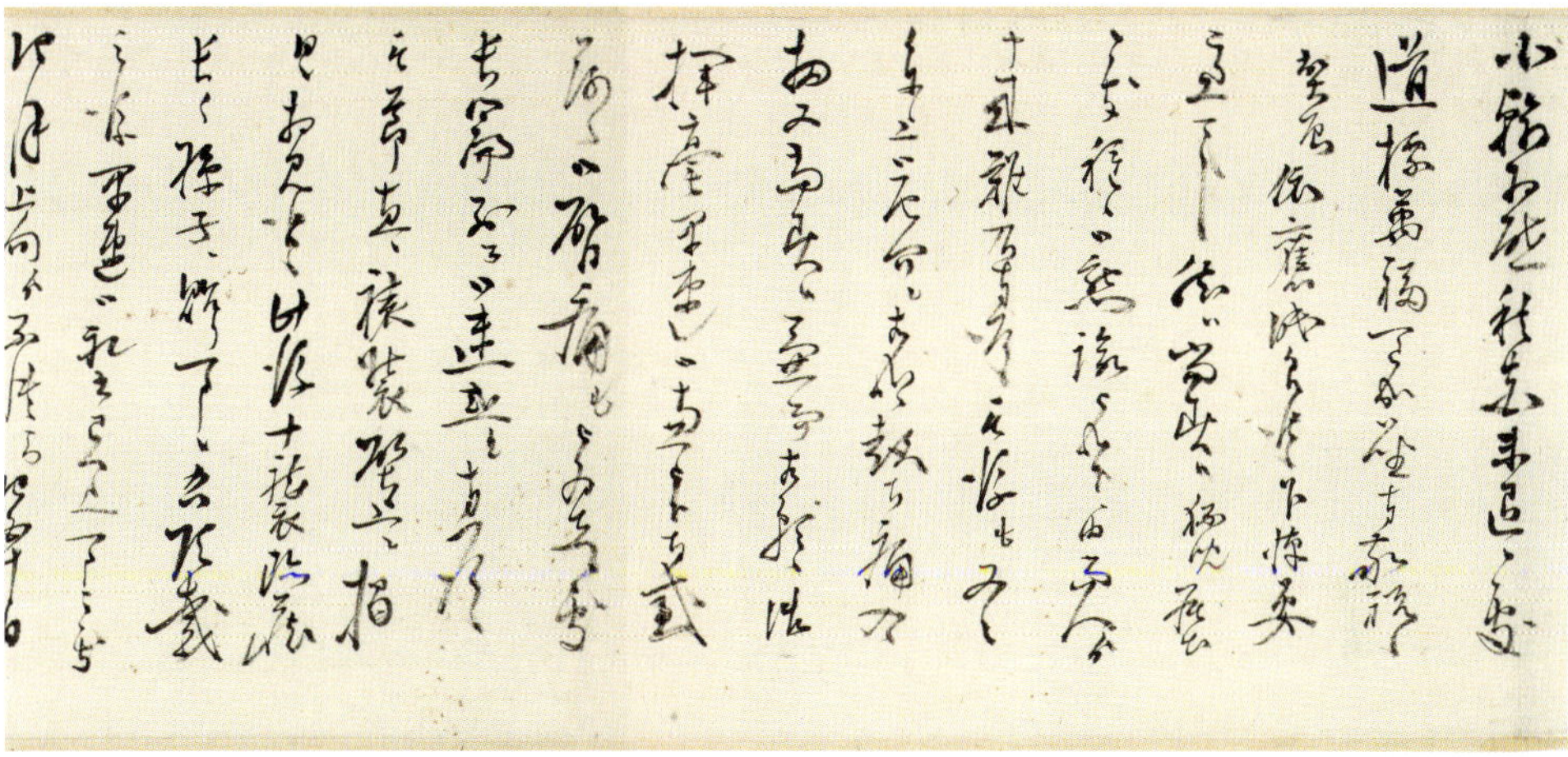

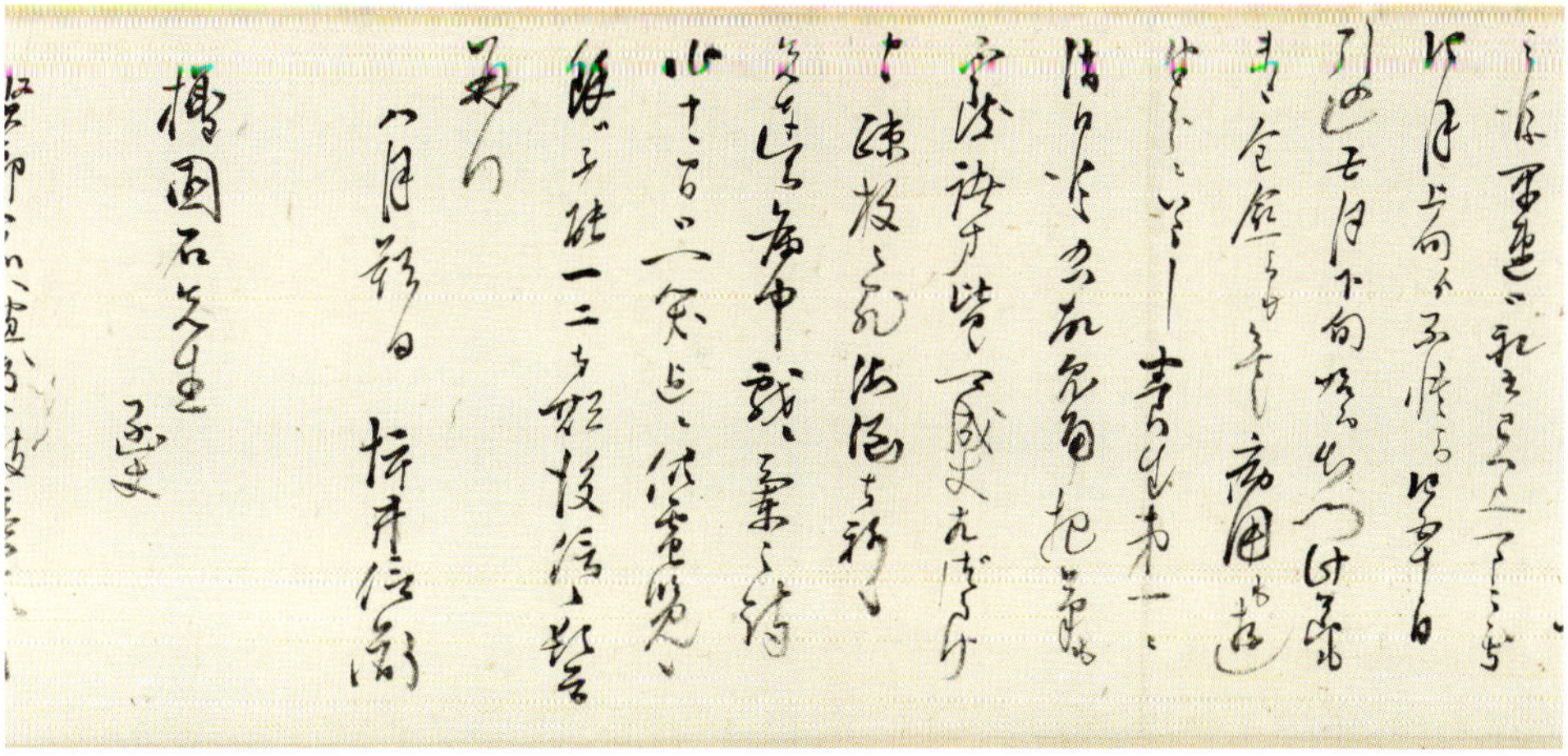

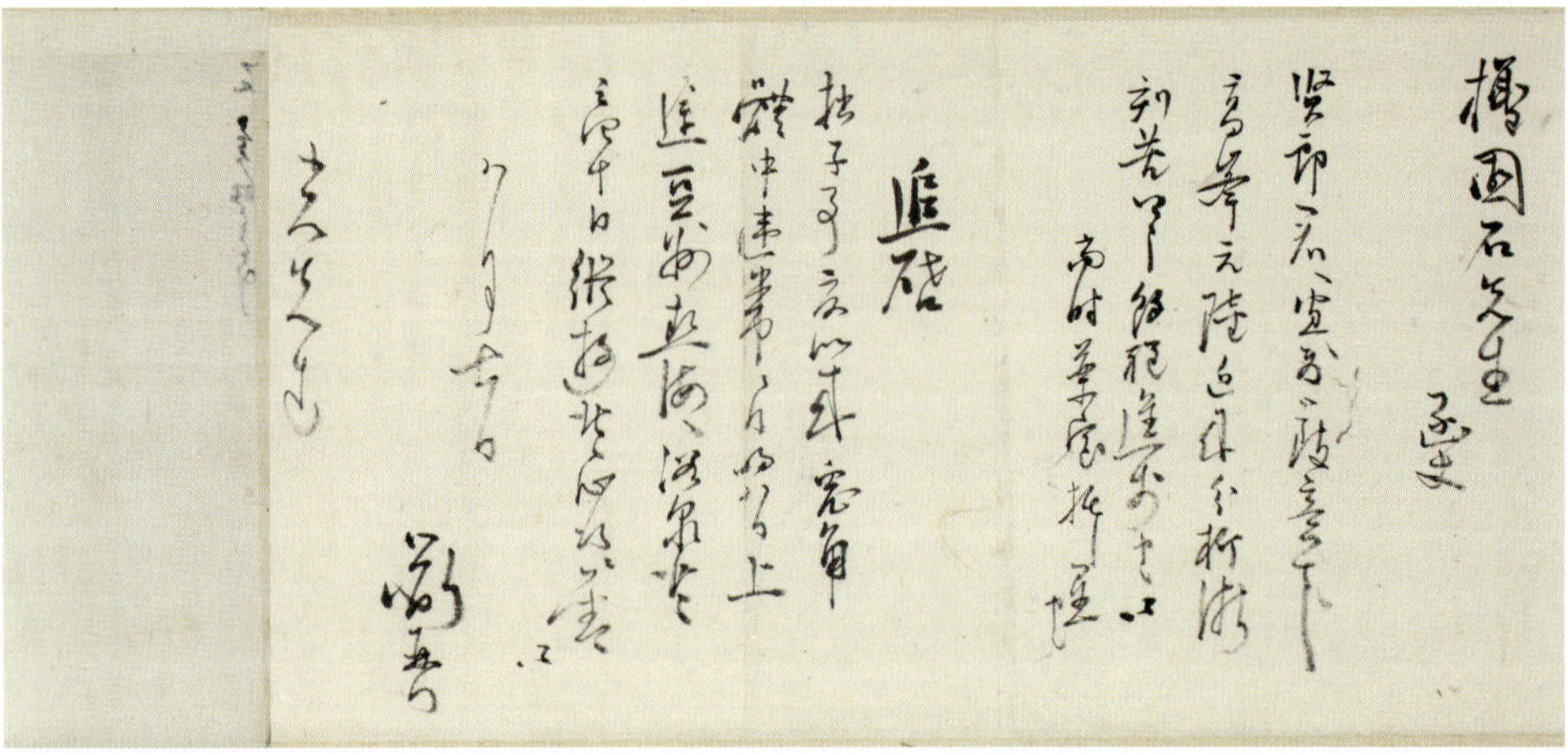

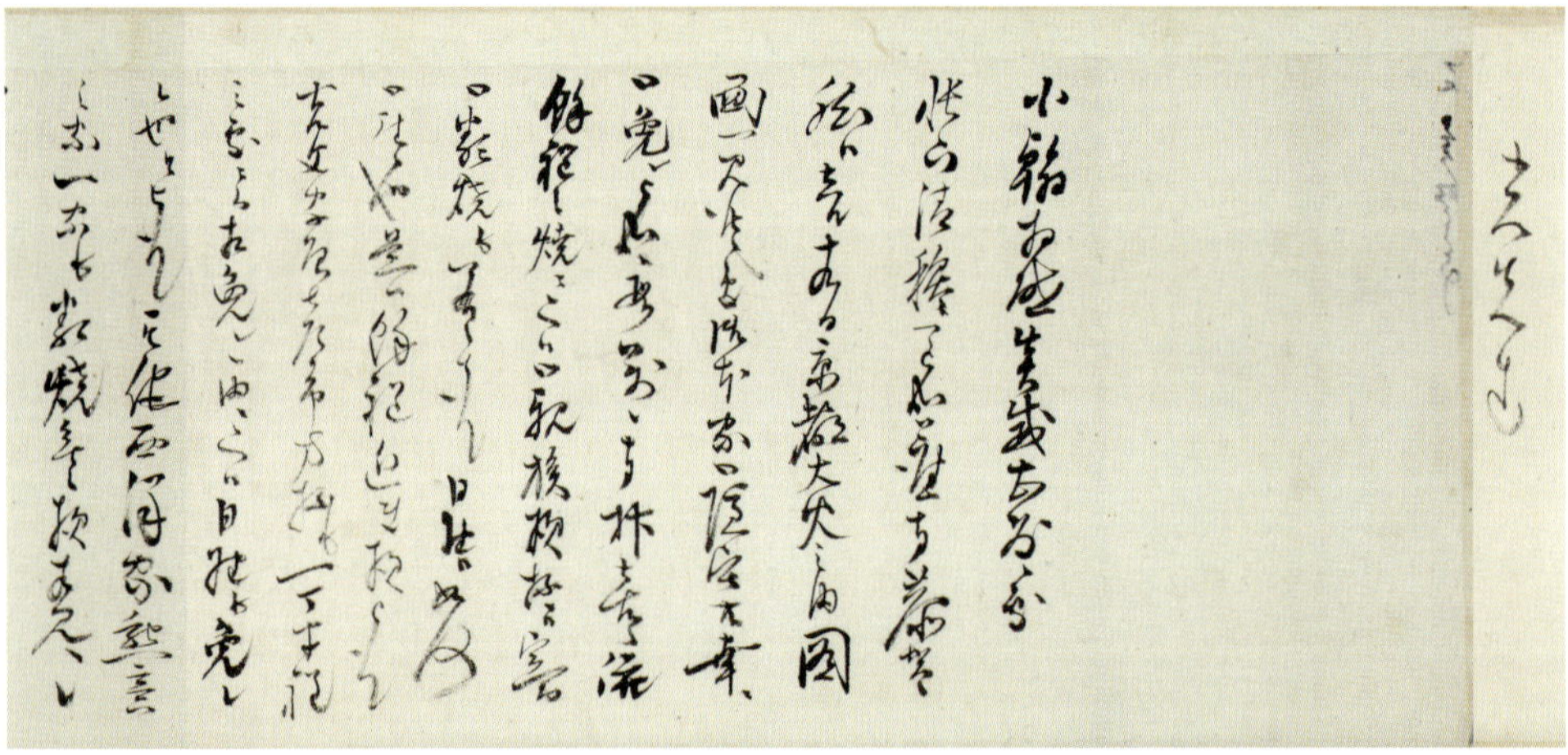

17-17　坪井信道【67】（234頁）

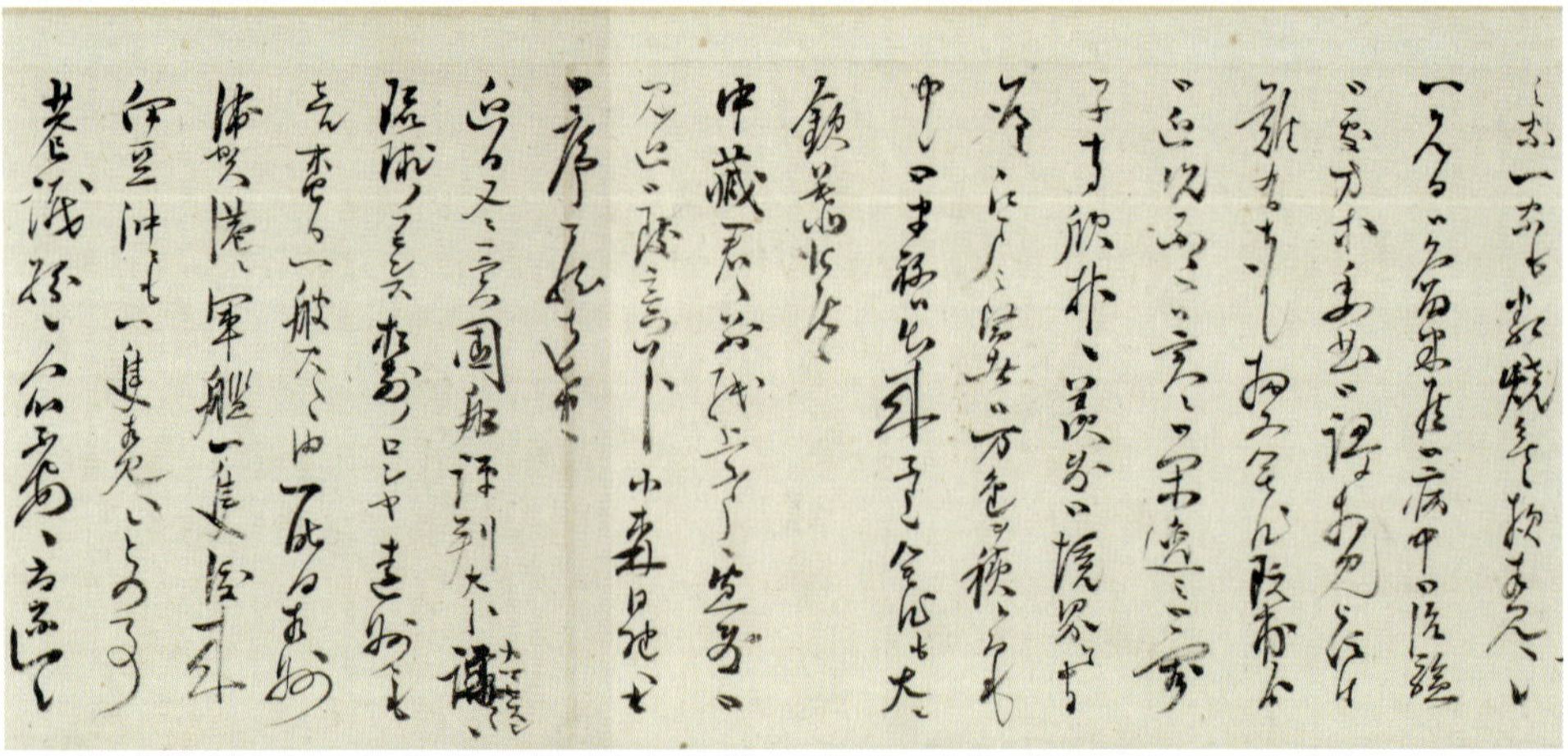

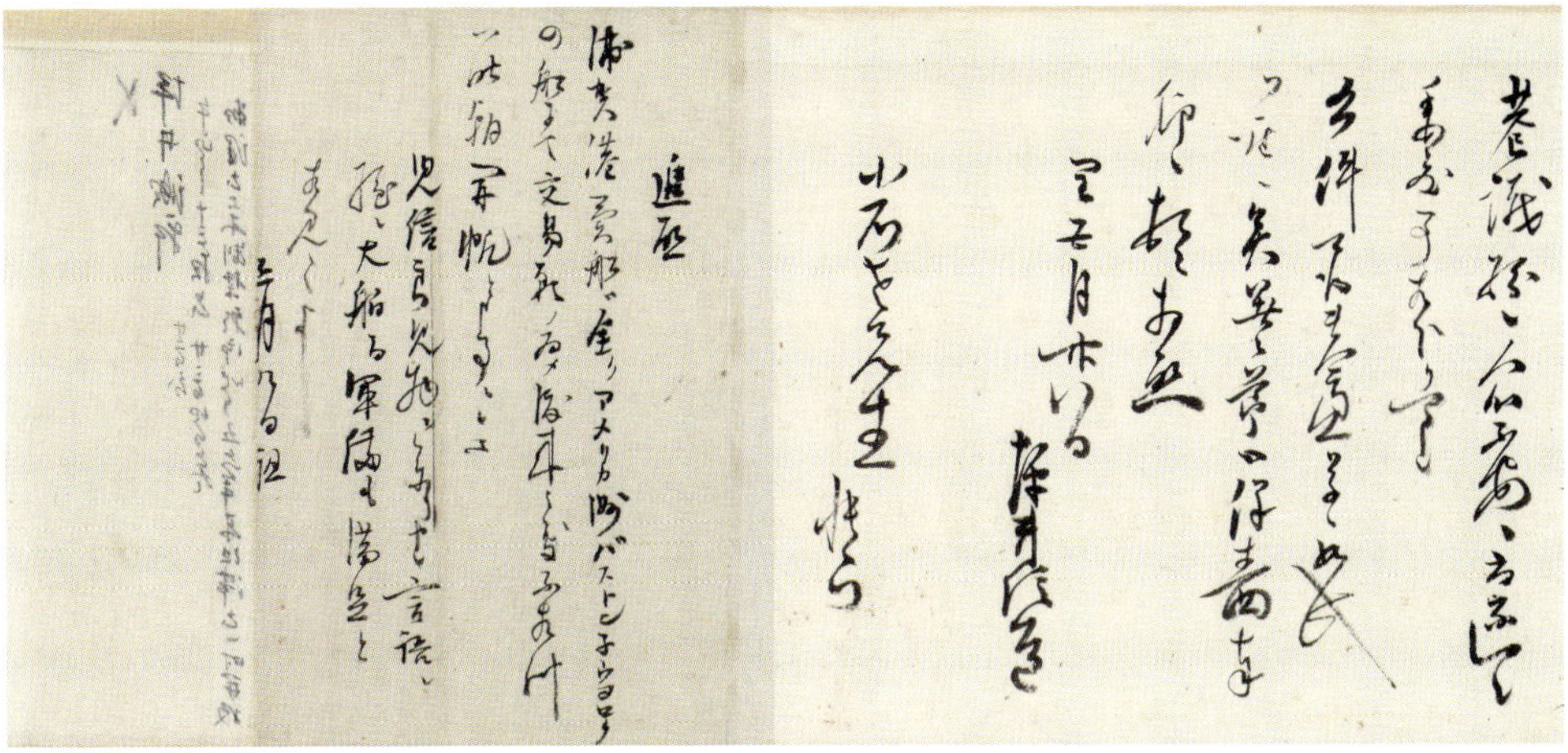

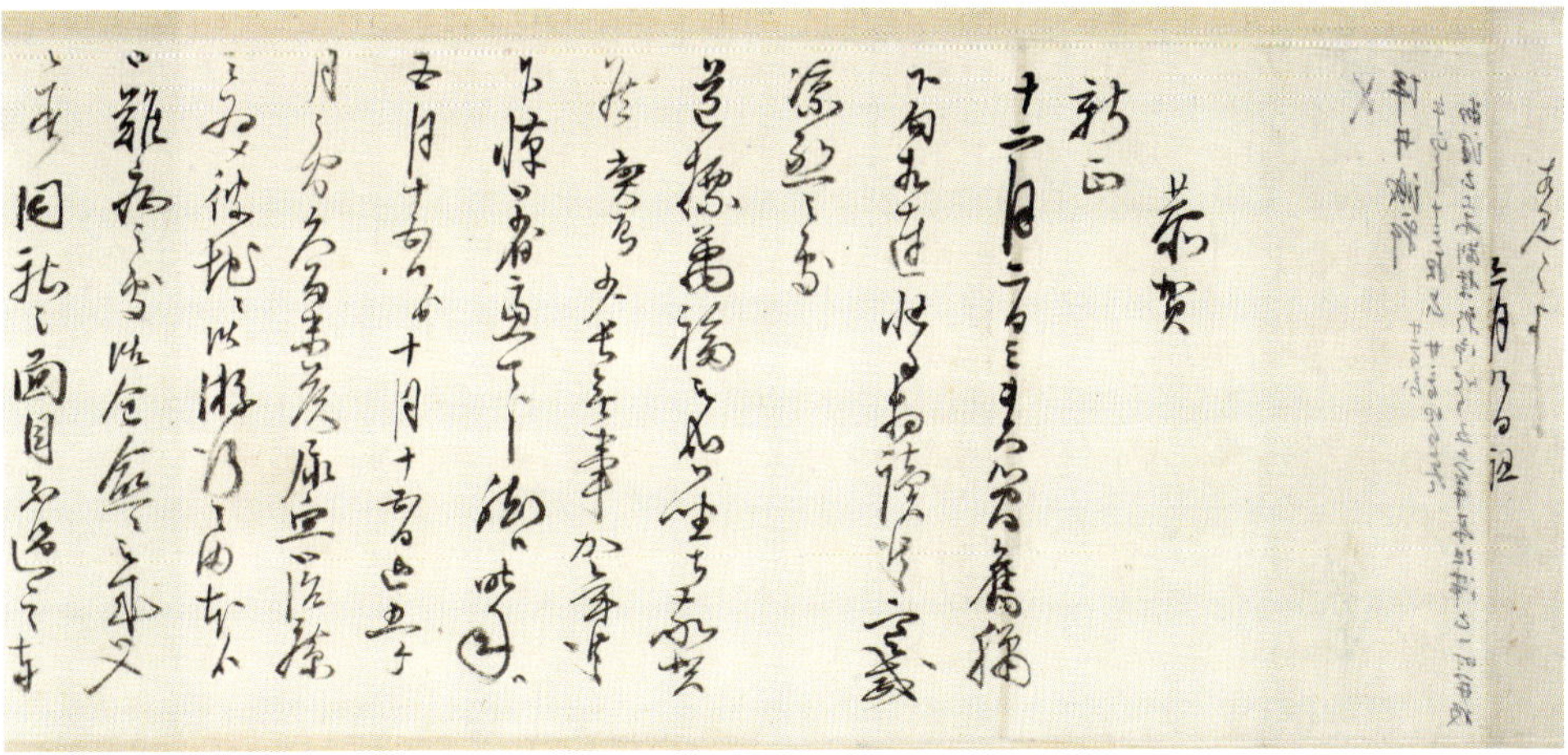

17-18 坪井信道【68】（236頁）

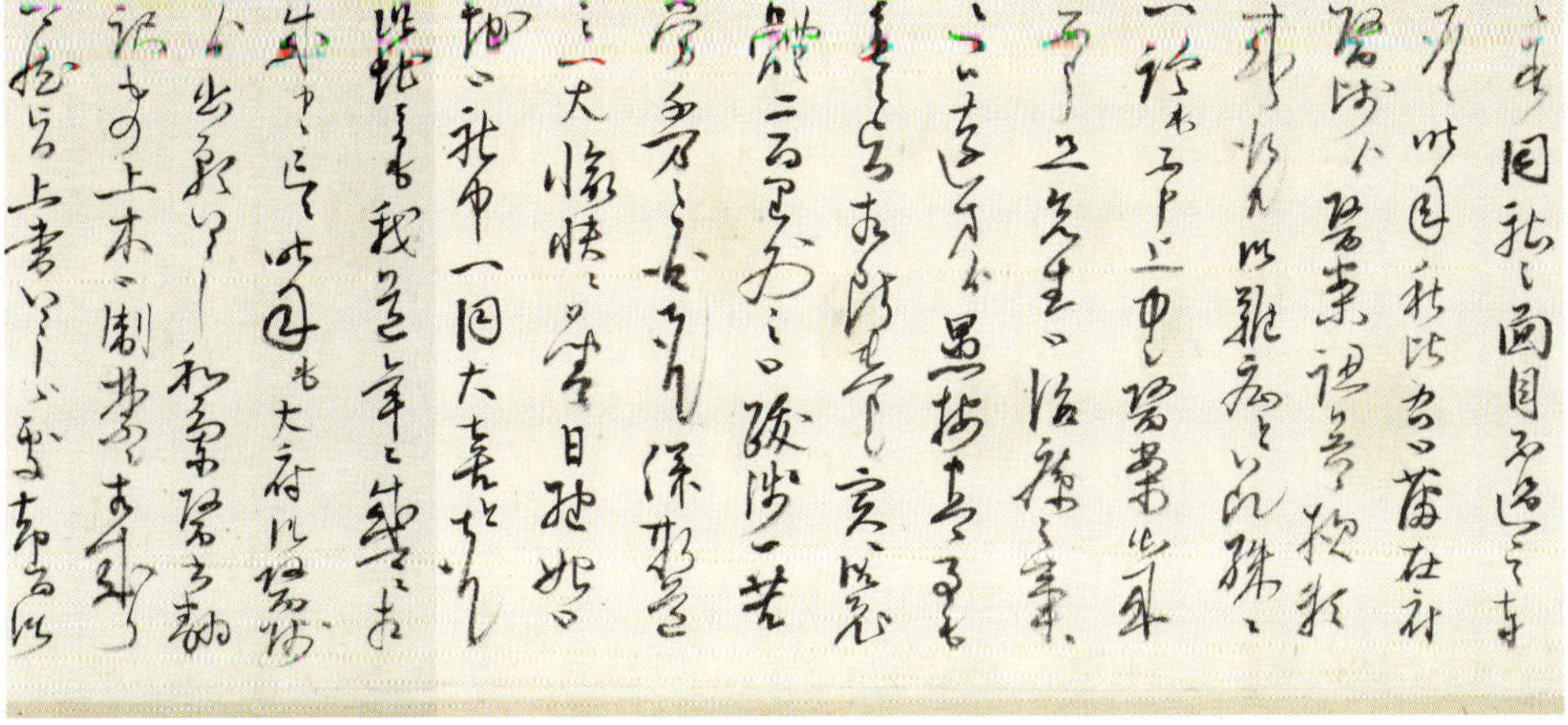

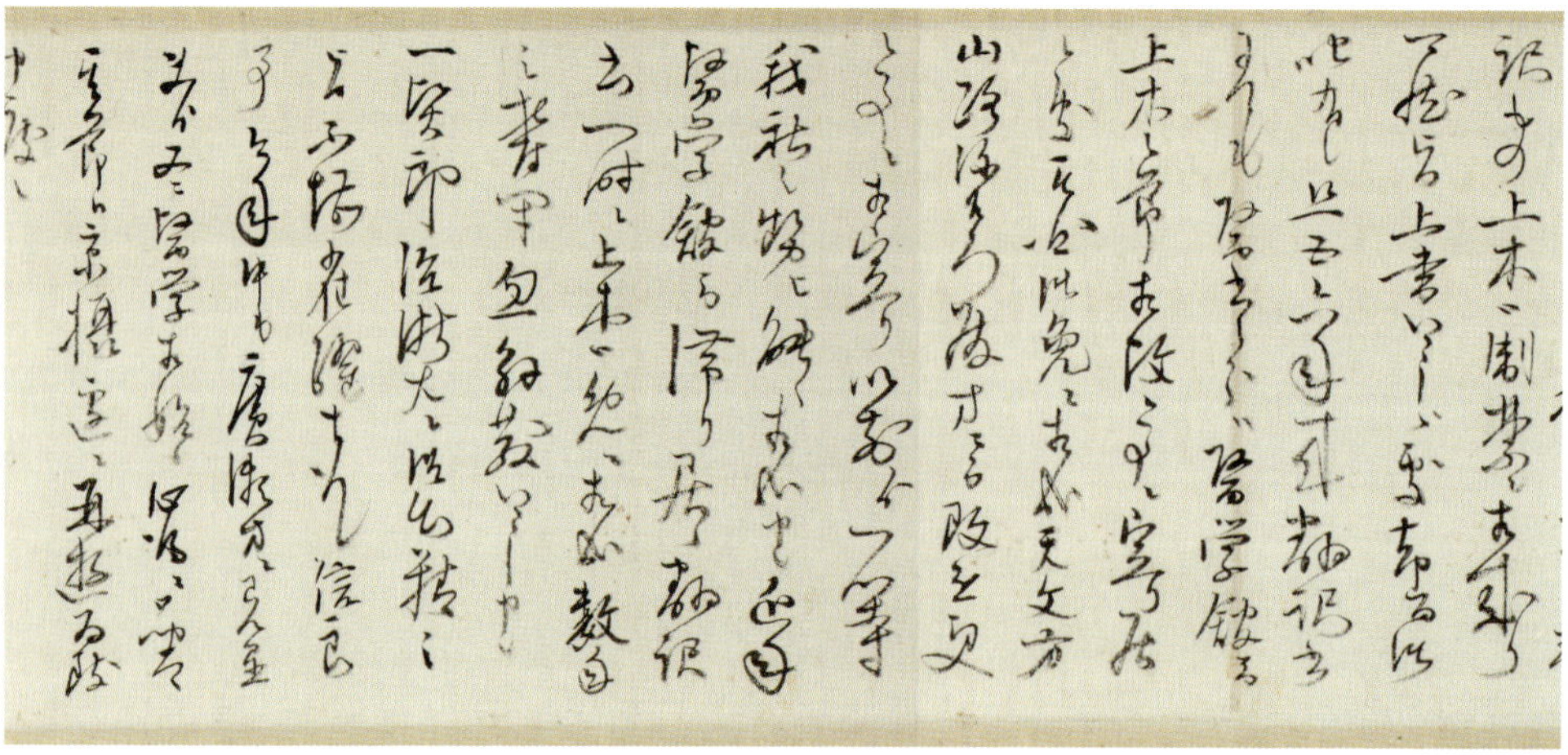

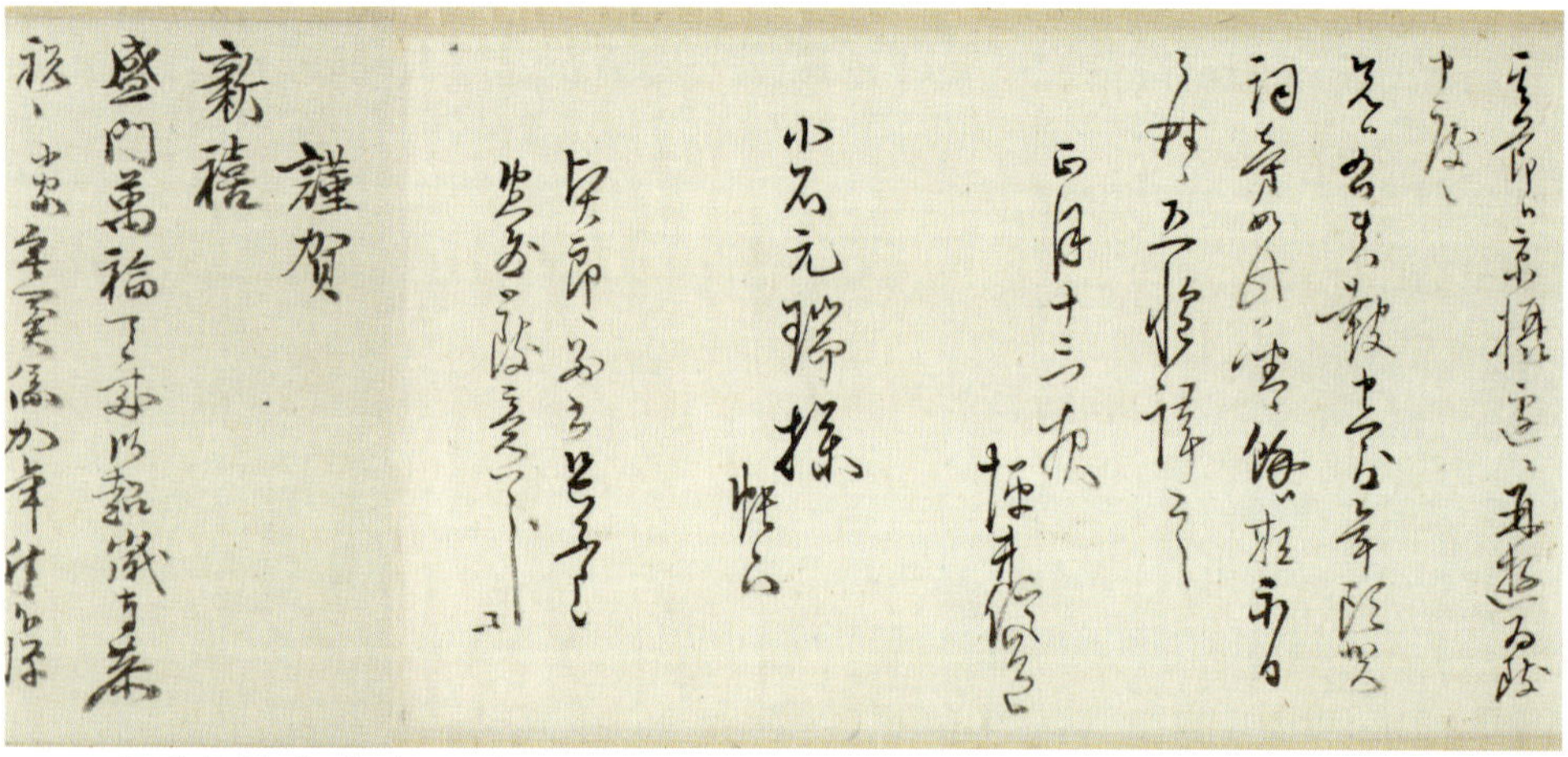

17-19 坪井信道【69】（239頁）

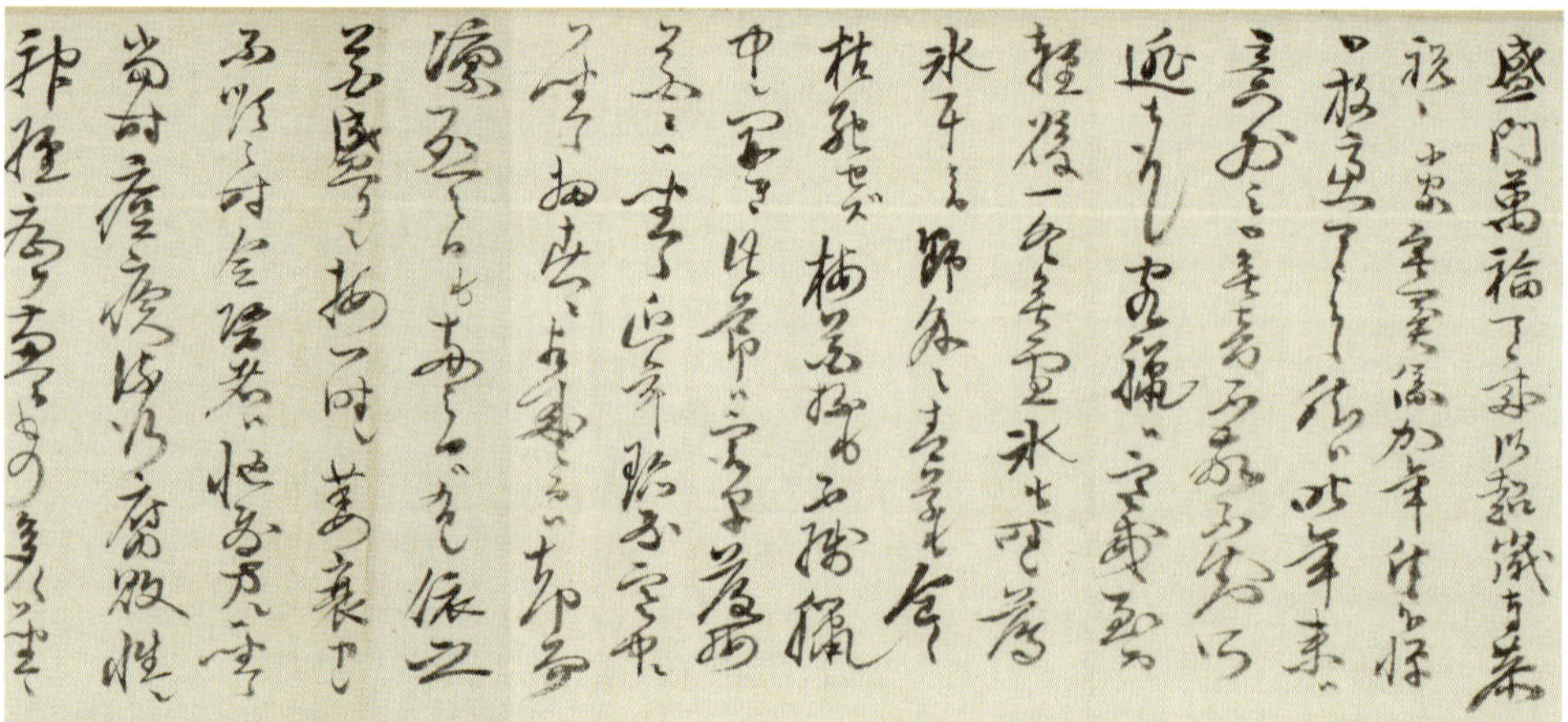

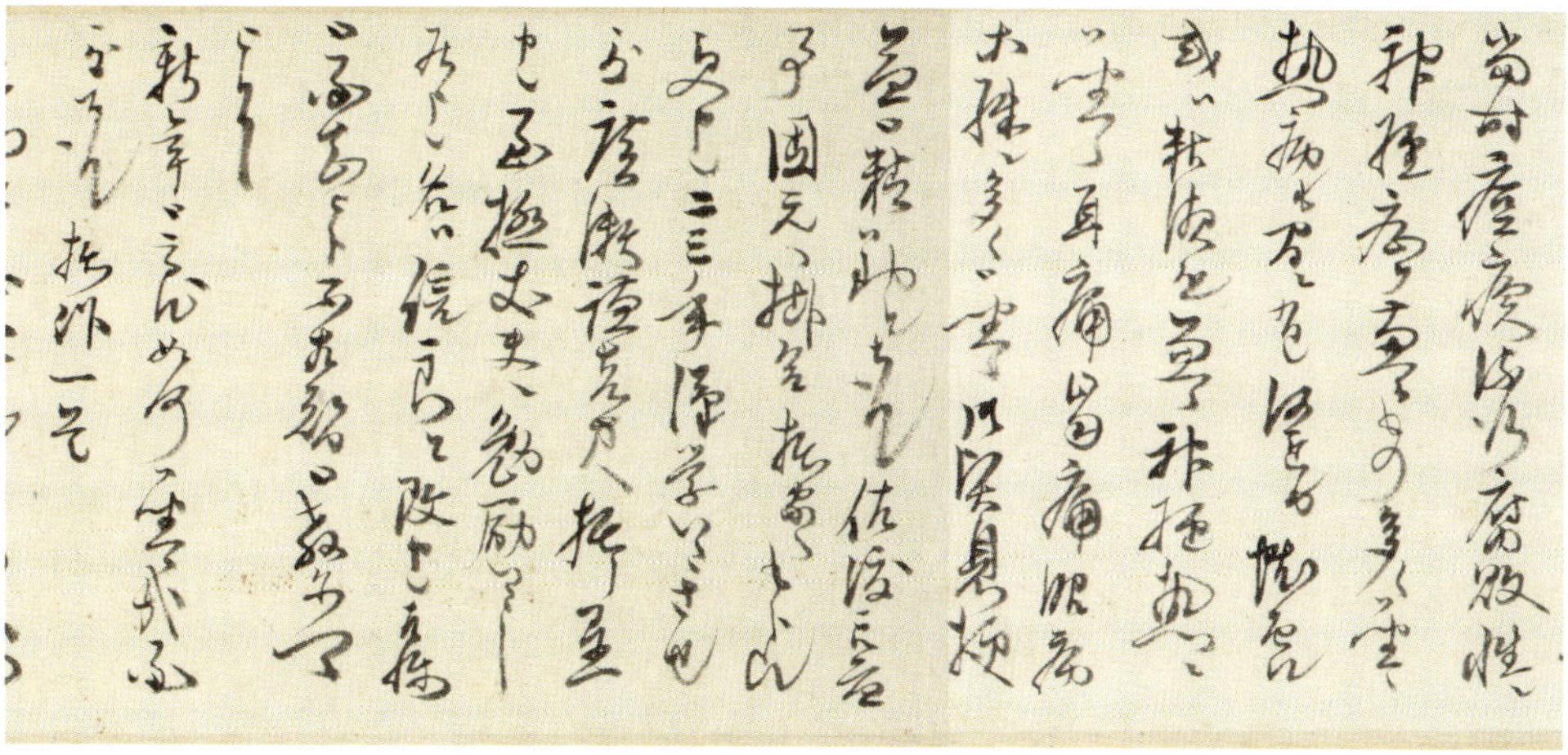

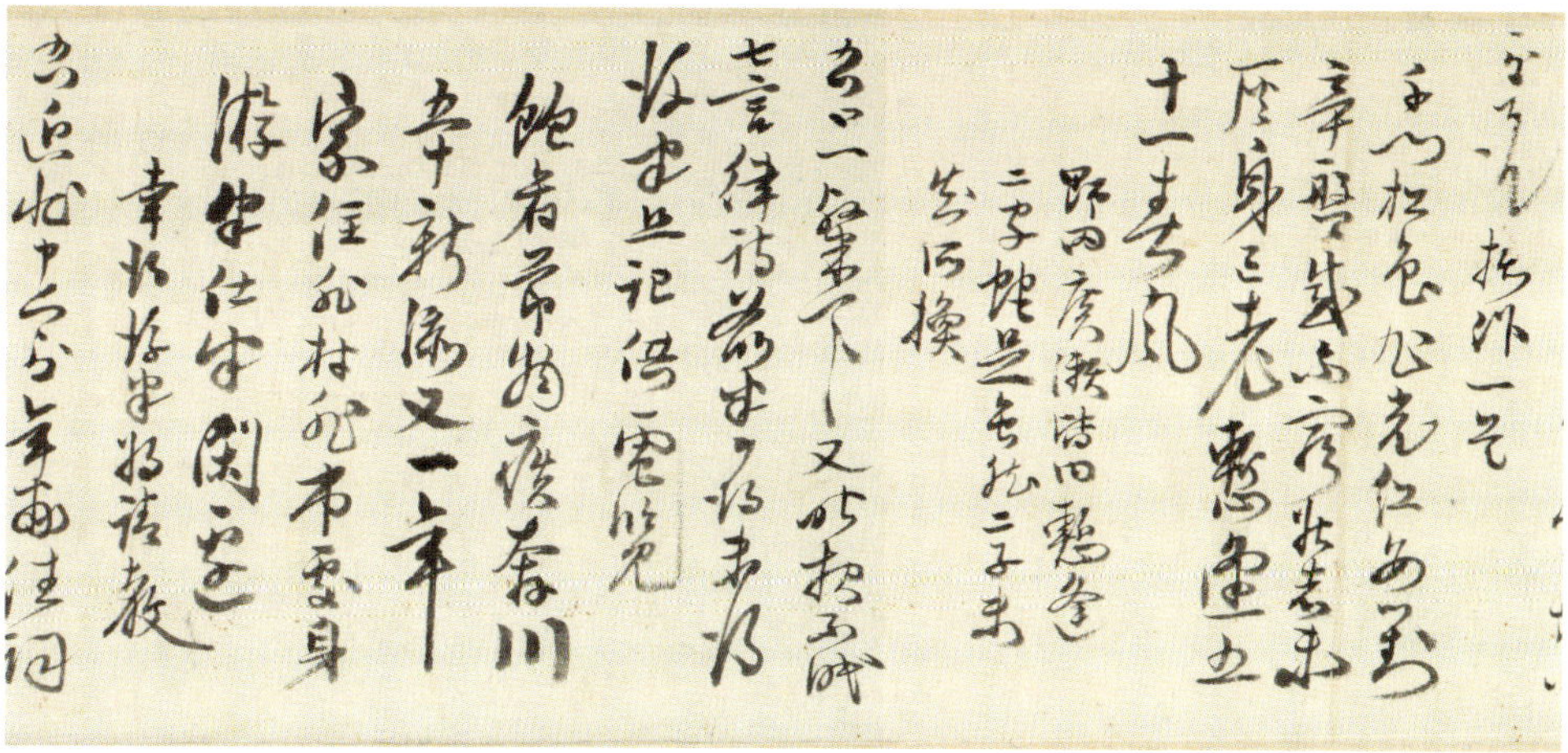

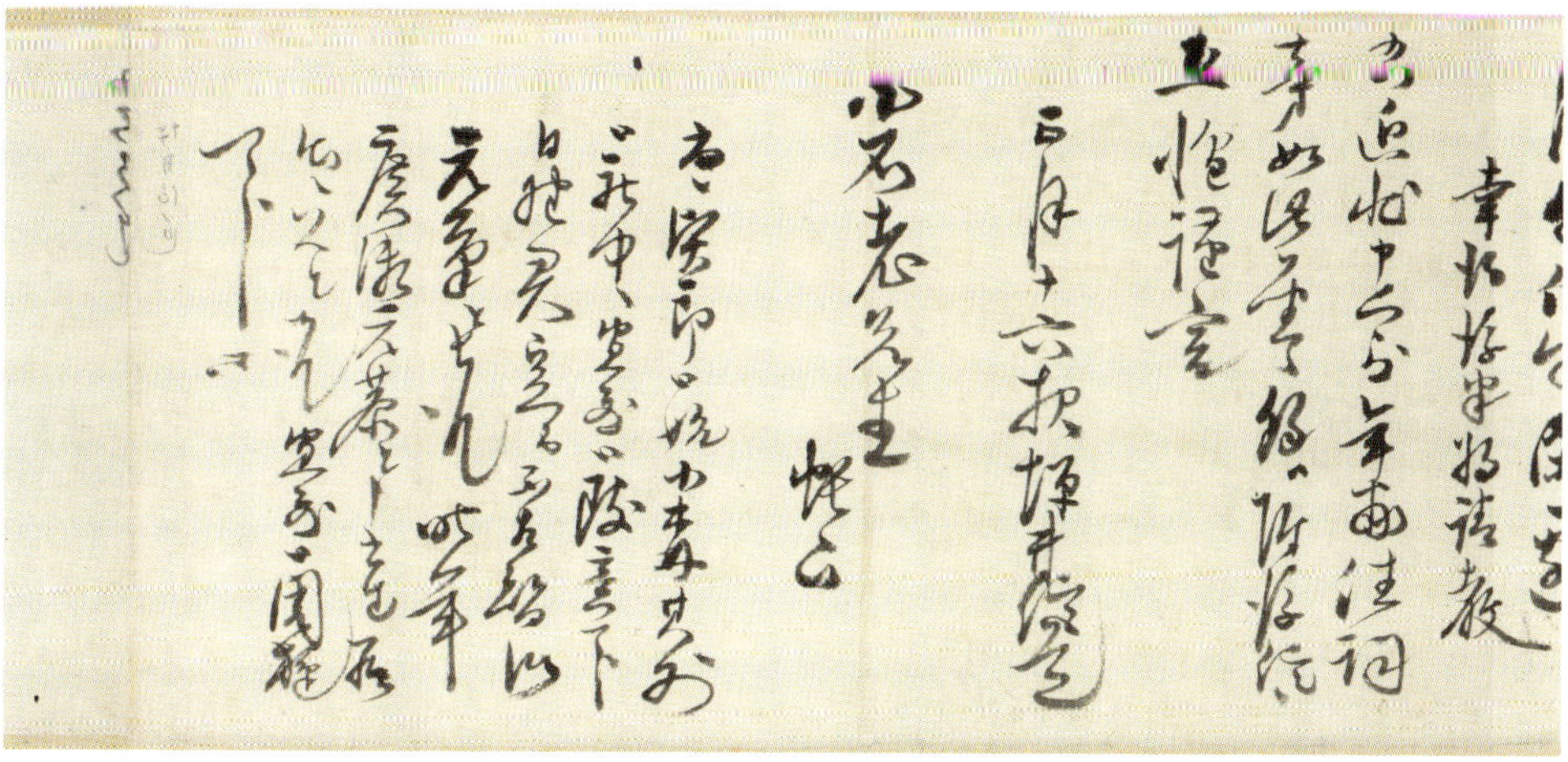

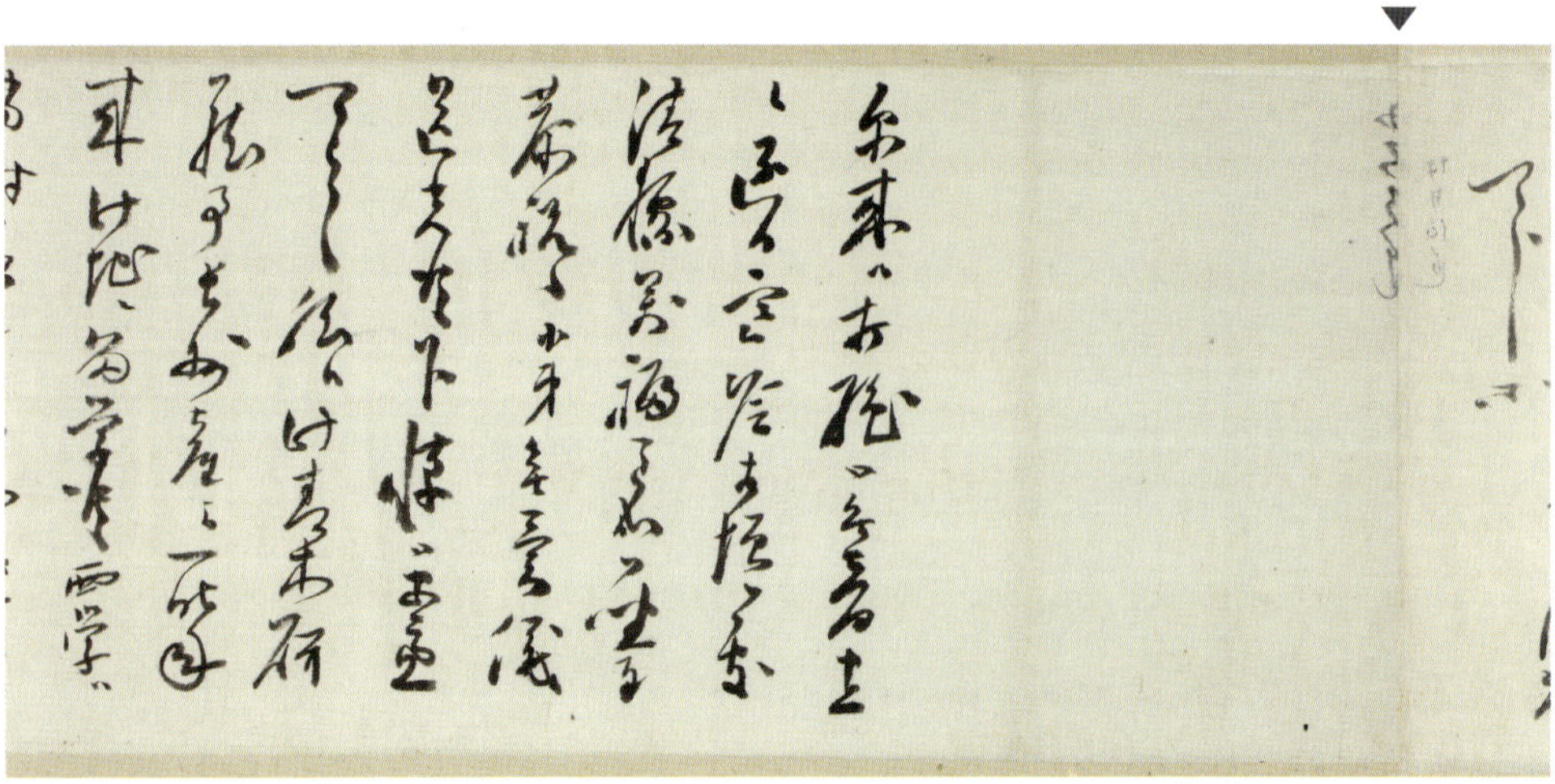

17-20 坪井信道【70】（241頁）

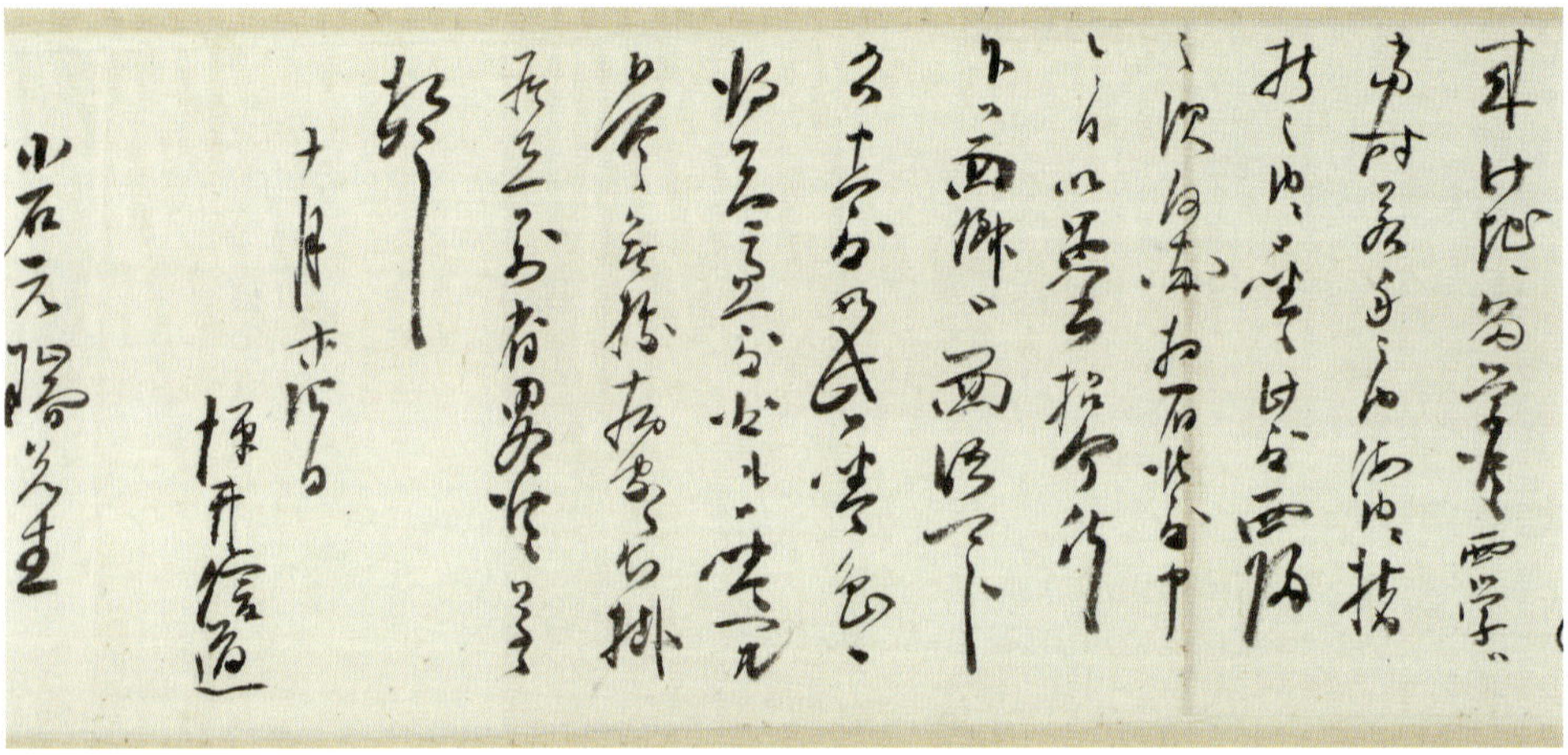

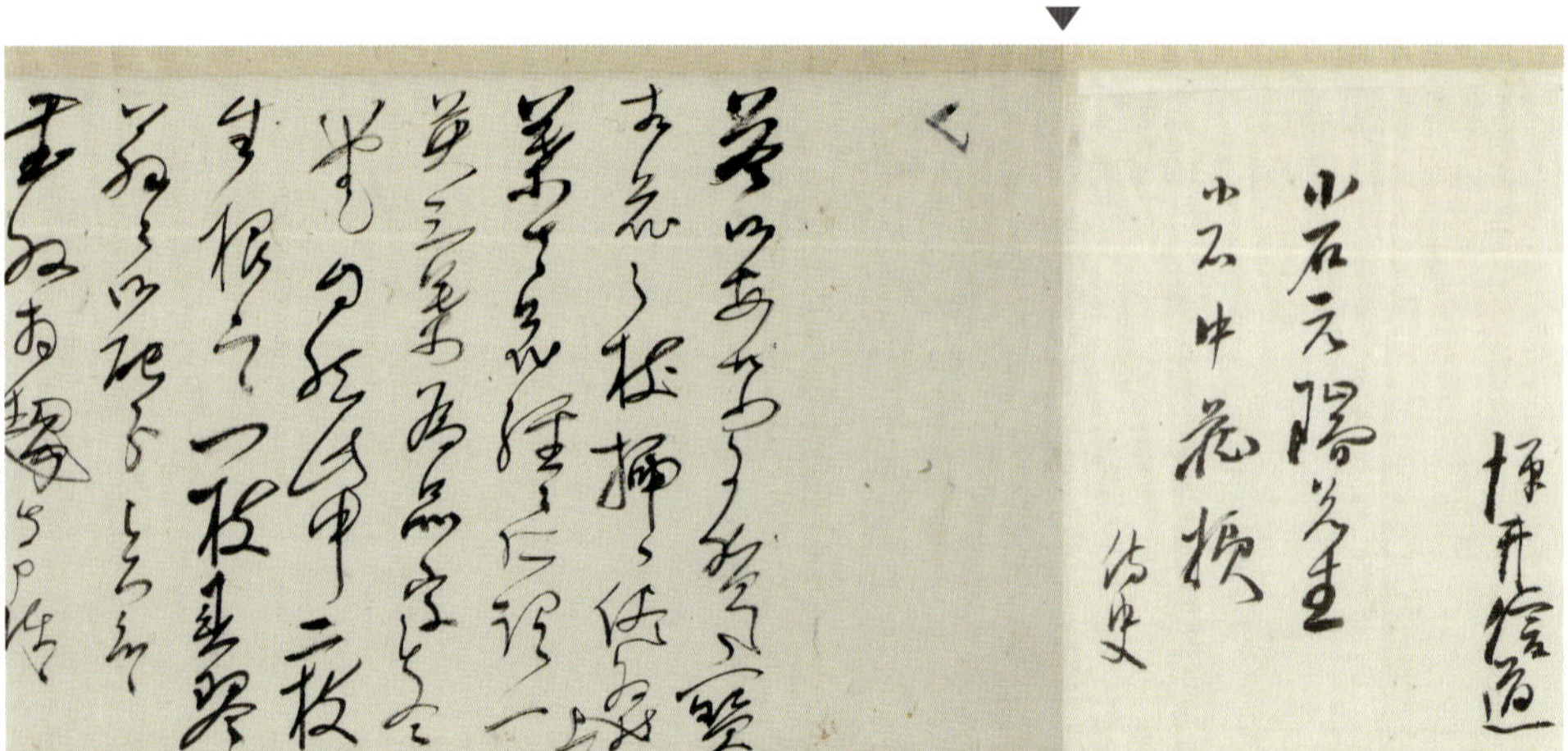

17-21 日野鼎哉【80】（262頁）

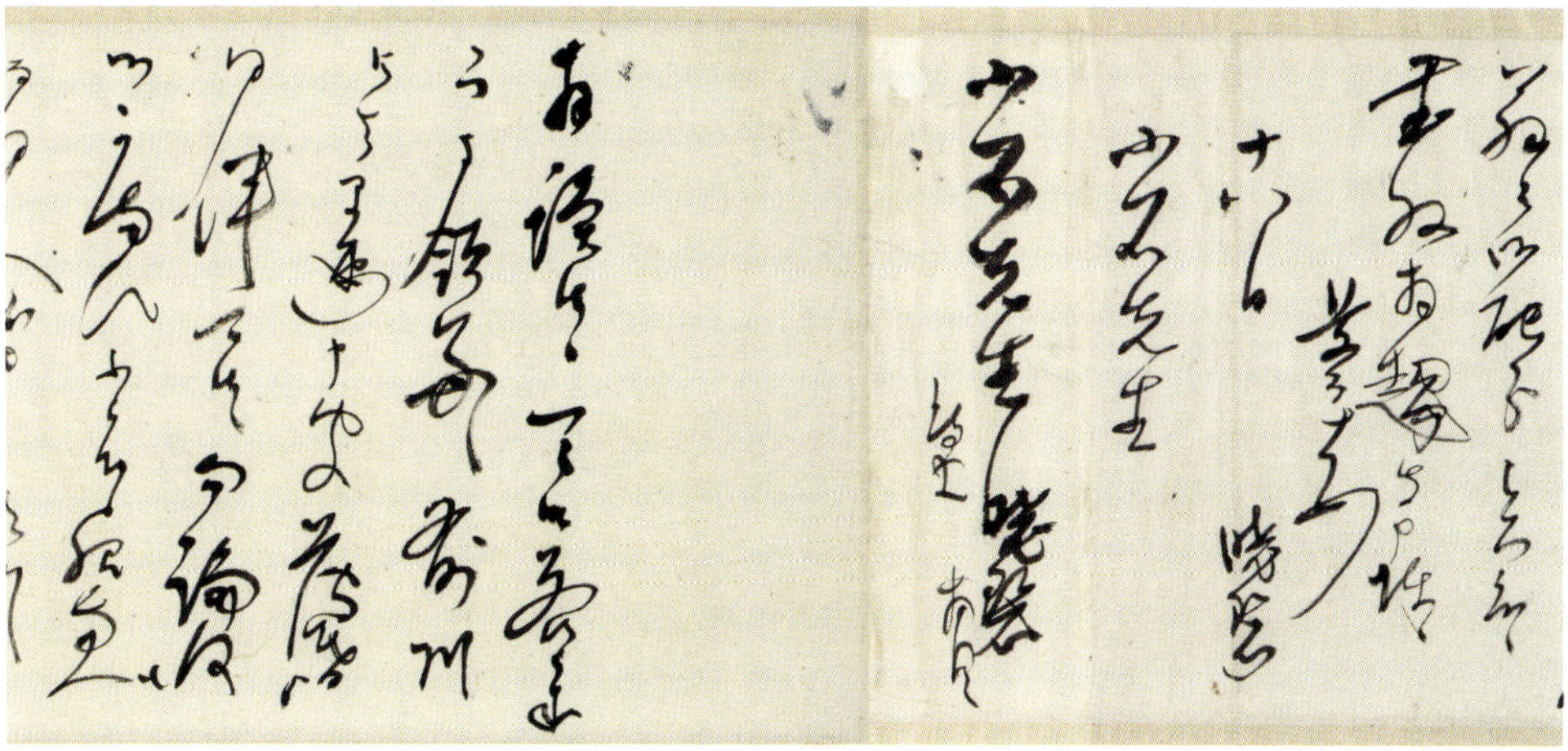

17-22 日野鼎哉【81】（264頁）

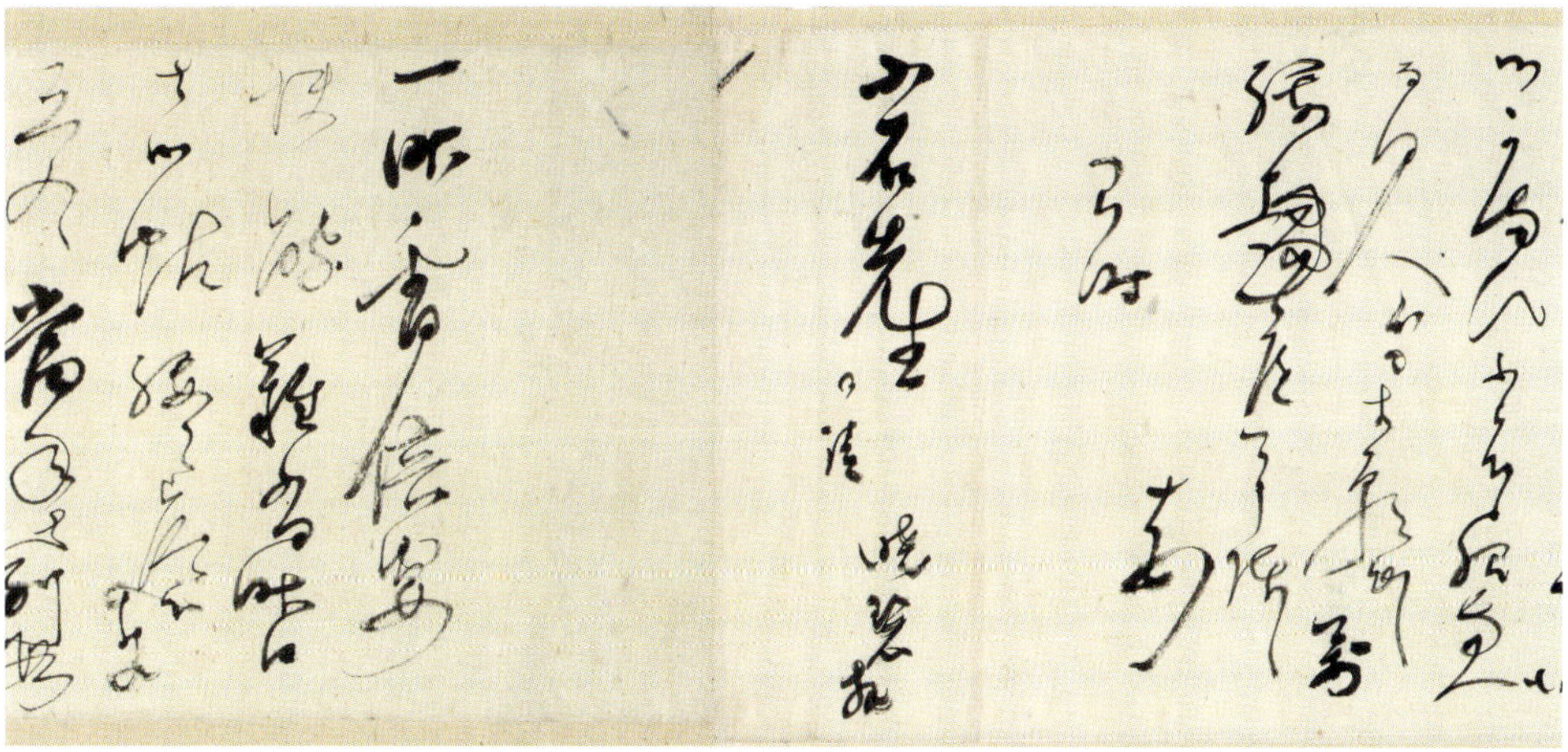

17-23 日野鼎哉【82】（265頁）

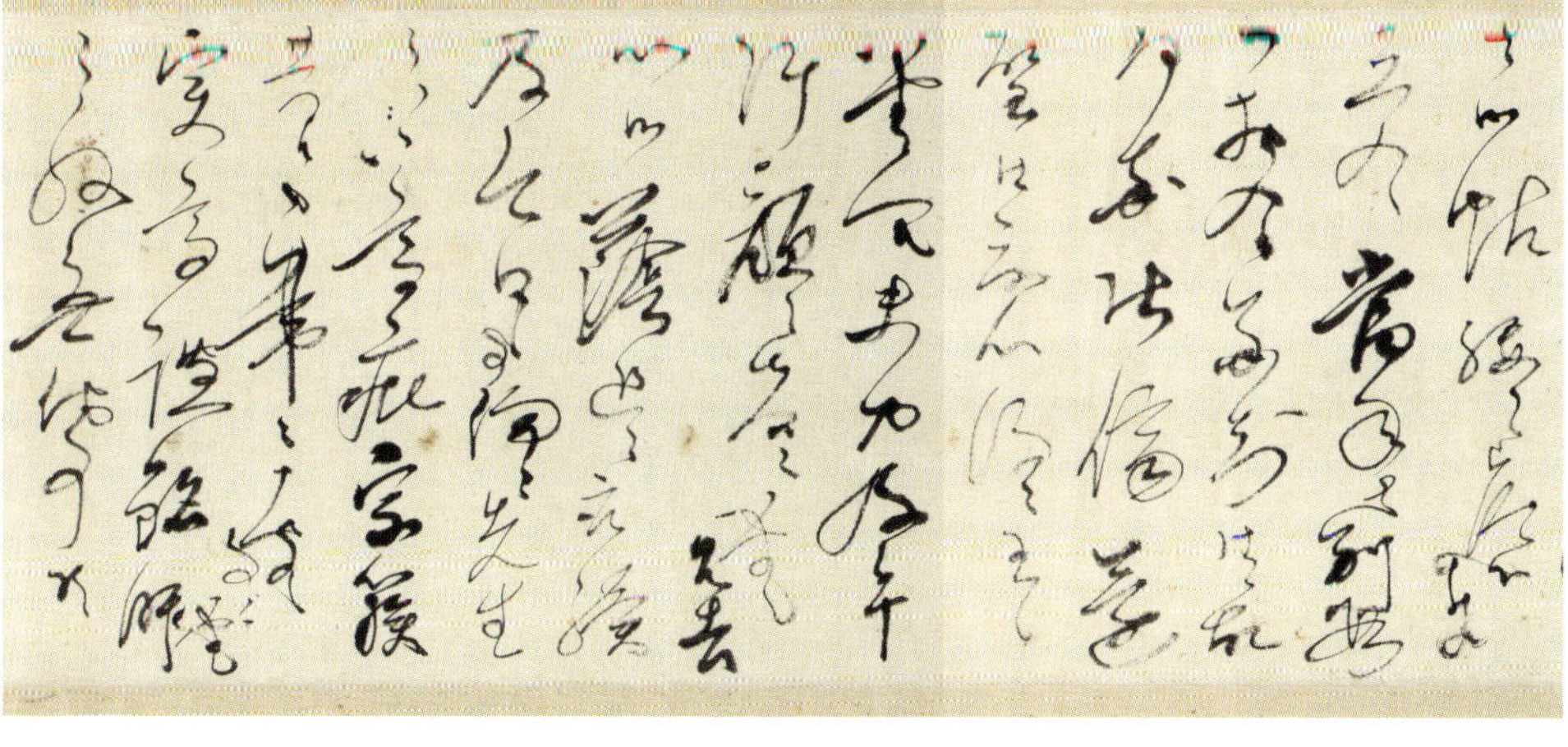

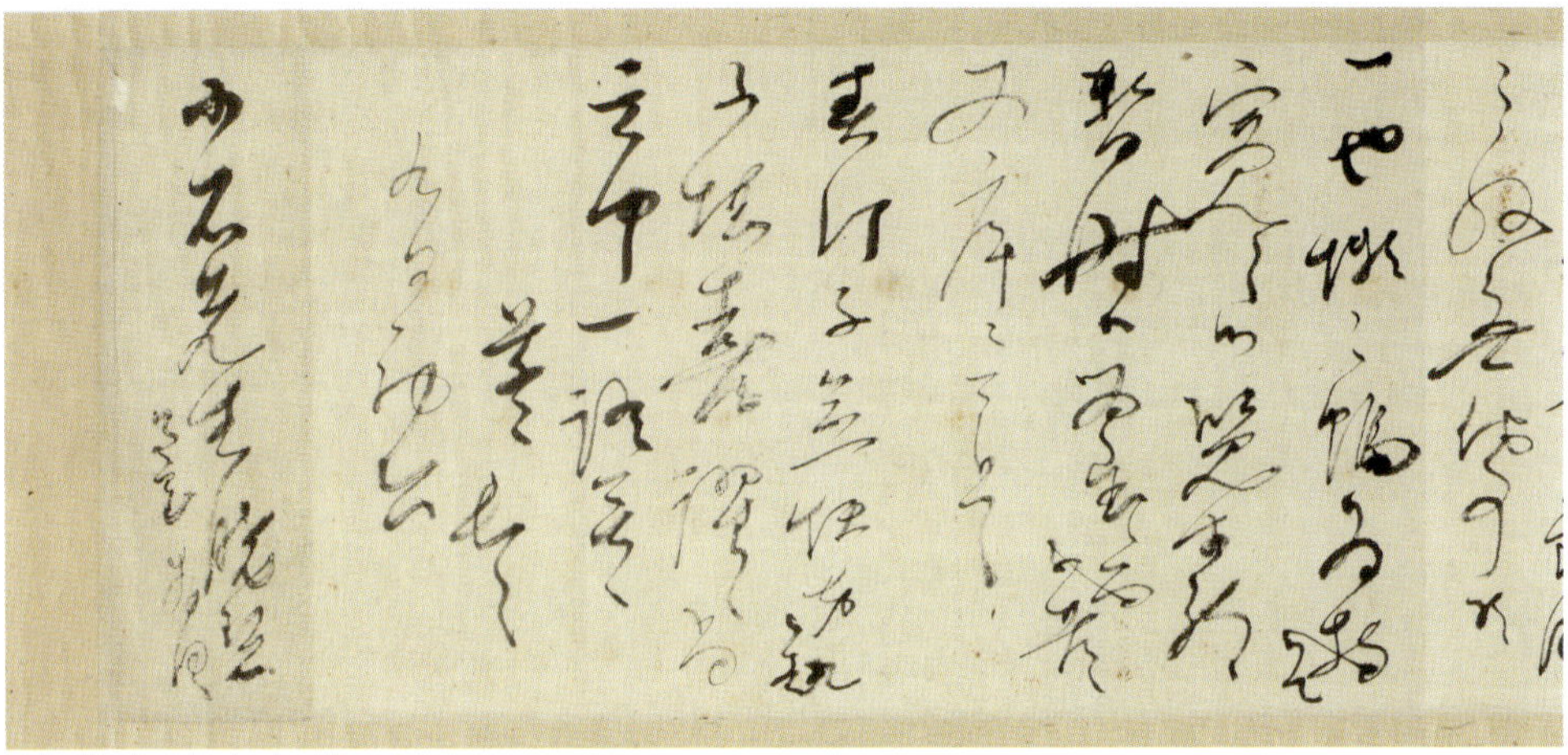

18 『医家俗牘（二）』

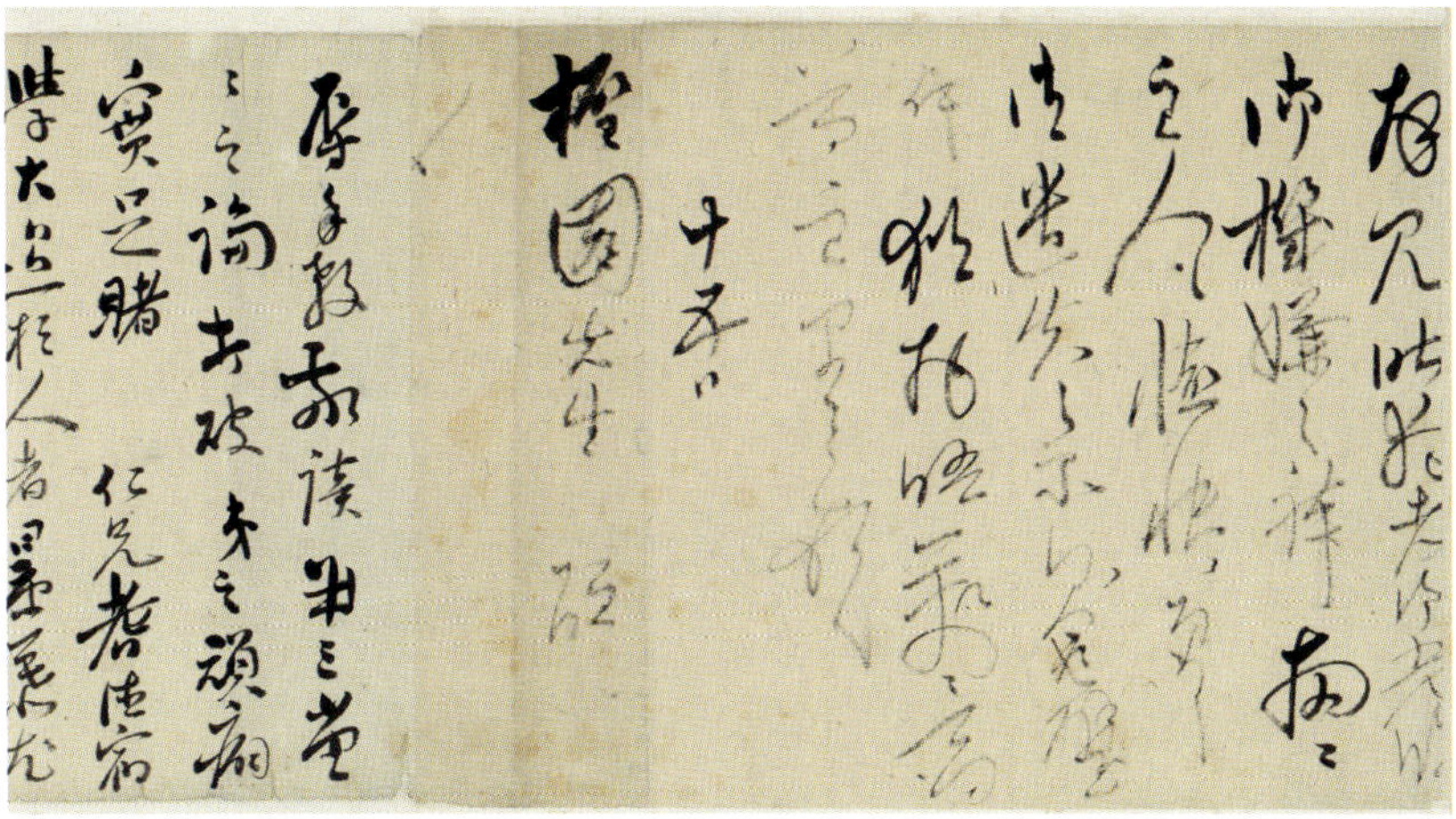

18-02 新宮凉庭【50】（206頁）　　18-01 新宮凉庭【49】（205頁）

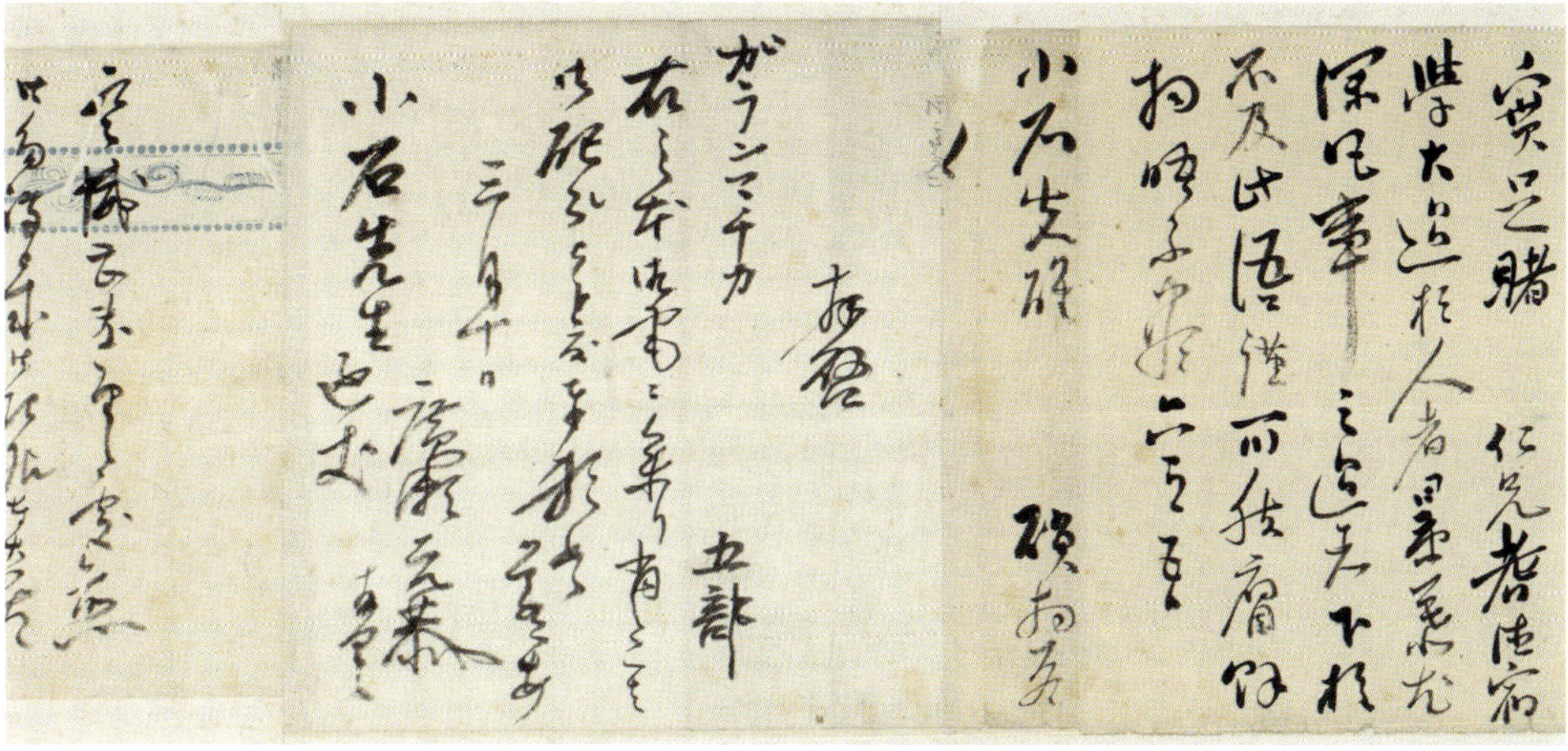

18-03 広瀬元恭【85】（269頁）

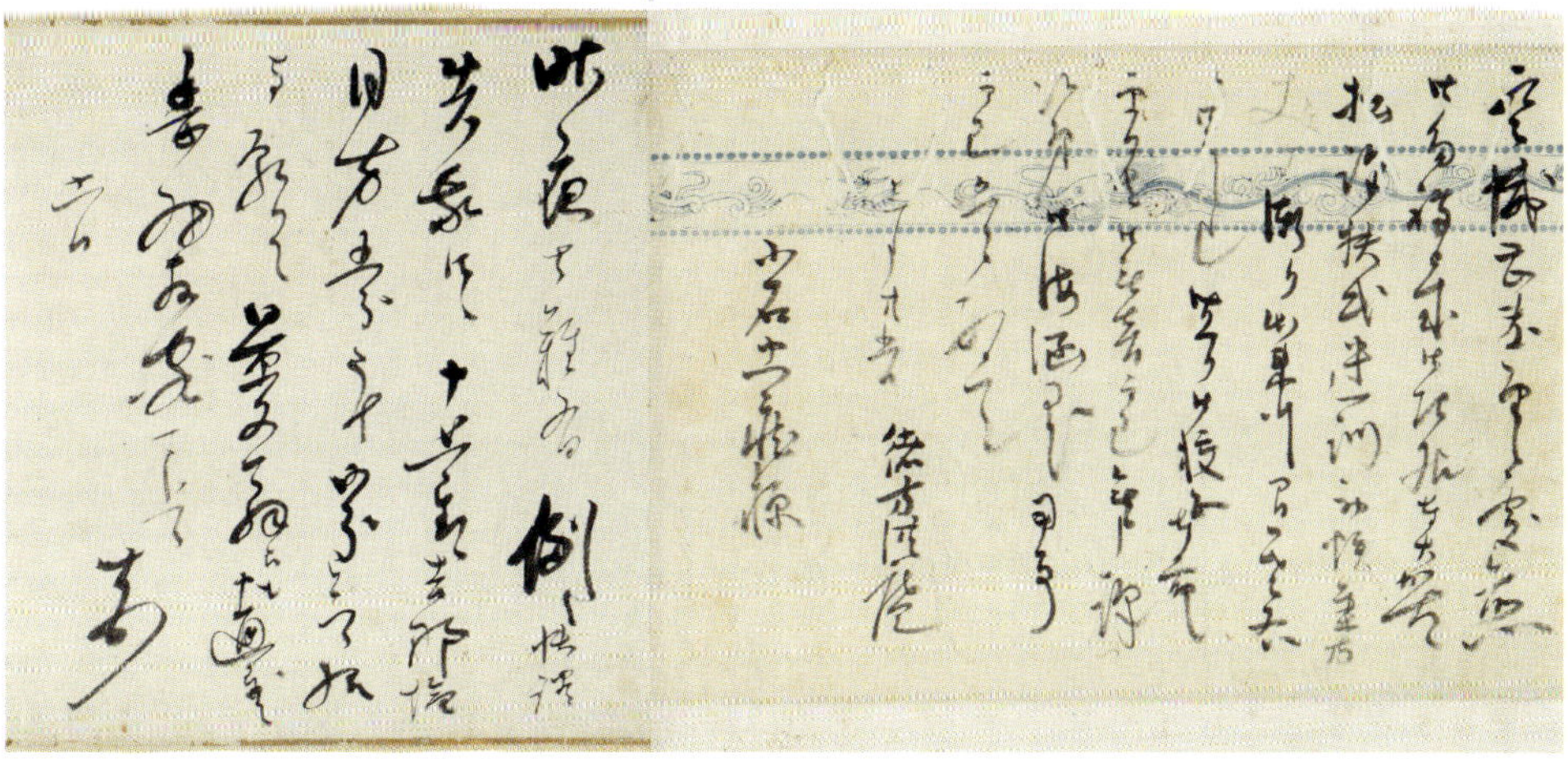

18-05 日野鼎哉【83】（267頁）　　18-04 緒方洪庵【09】（117頁）

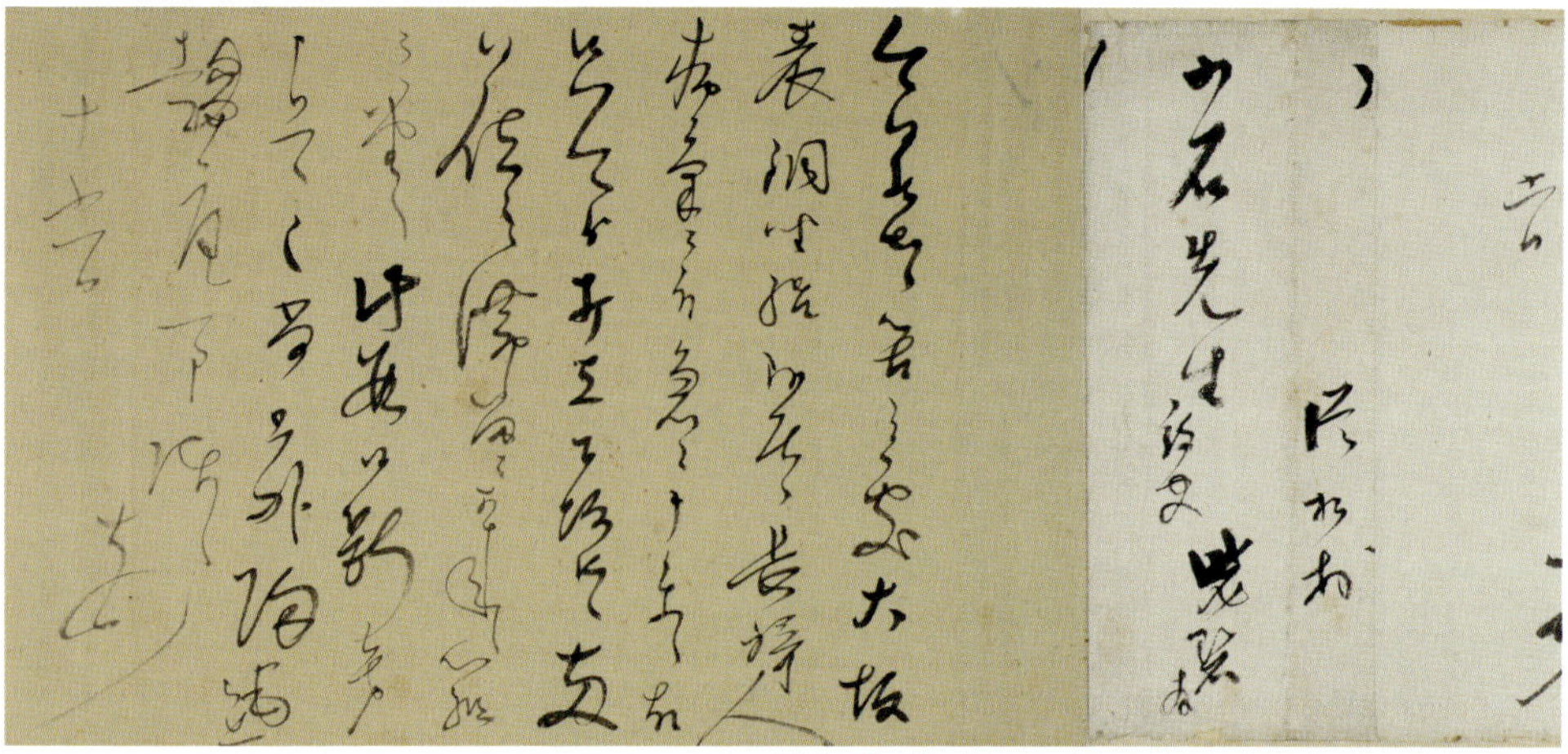

18-06 日野鼎哉【84】（268頁）

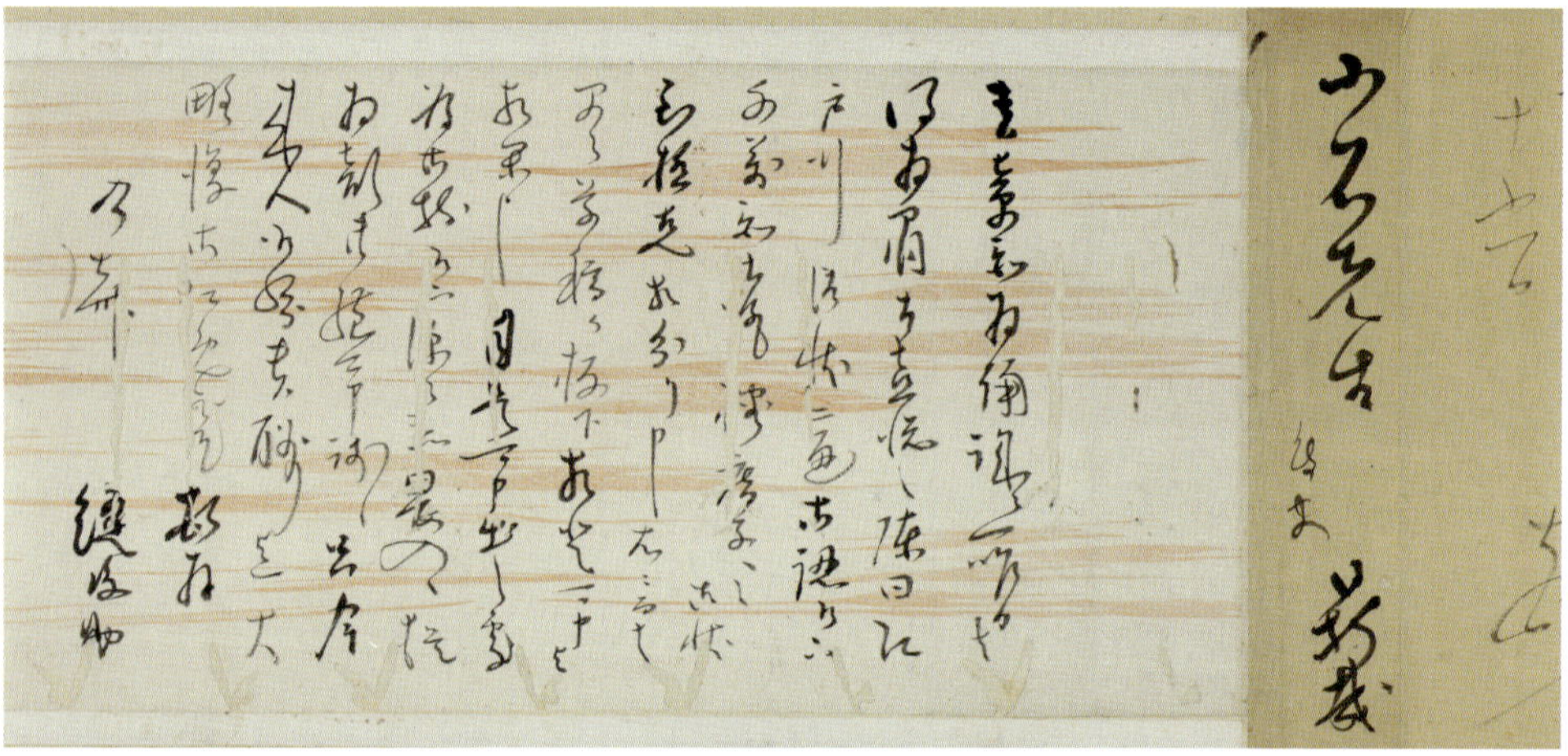

18-07 小森桃塢【39】（184頁）

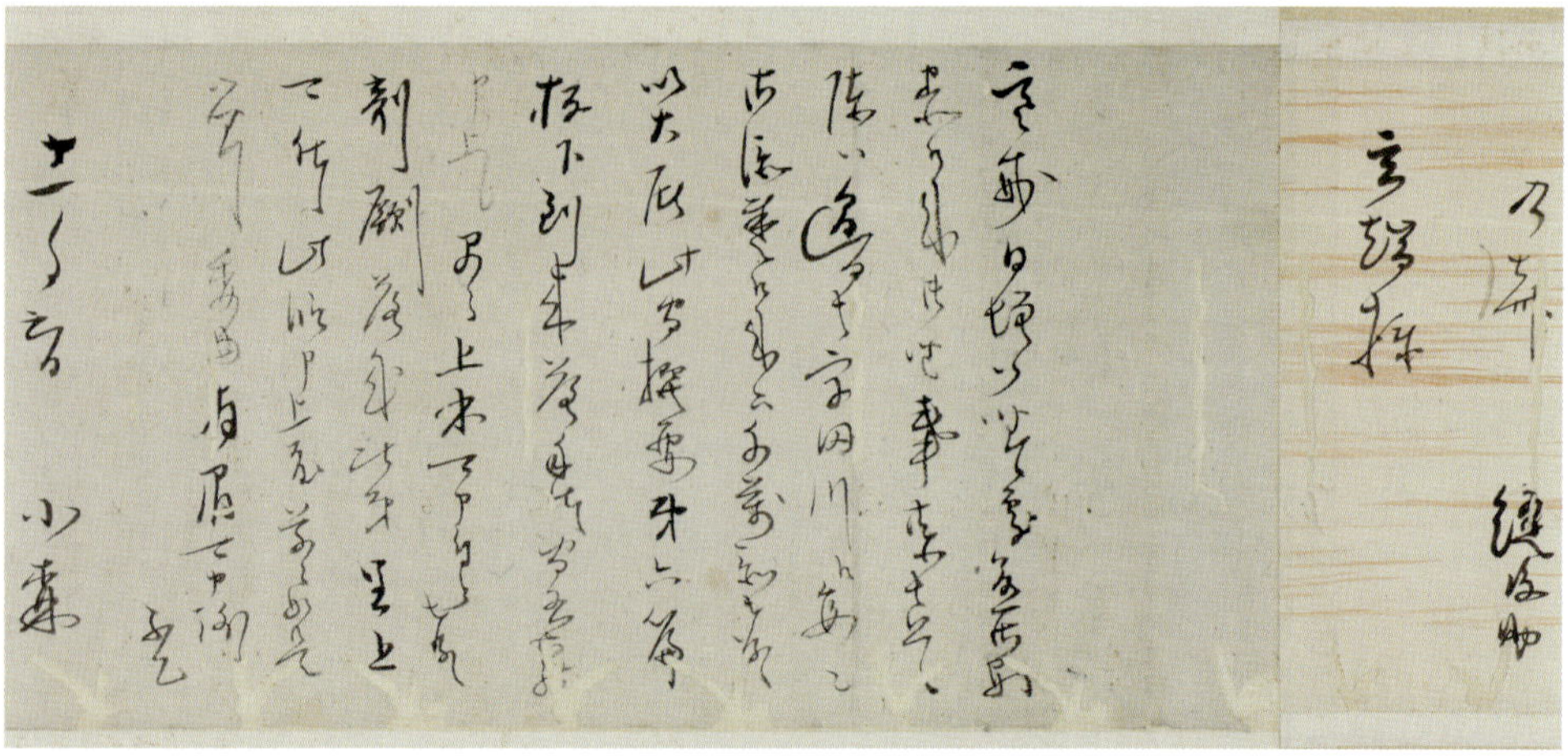

18-08 小森桃塢【40】（185頁）

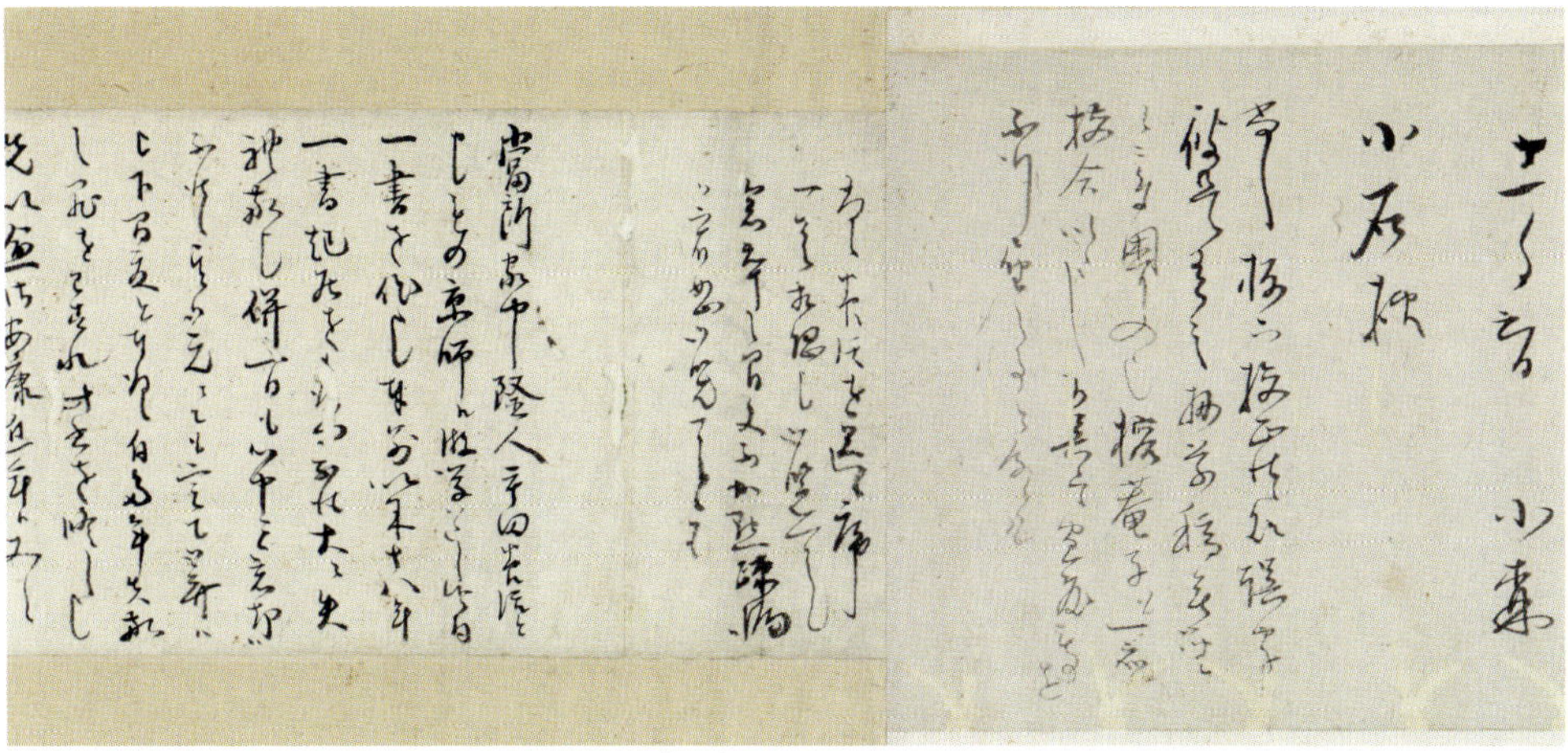

18-09 永富数馬【77】(252頁)

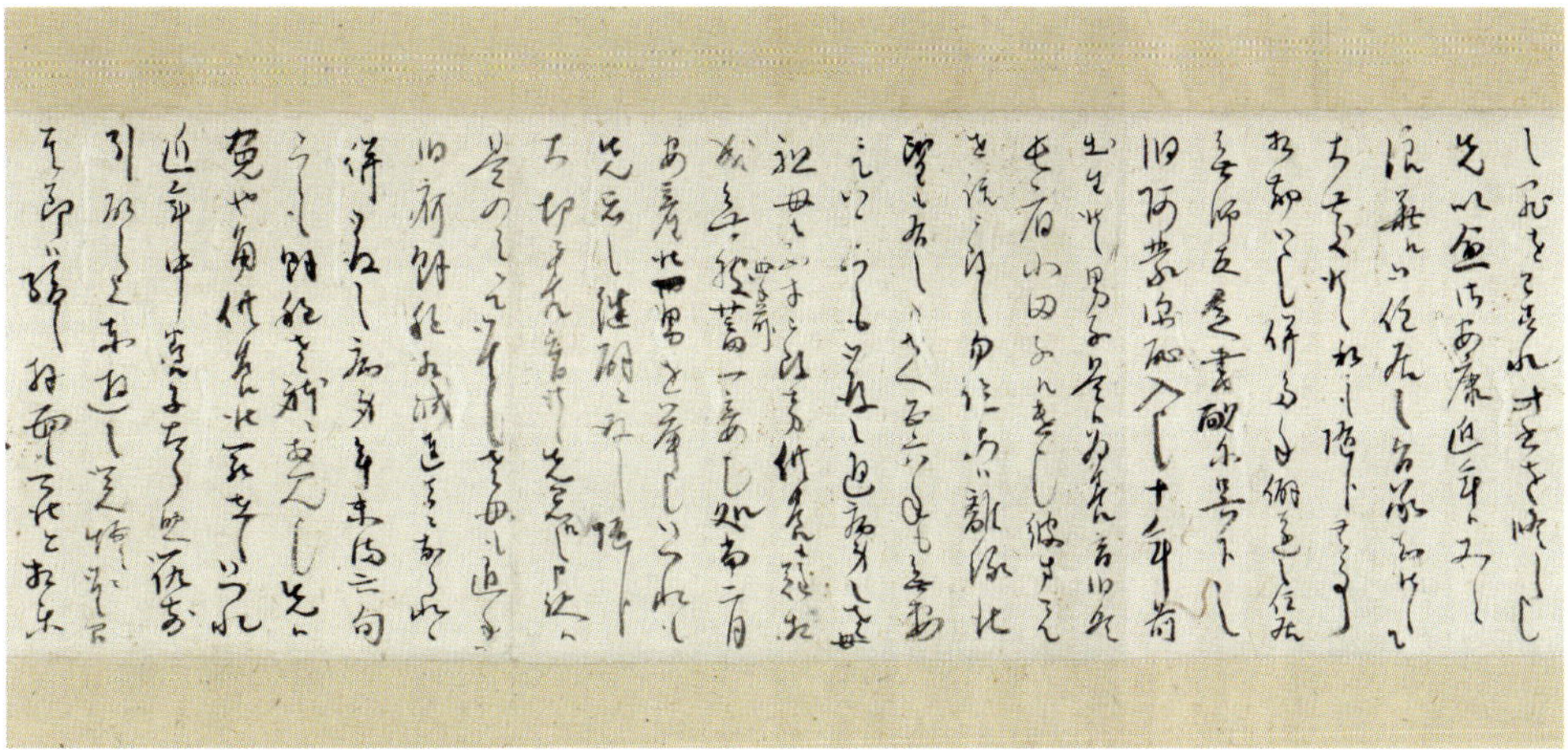

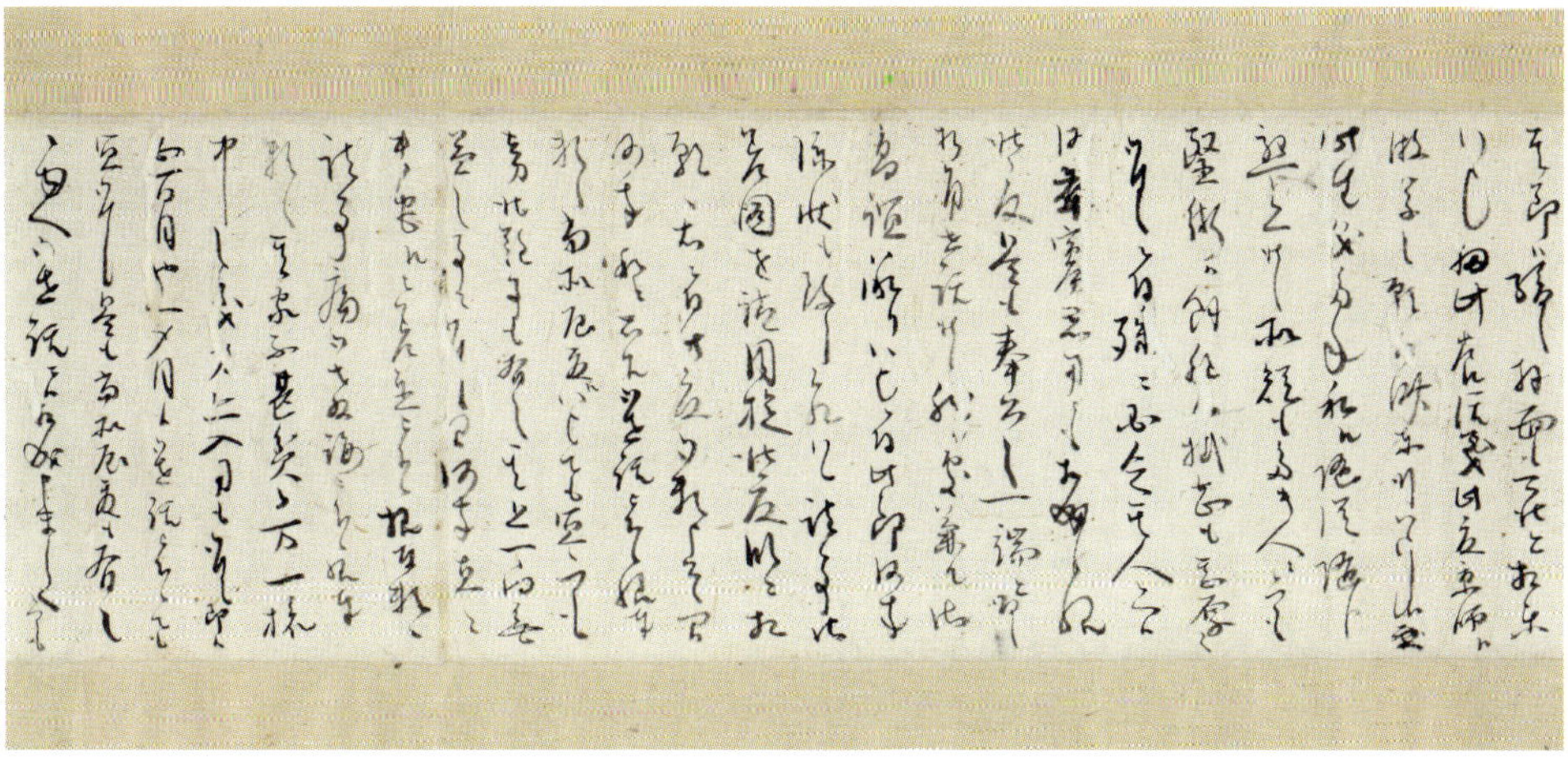

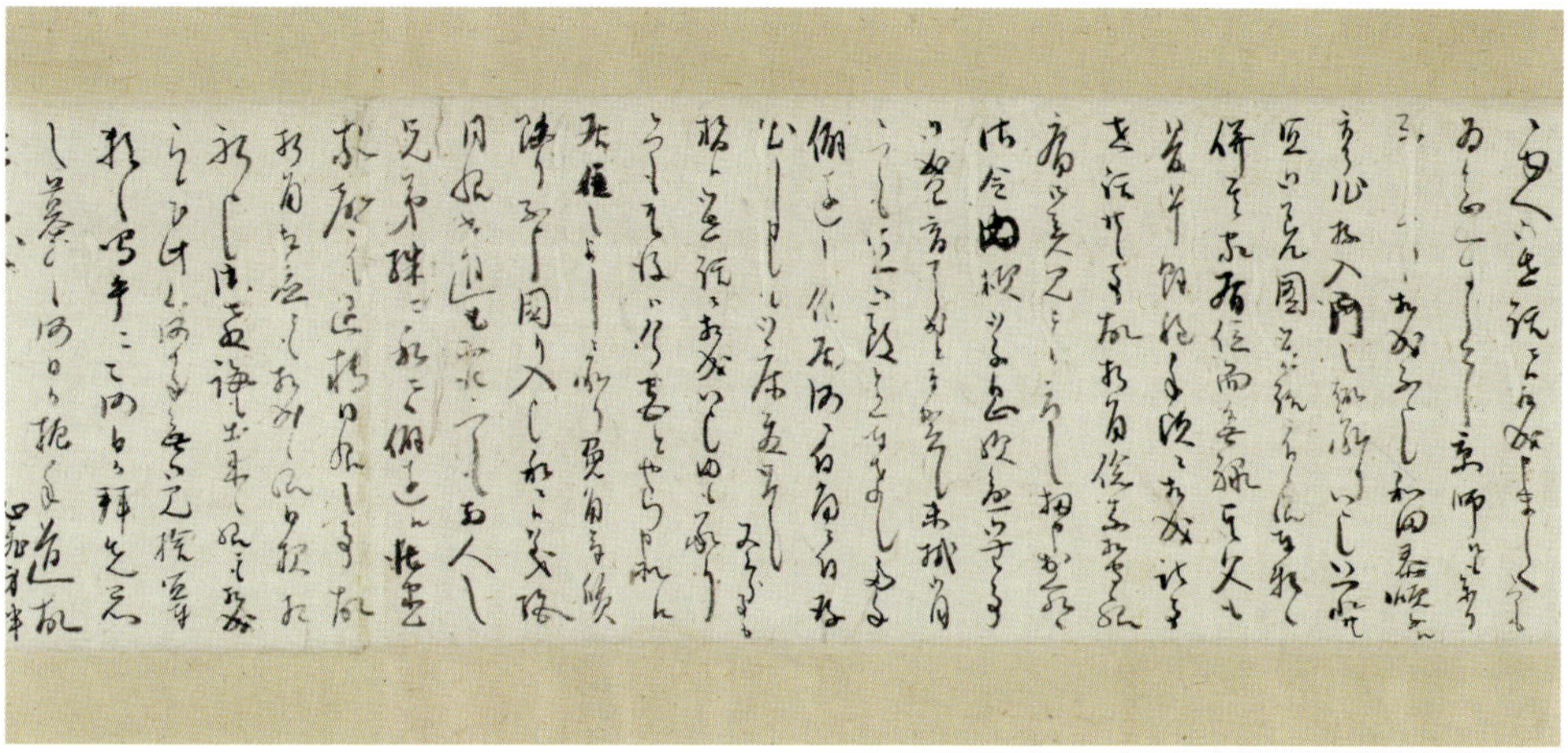

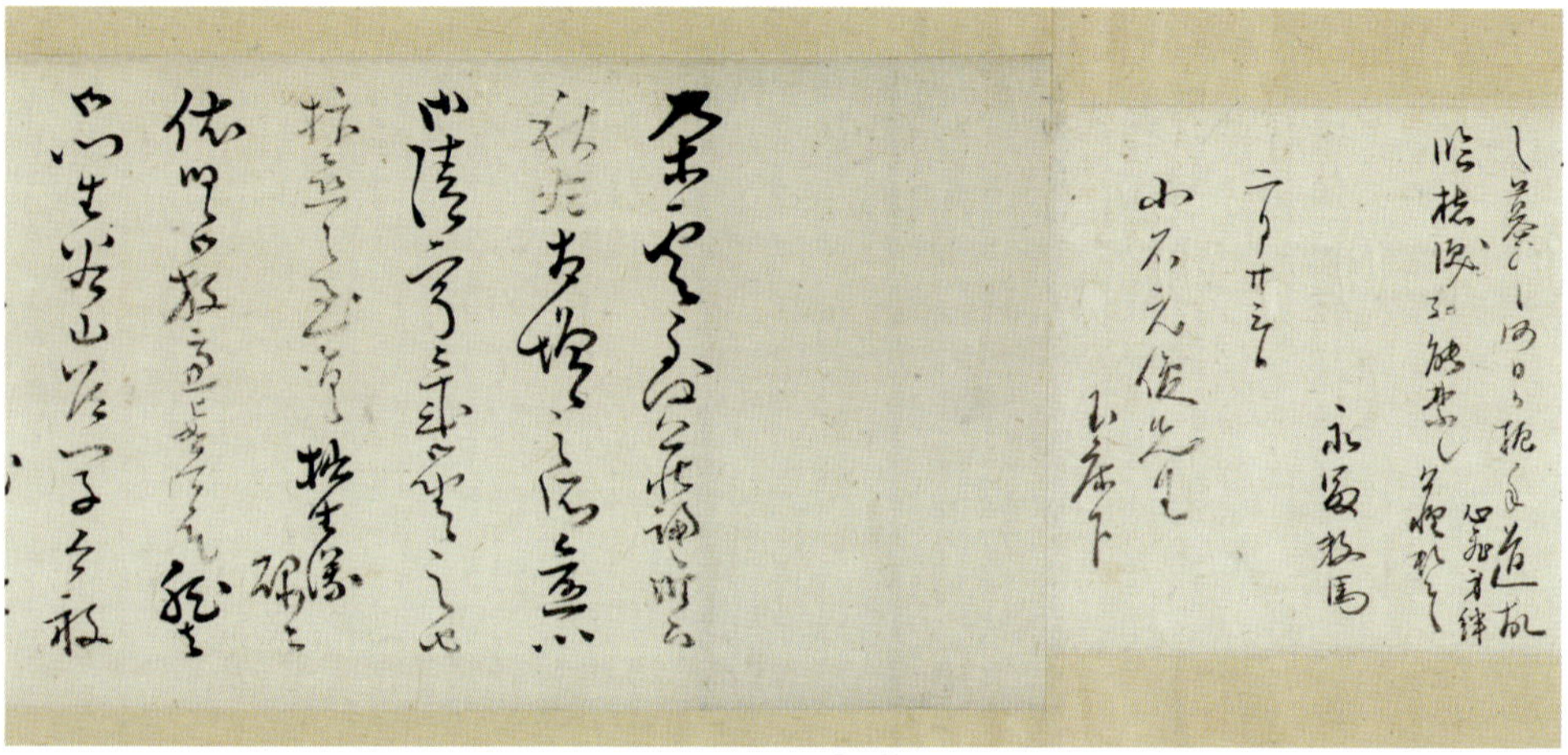

18-10 和田泰純【88】（277頁）

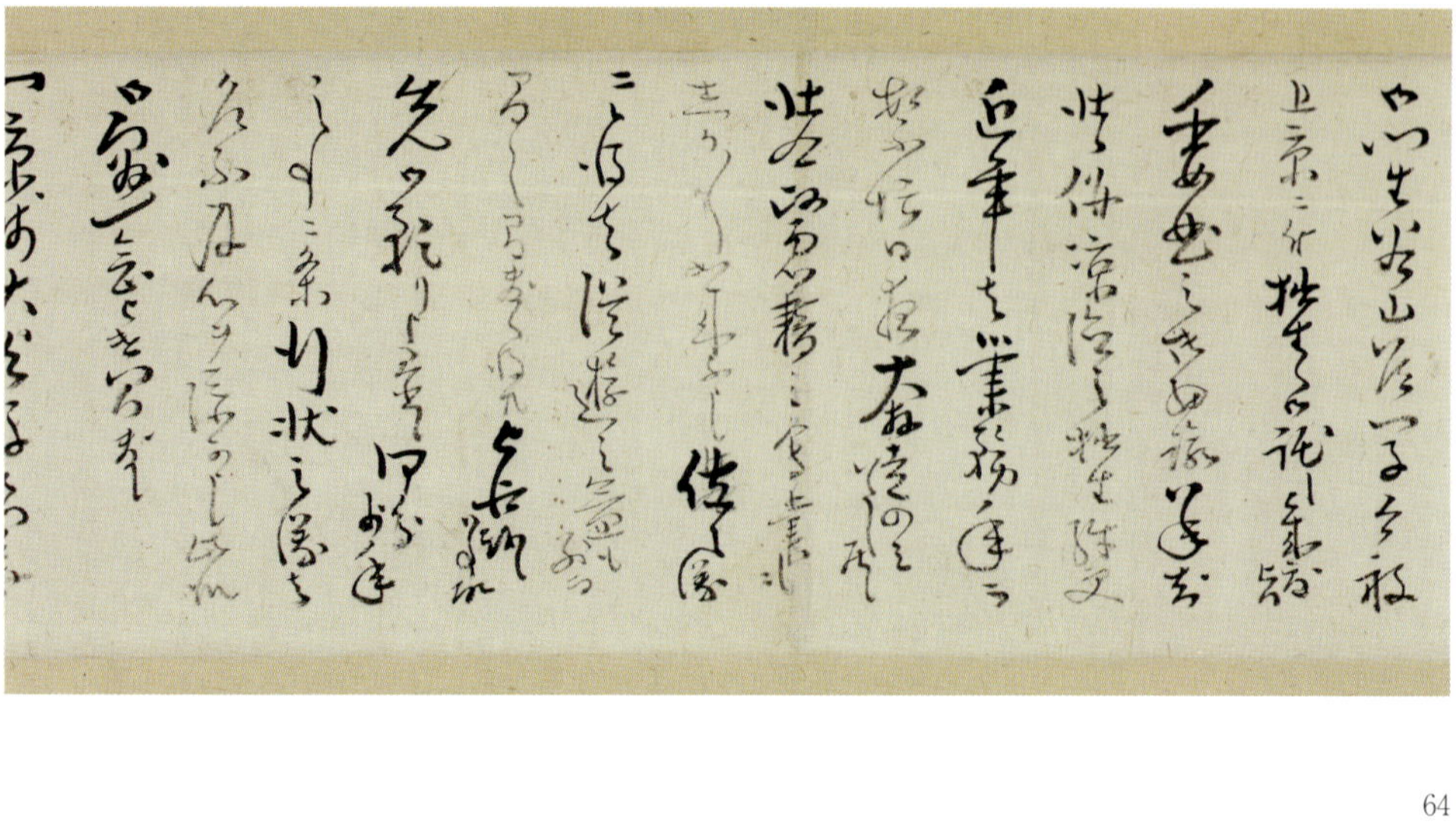

謹言

九月九日　　　　味田東悦（花押）

小石元俊様
　　貴懐ら

黄檗
膽礬（唐）
鬱金（蠻）
紅鹽（蠻）書蟹ノ
綠礬（唐）
豆葉香

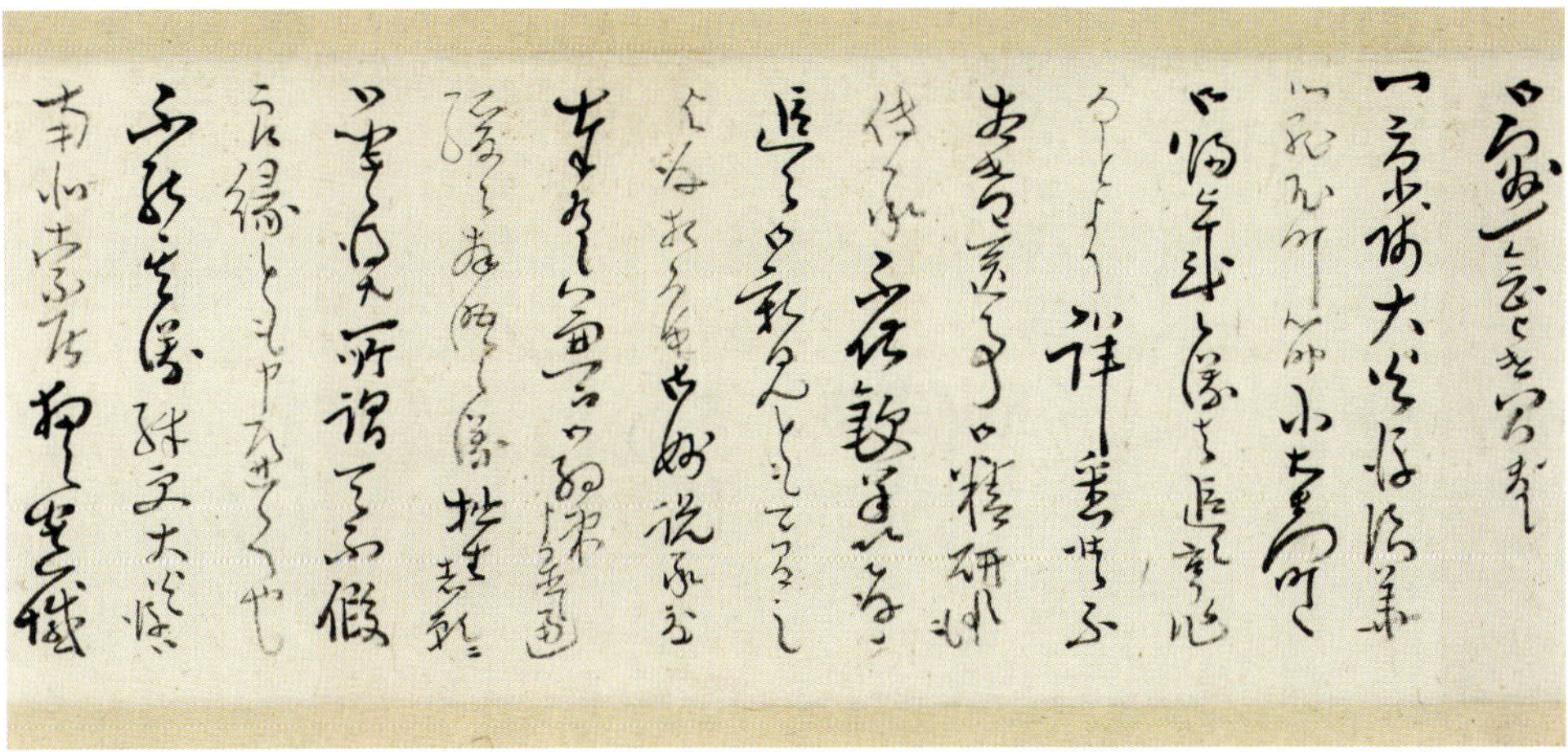

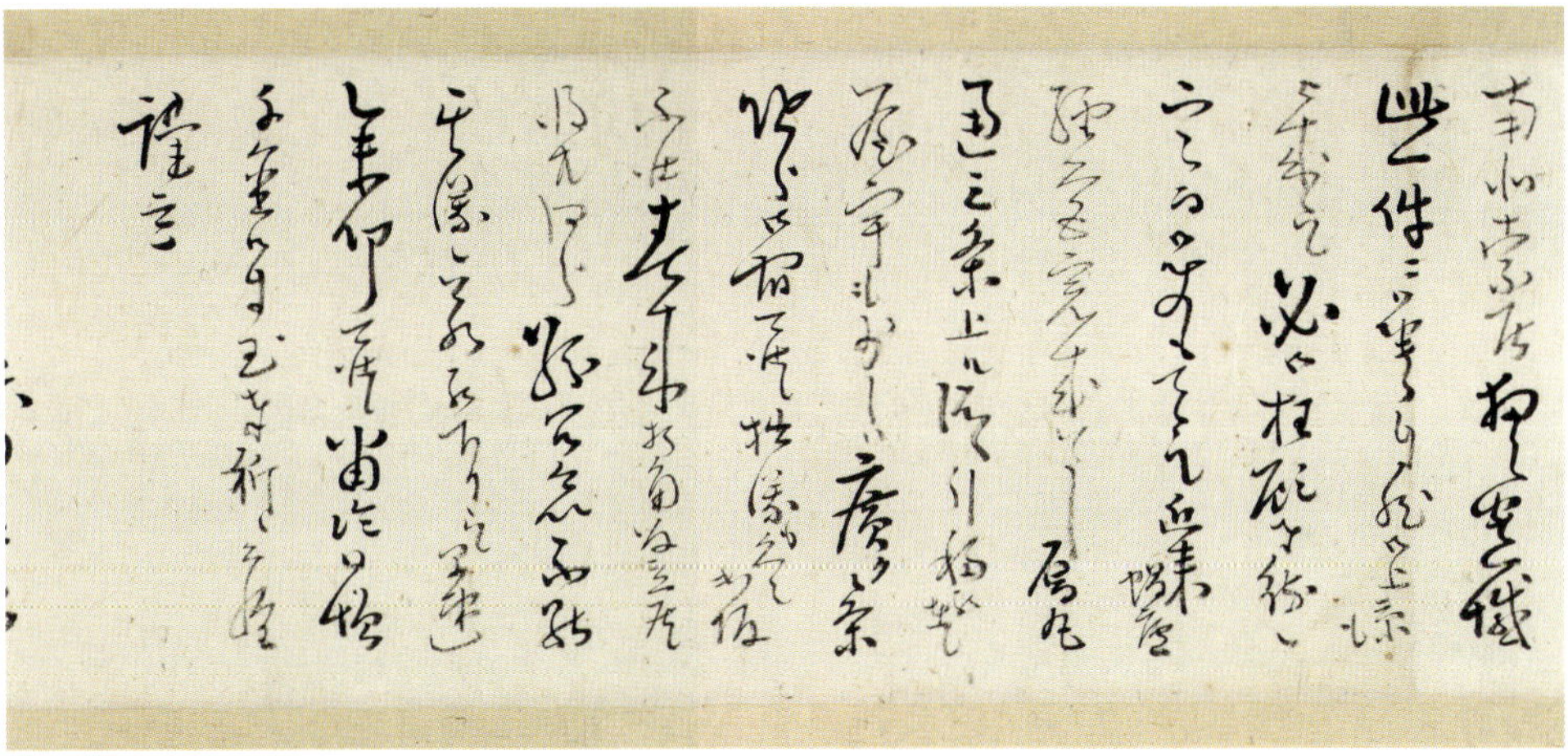

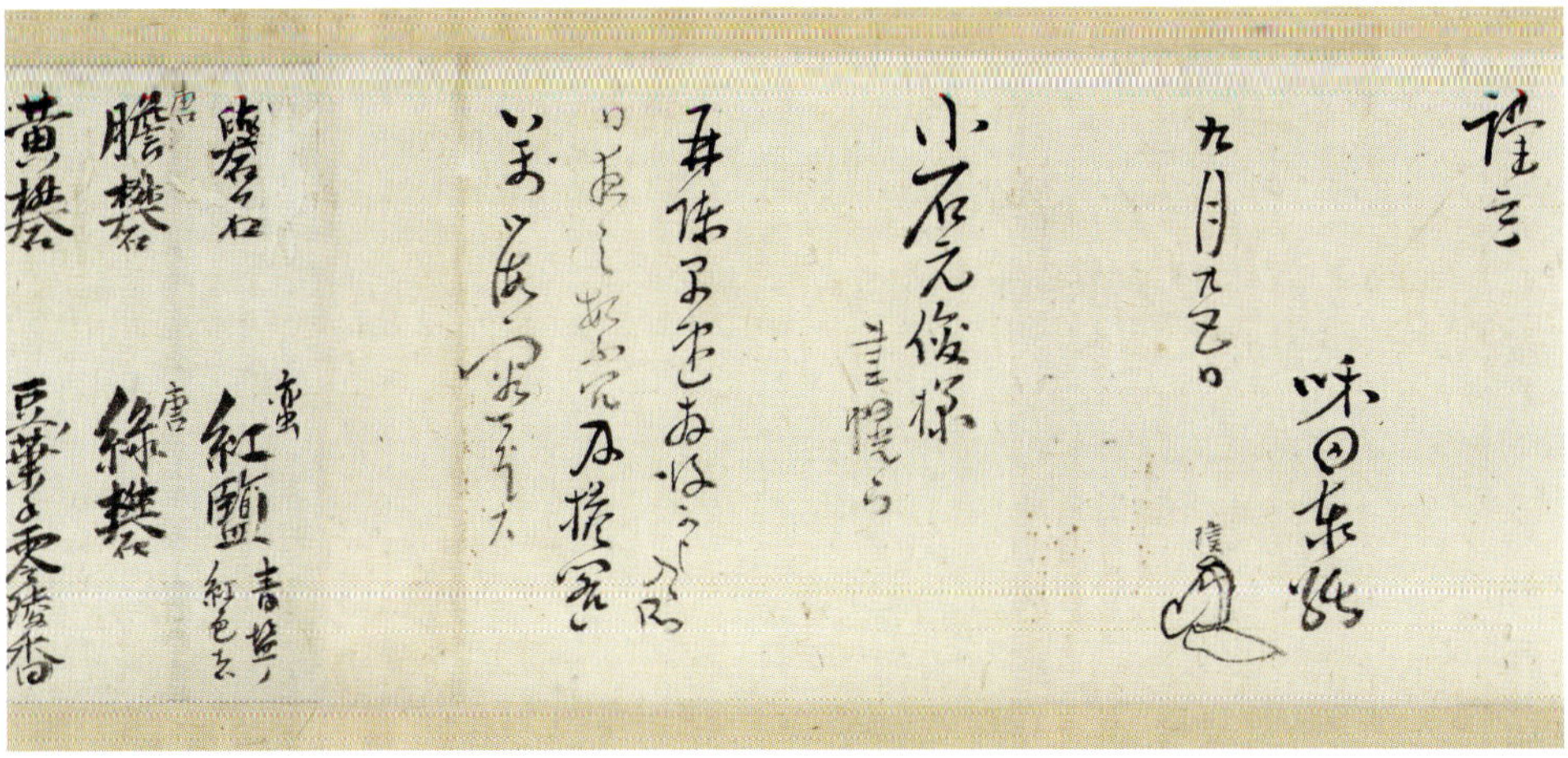

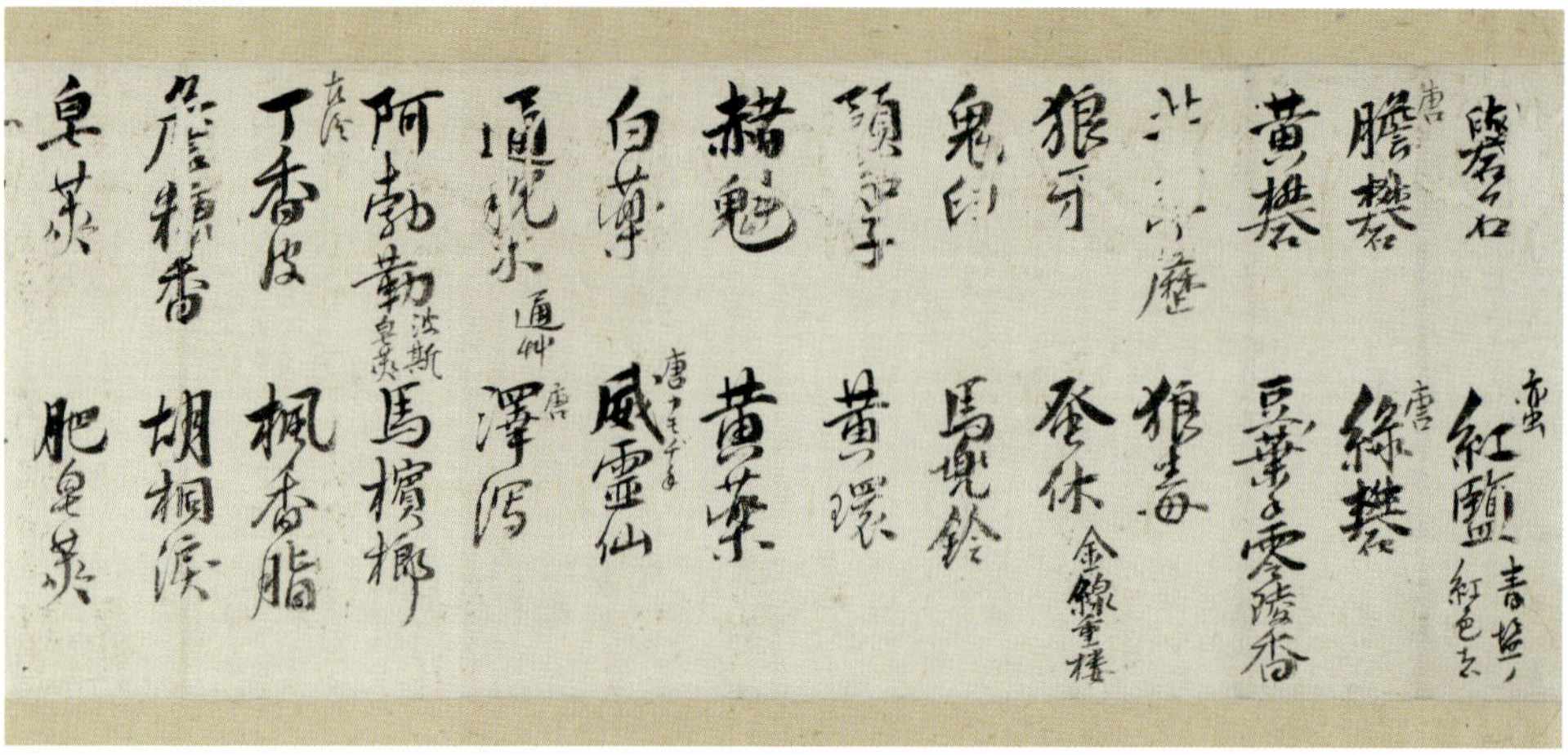

18-11 小野蘭山【22】（148頁）

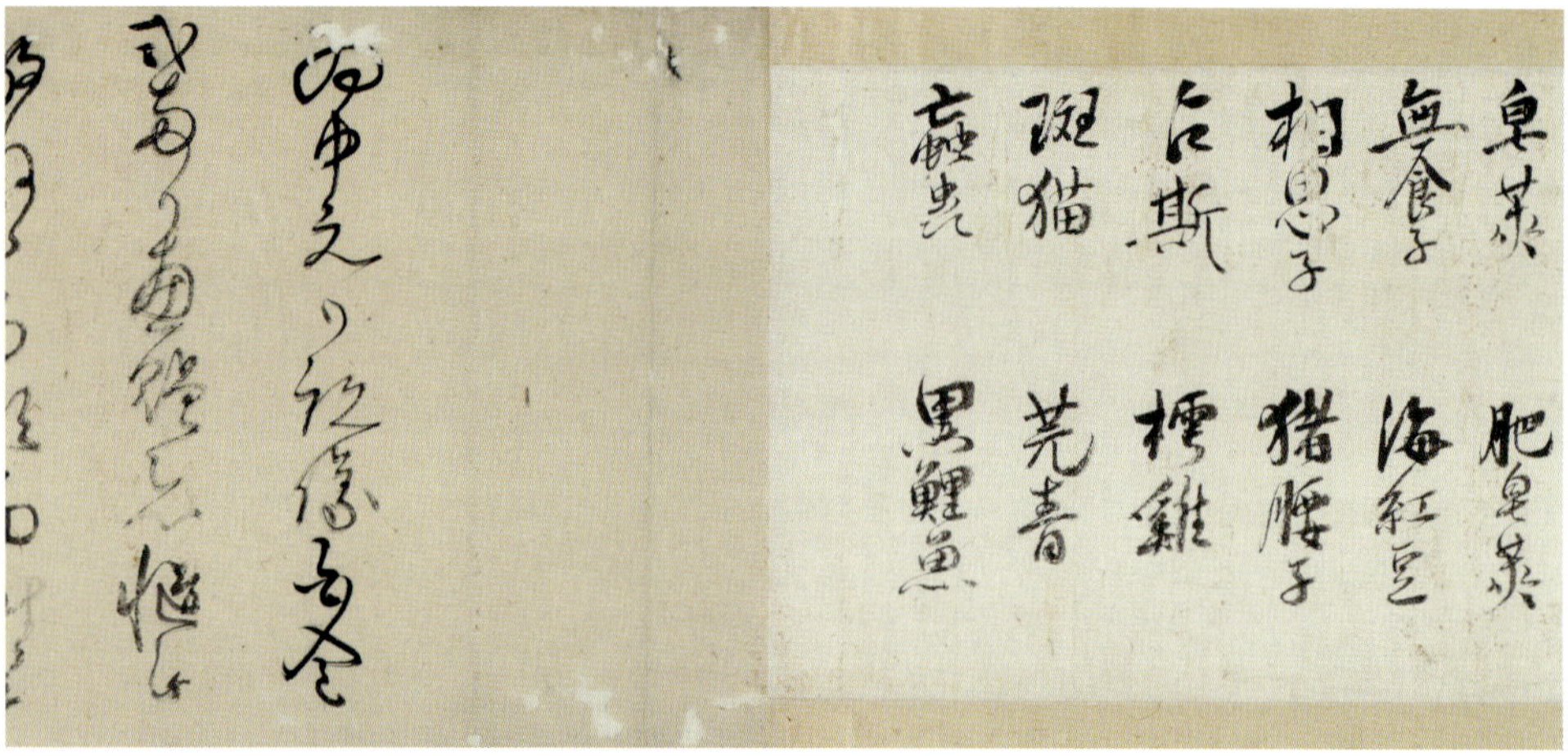

18-12 小野蘭山【23】（151頁）

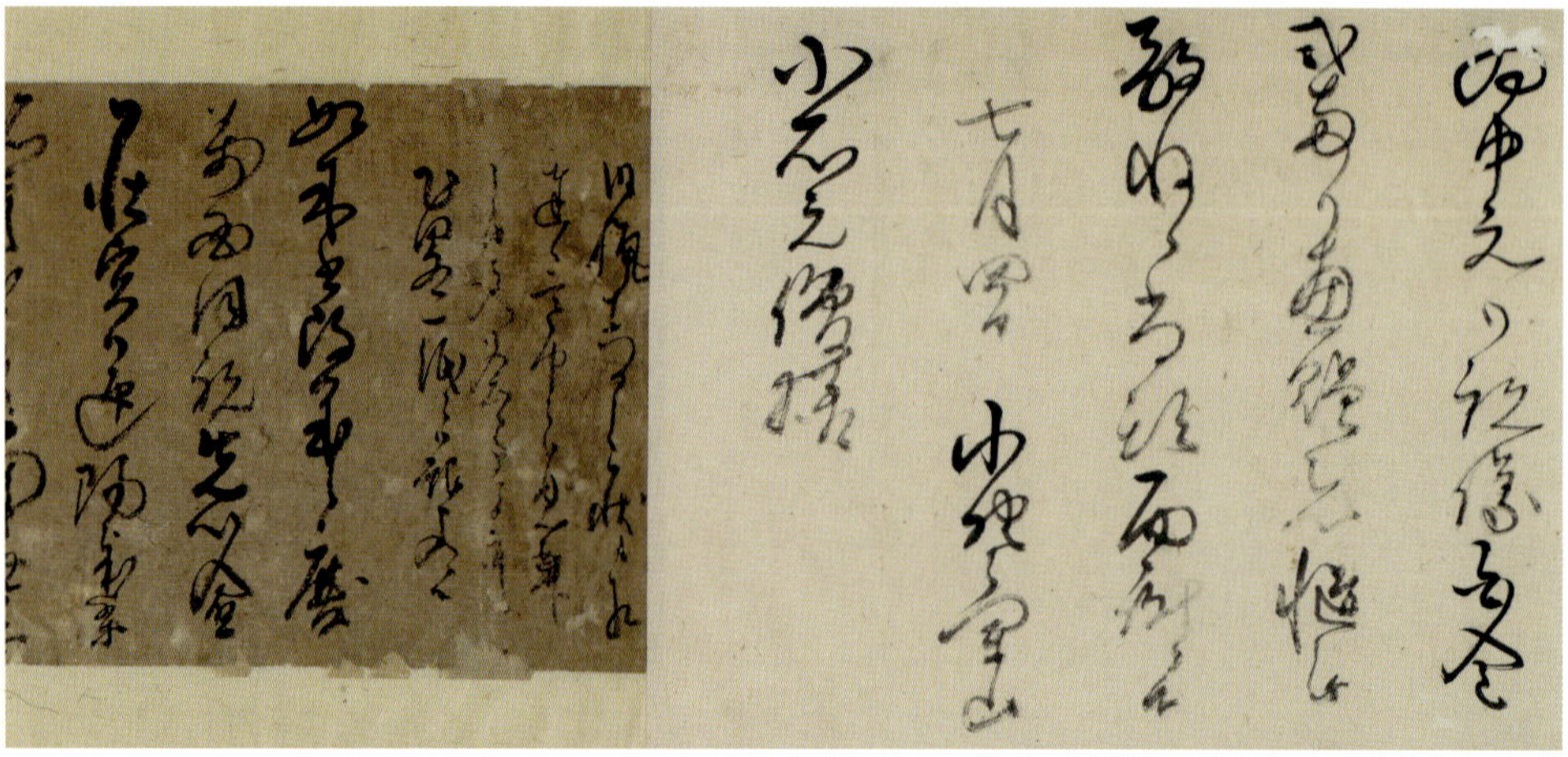

18-13 小野蘭山【24】（151頁）

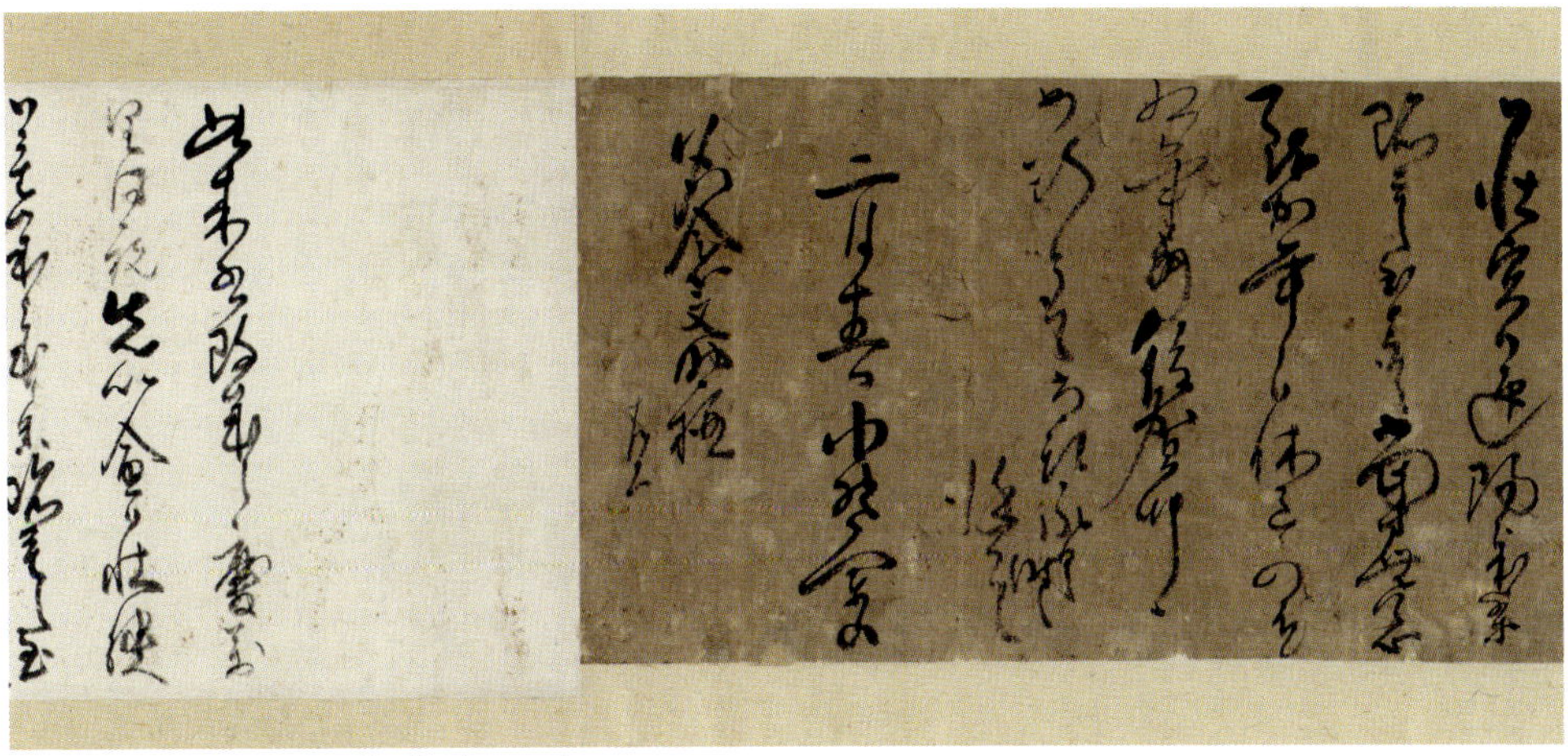

18-14 小野蘭山【25】（152頁）

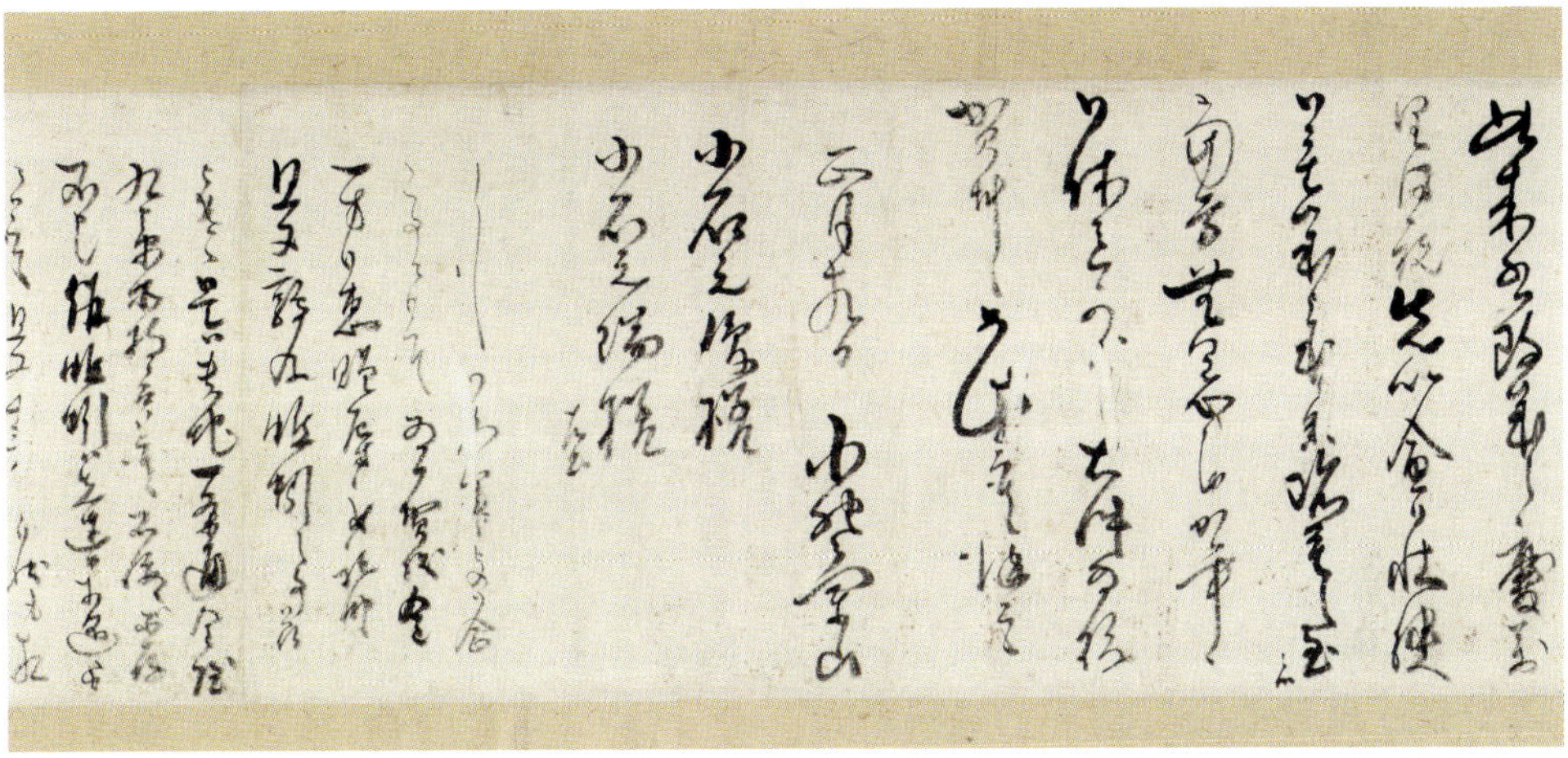

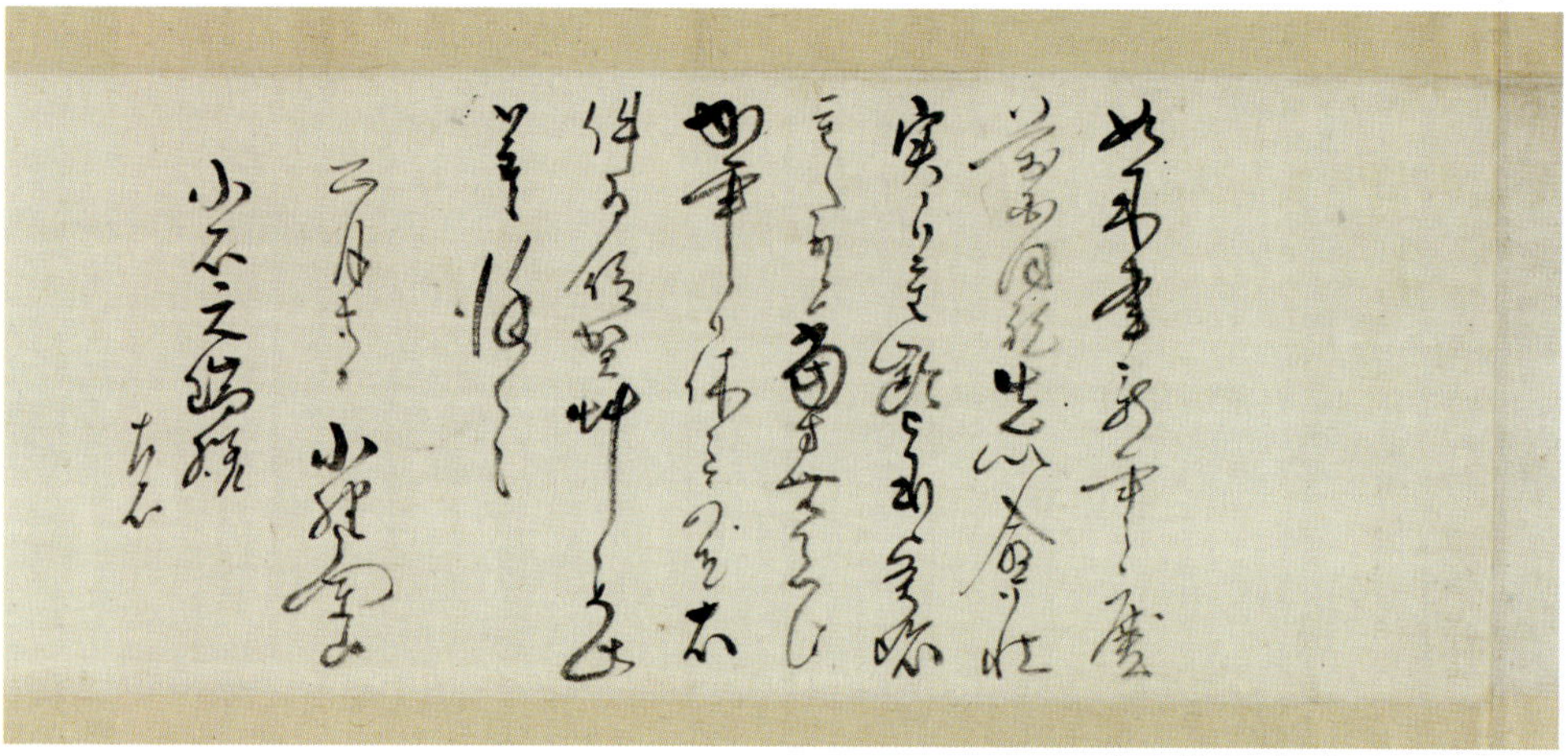

18-15 小野蘭山【26】（153頁）

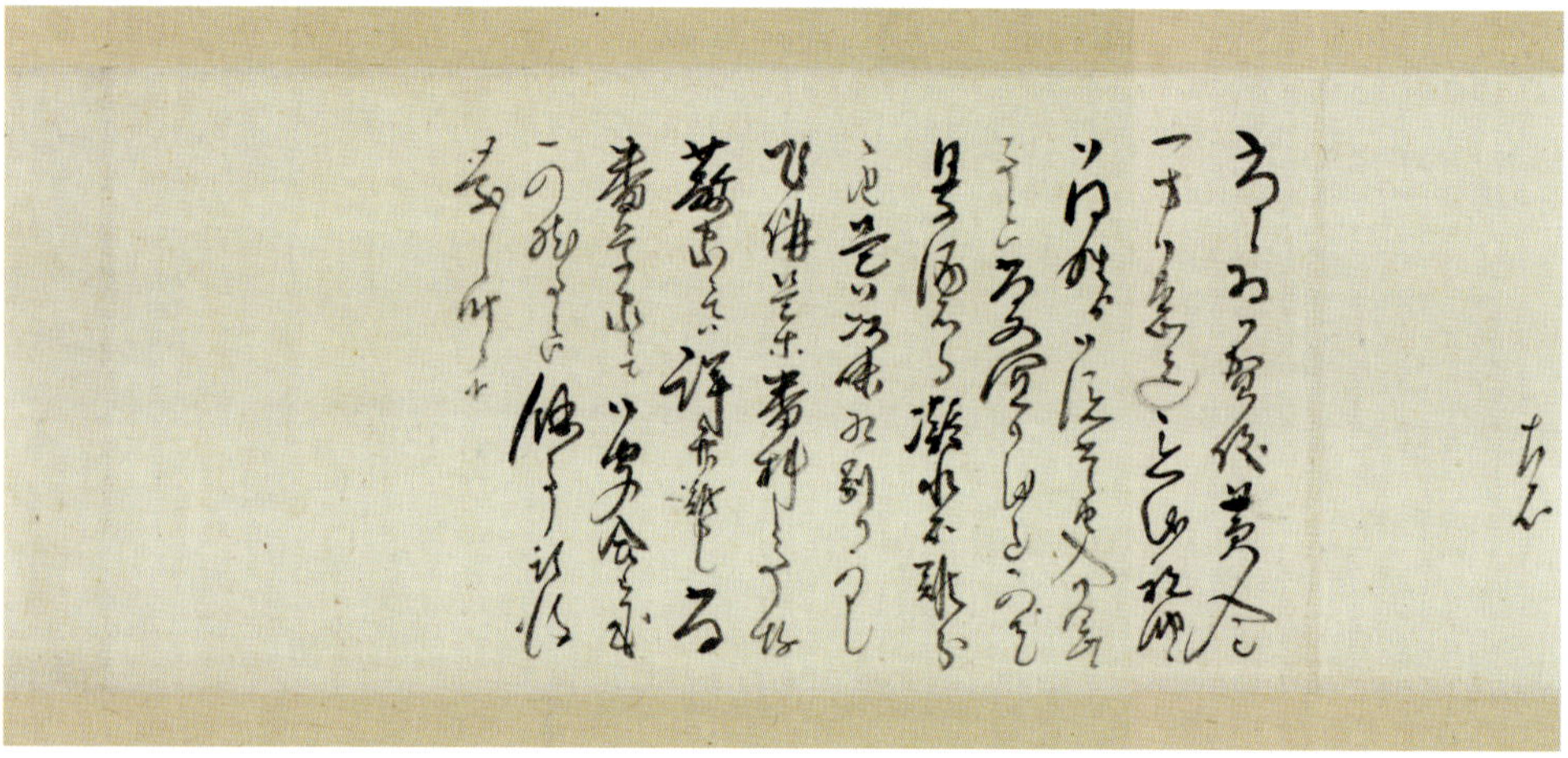

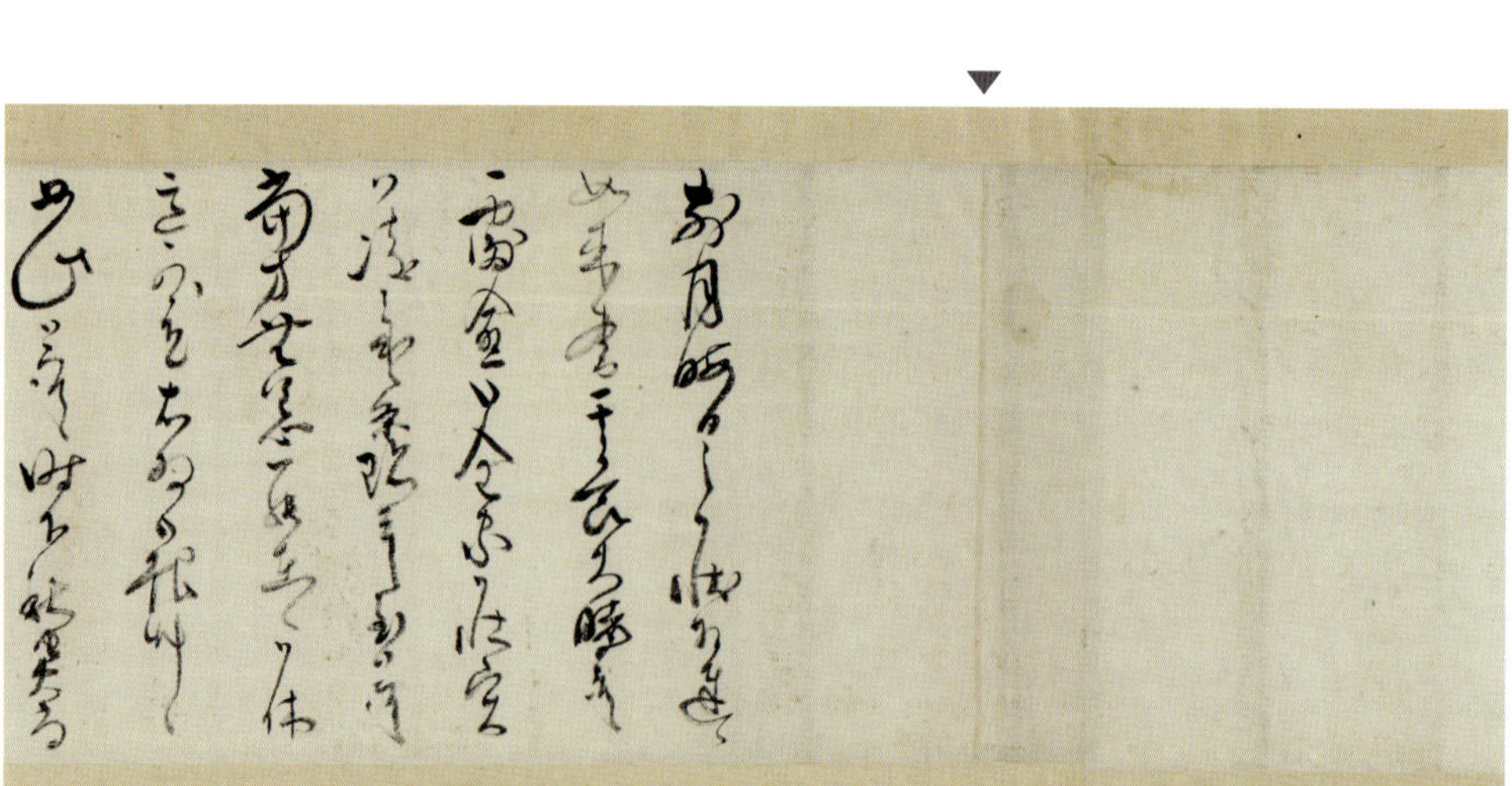

18-16 小野蘭山【27】（154頁）

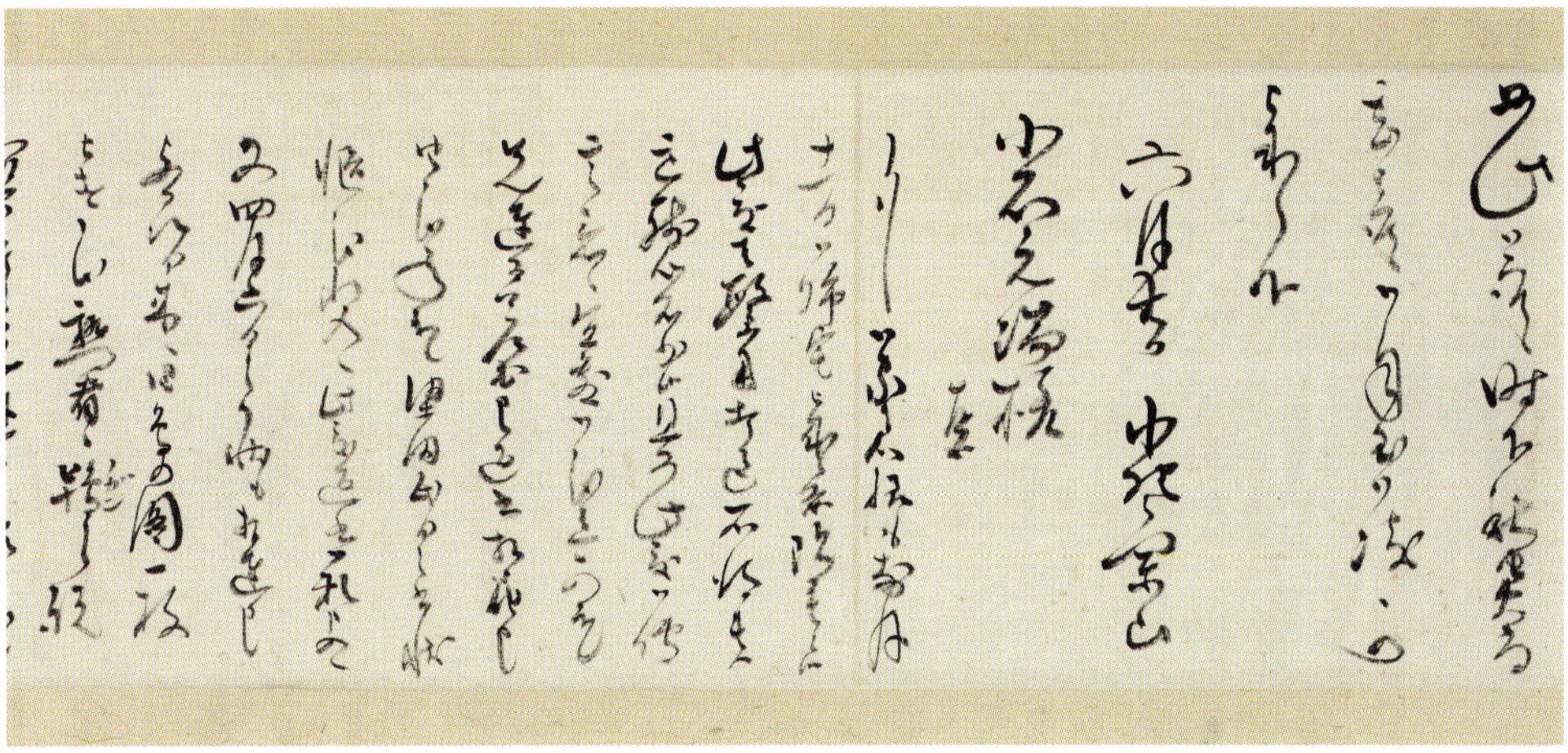

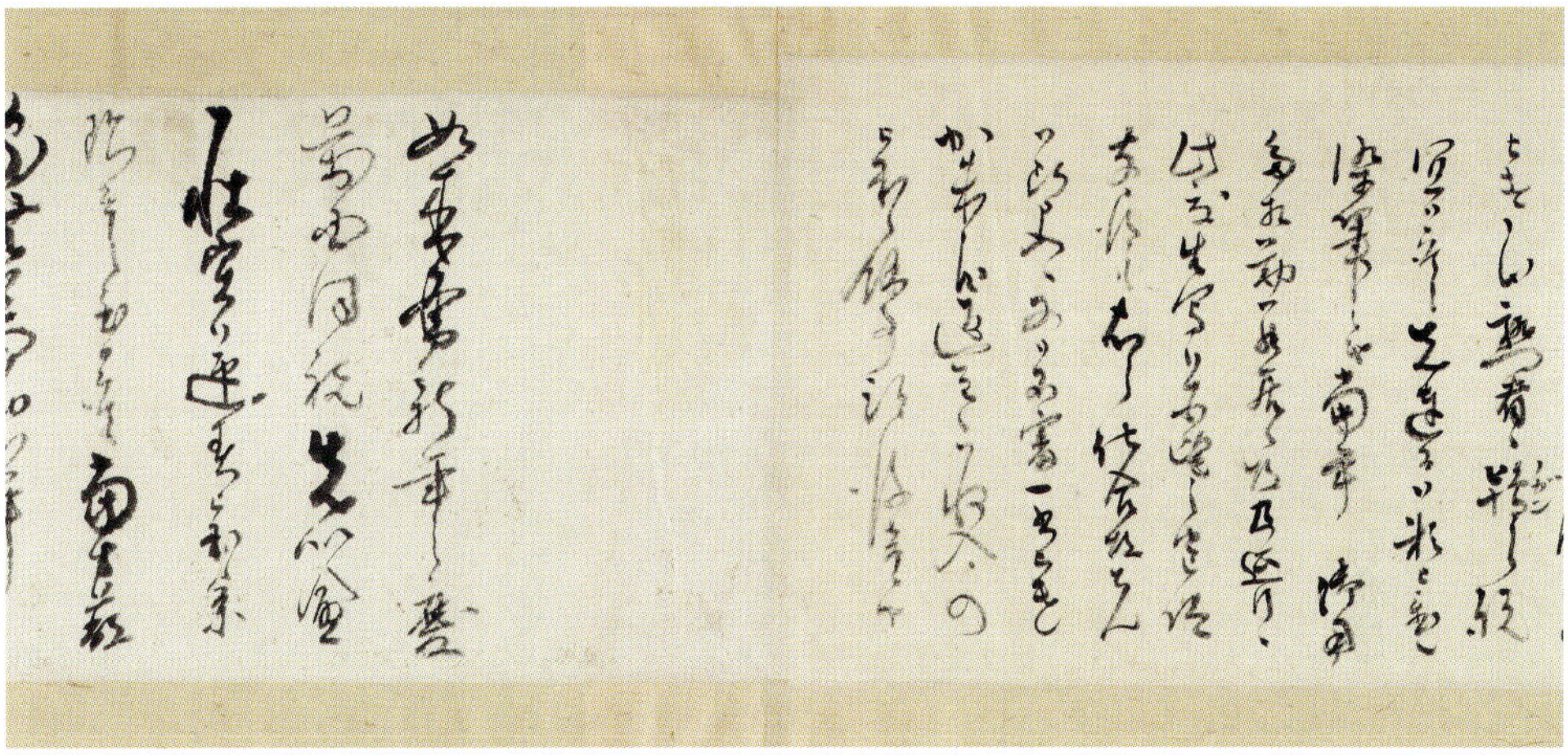

18-17 小野蘭山【28】（156頁）

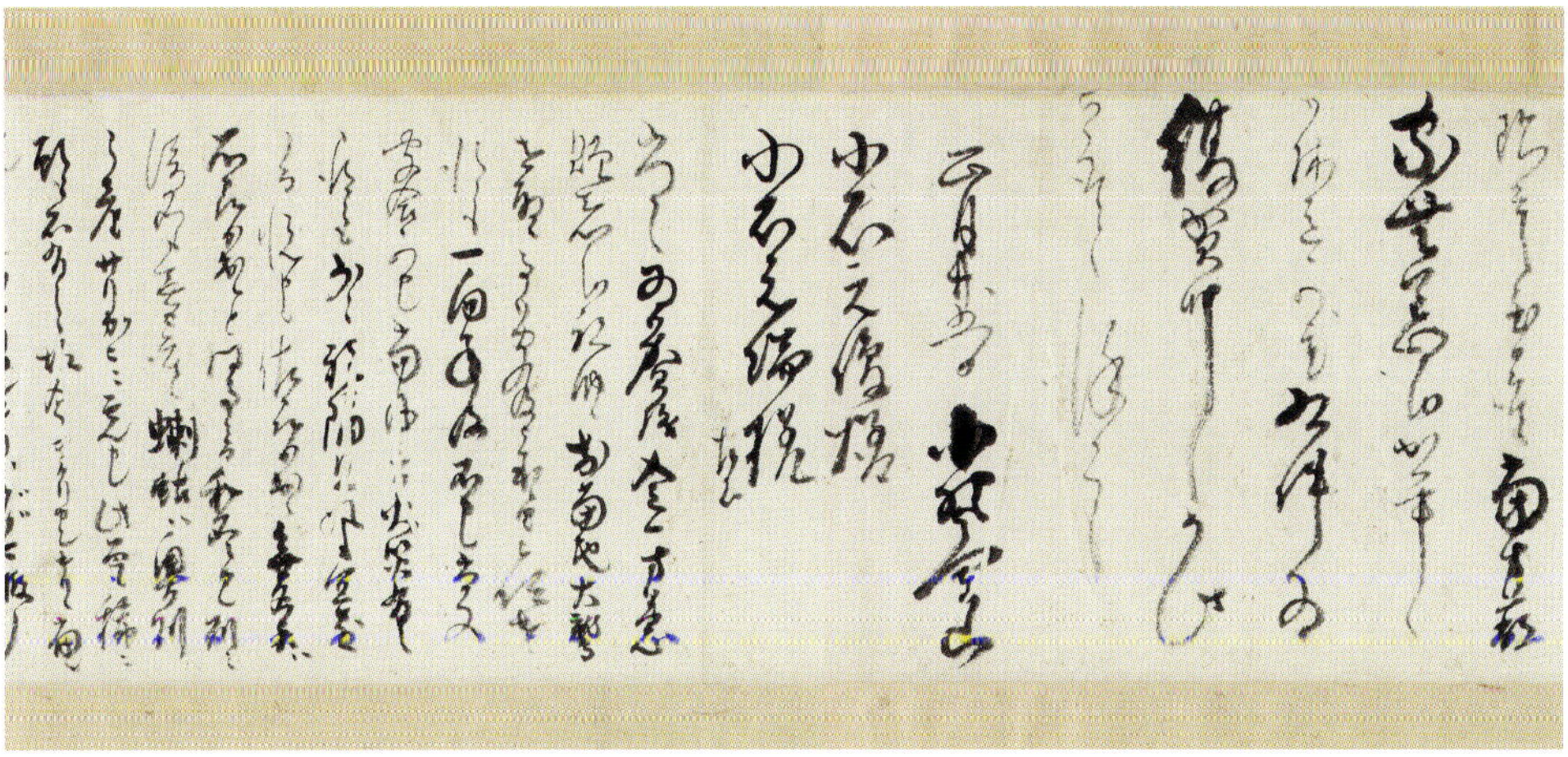

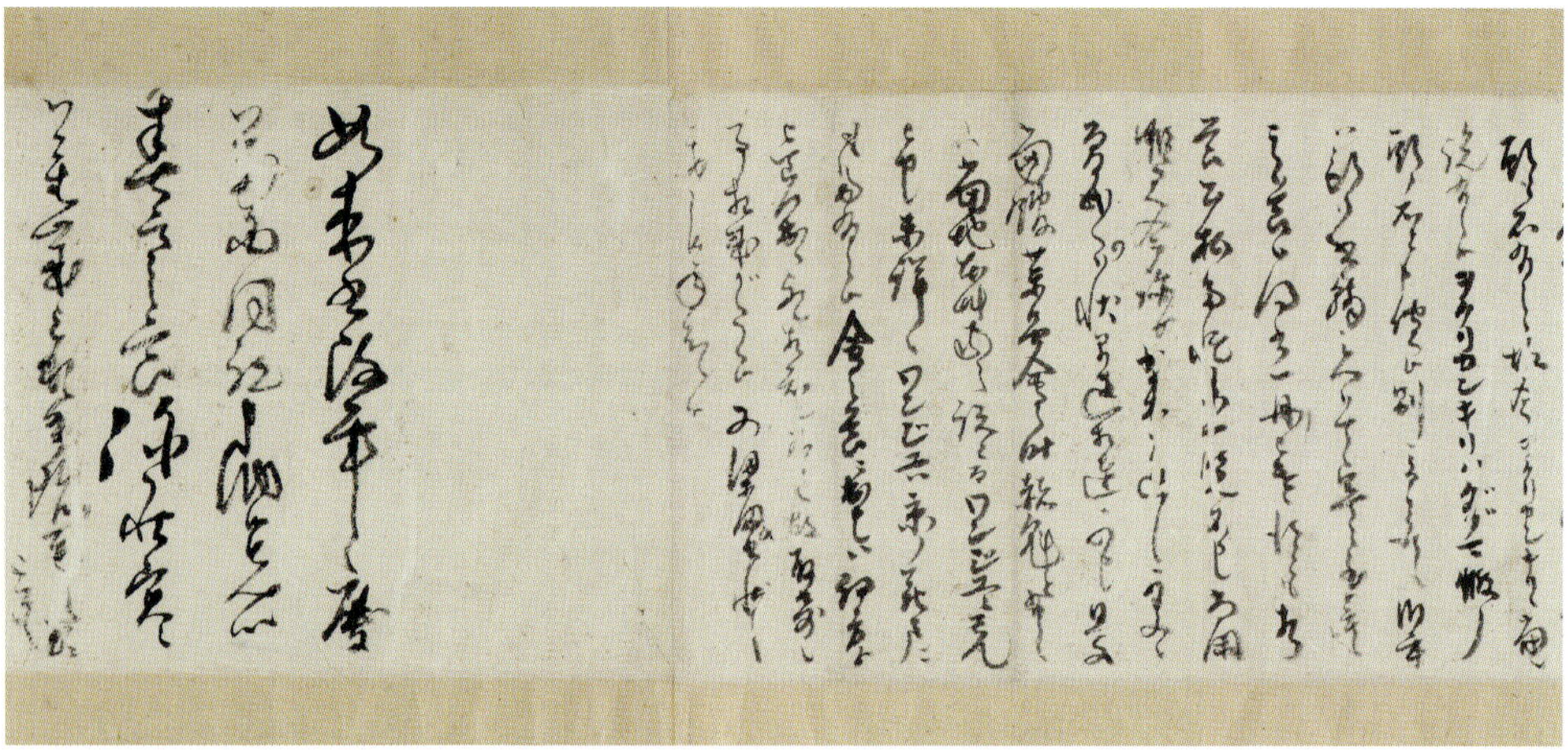

18-18 小野蘭山【29】（159頁）

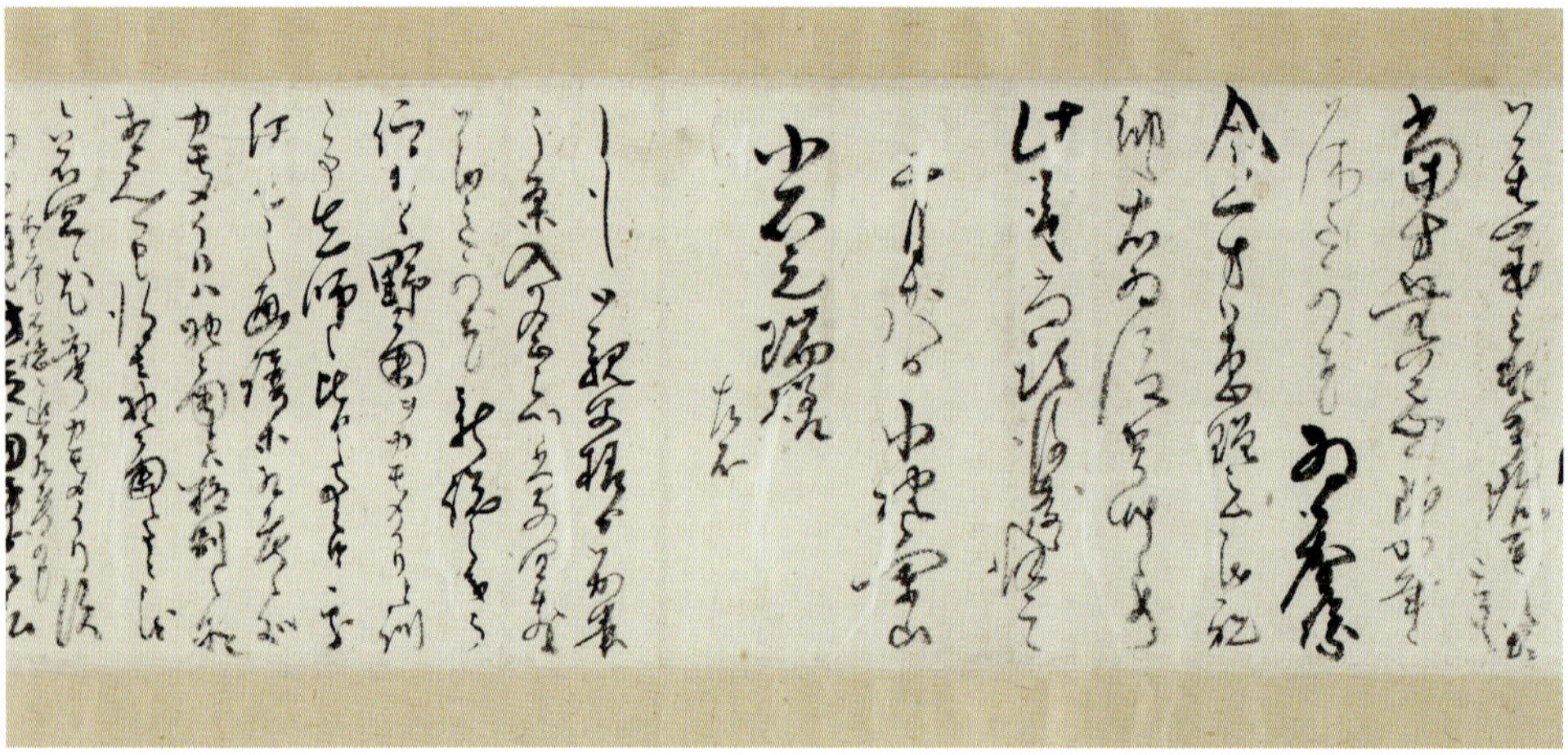

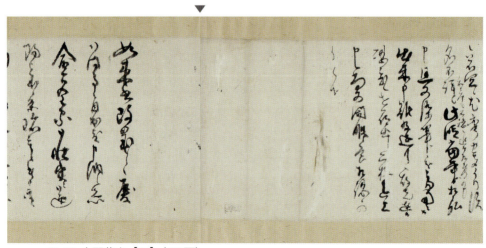

18-19 小野蘭山【30】（160頁）

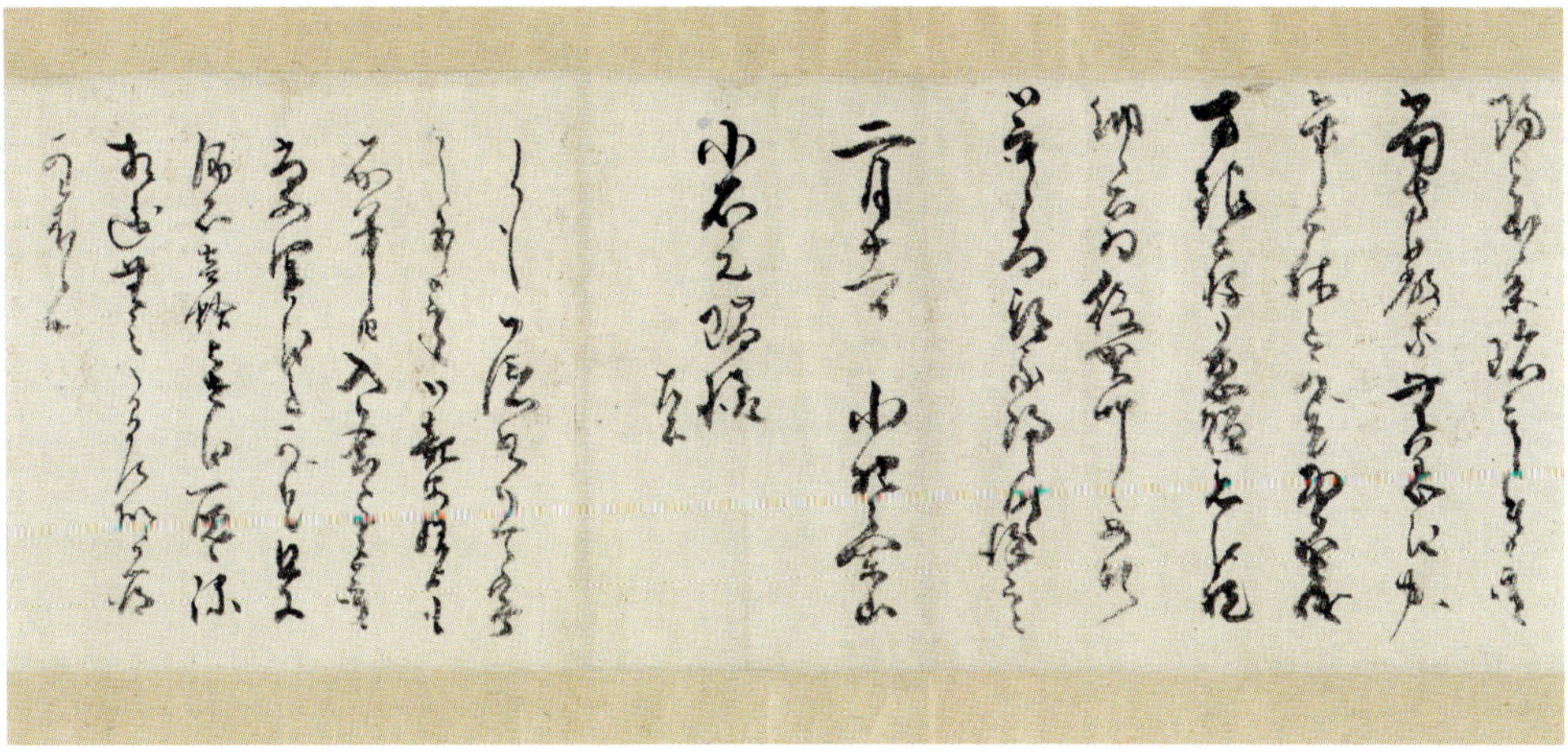

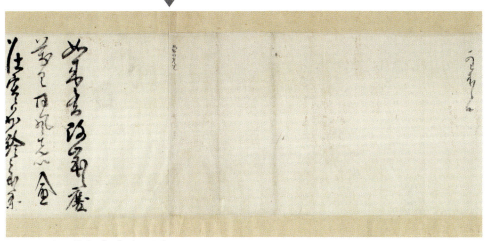

18-20 小野蘭山【31】（162頁）

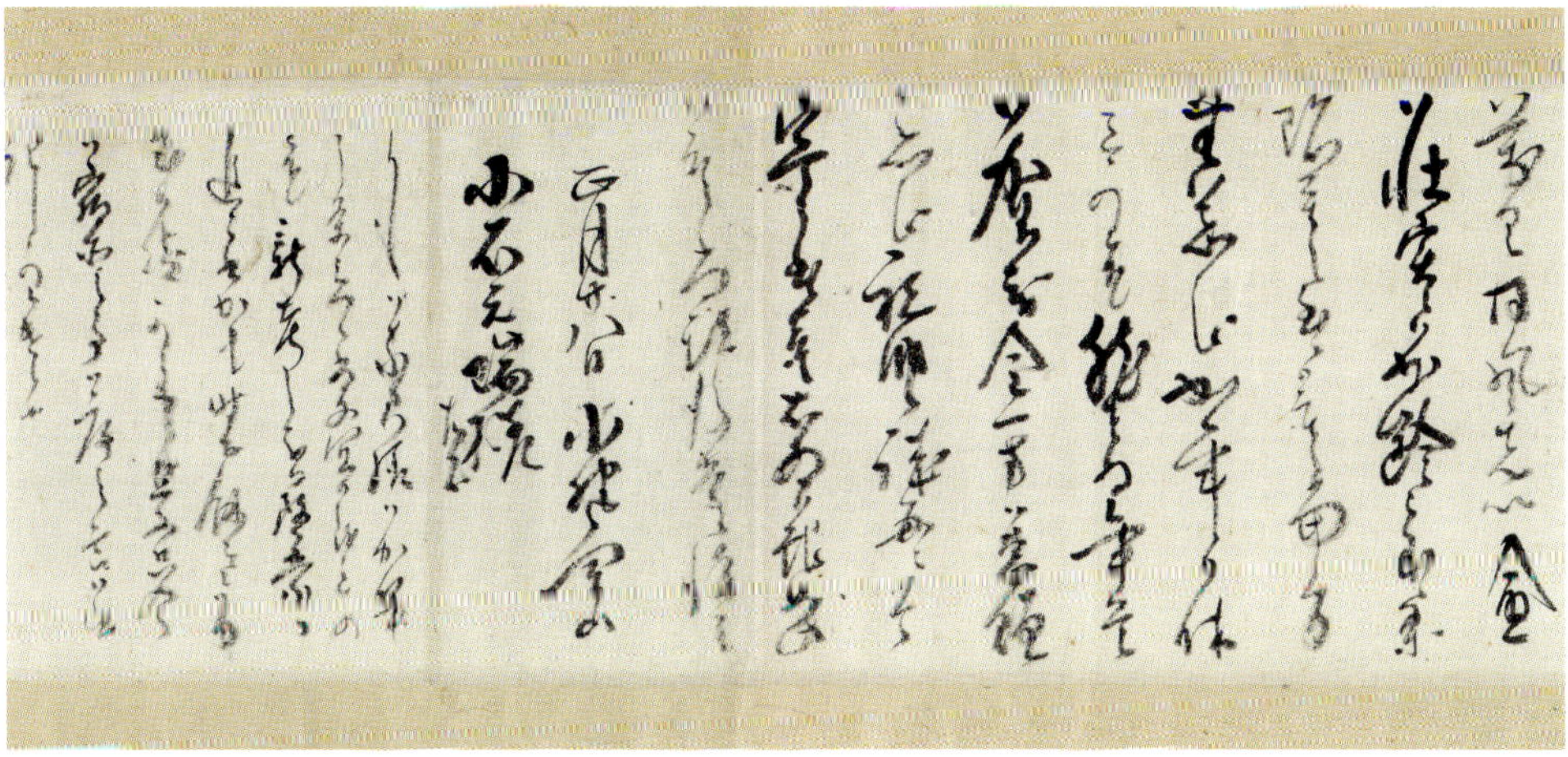

18-21 小野蘭山【32】（162頁）

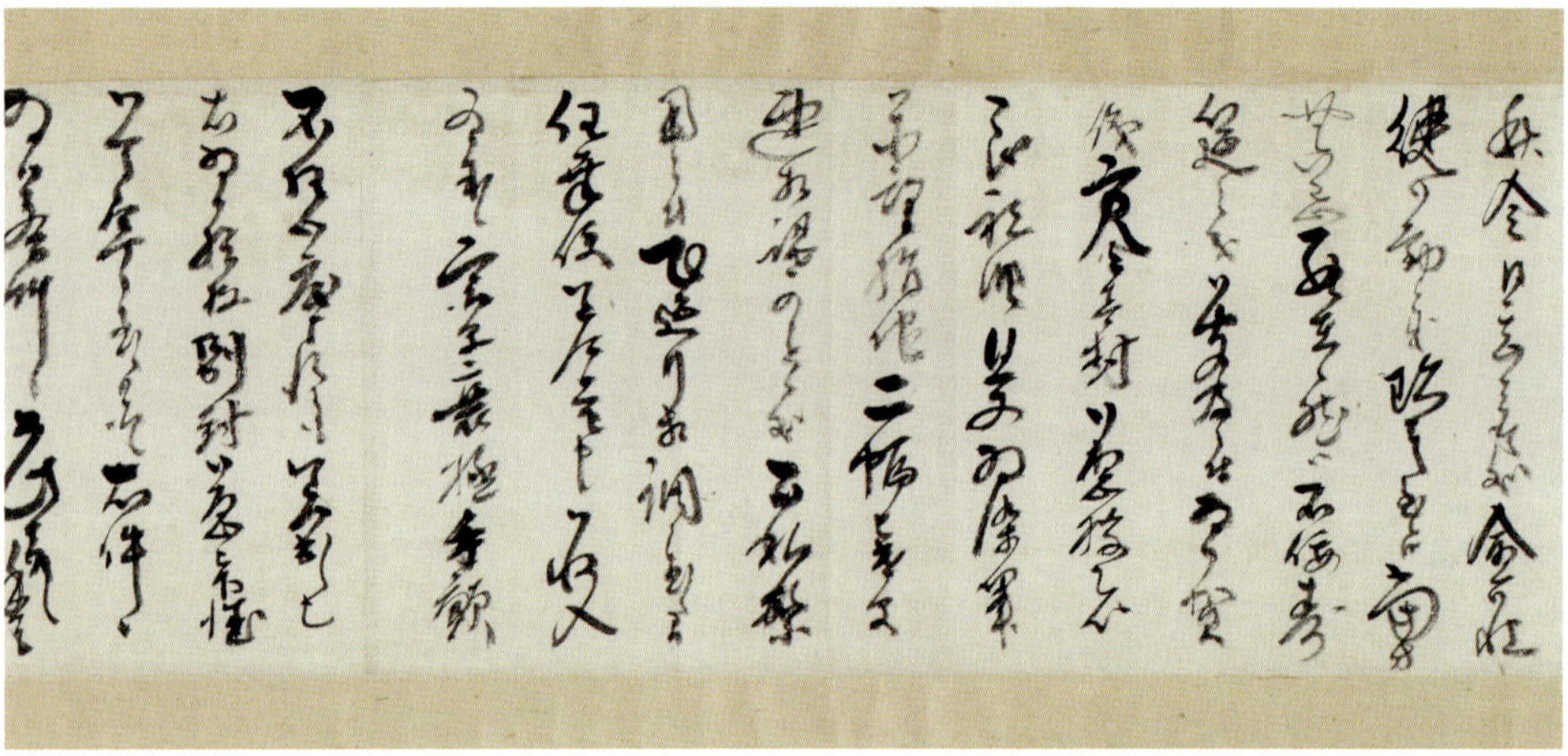

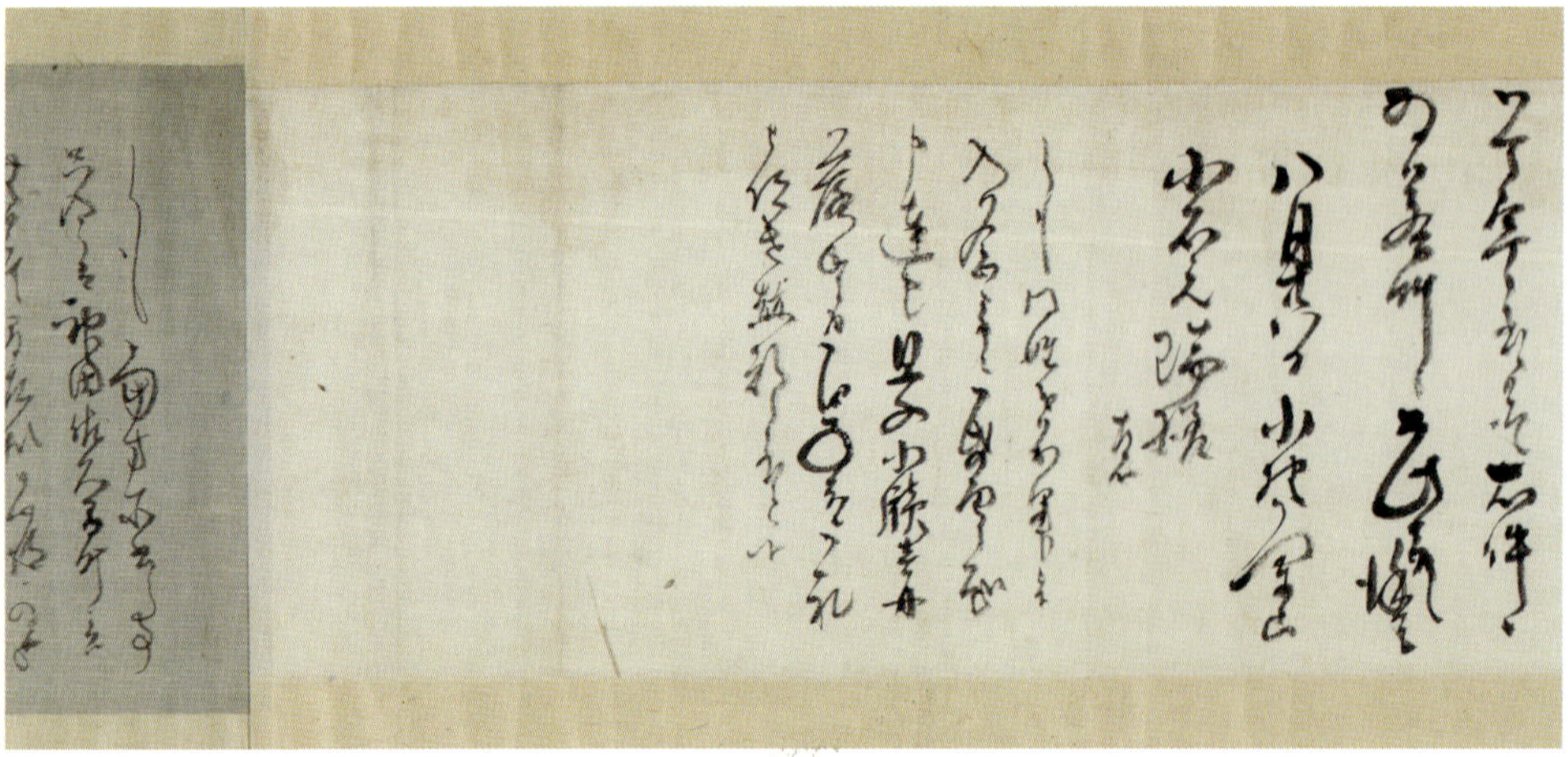

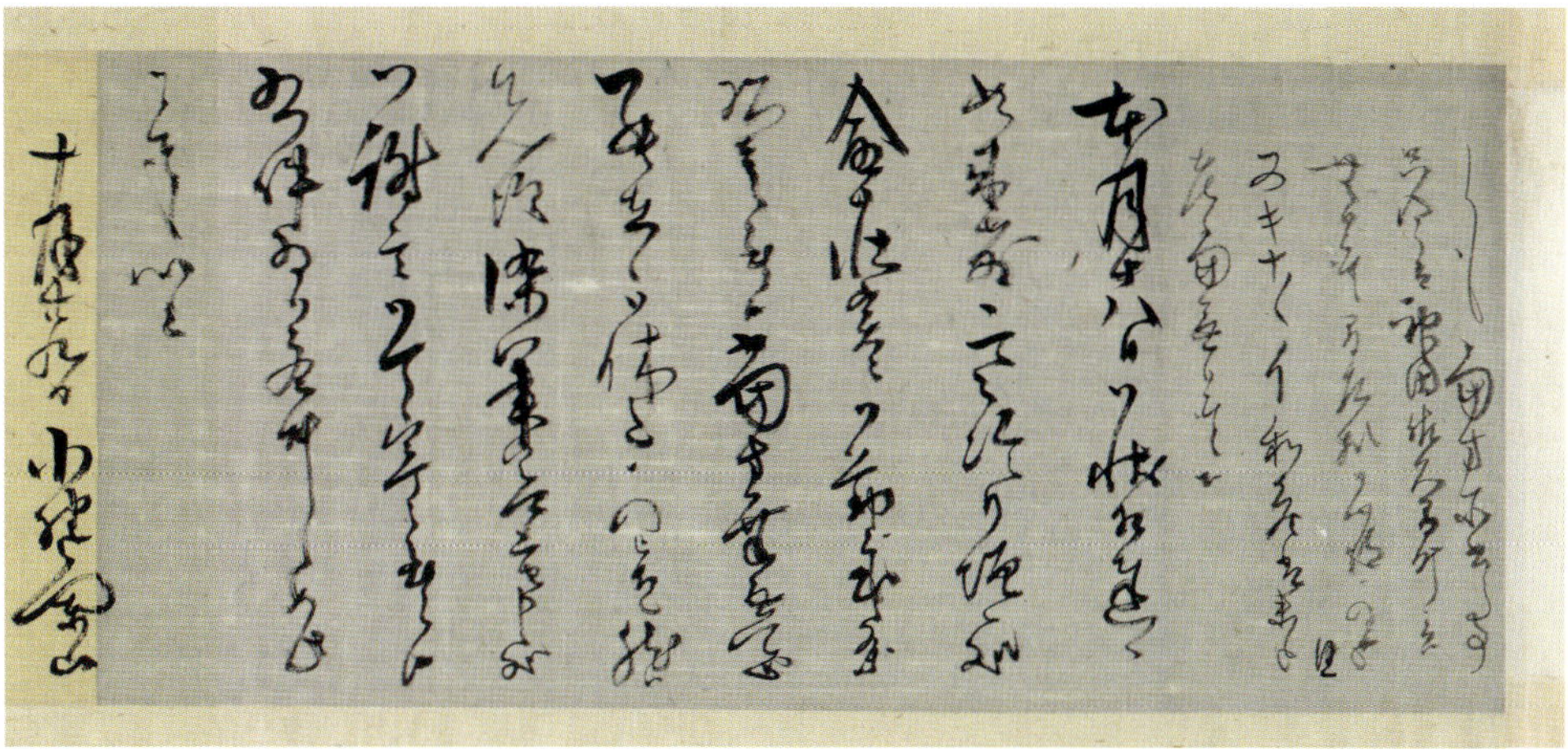

18-22 小野蘭山【33】（163頁）

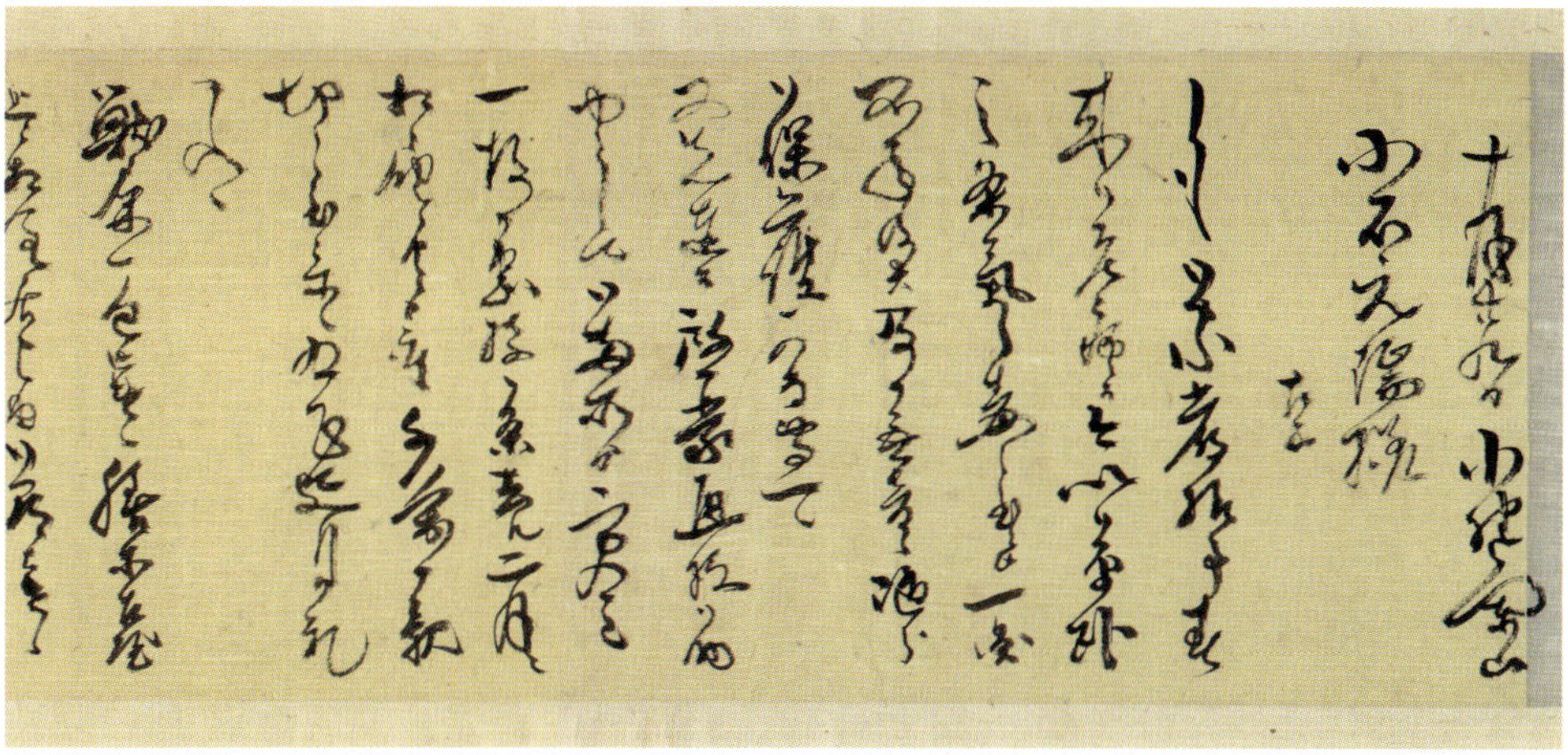

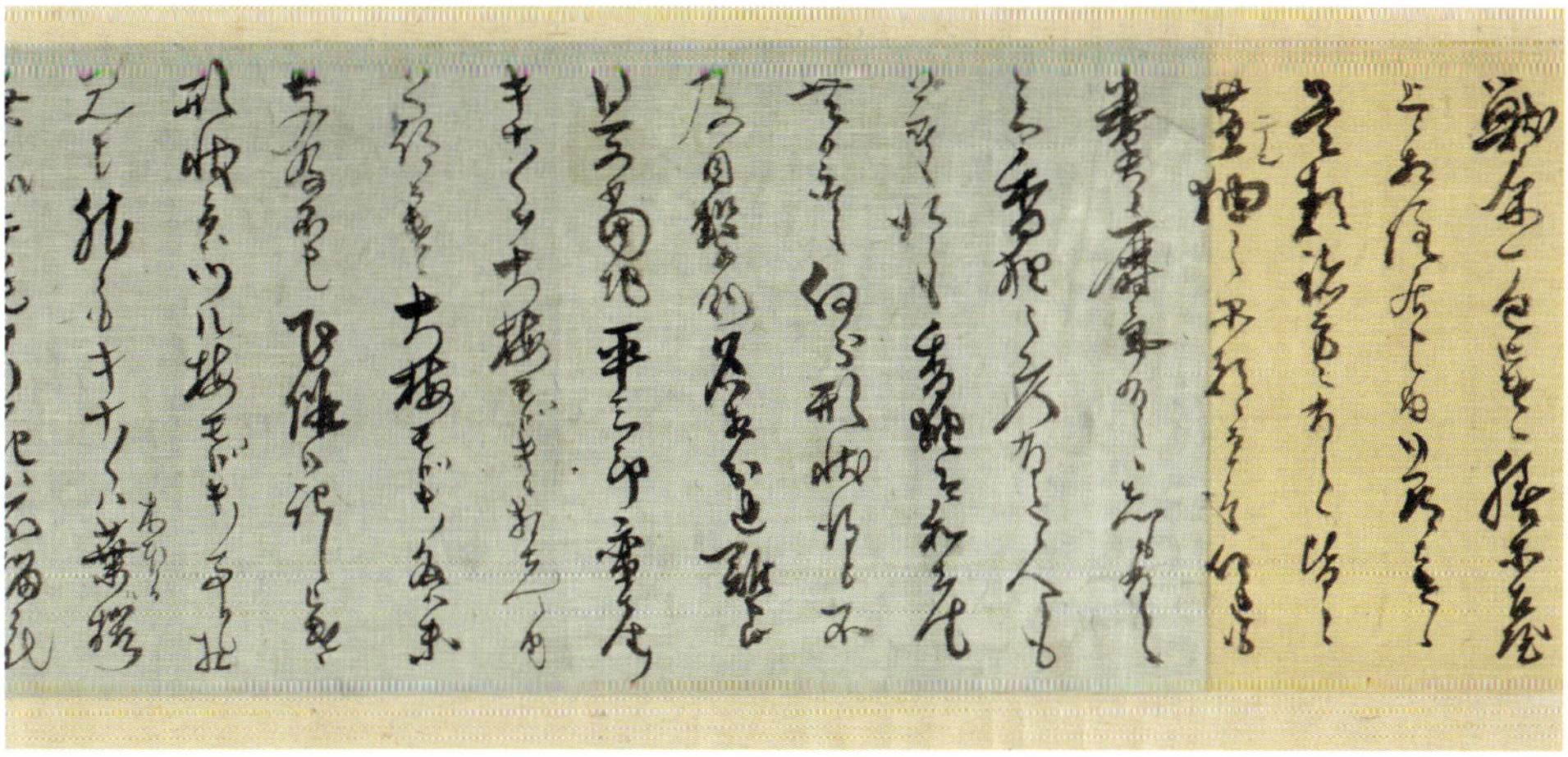

兼而テもあり死八不稲ニ致
くわ巳旦者ハ何れ尤之も
しゝゟ度々を扨々ゝ地蔵
薩室事内ニ候とヾゝとゝゝゝゝゝ
しゝゝゝ也ゝゝゝゝゝゝゝ仕ゝゝゝゝゝ寶印
これを死も世ゝきさくハ兼ねゝ

湖ゝ氏洗雪ゝ葉ゝゝゝゝ也
もゝゝゝゝゝゝゝ船ゝゝゝ由ゝゝも
ゝゝゝく
割氏ゝゝゝゝゝゝゝとゝゝゝ世
お朝にゝゝゝしゝゝゝゝ震ゝゝお
こゝゝき恨しぬめさ口朓
はゝつてうゝゝれゝゝ

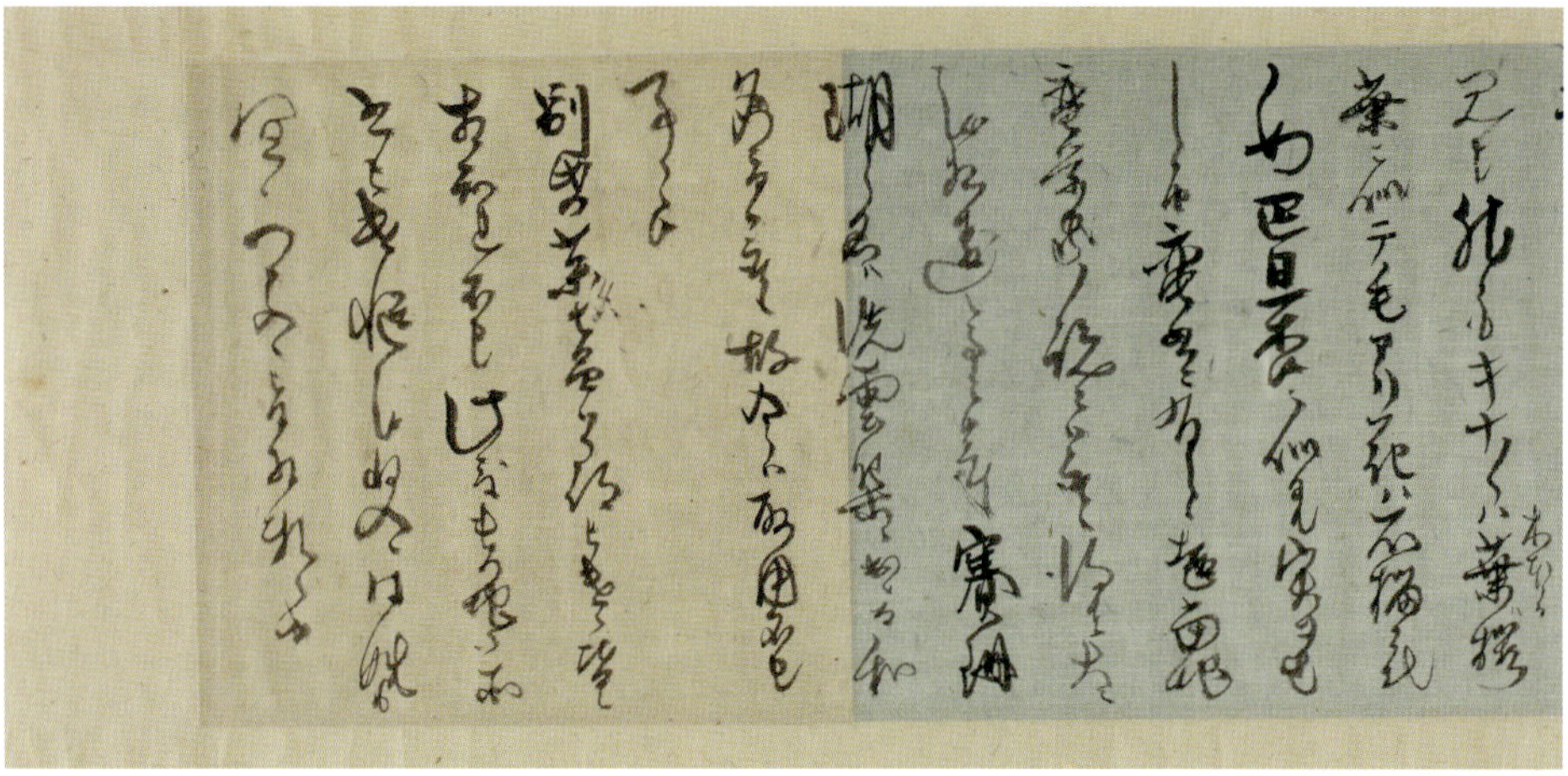

20 『小石家来翰集（一）』

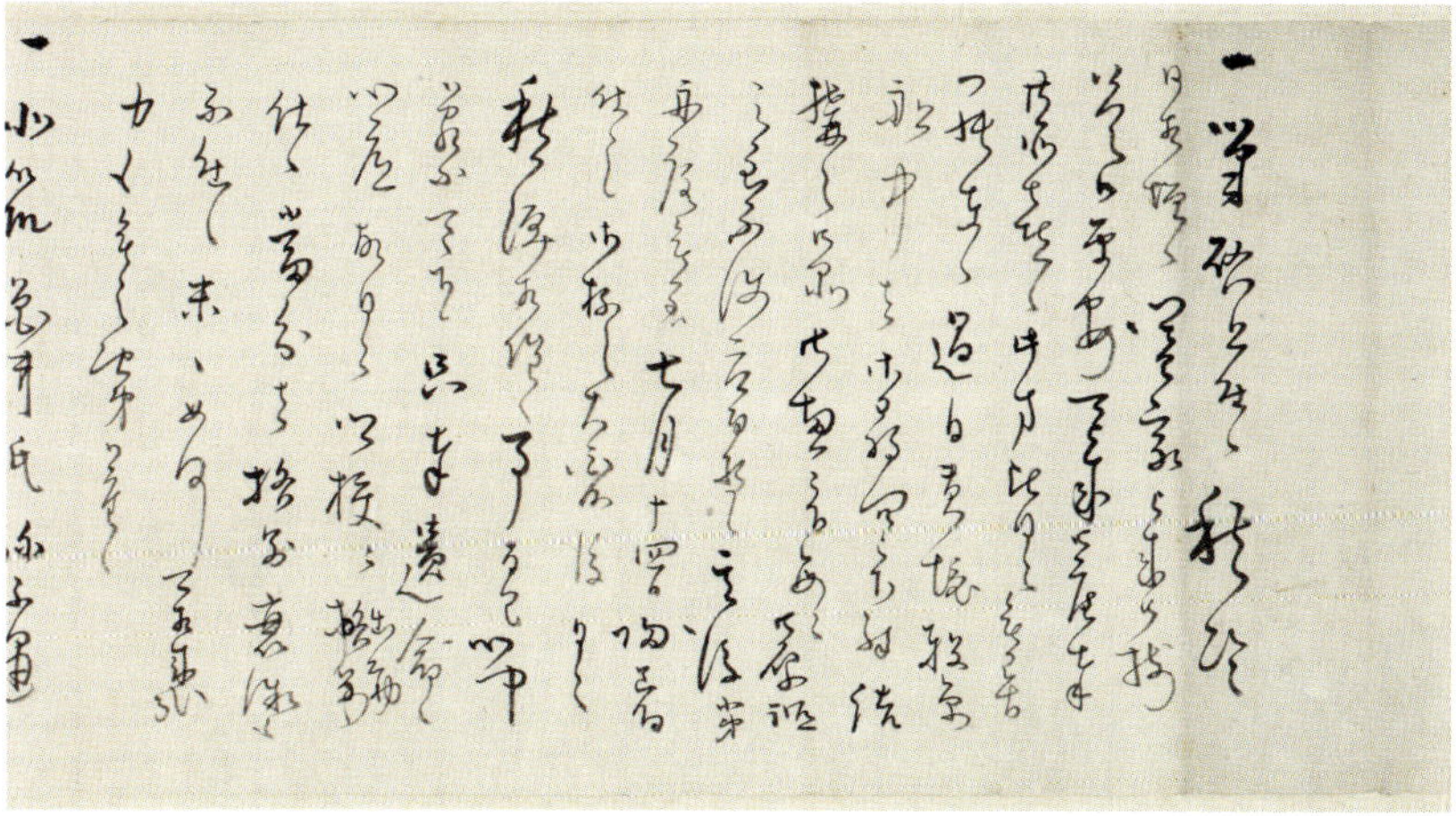

20-01 小田済川【11】（120頁）

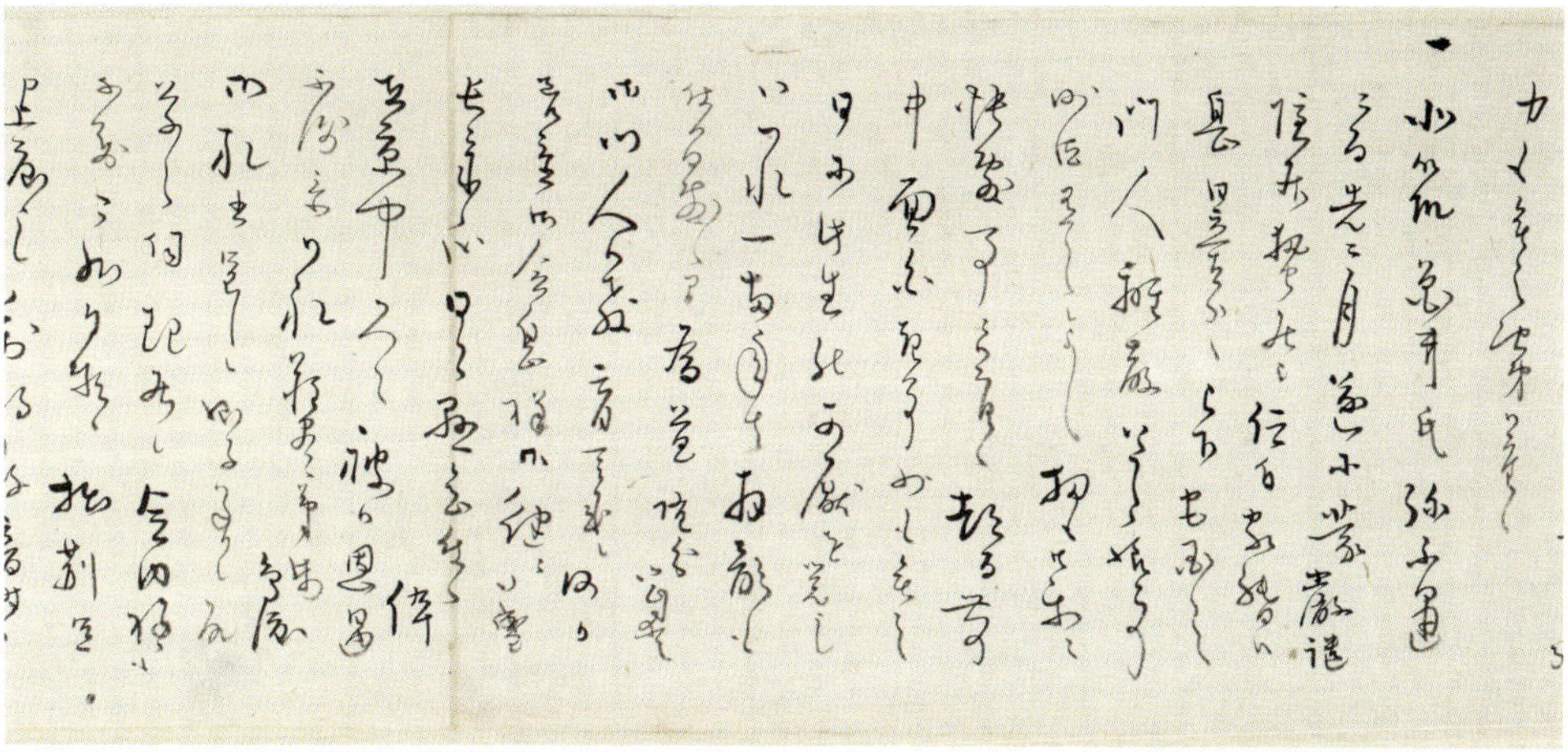

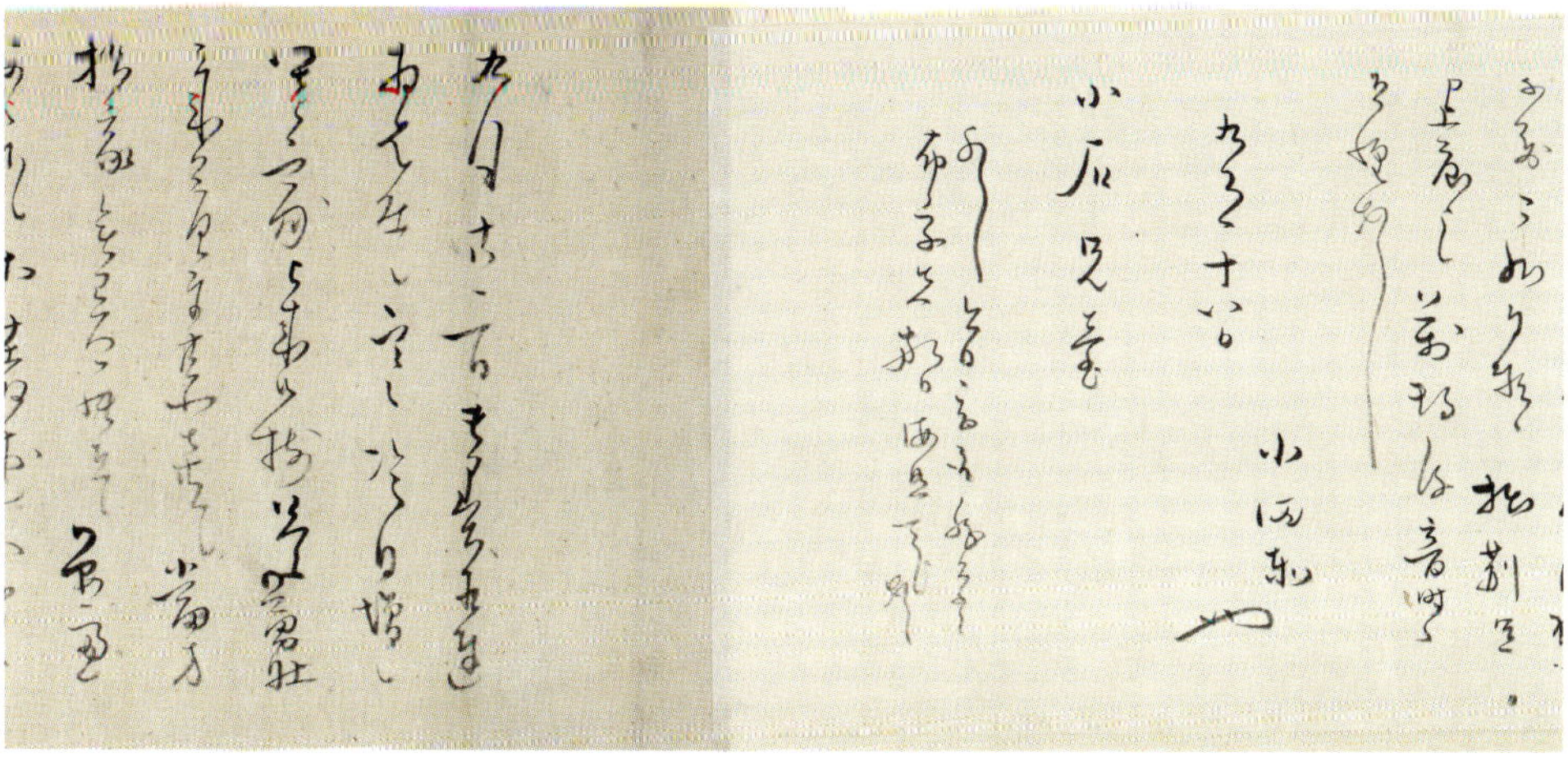

20-02 小田済川【12】（122頁）

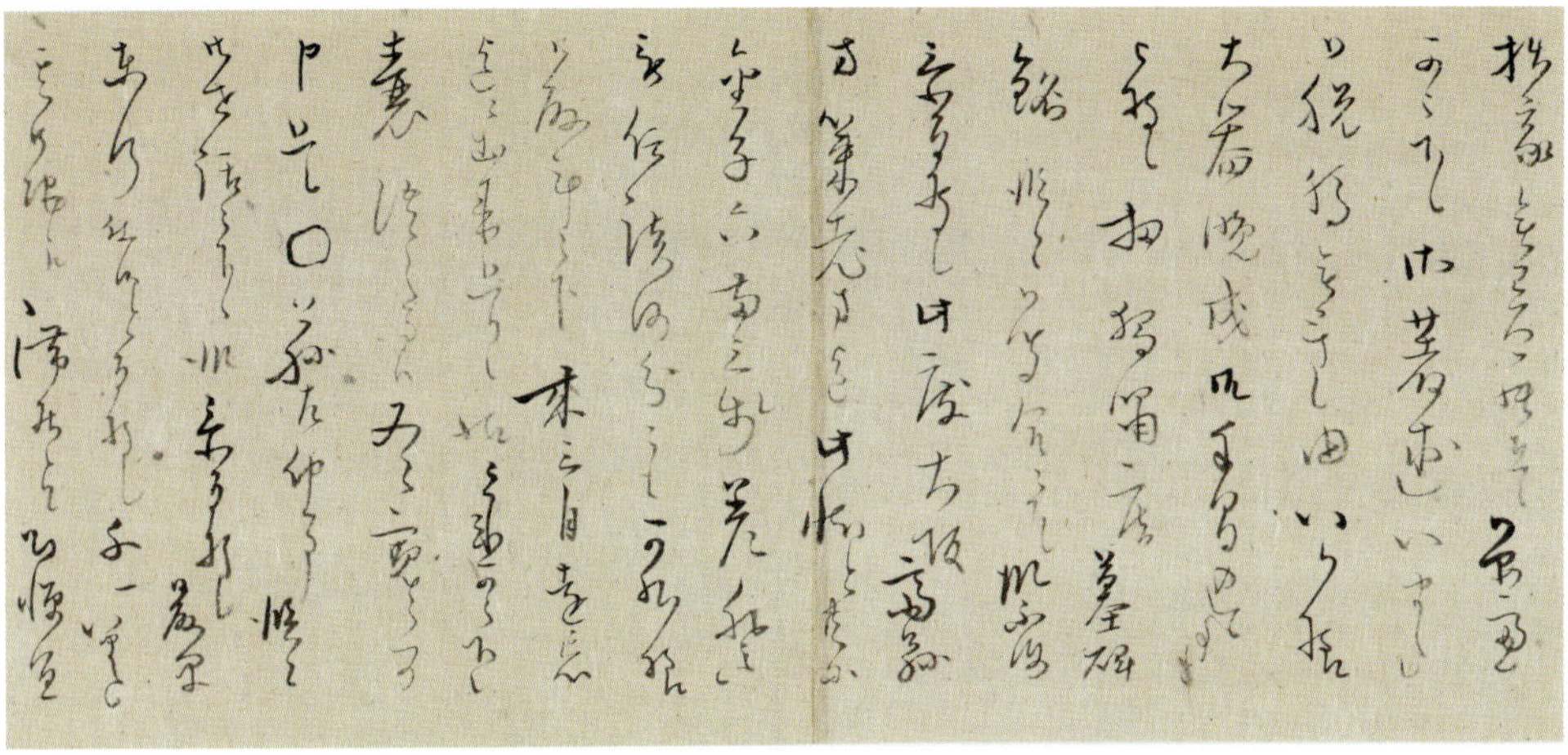

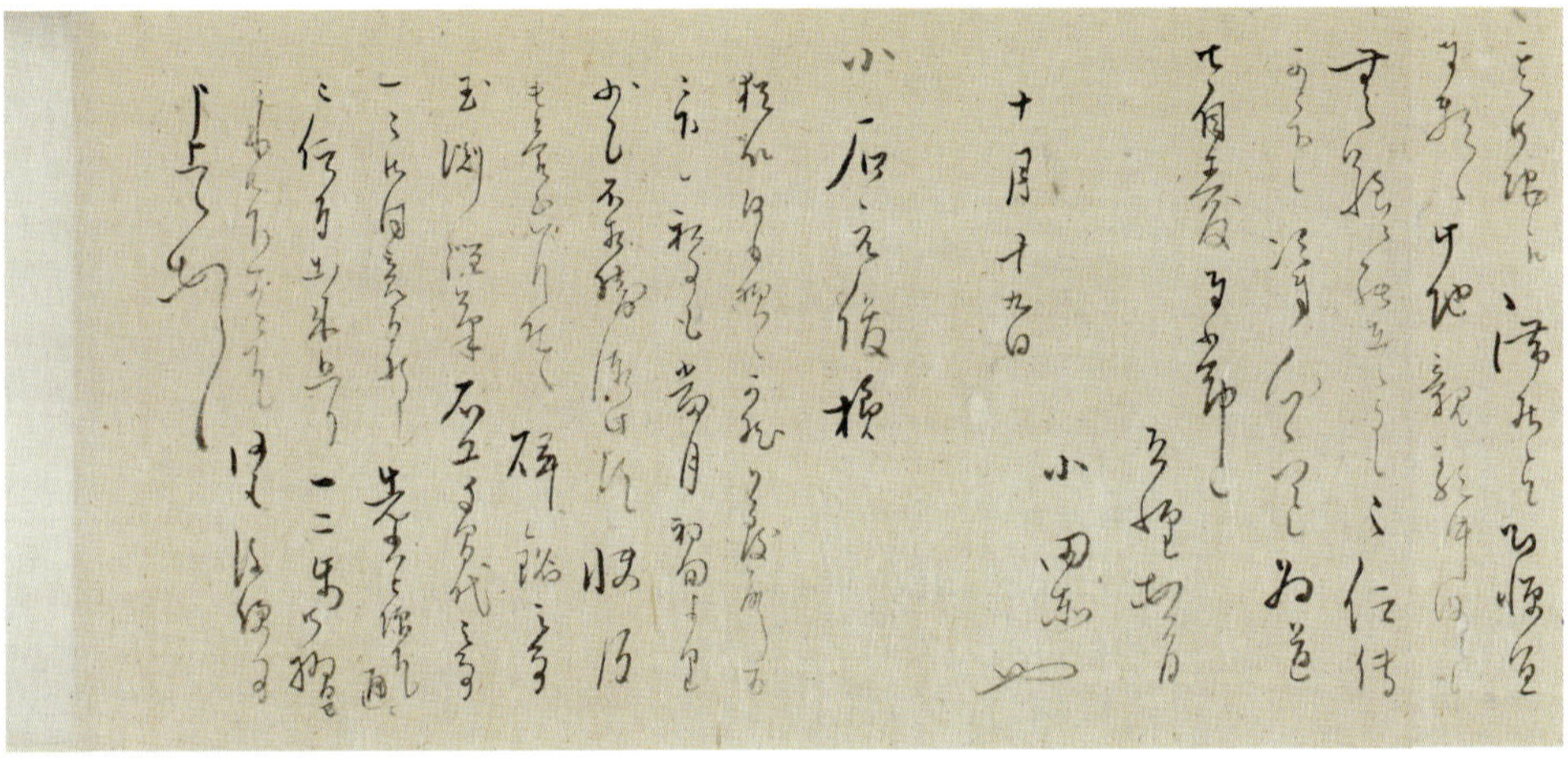

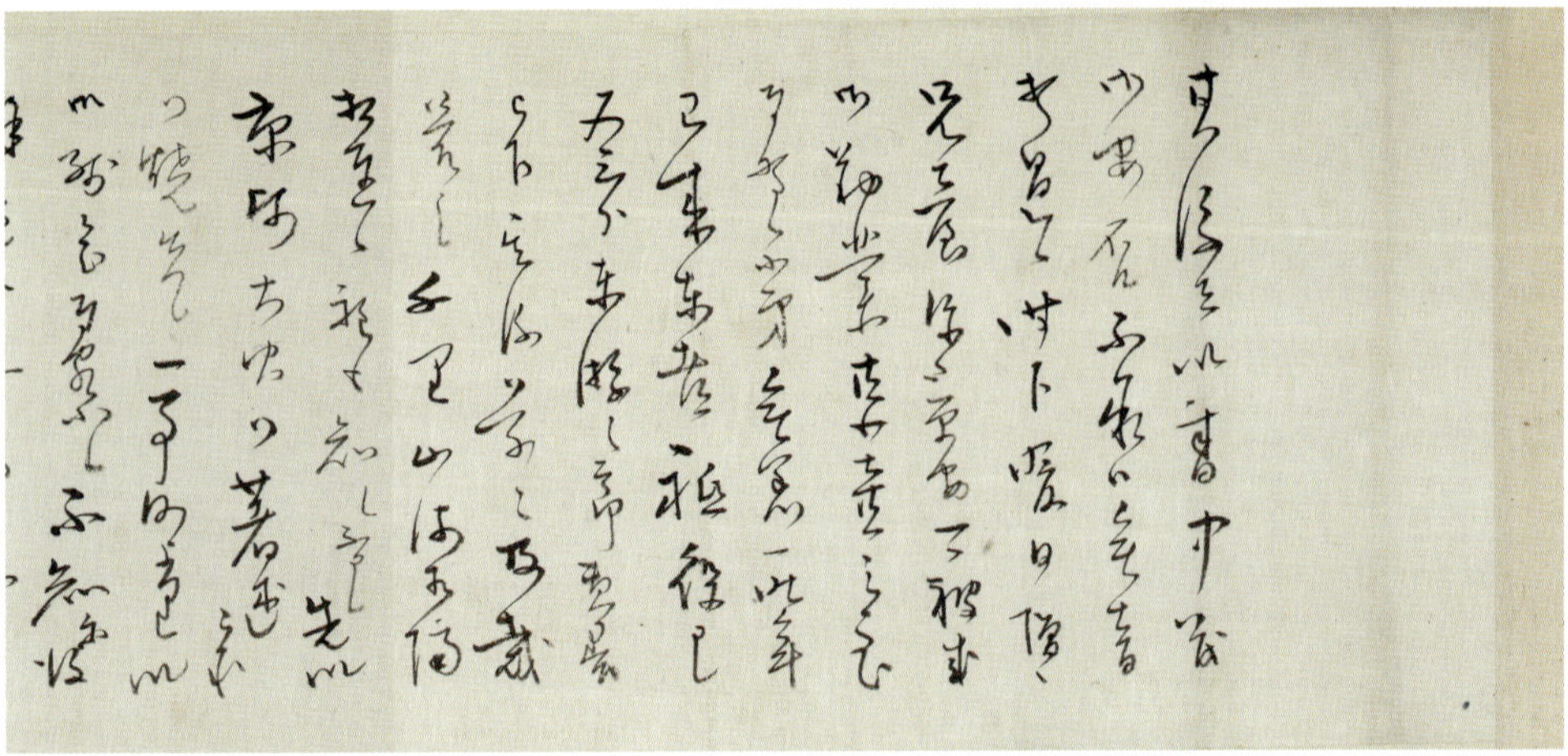

20-03 小田済川【13】（125頁）

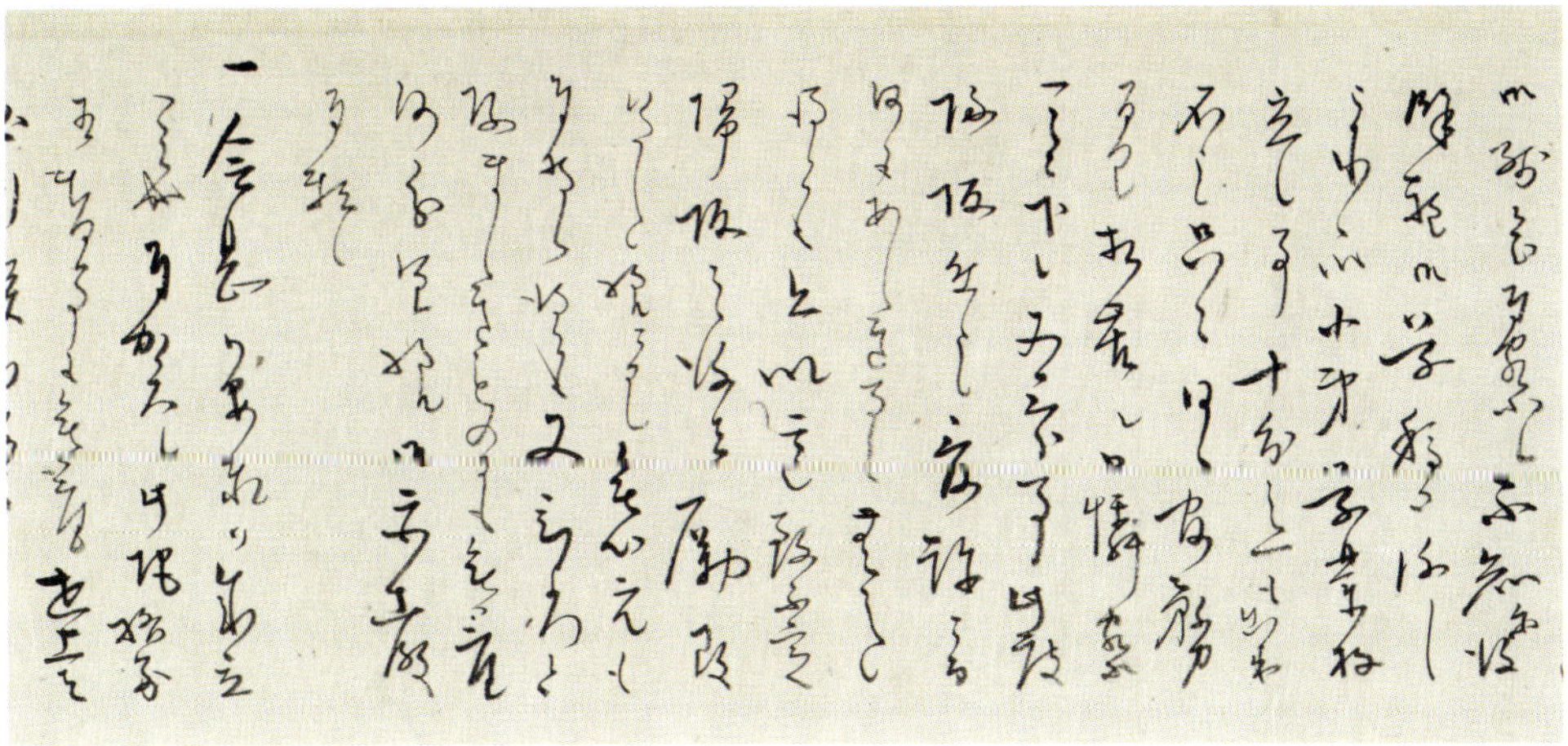

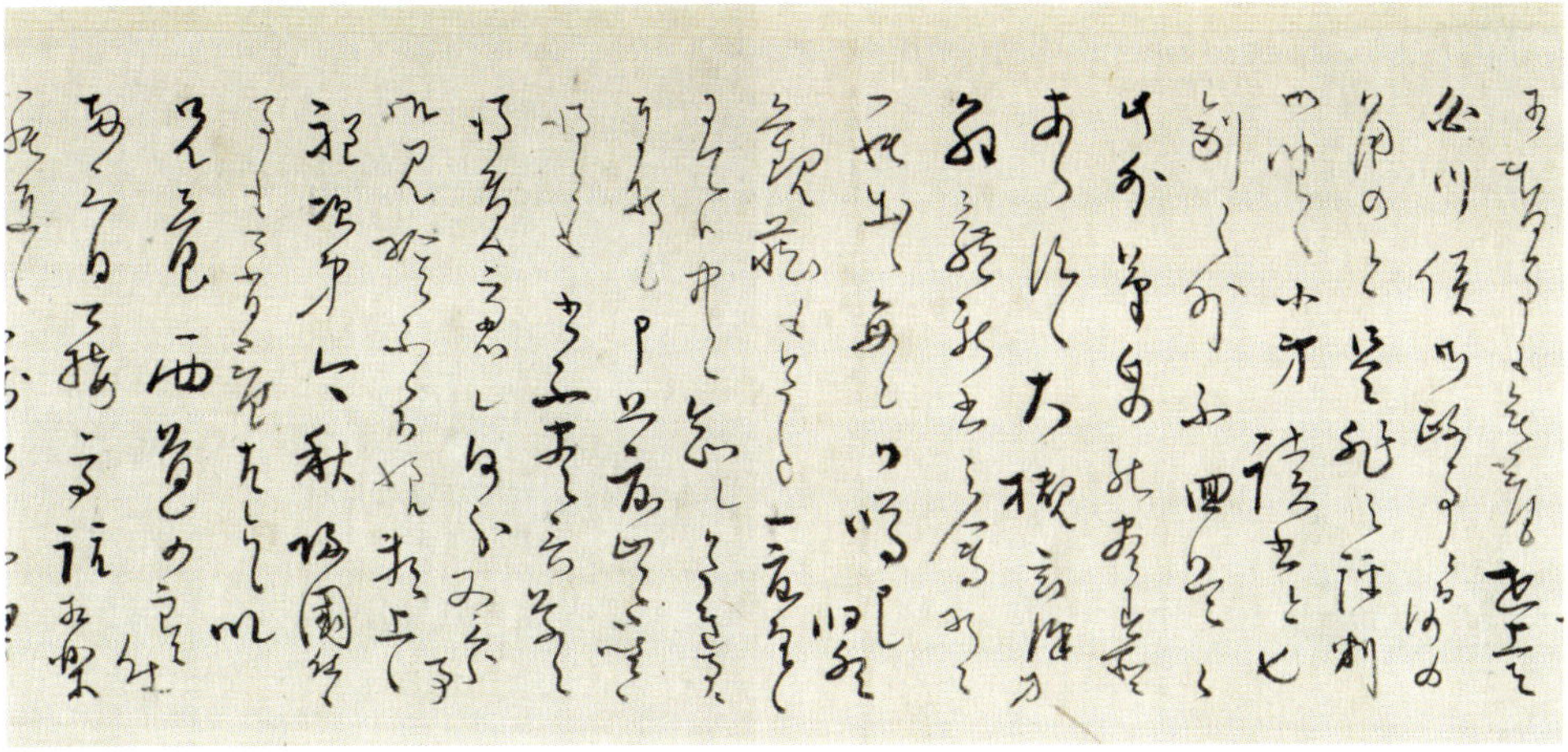

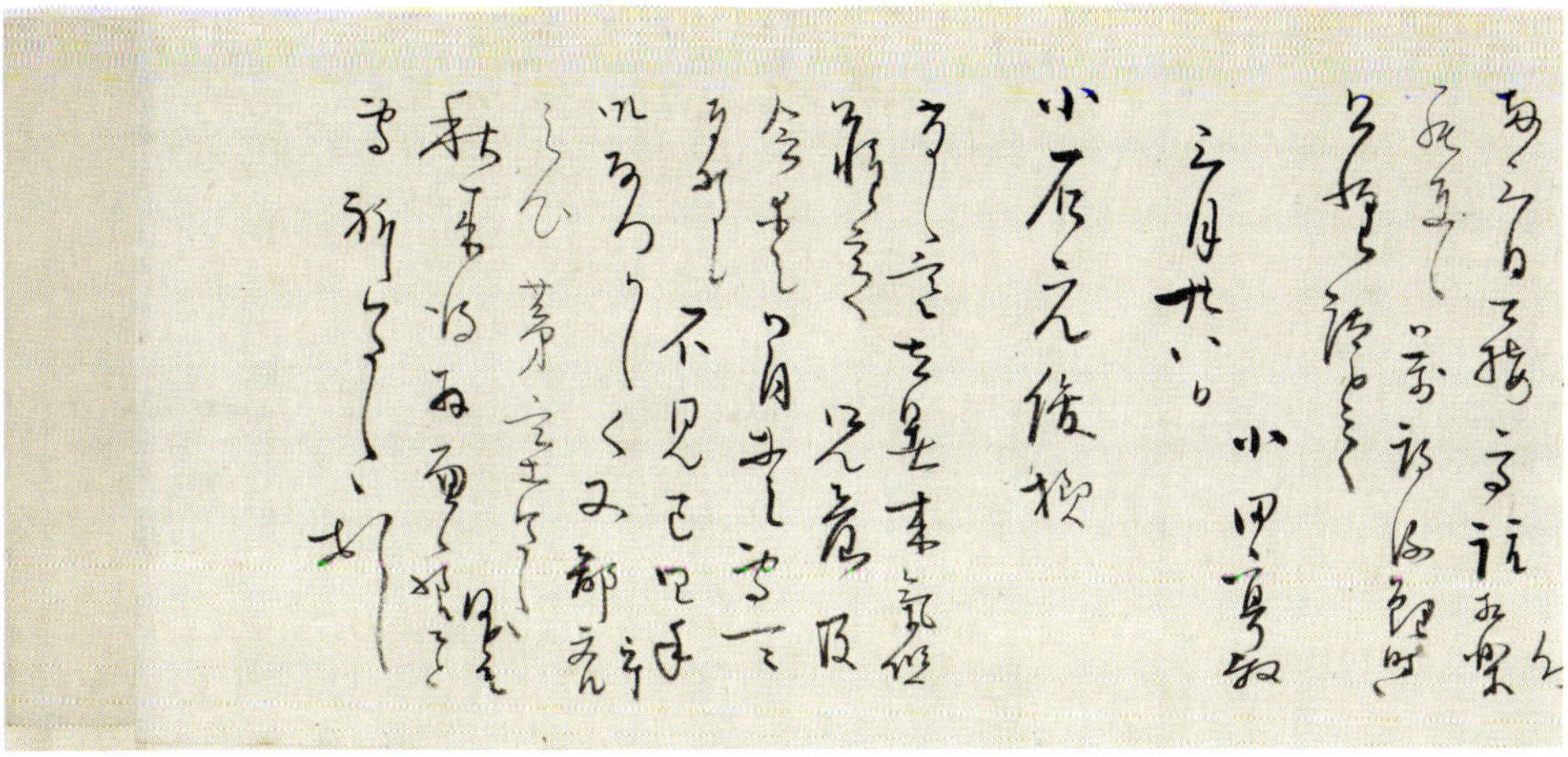

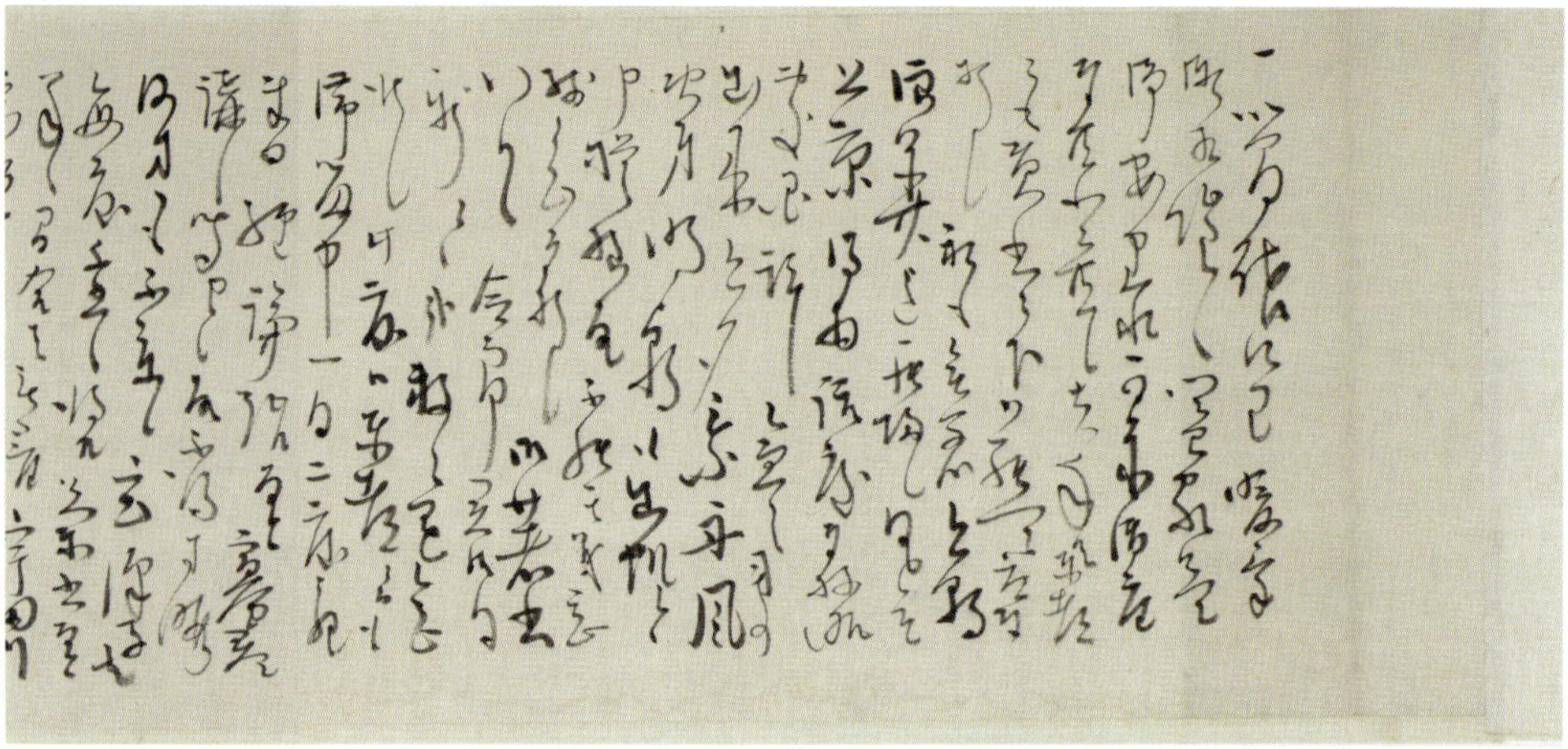

20-04 小田済川【14】（128頁）

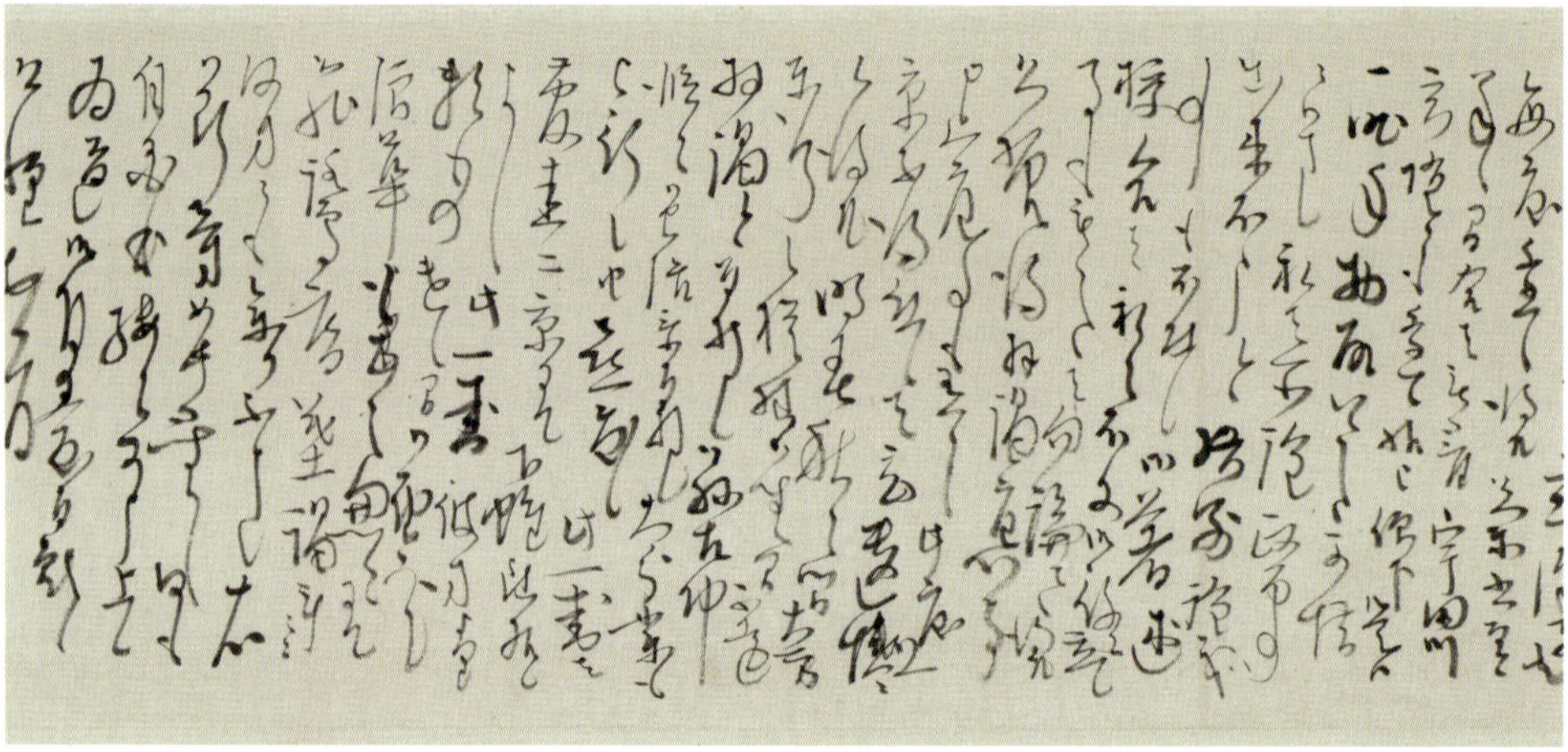

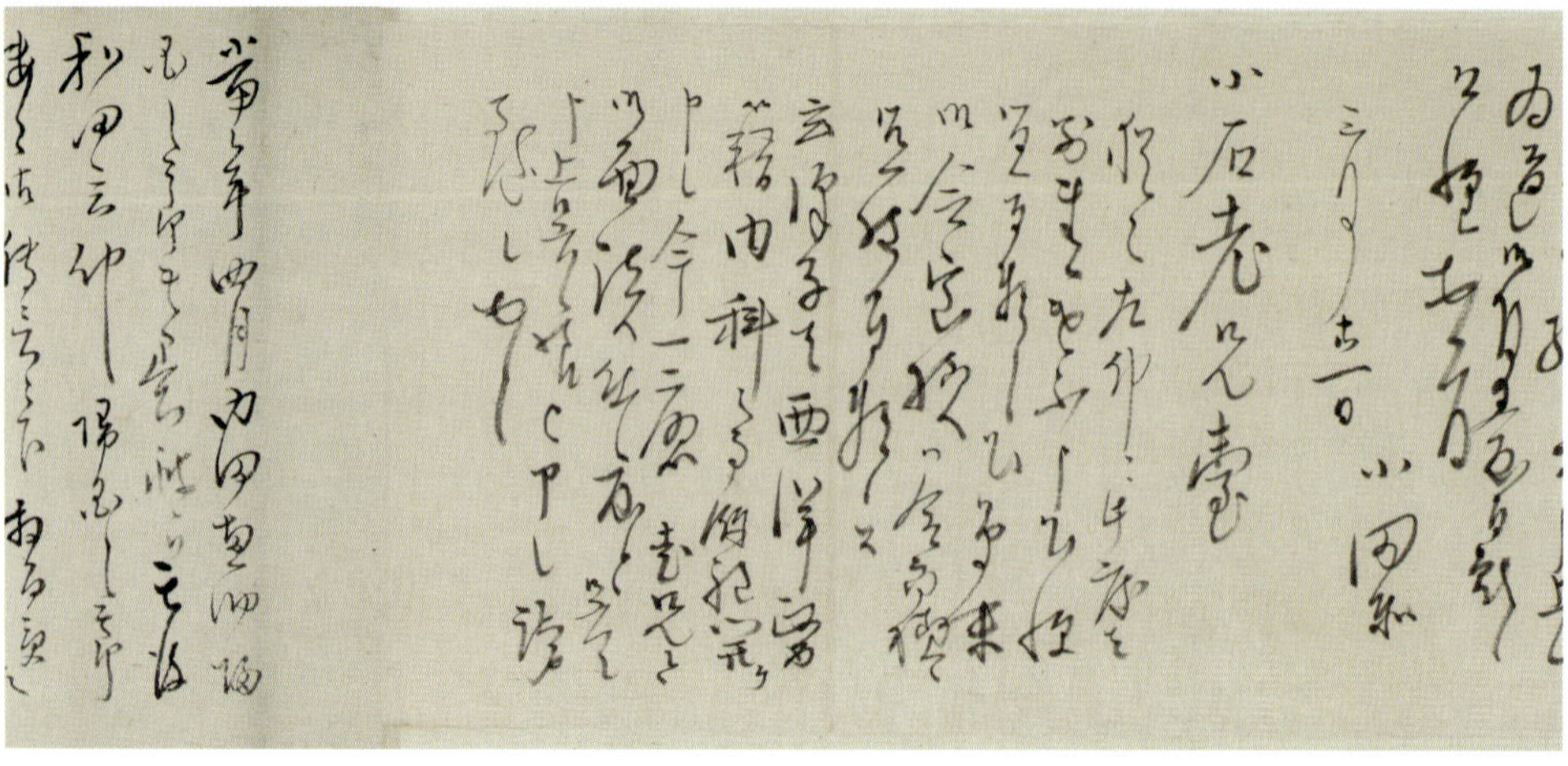

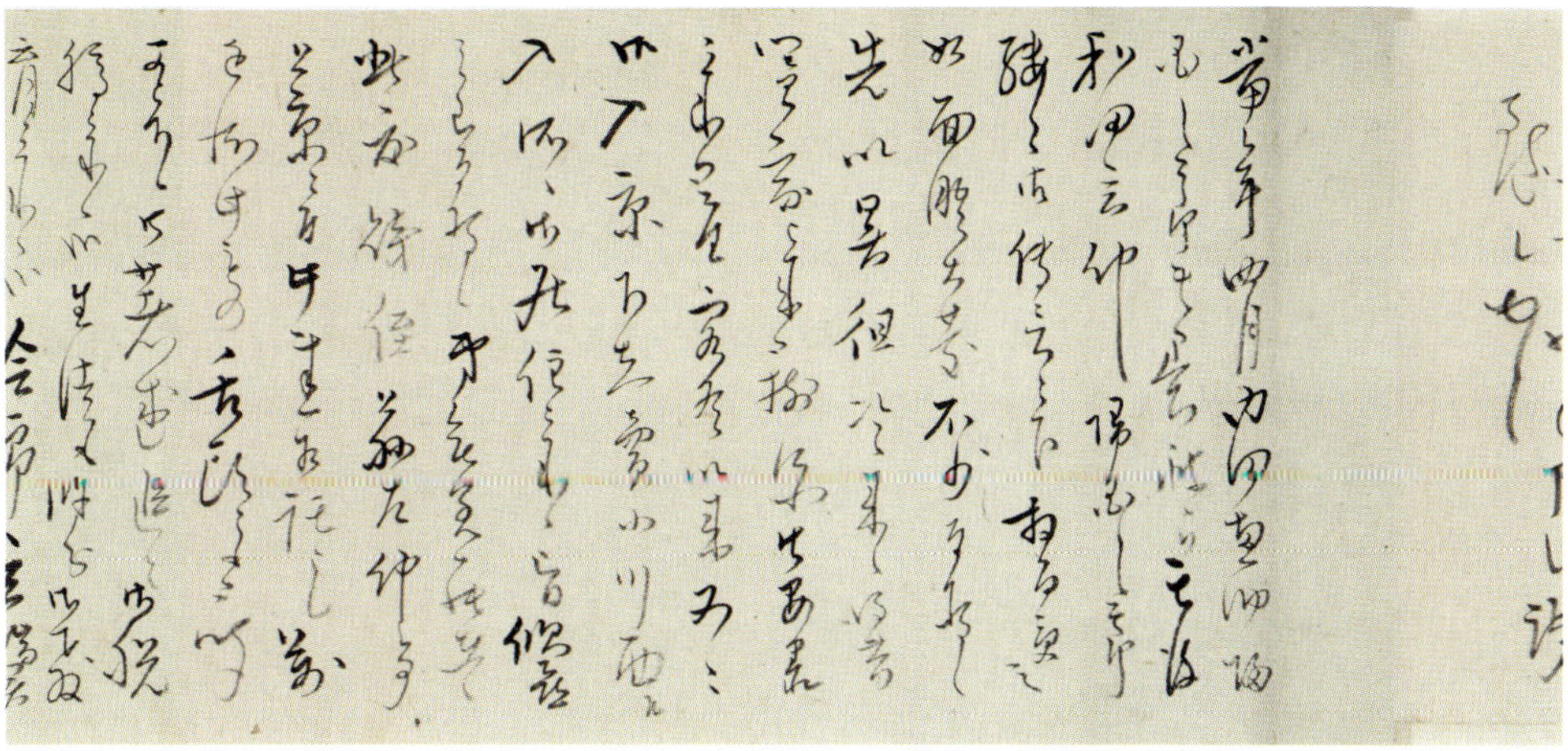

20-05 小田済川【15】（130頁）

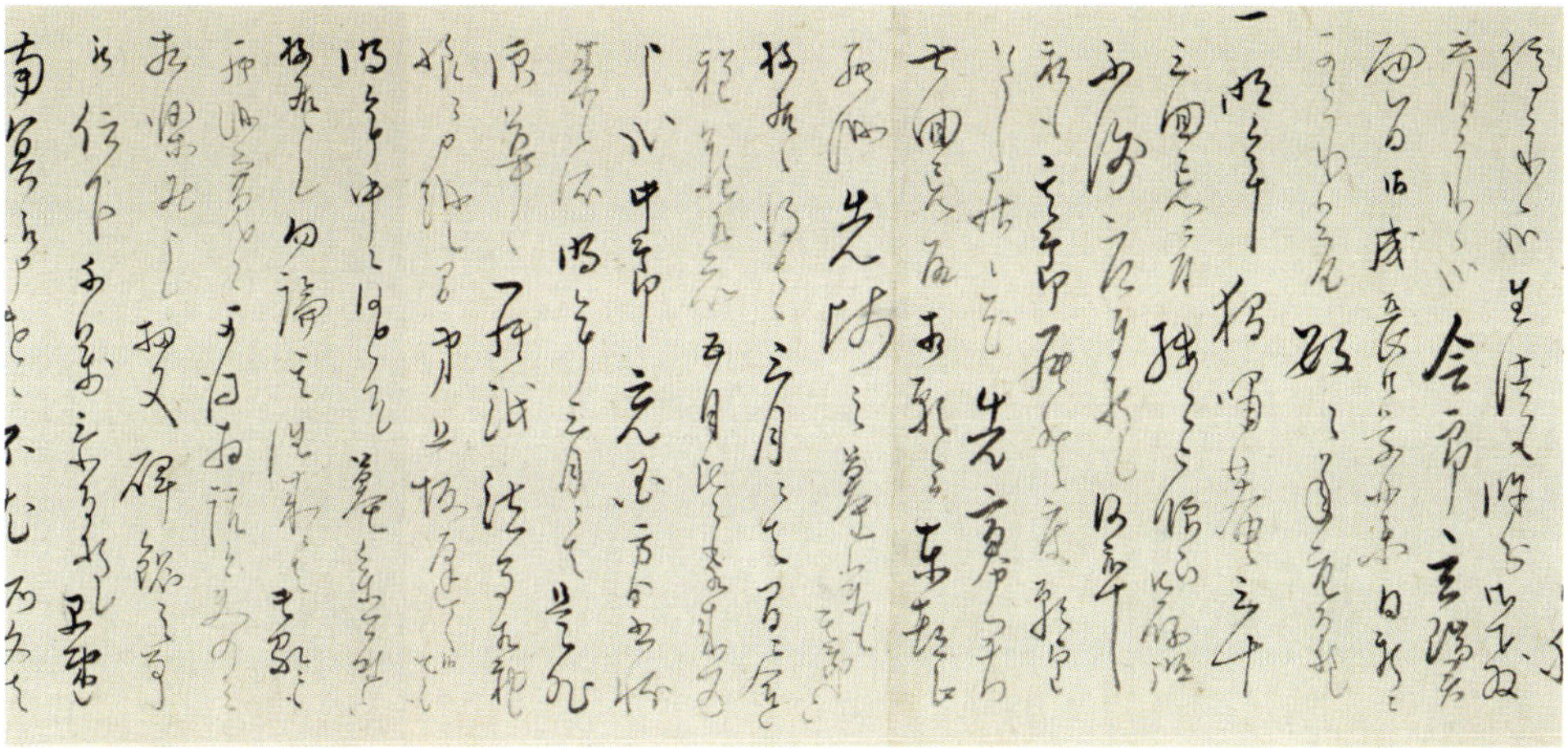

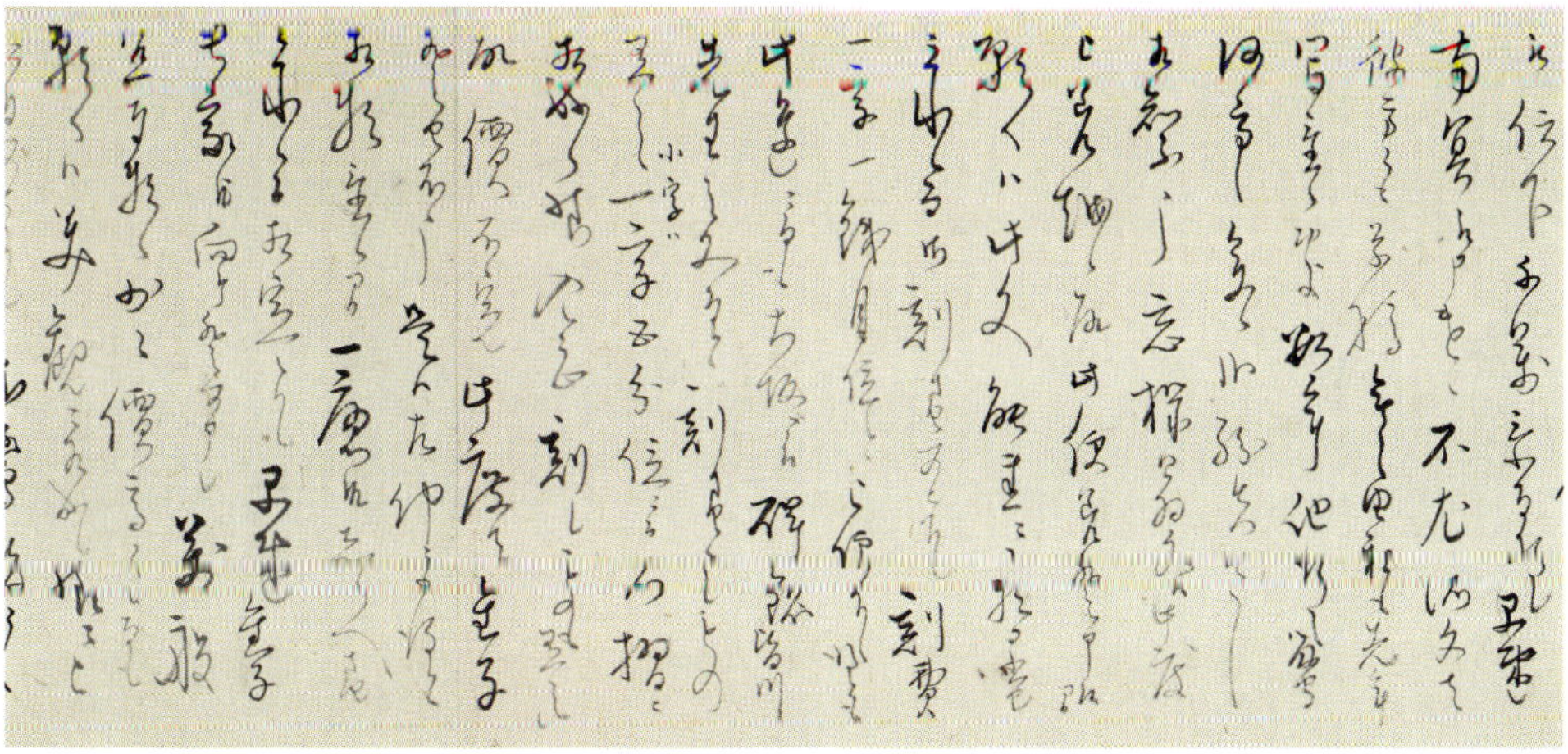

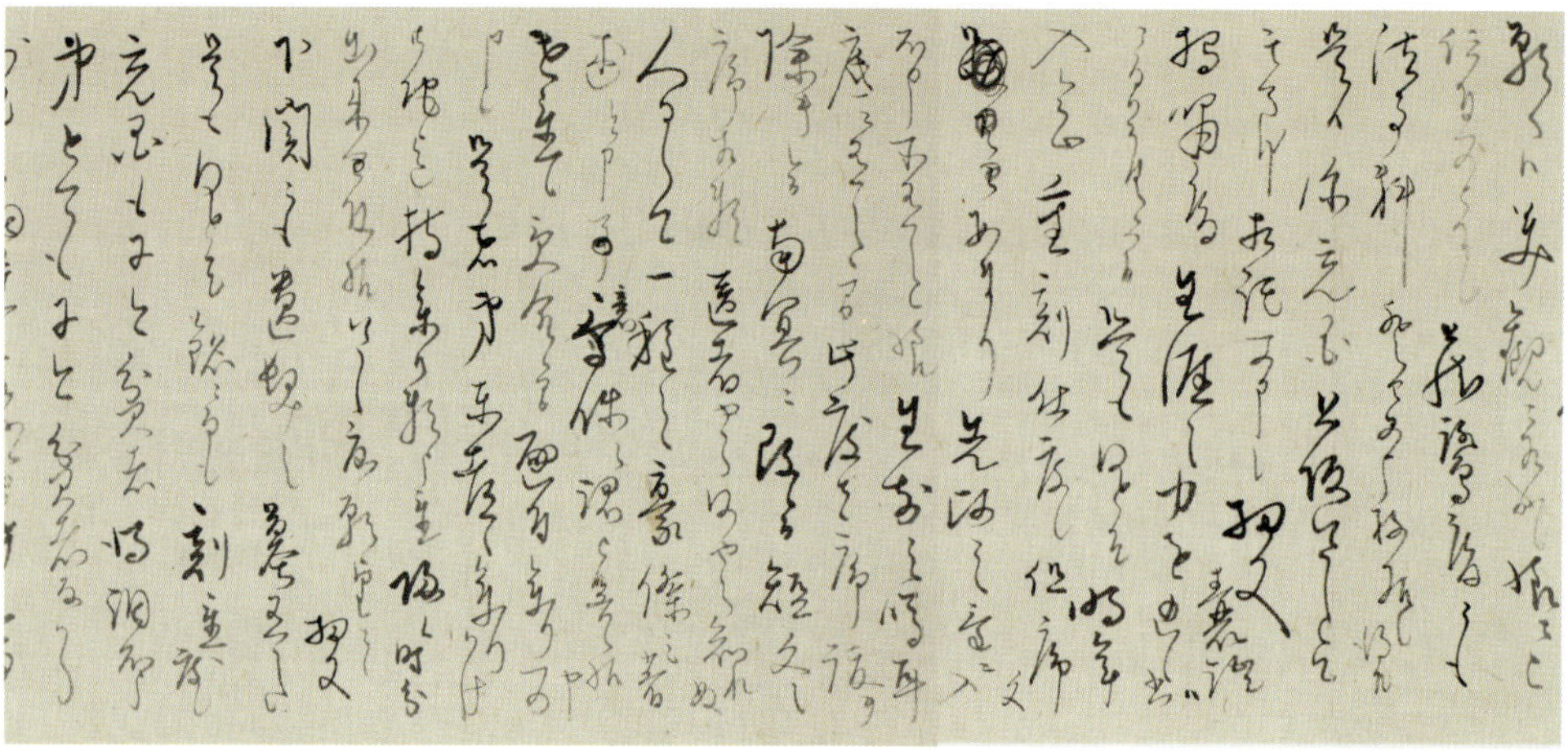

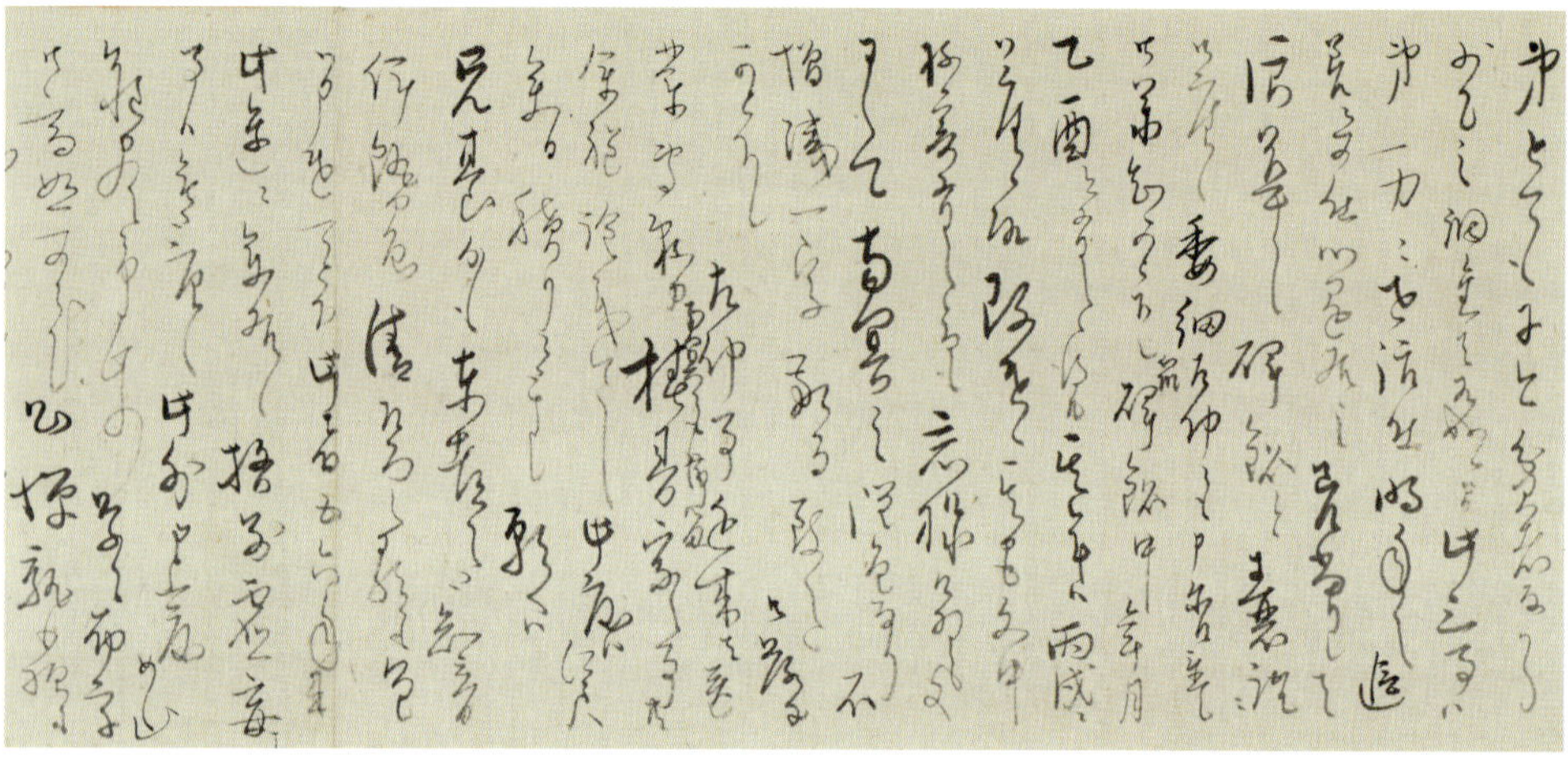

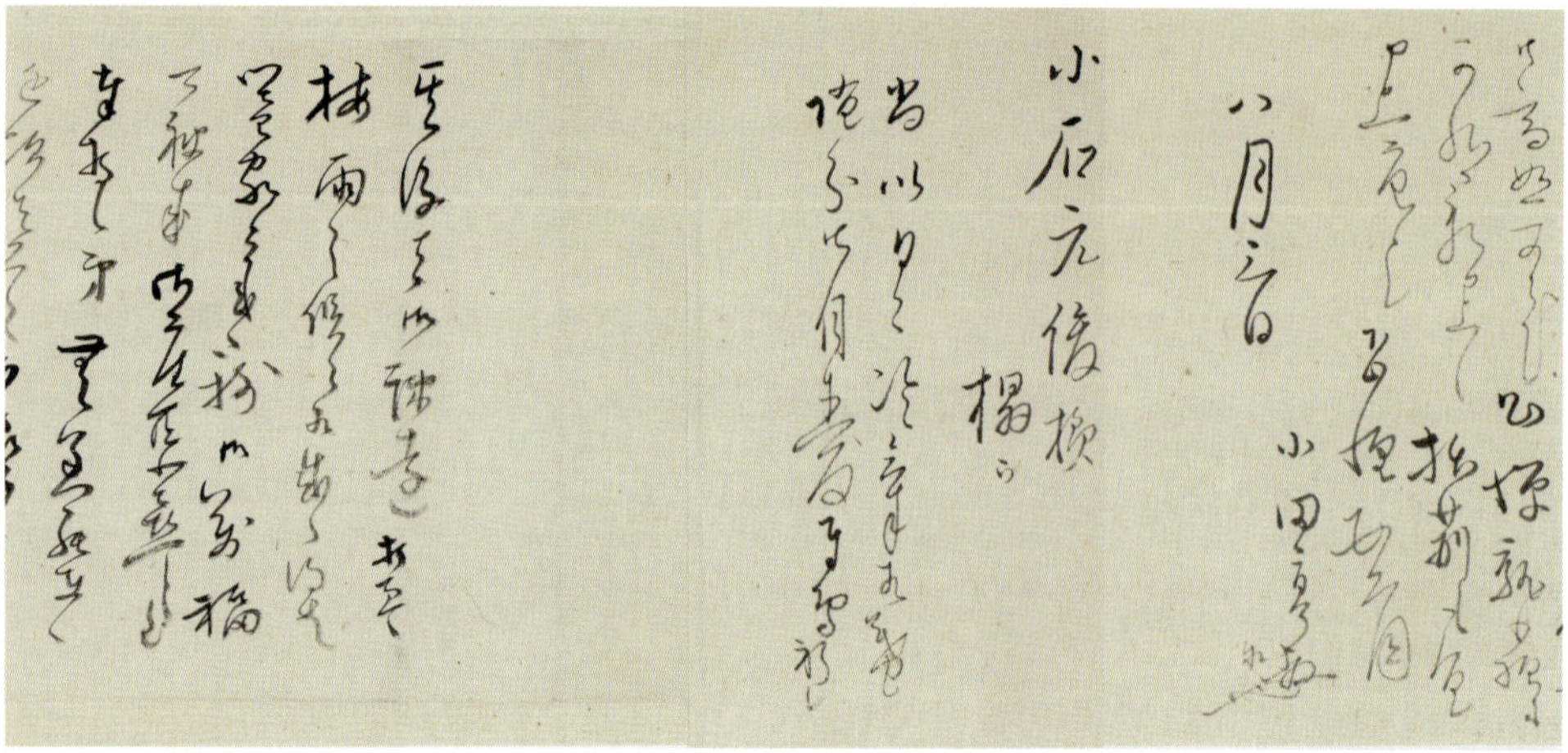

20-06 小田済川【16】（134頁）

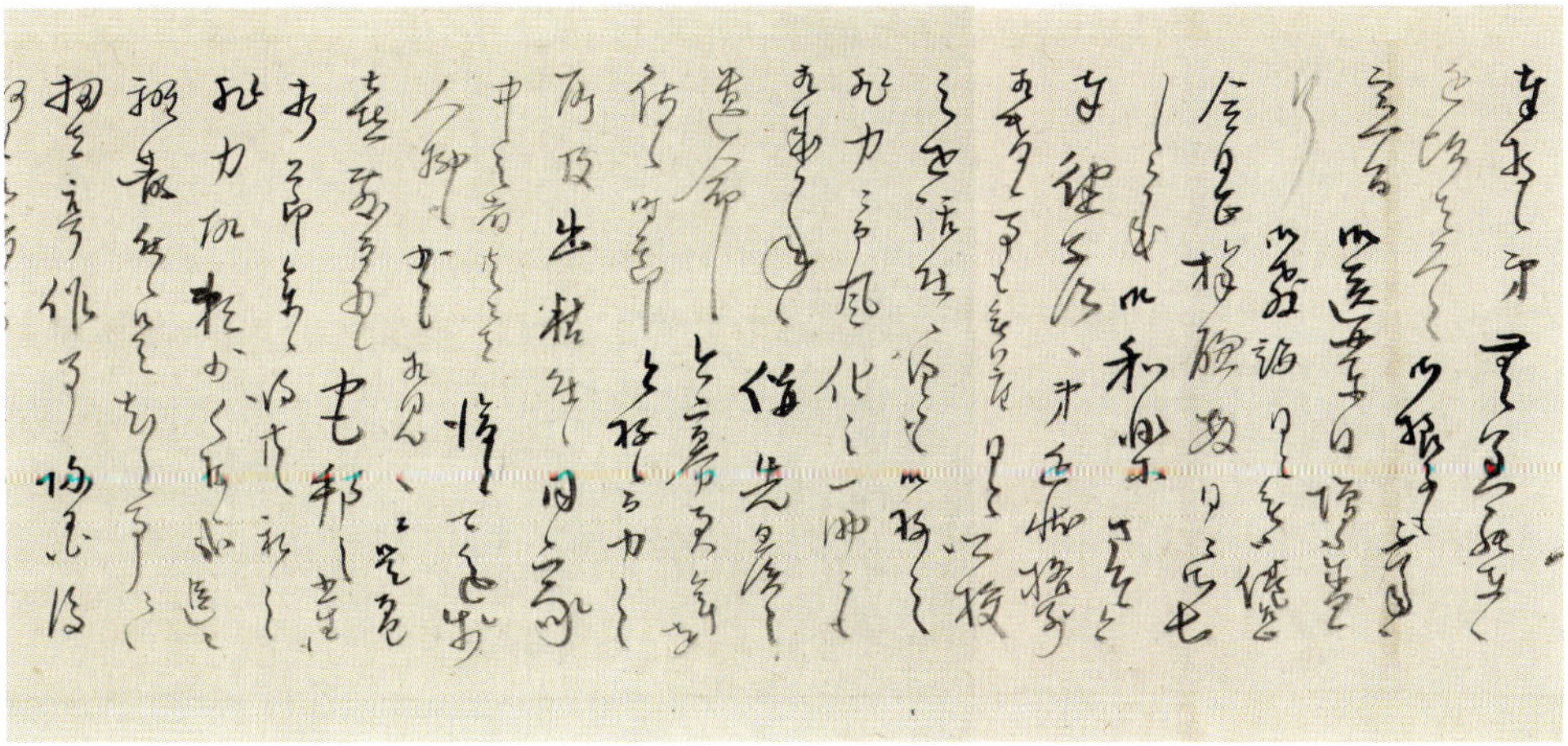

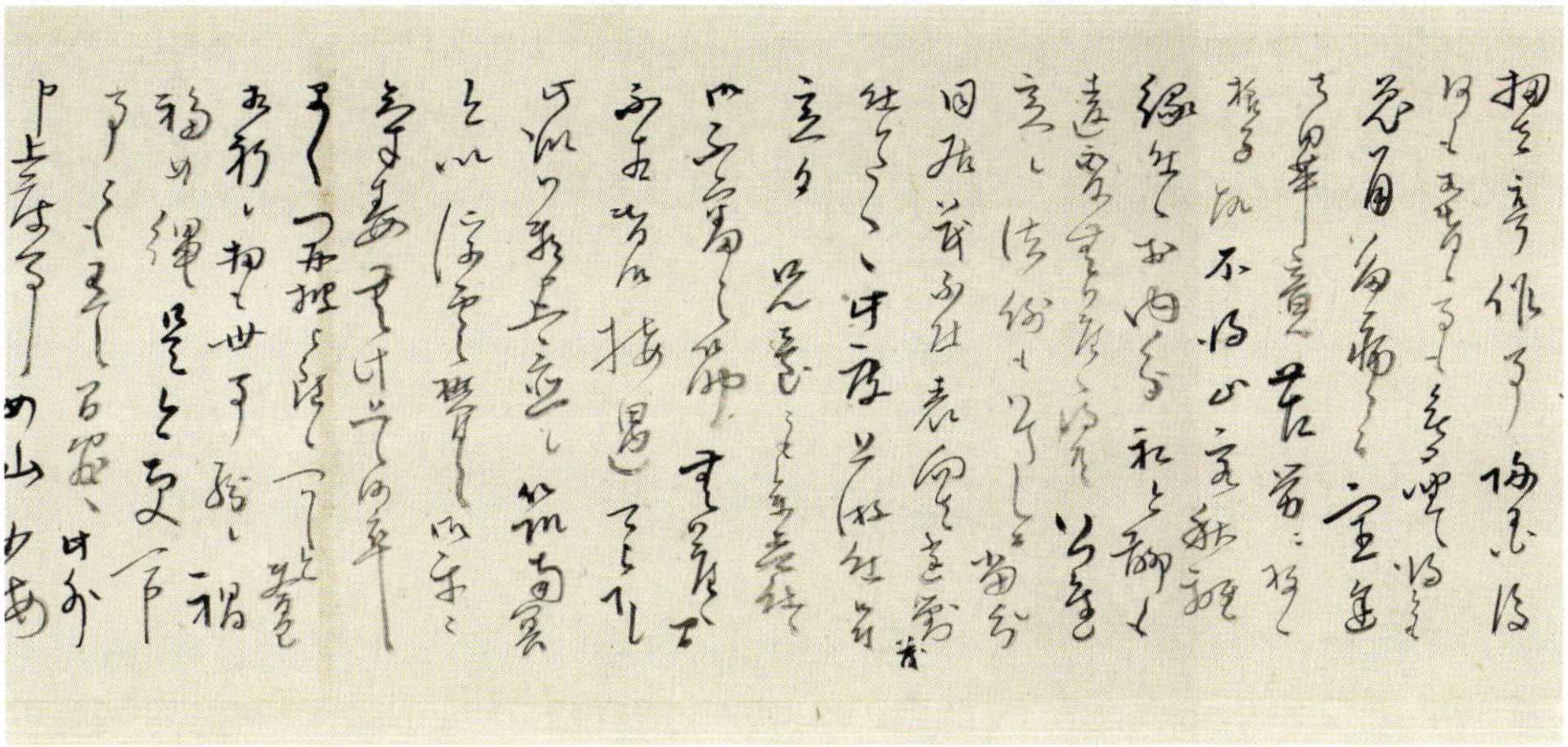

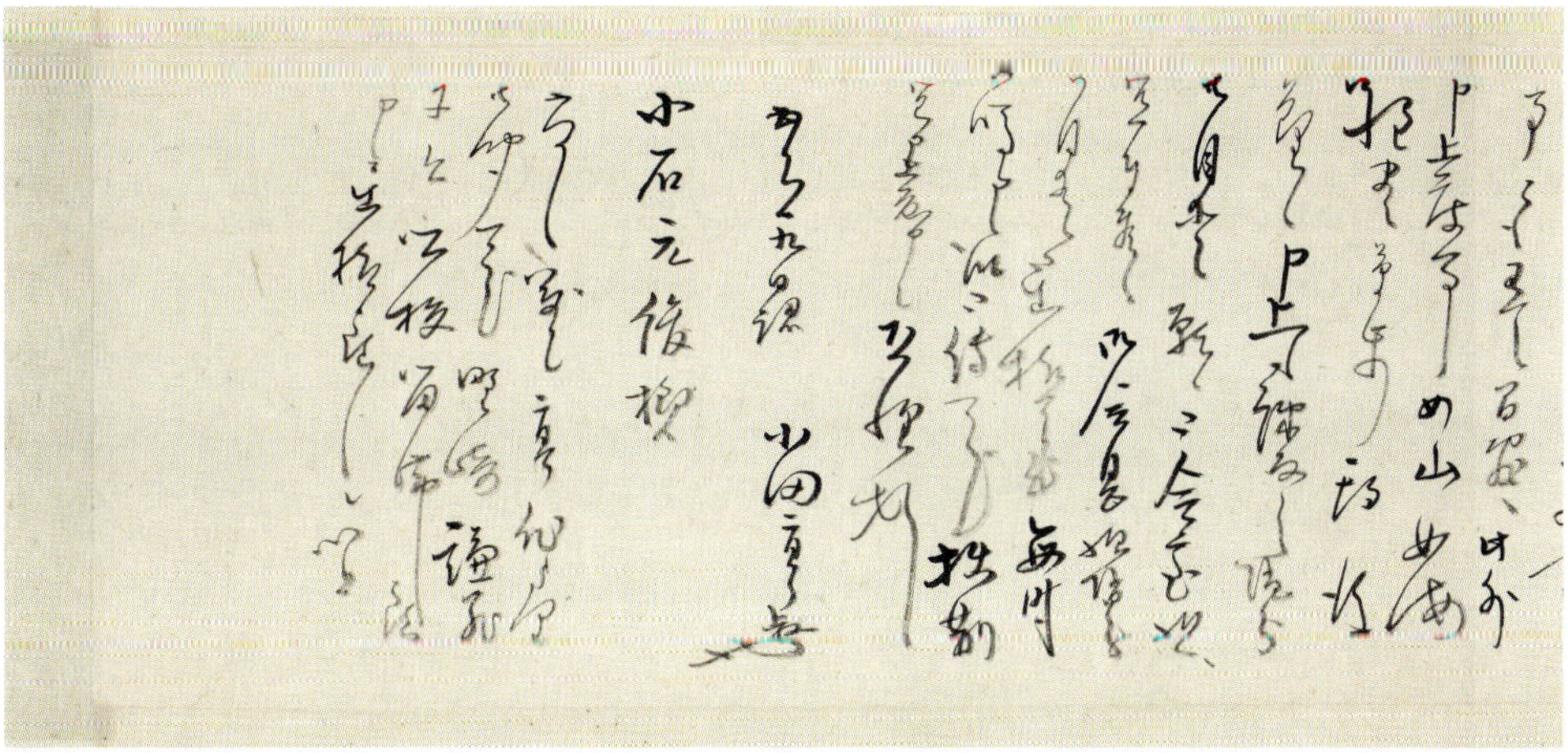

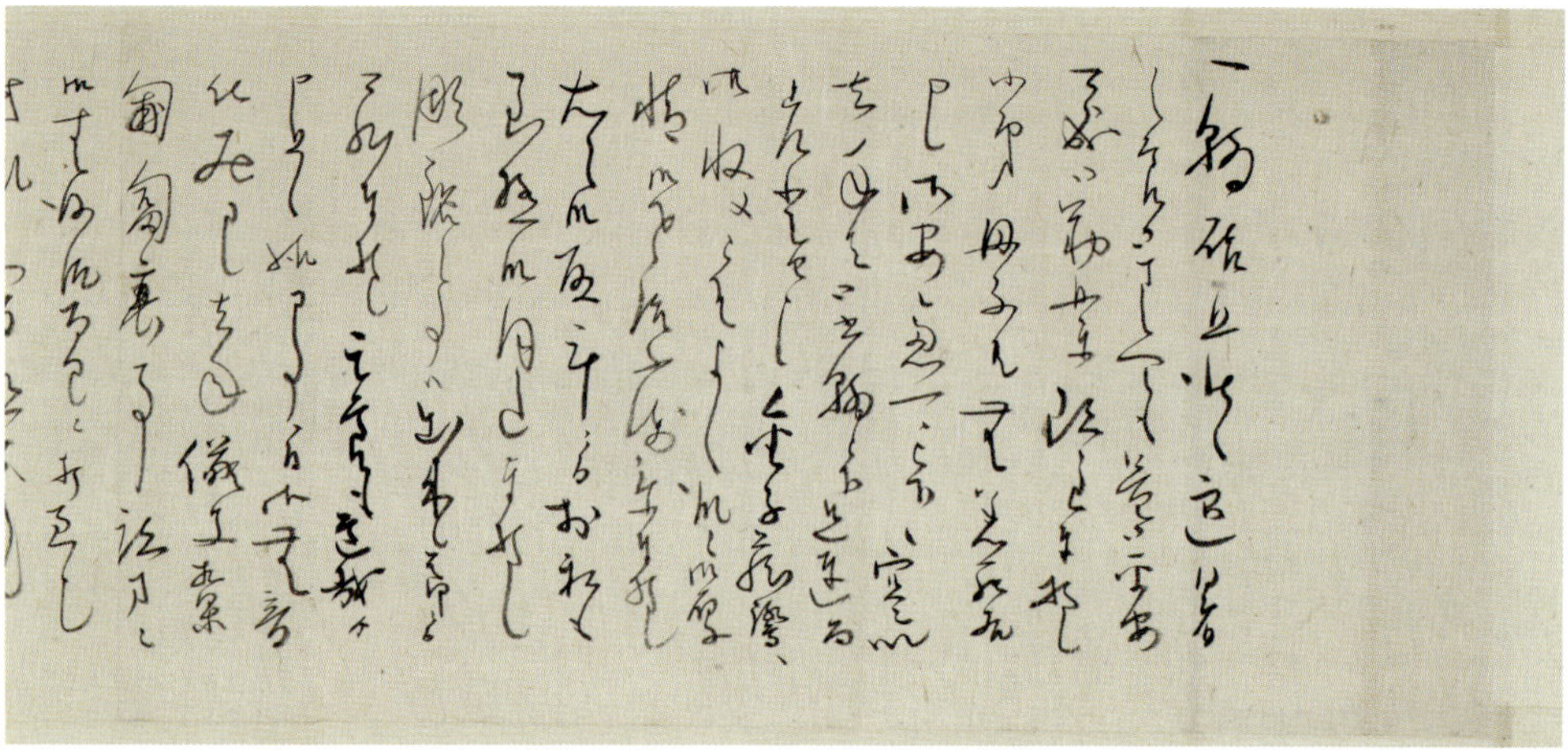

20-07 小田済川【17】（136頁）

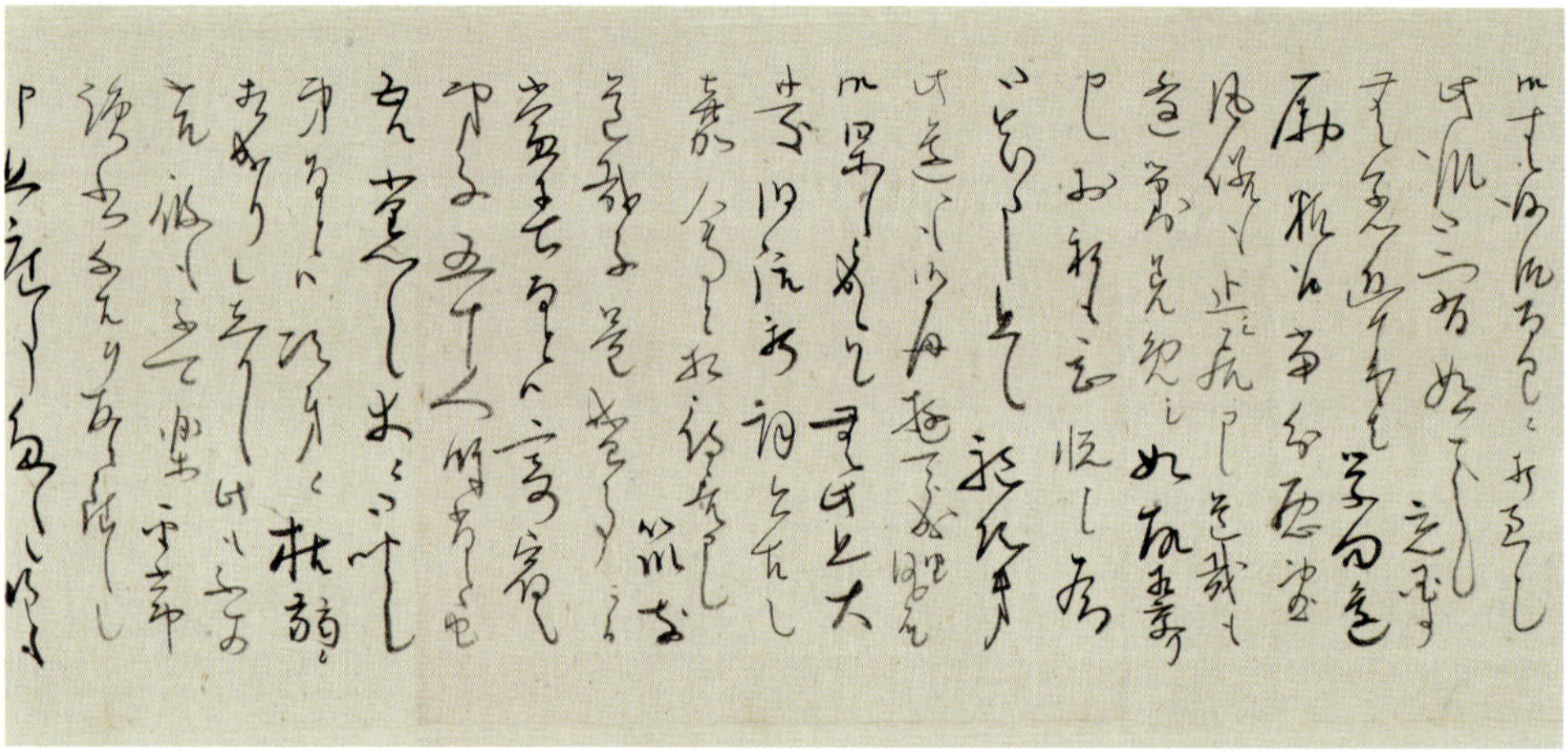

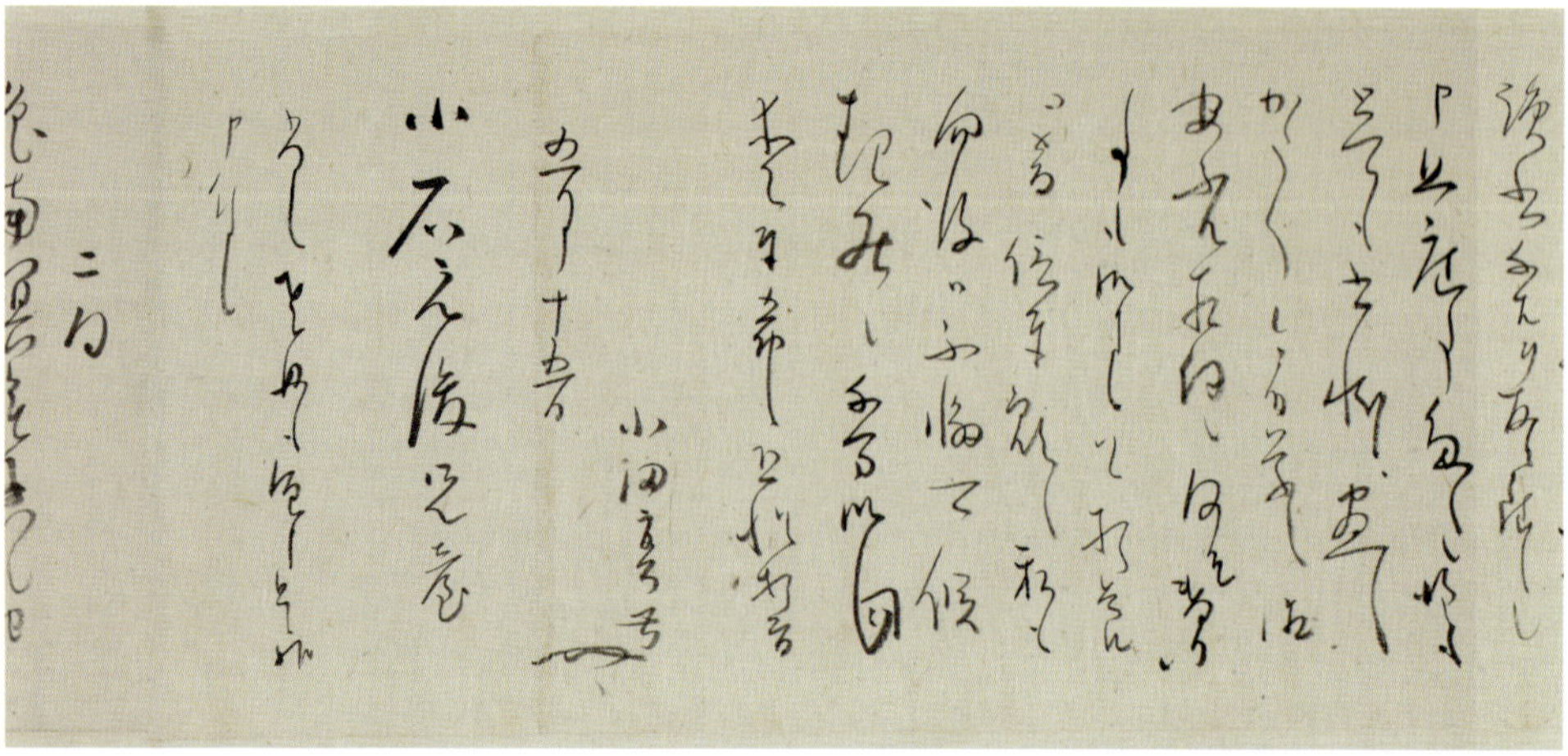

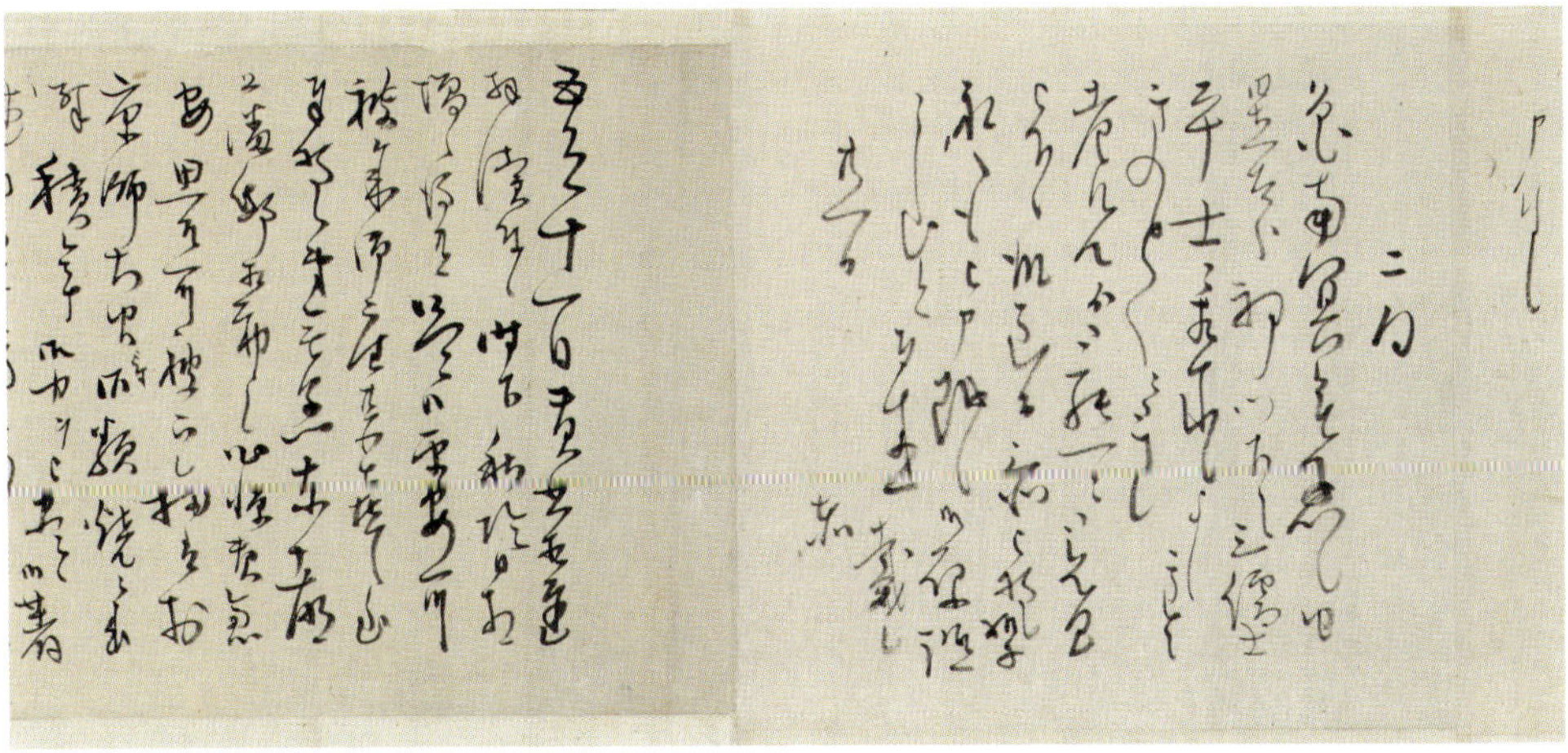

20-09 小田済川【19】（139頁）　　20-08 小田済川【18】（138頁）

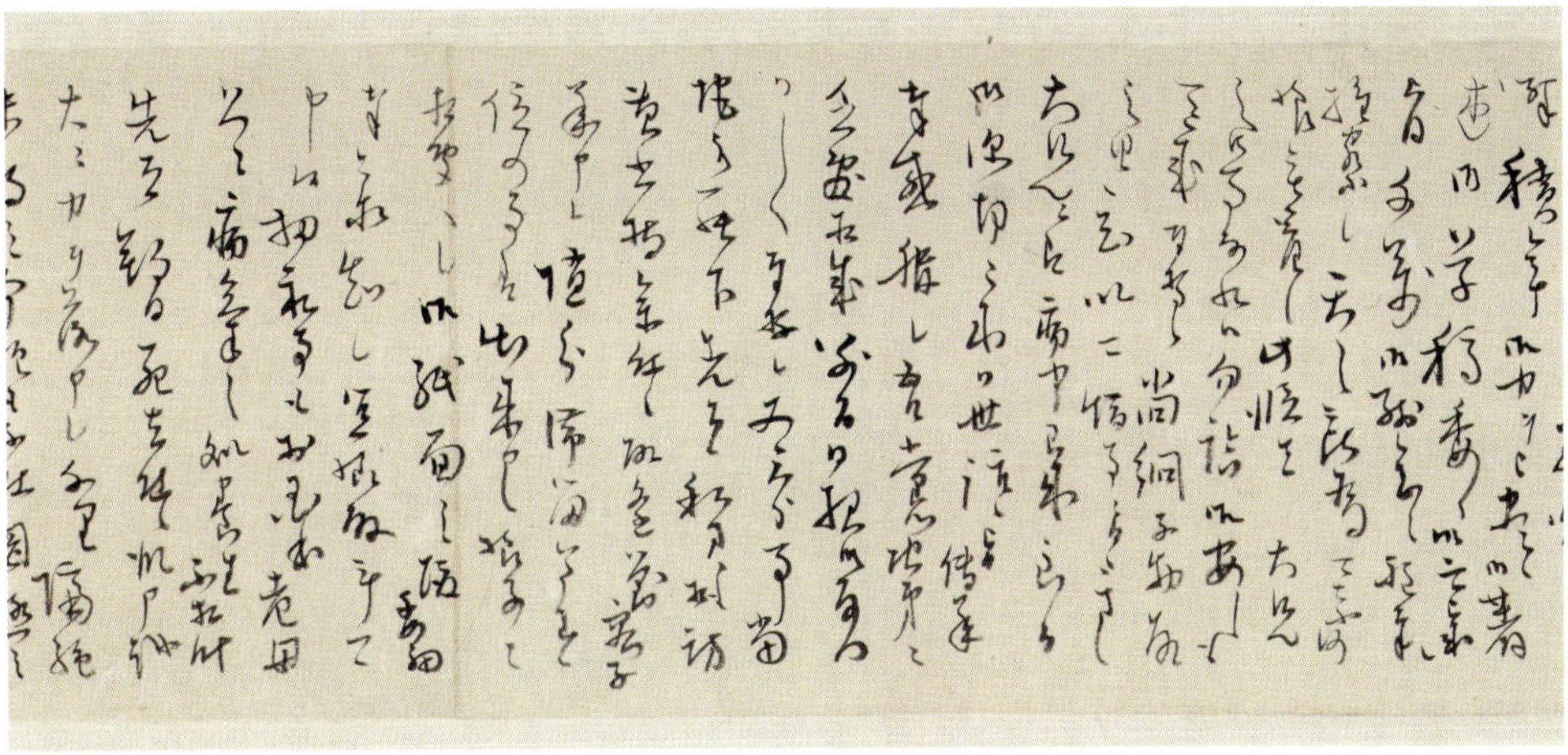

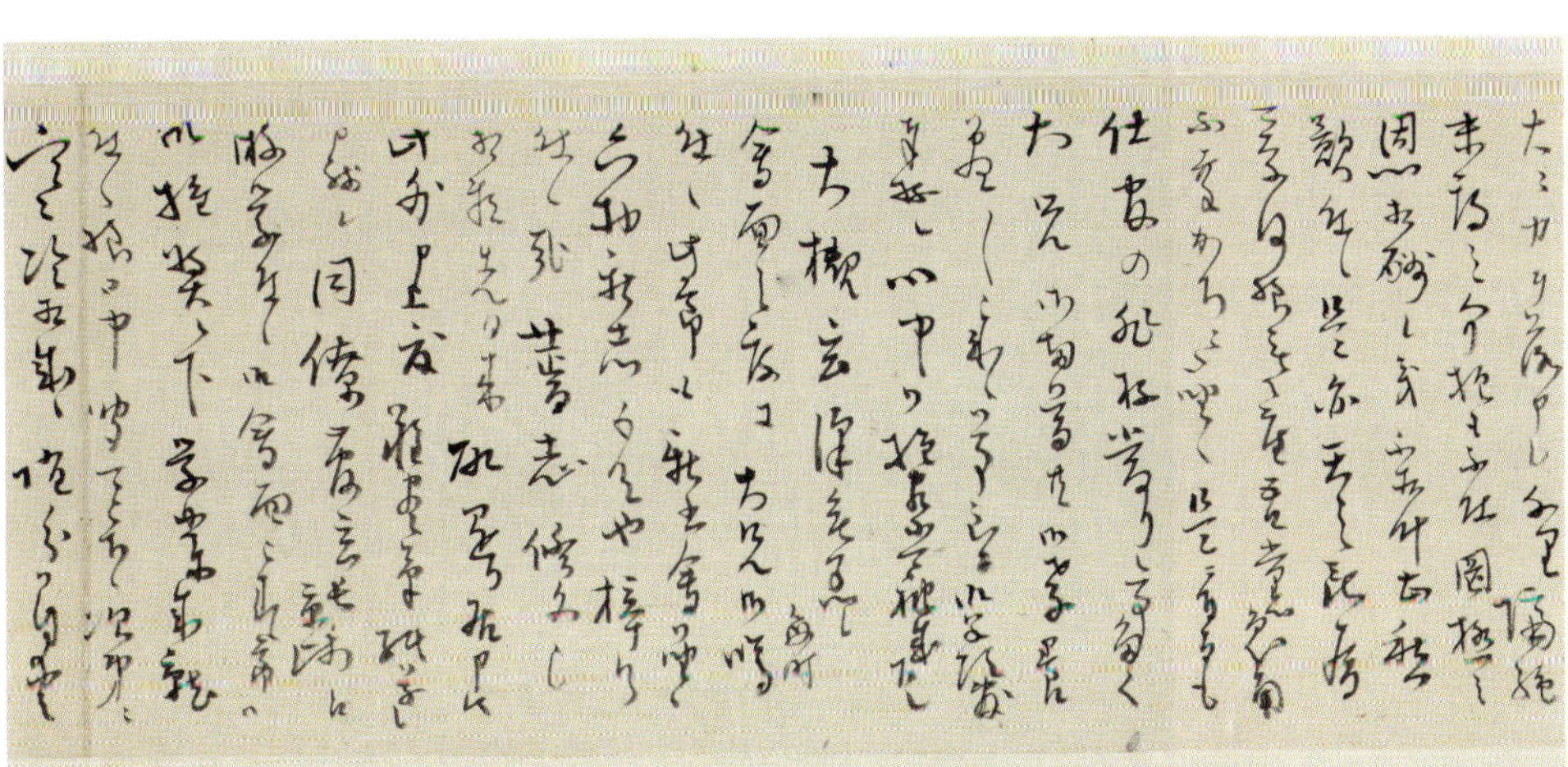

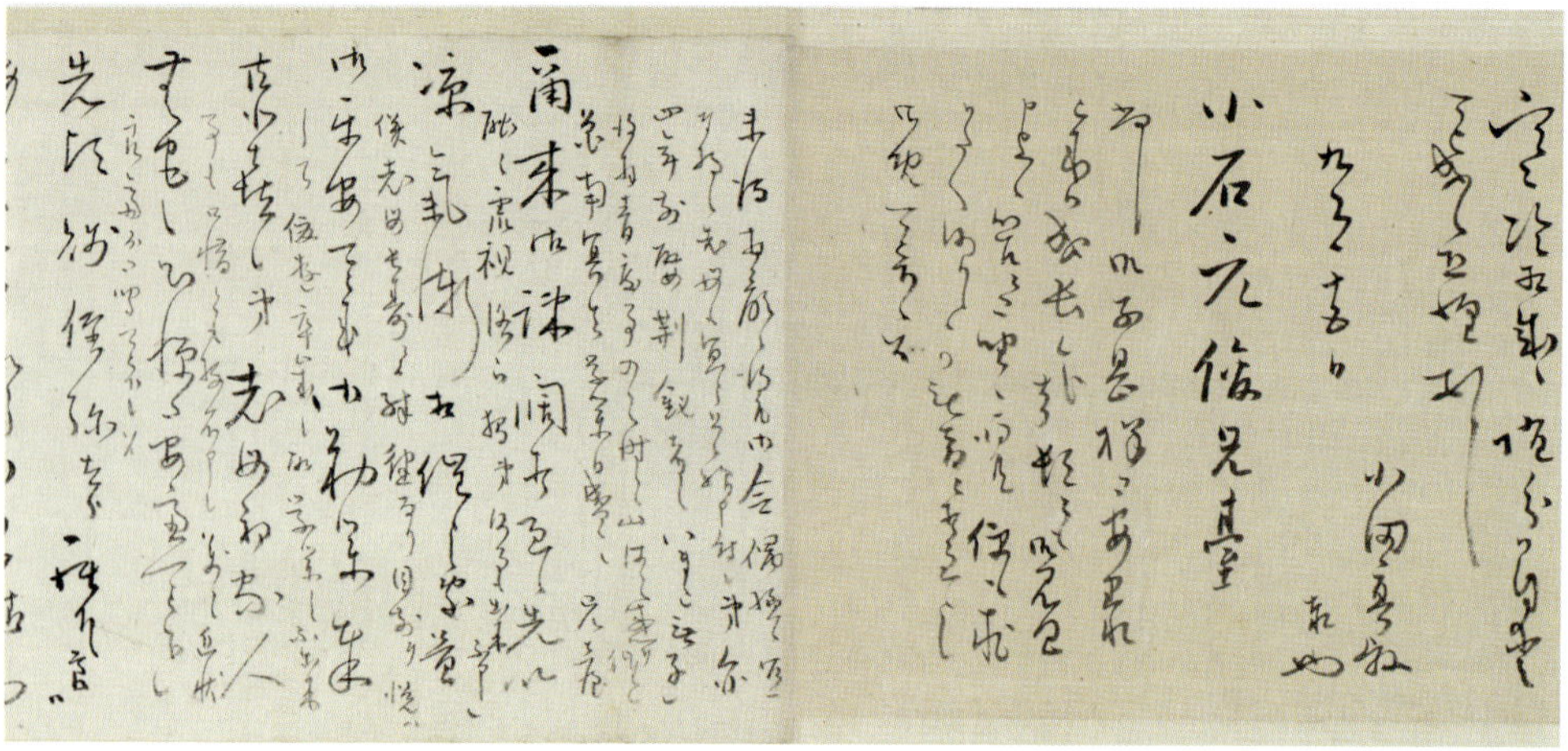

20-10 小田済川【20】（142頁）

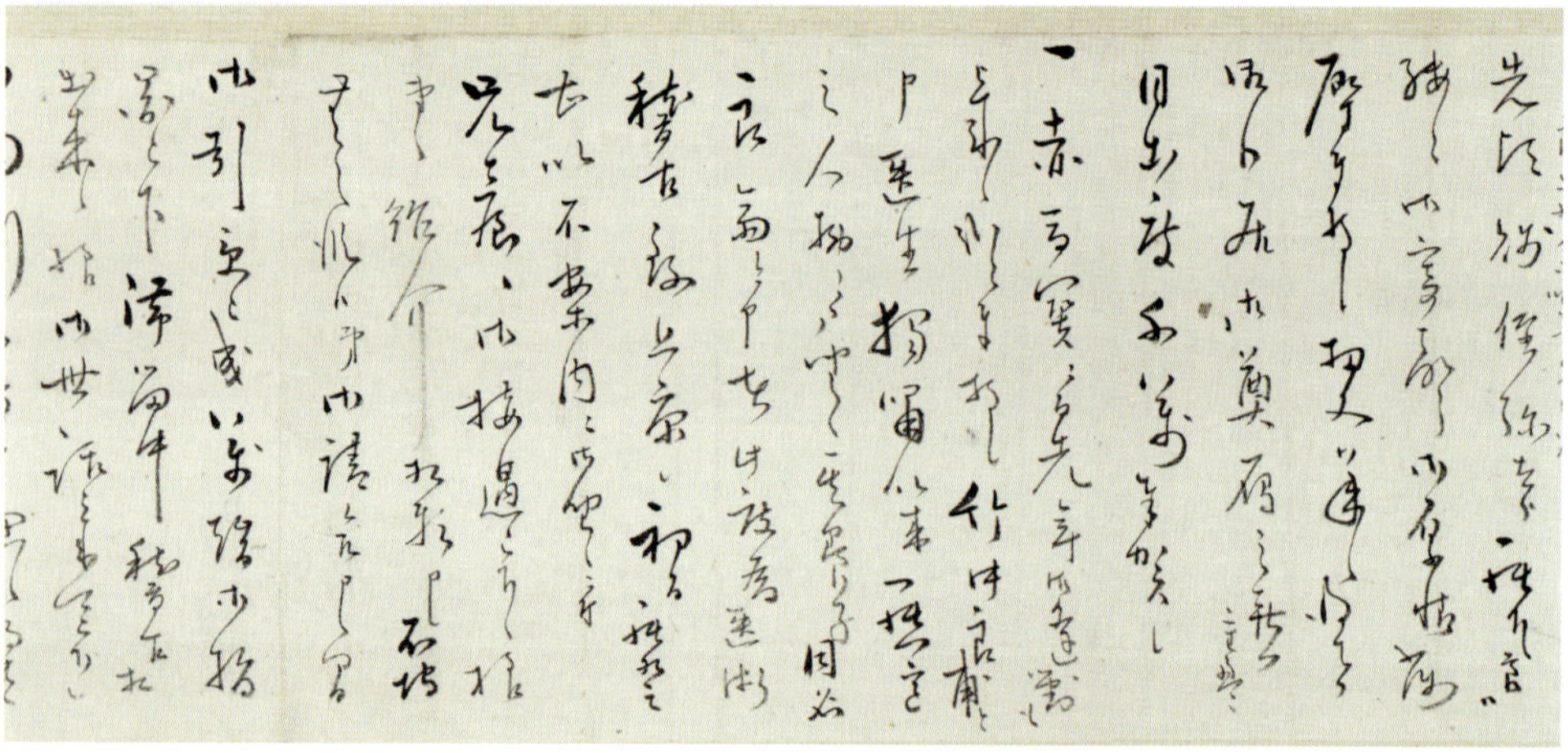

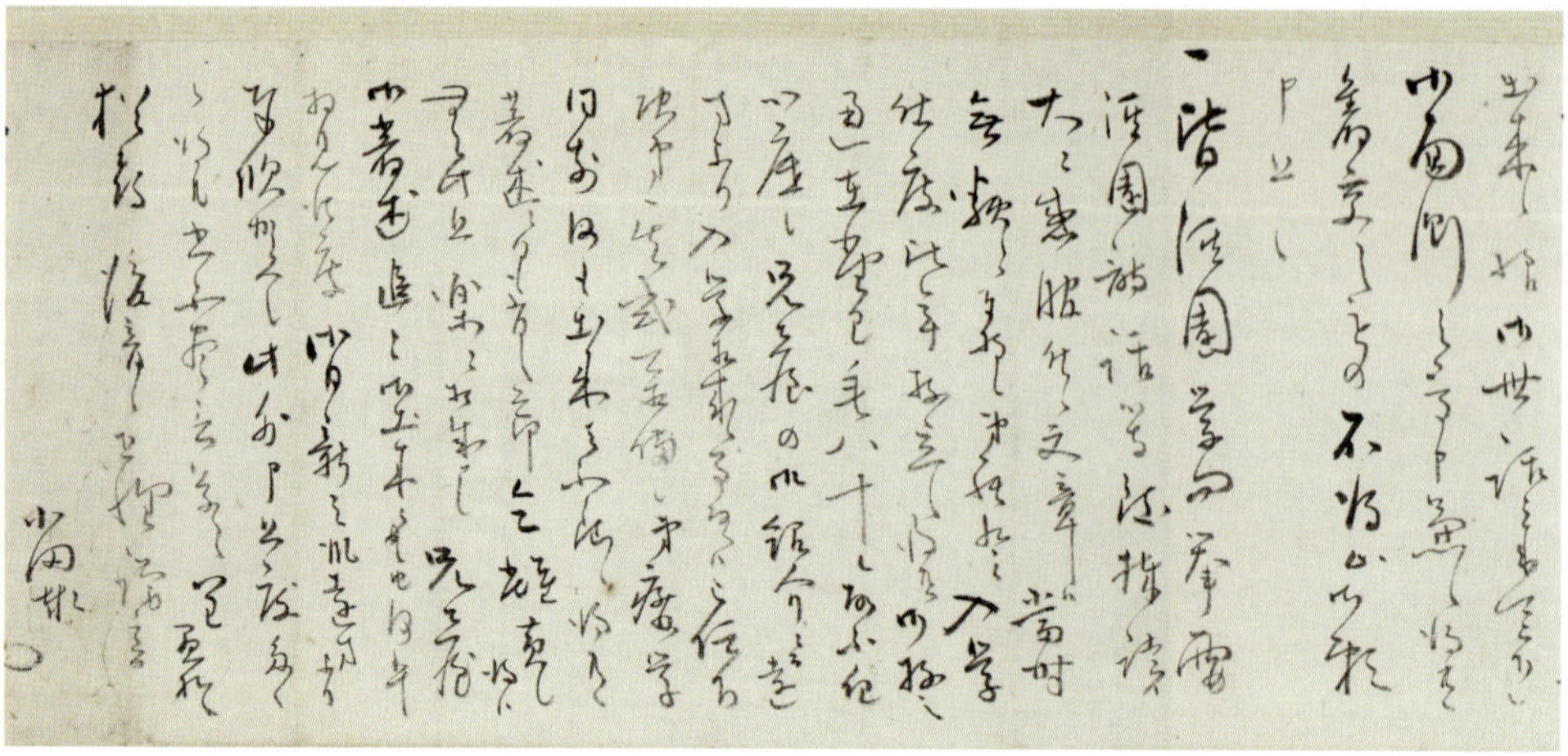

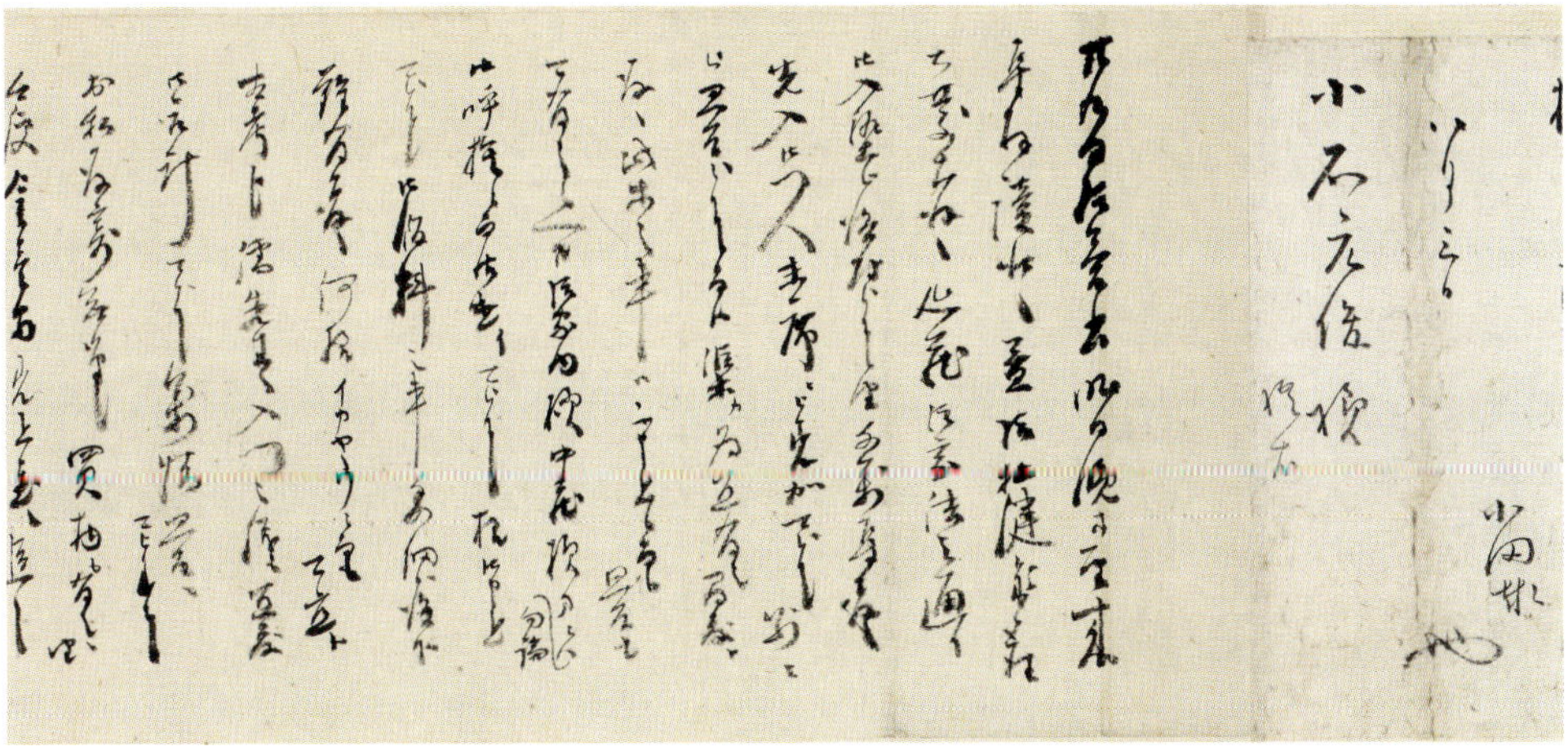

20-11 斎藤方策【43】（194頁）

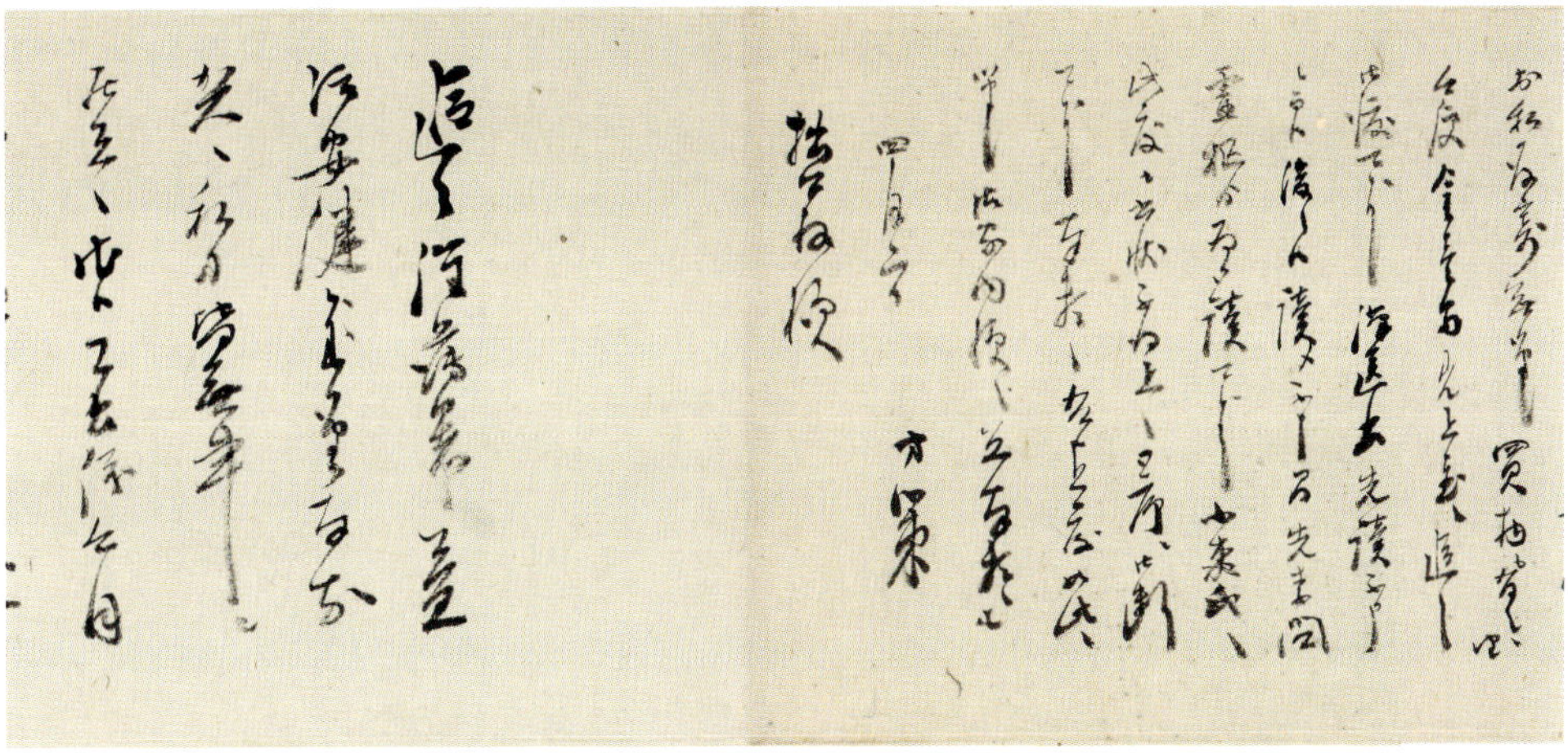

20-12 斎藤方策【44】（195頁）

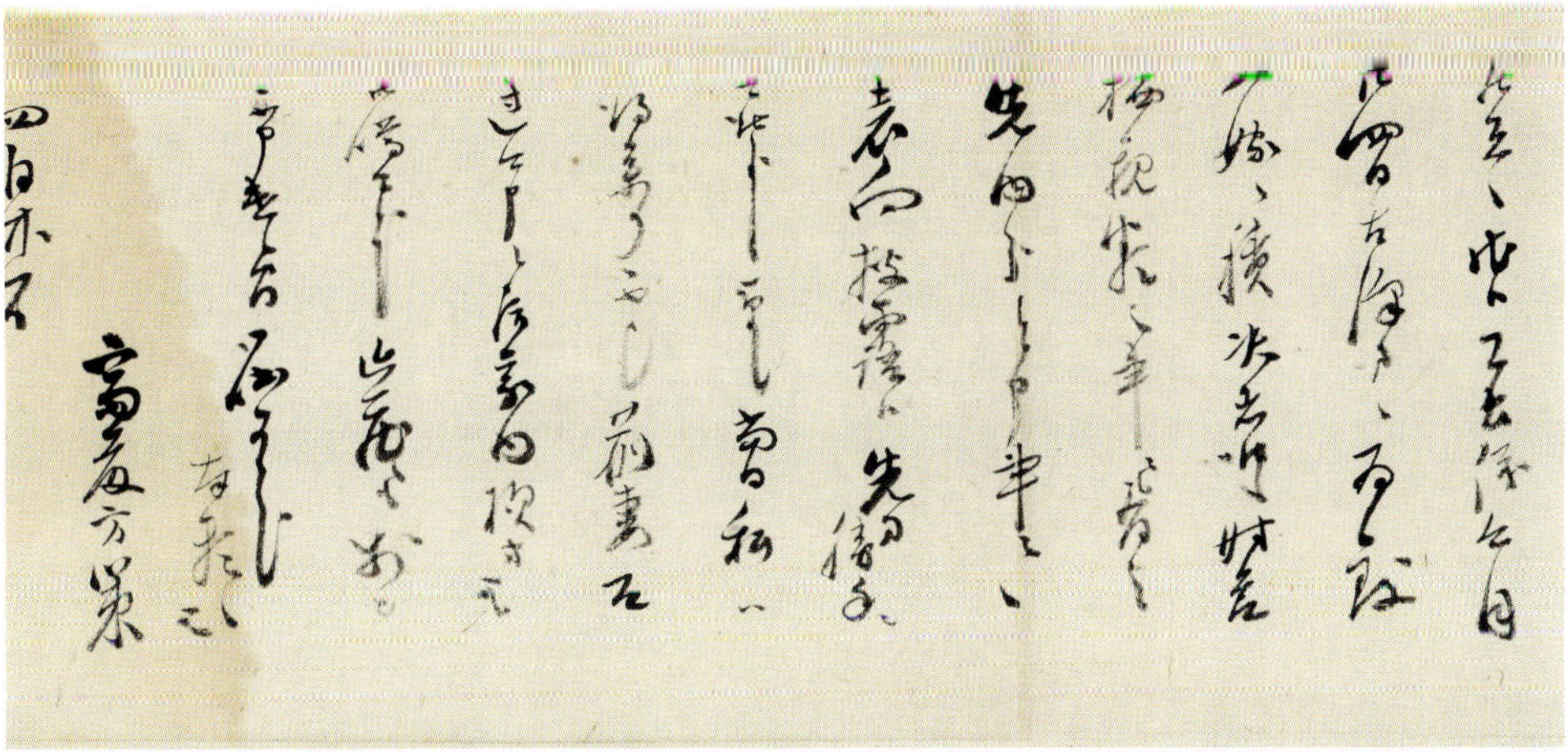

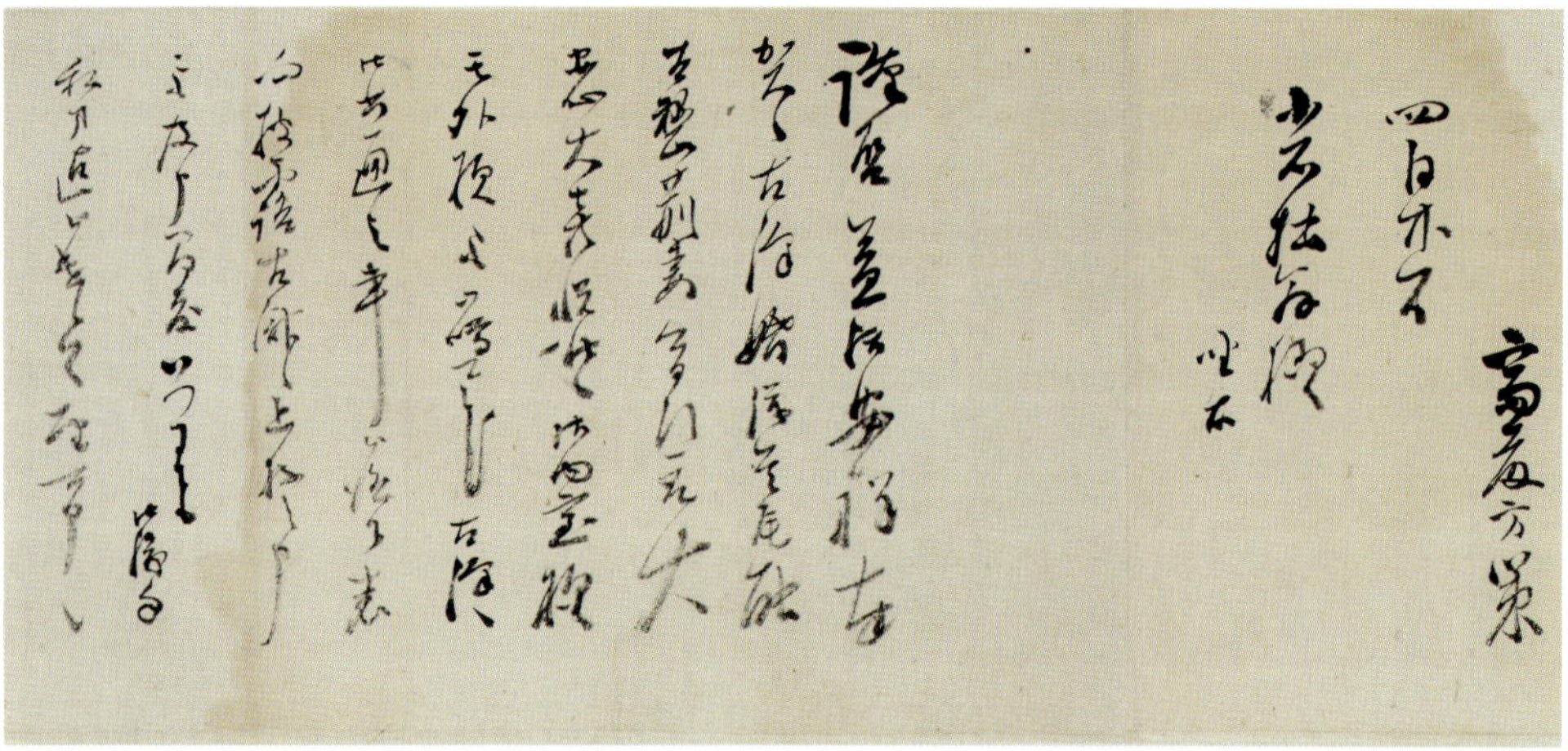

20-13 斎藤方策【45】(196頁)

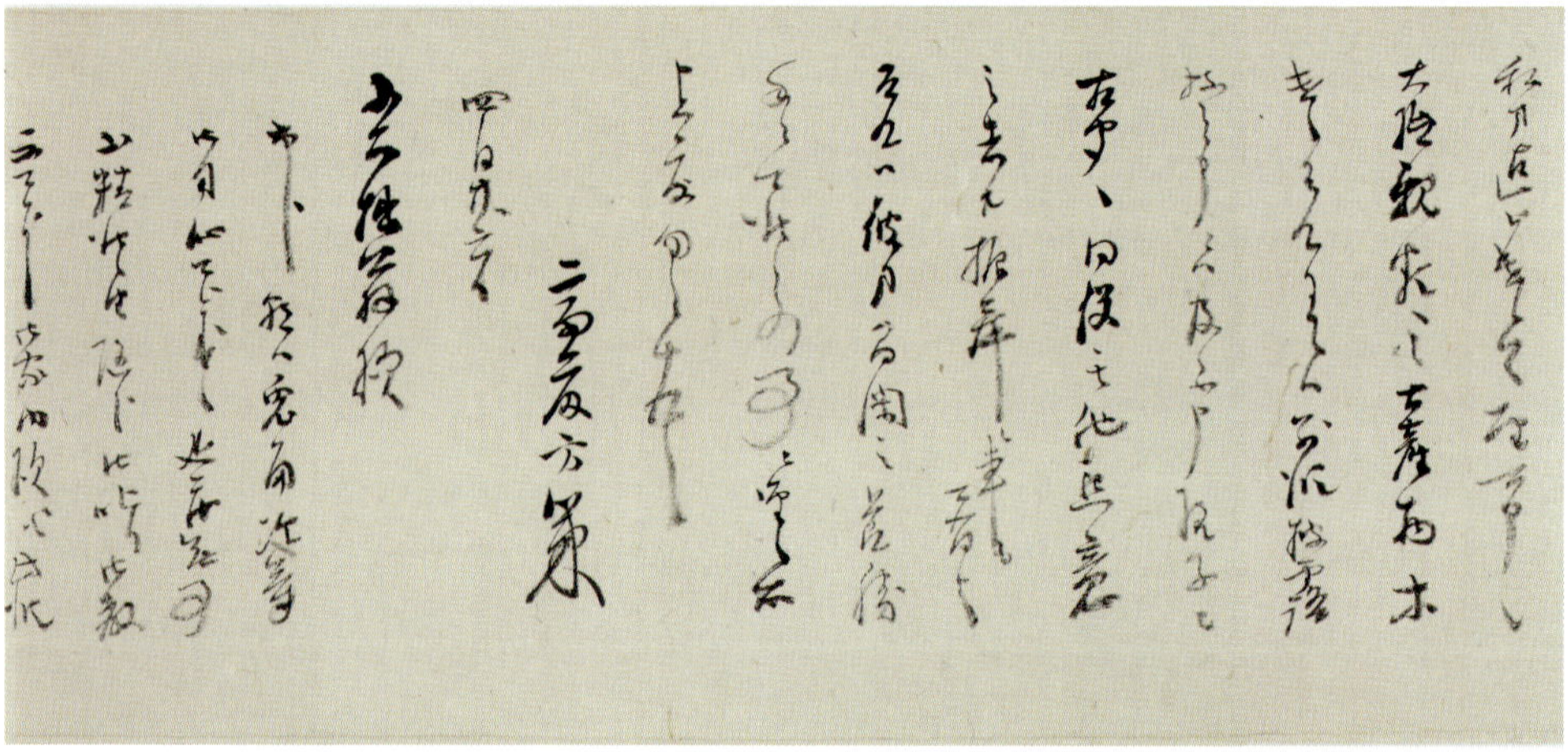

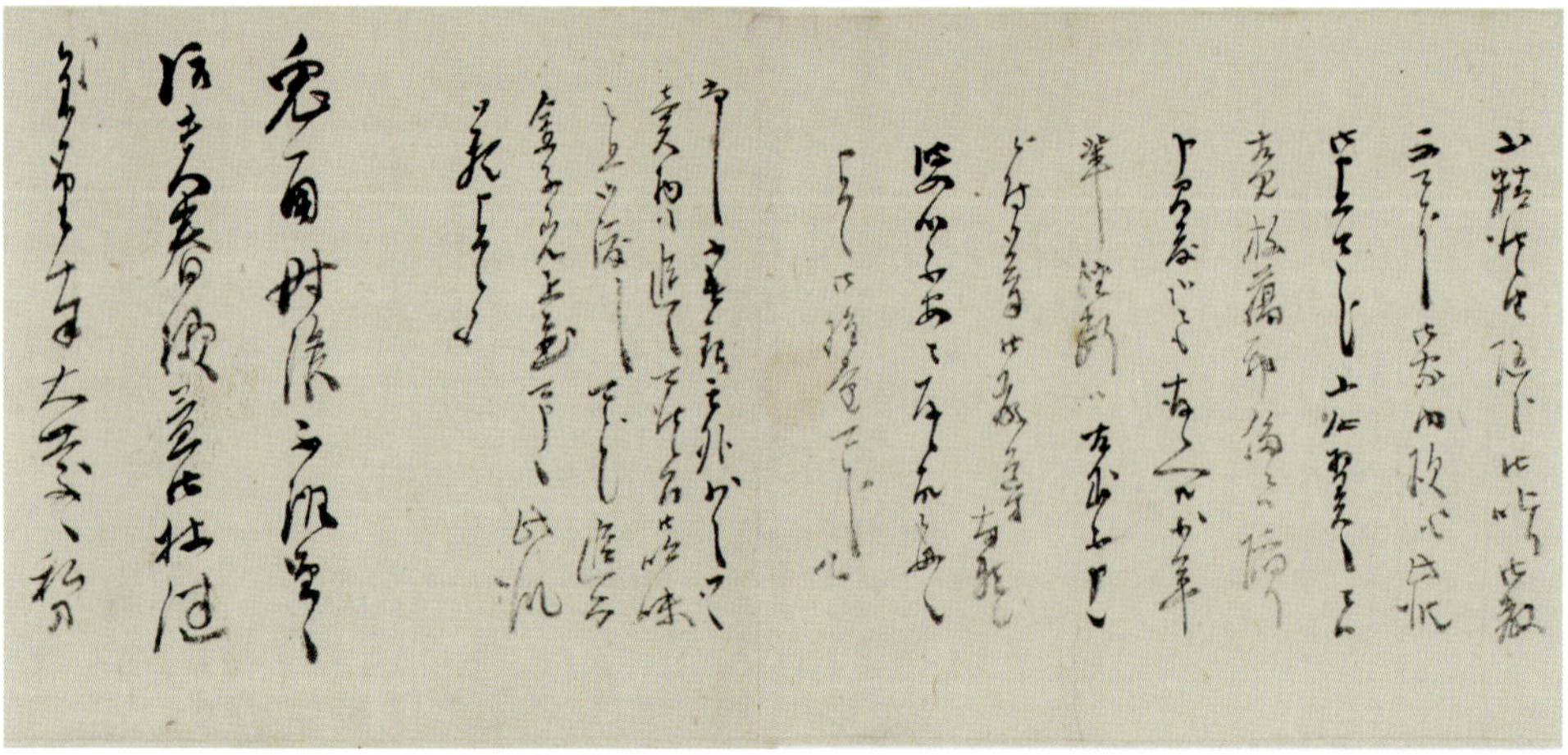

20-14 斎藤方策【46】(197頁)

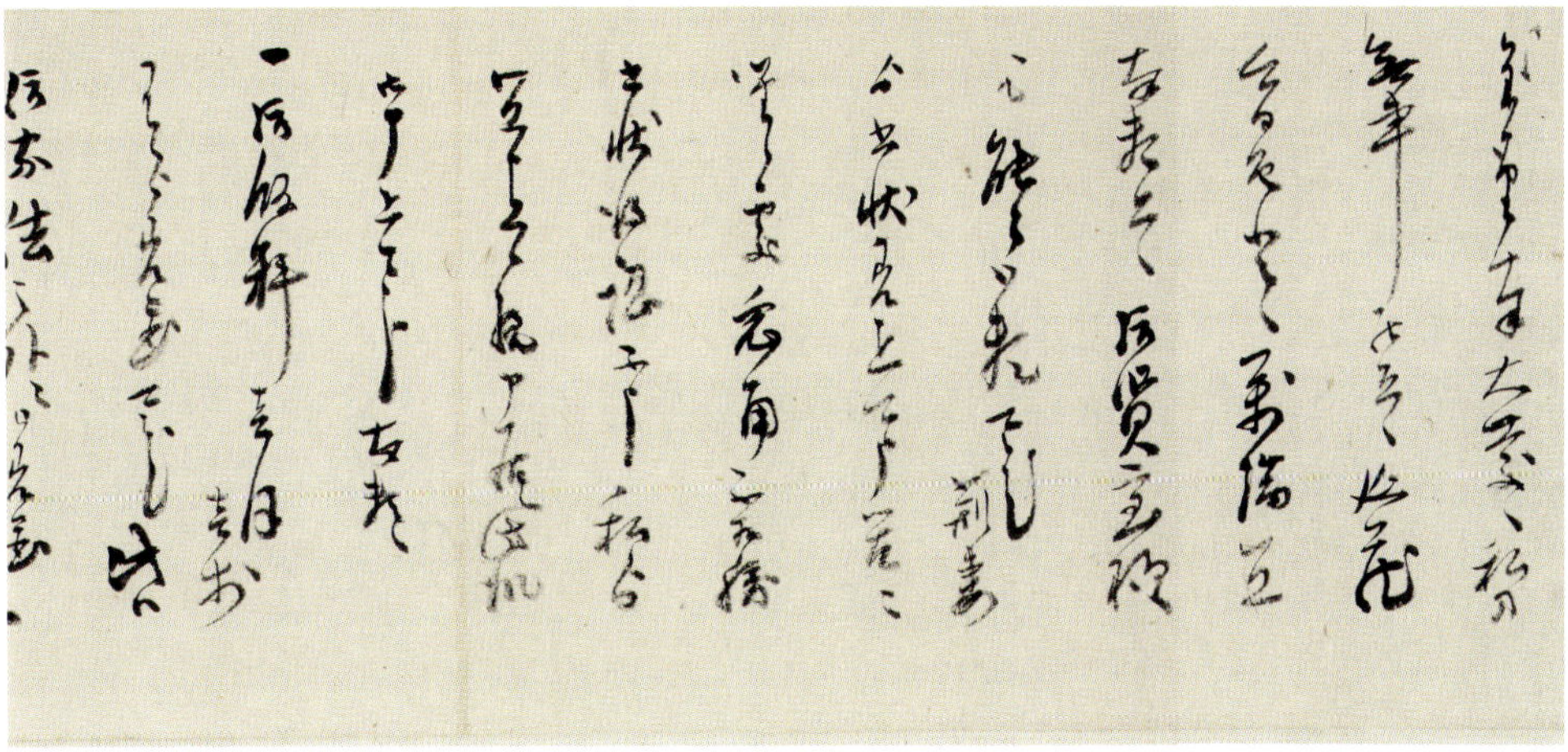

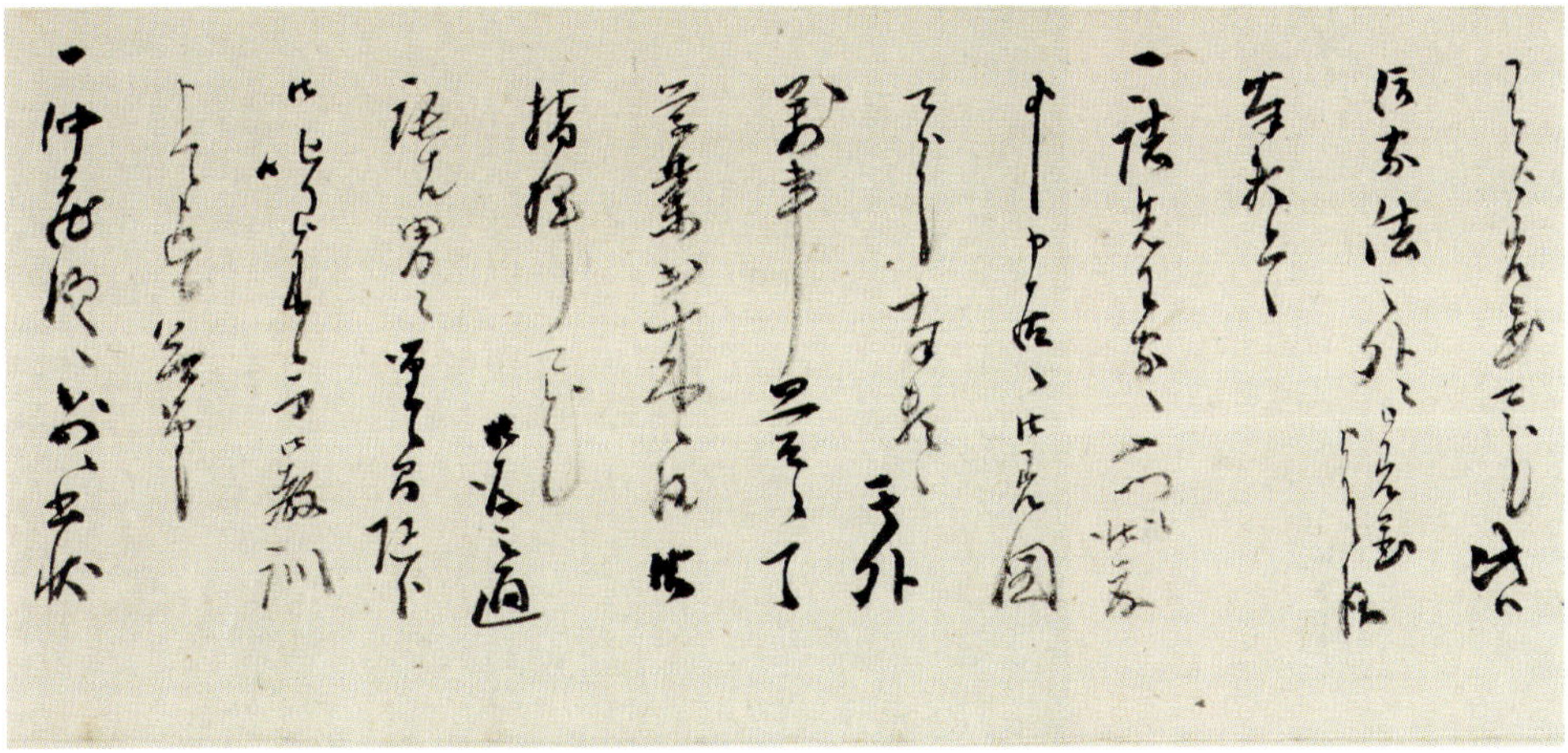

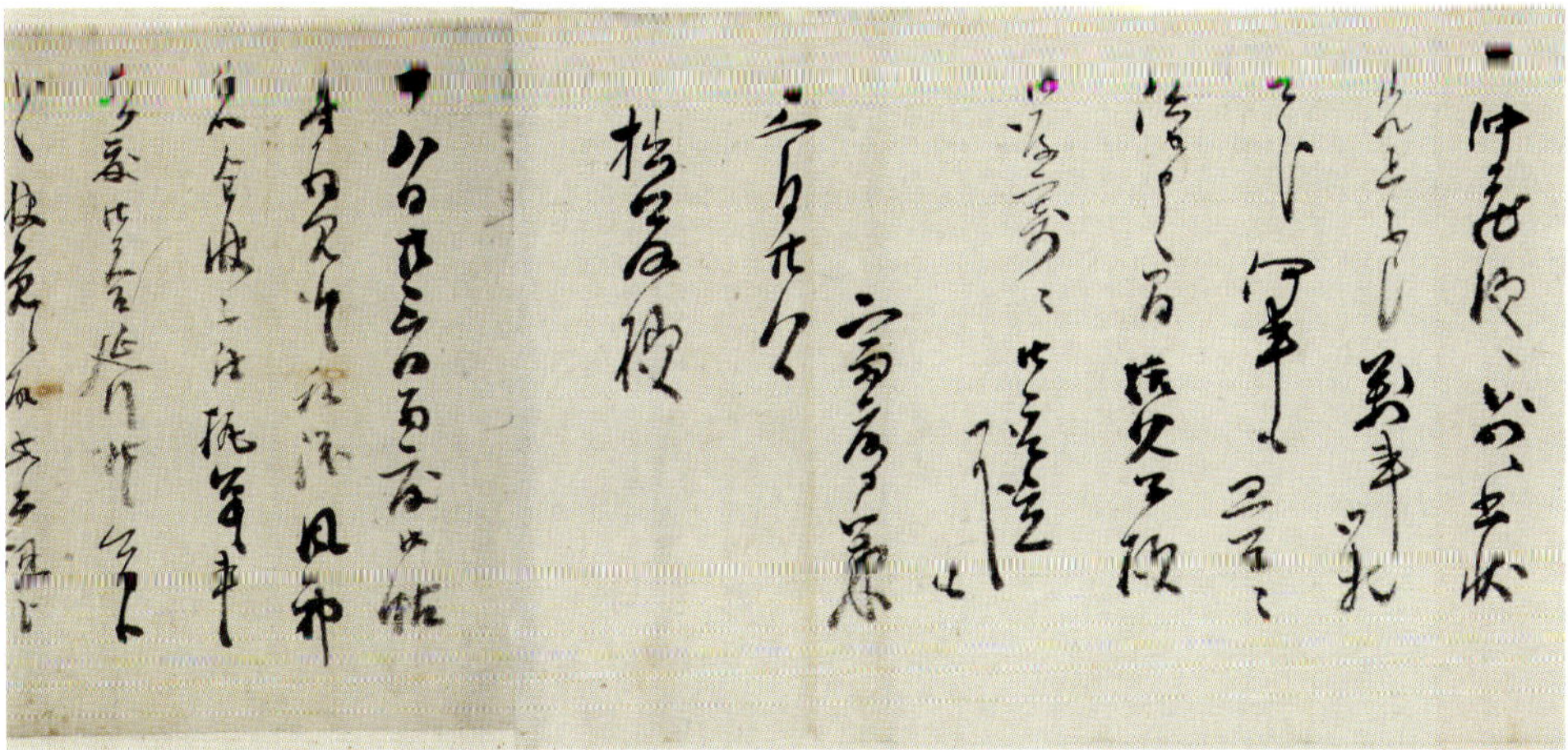

20-15 斎藤方策【47】（199頁）

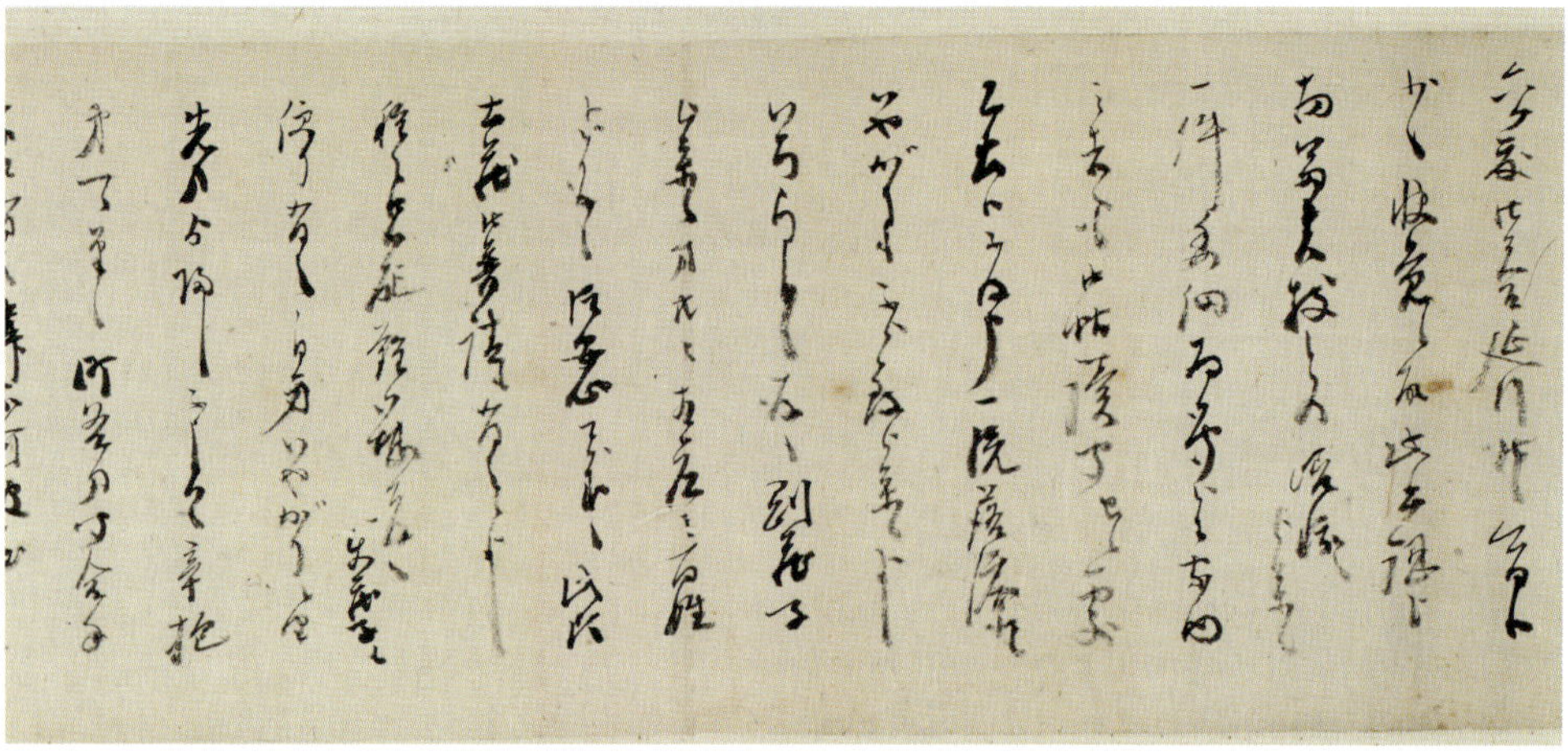

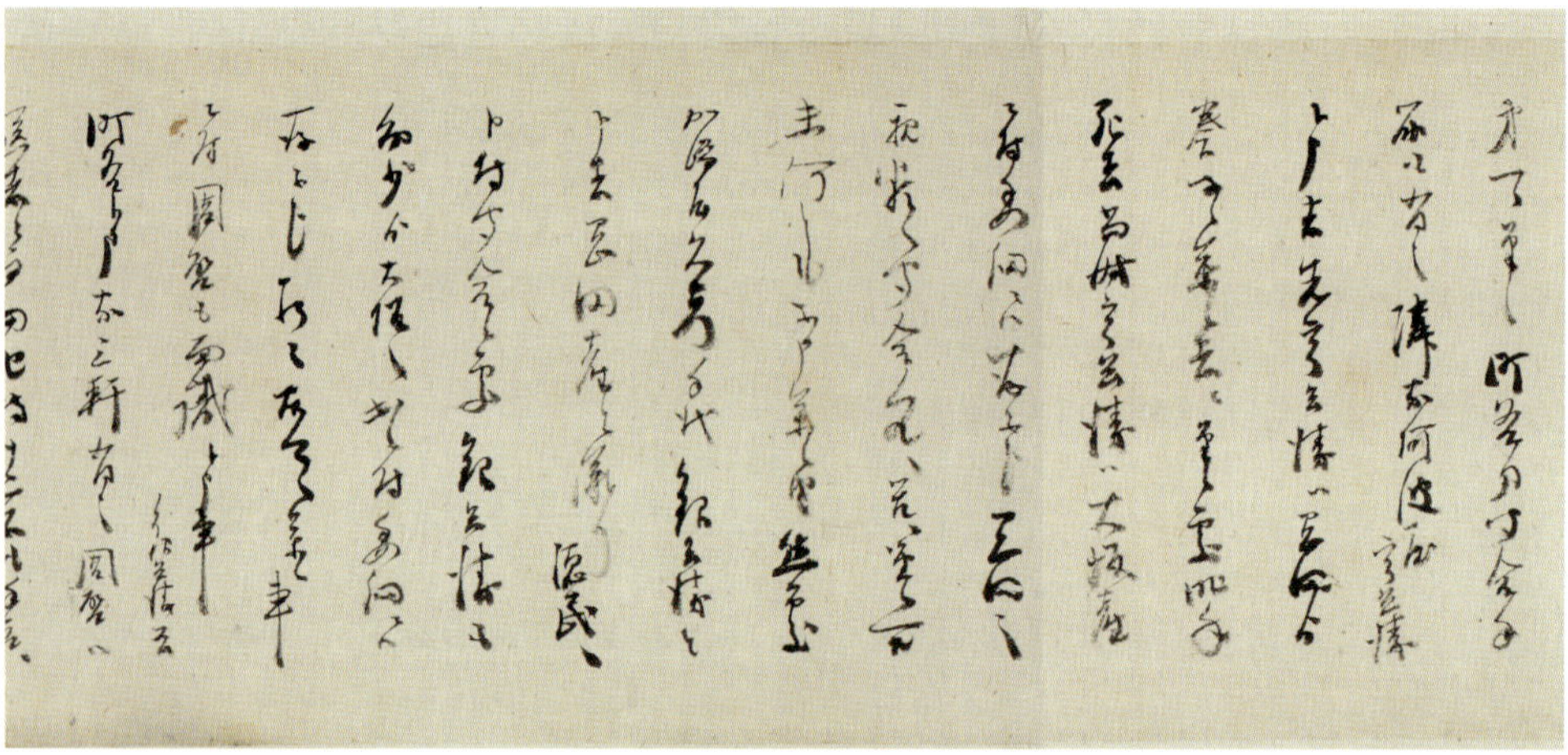

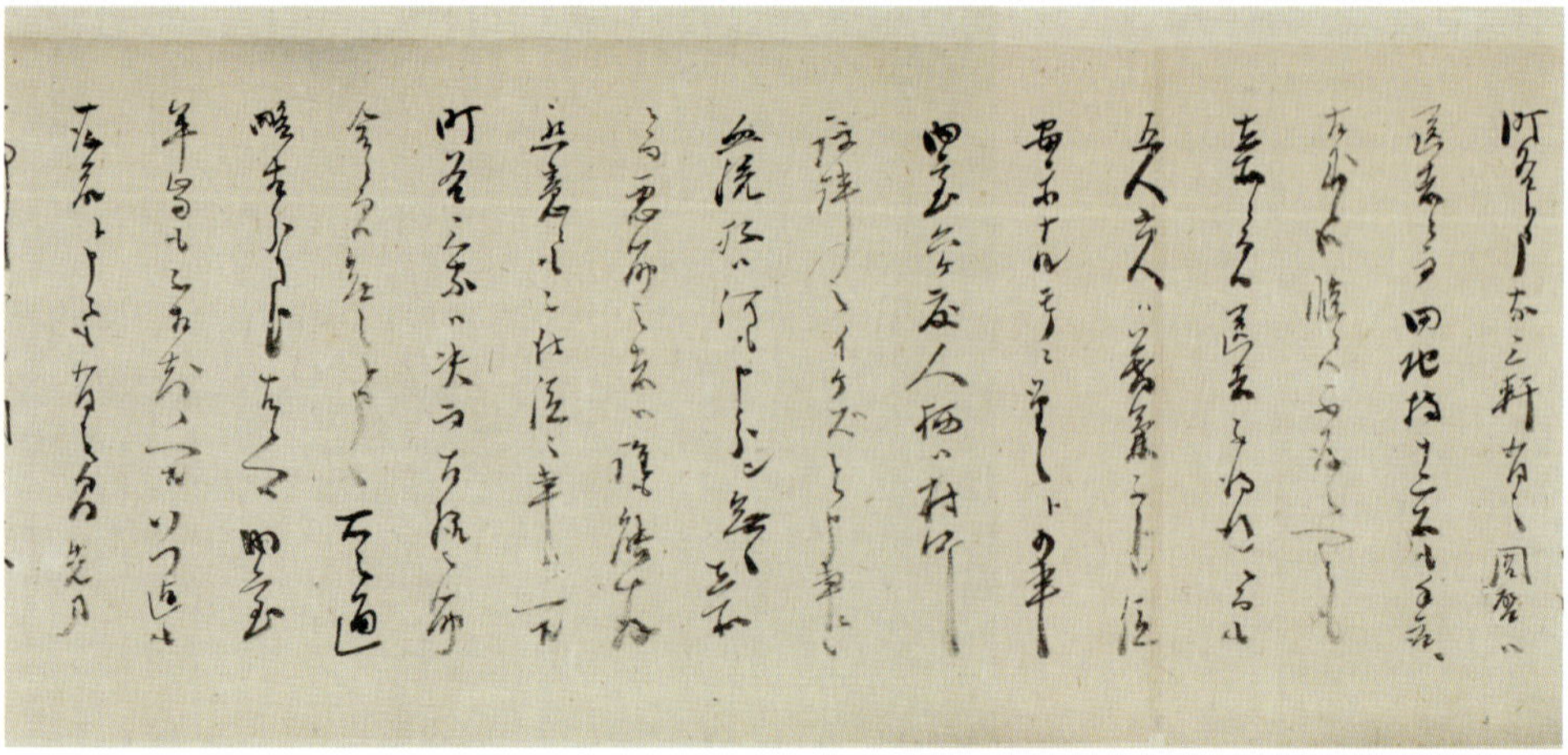

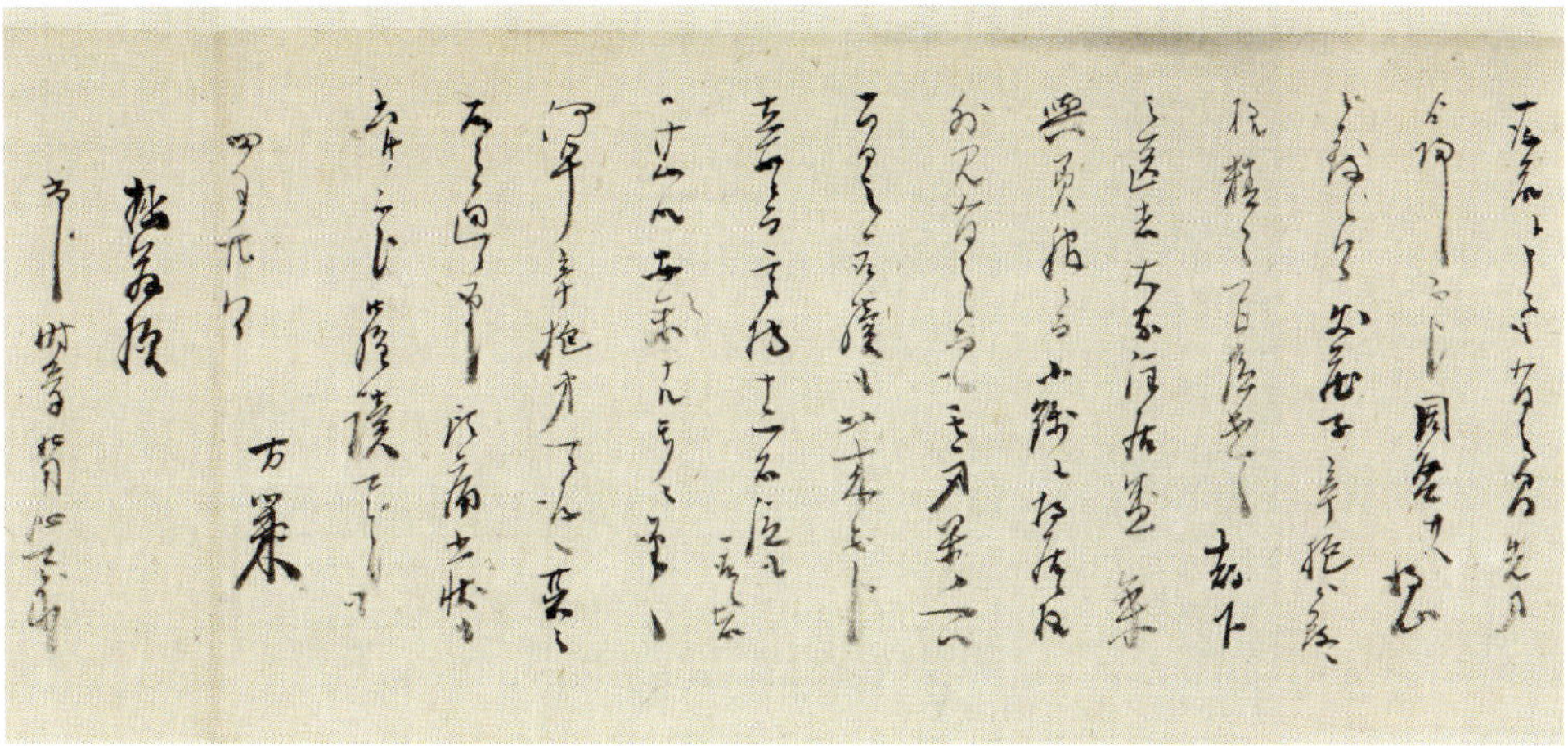

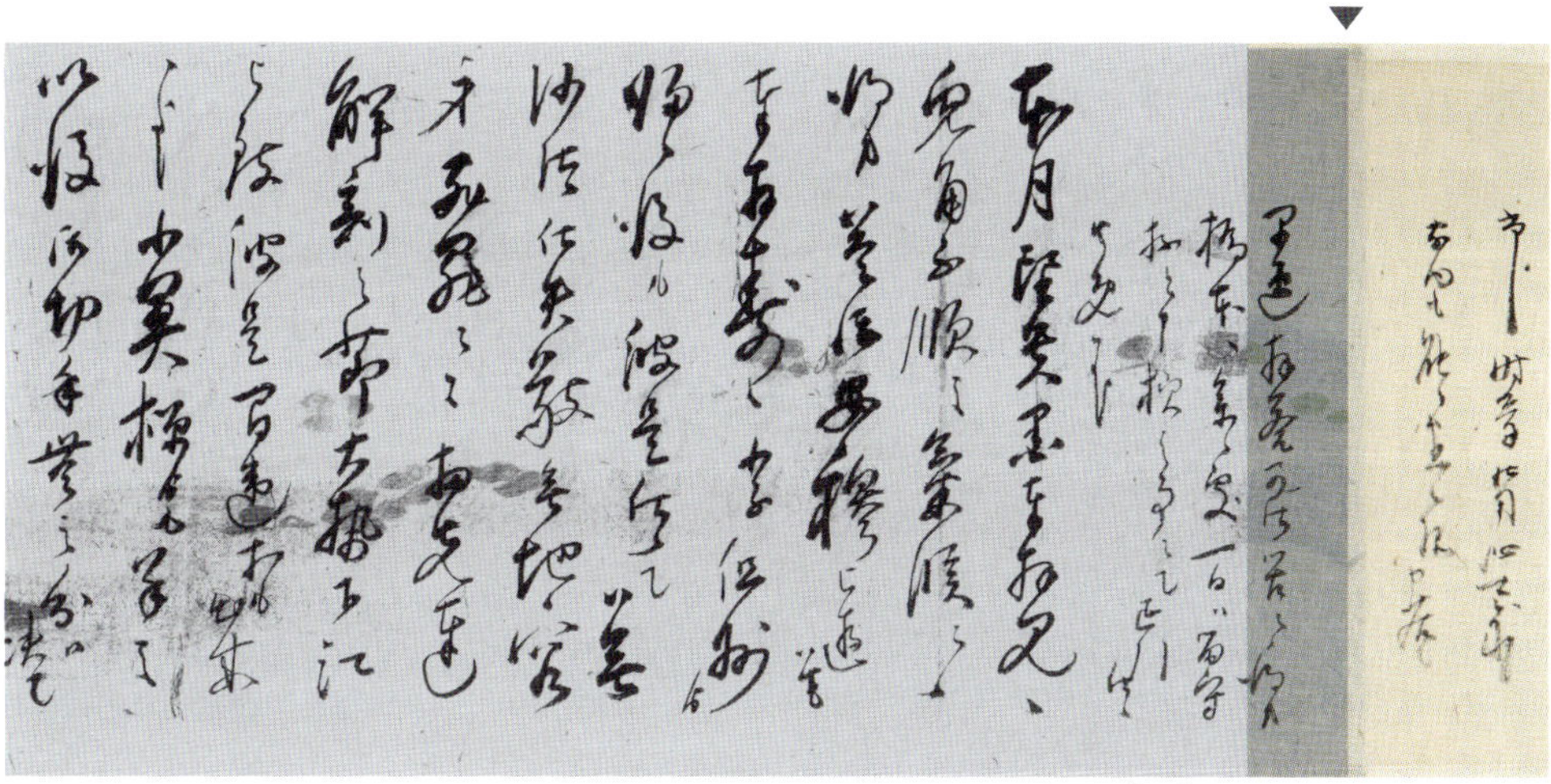

20-16 斎藤良策【48】（202頁）

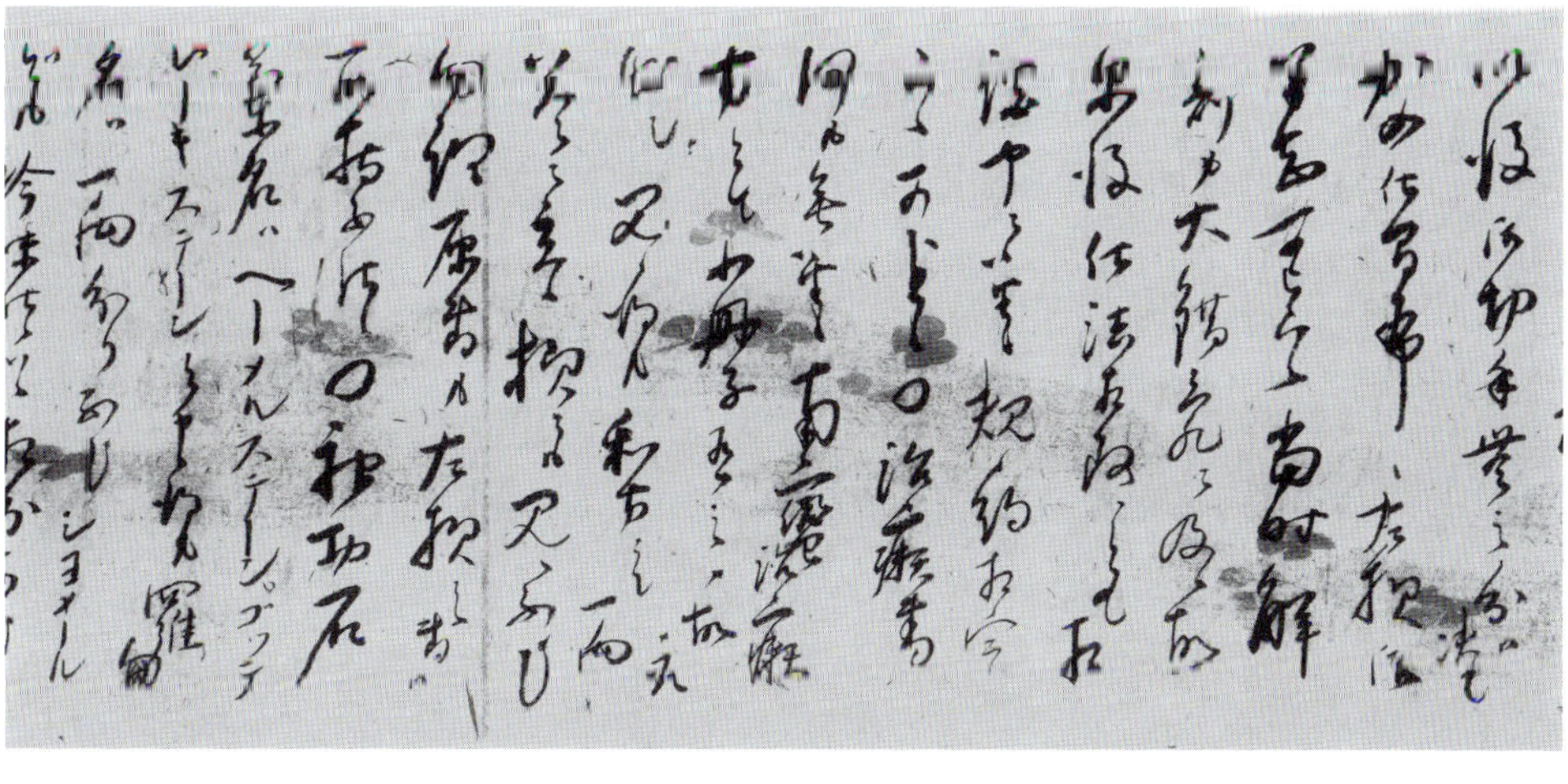

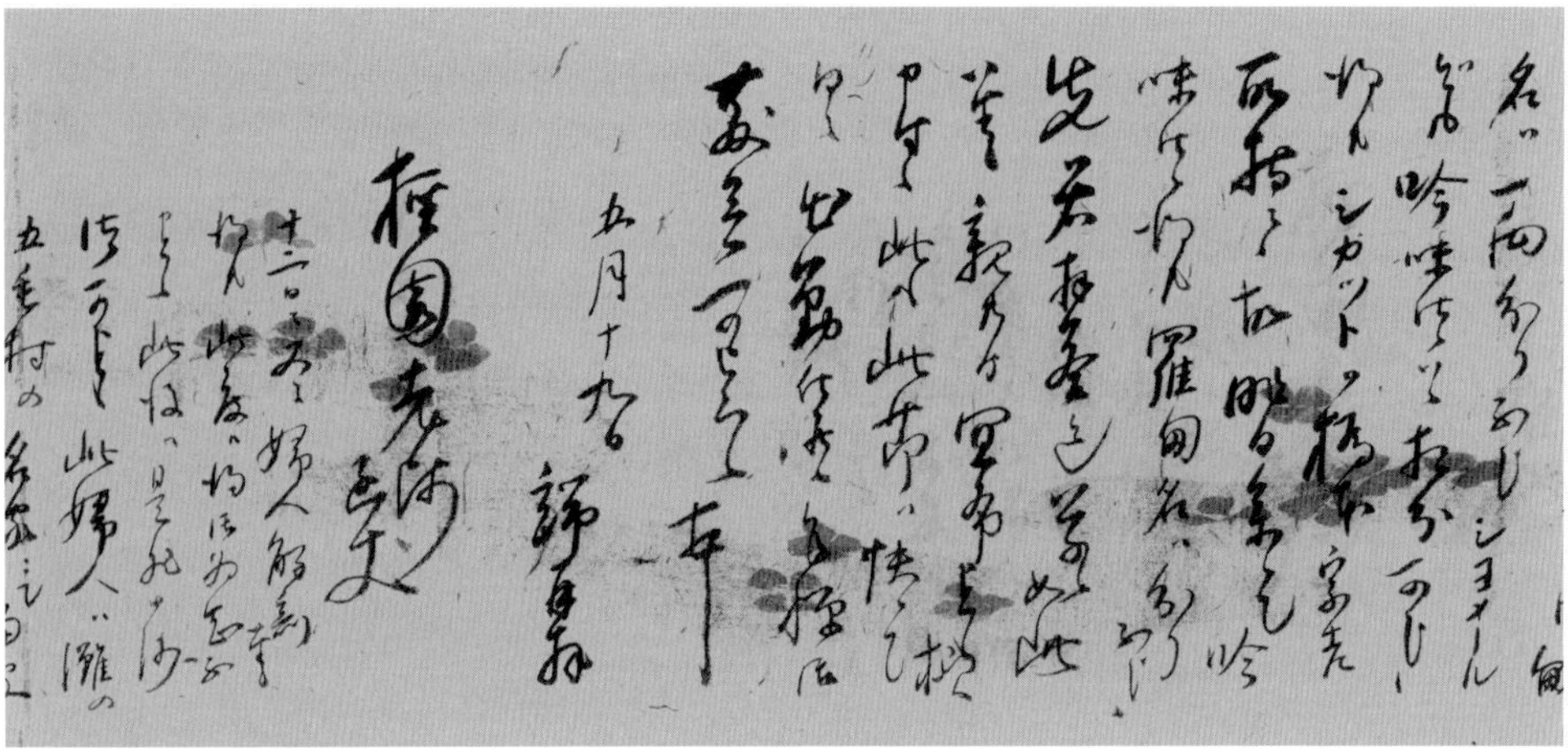

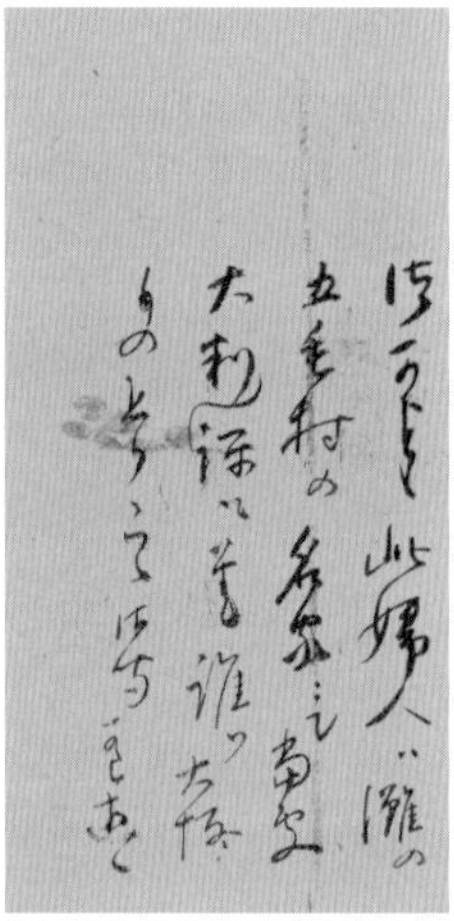

22 『小石家来翰集（三）』

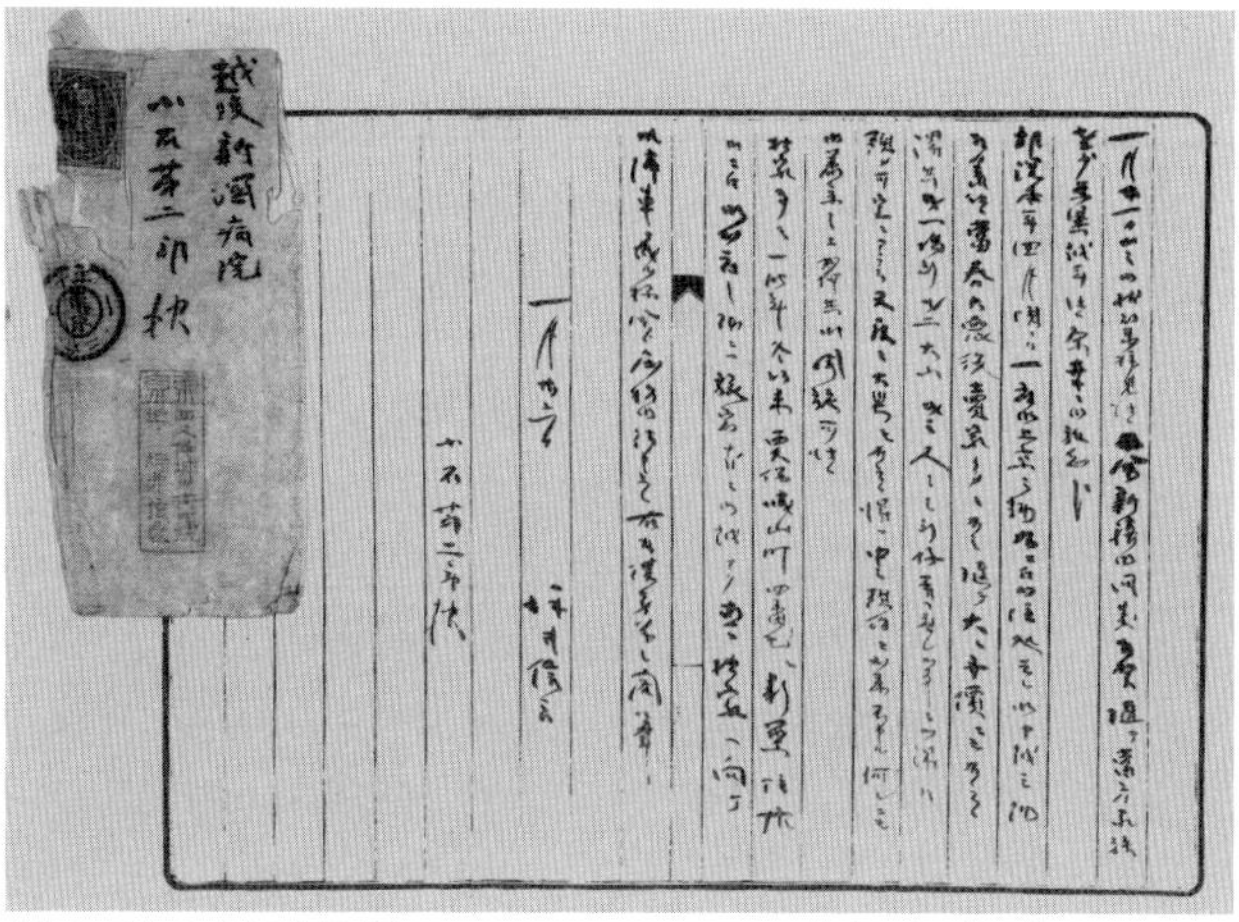

（拡大写真は翻刻篇掲載）　22-15 坪井信良【72】（244頁）

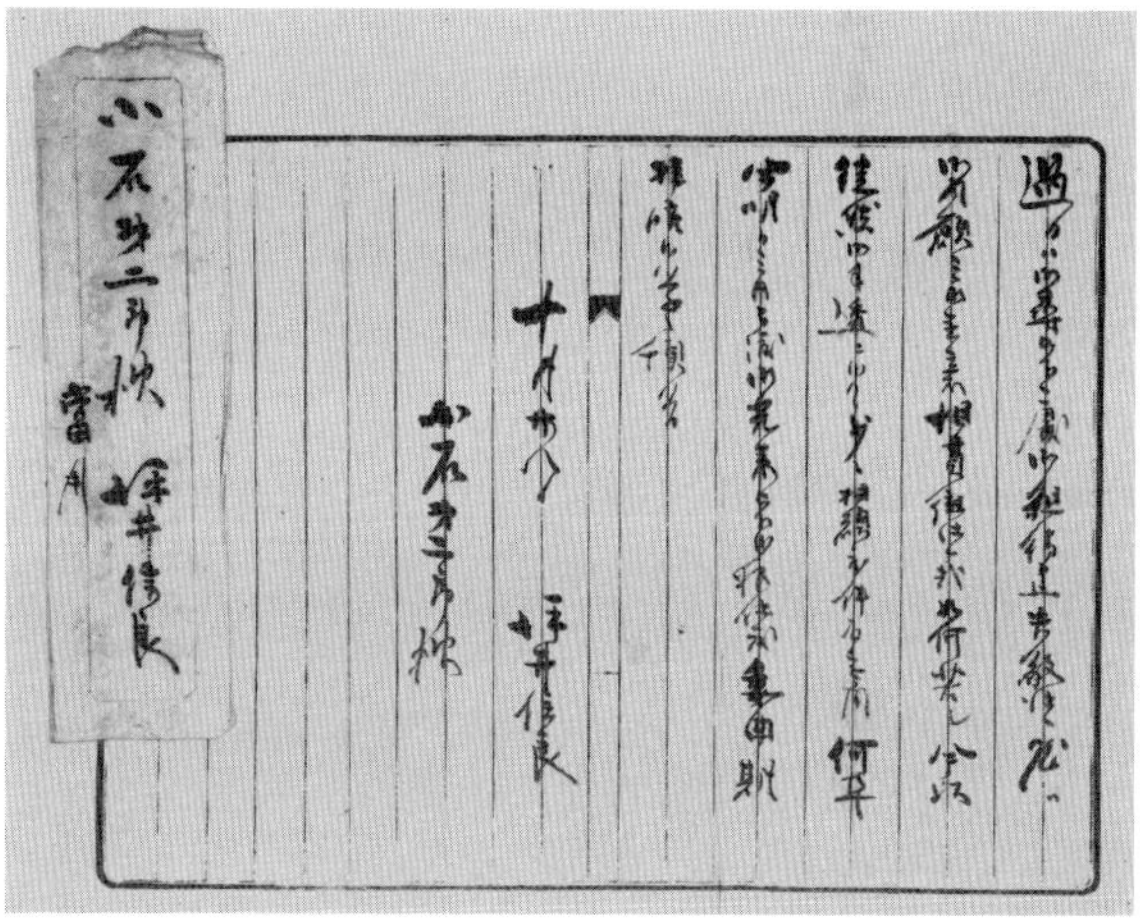

（拡大写真は翻刻篇掲載）　22-16 坪井信良【73】（246頁）

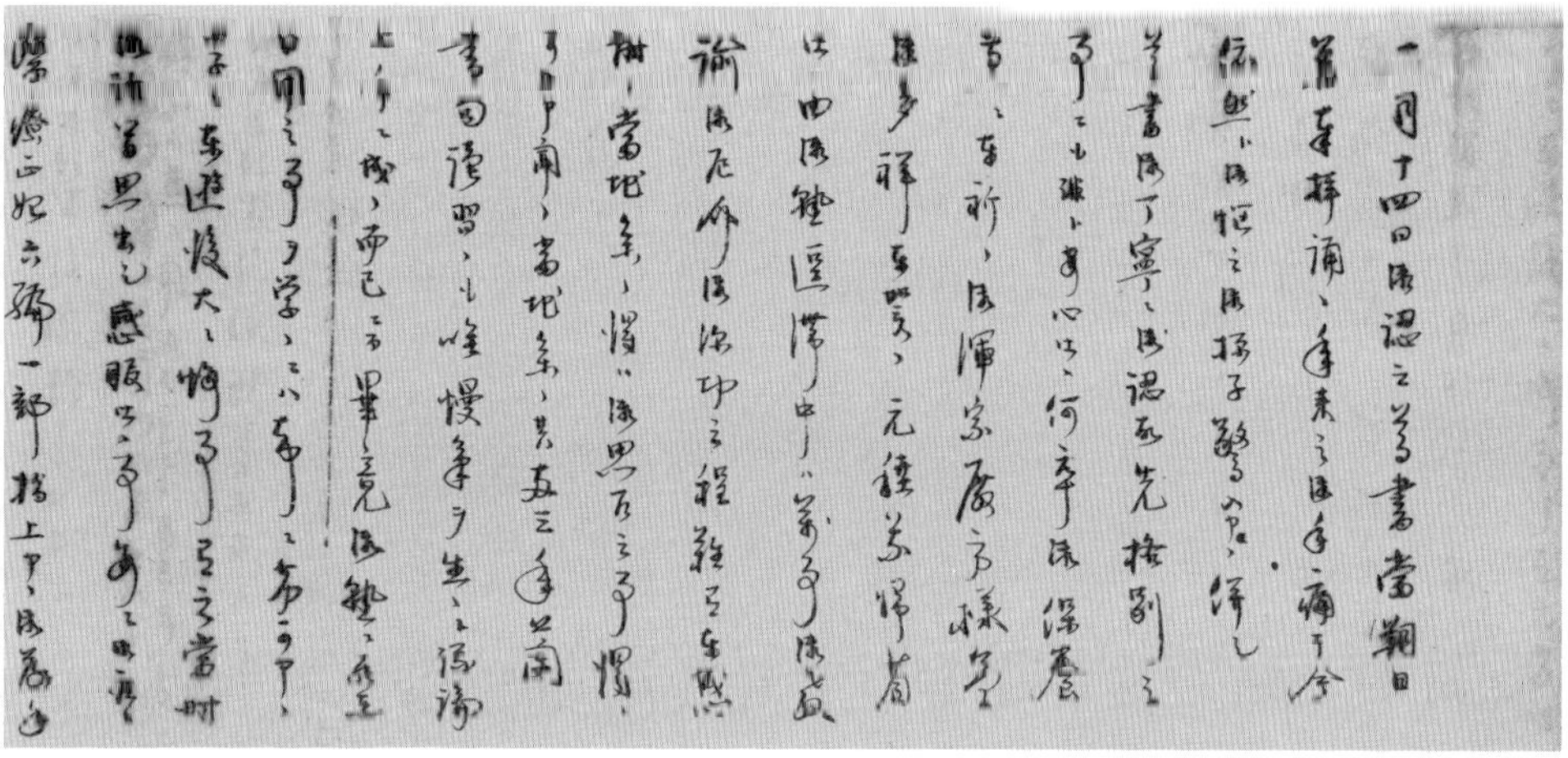

22-17 坪井信良【74】（247頁）

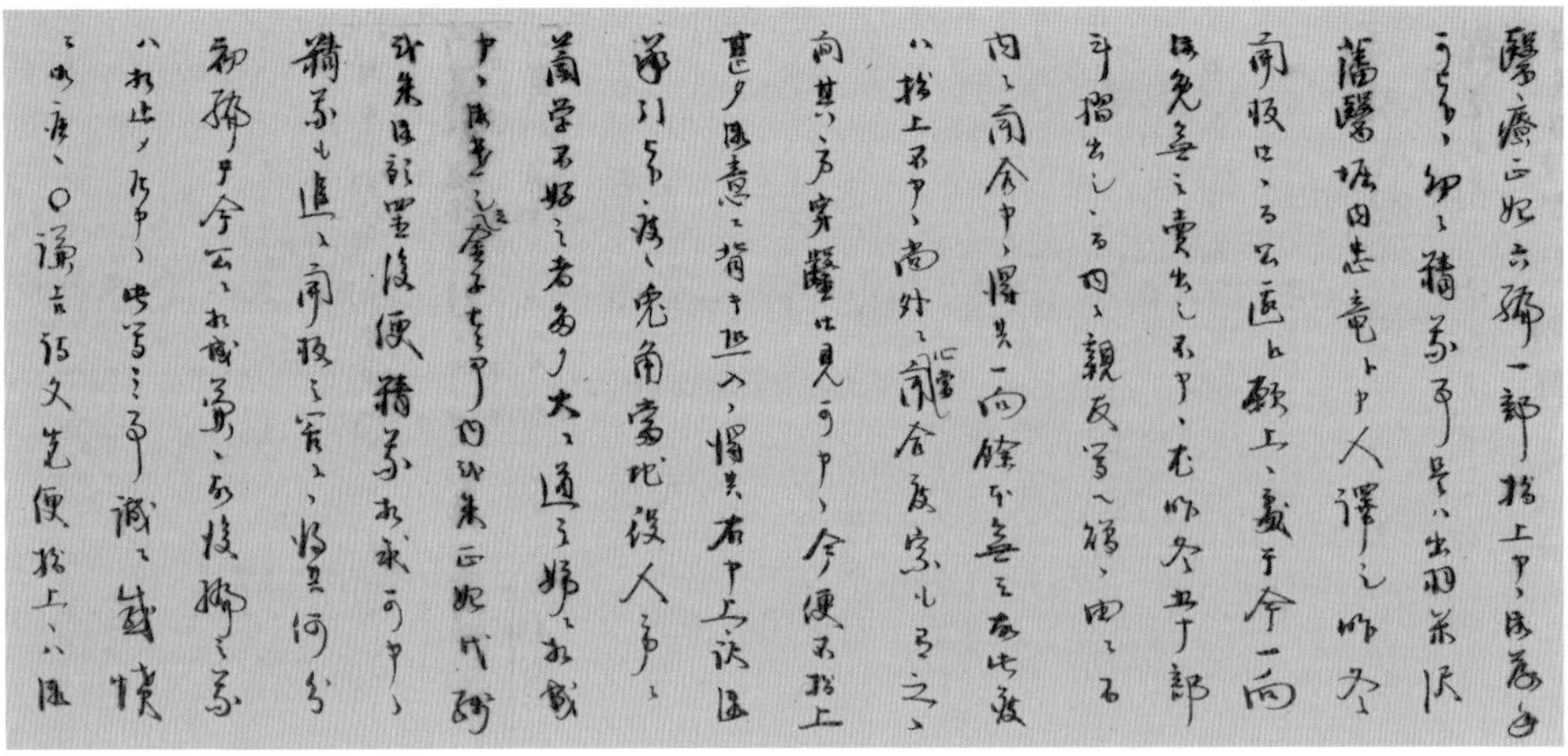

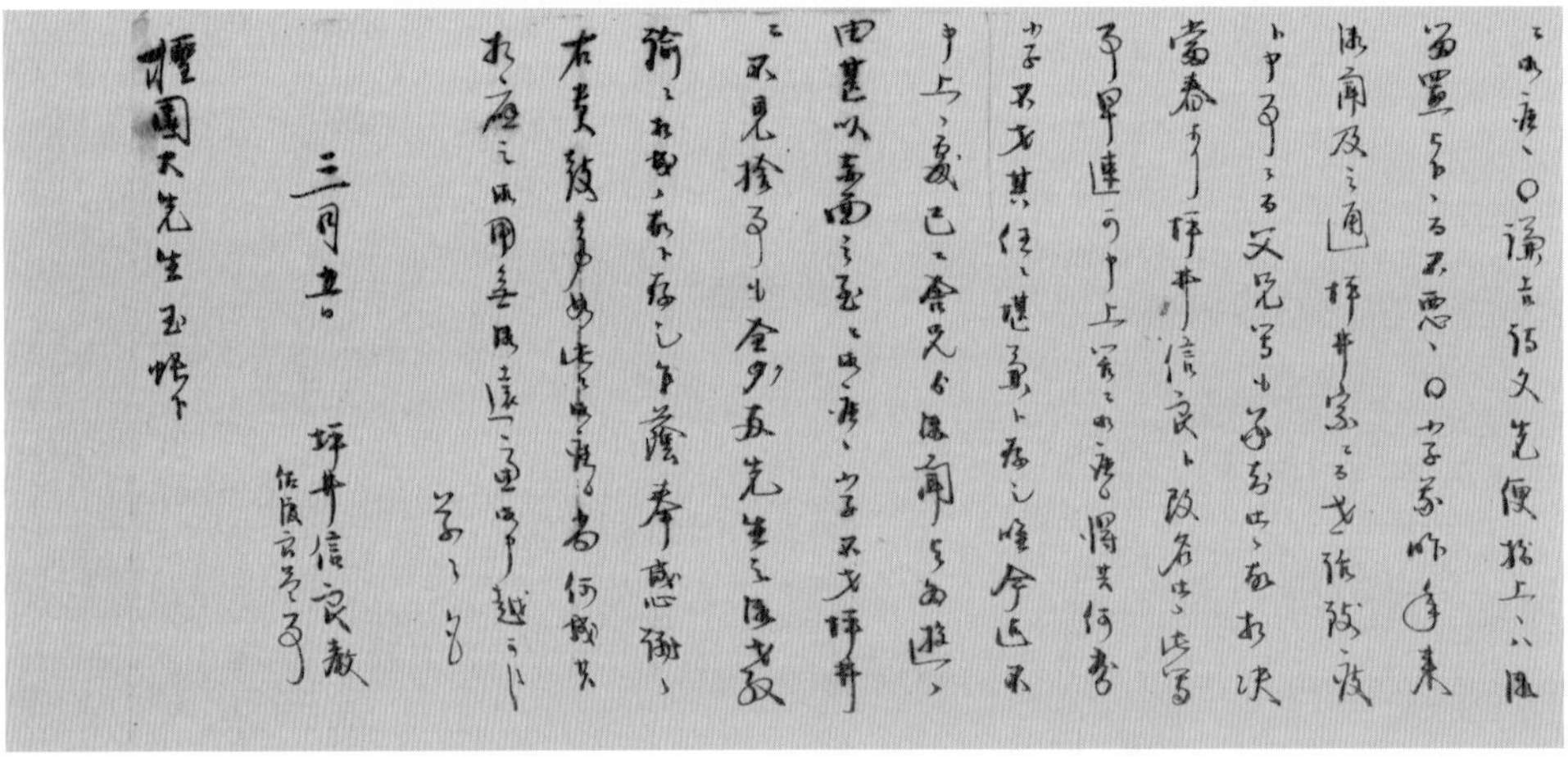

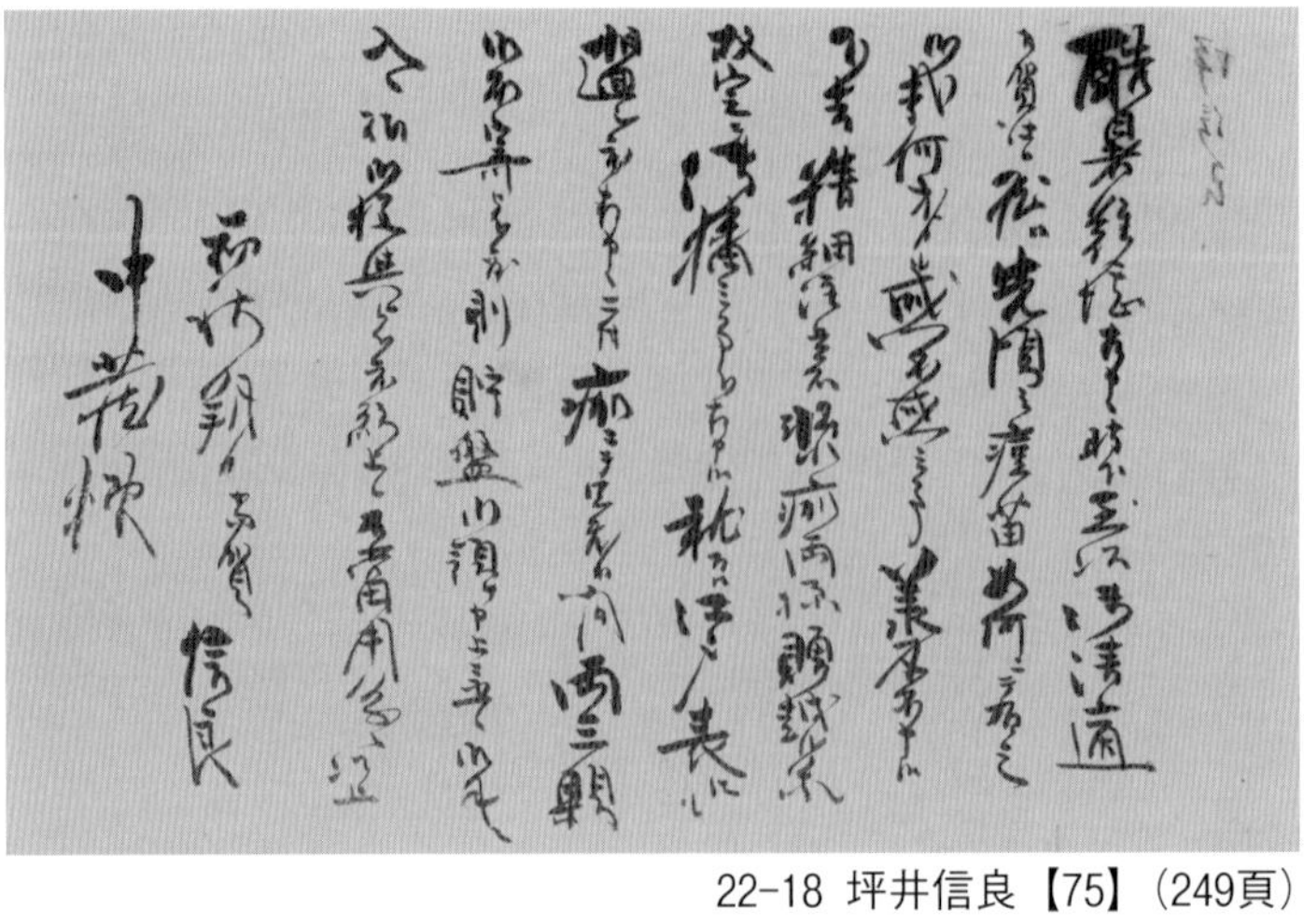

22-18 坪井信良【75】（249頁）

翻刻篇

赤沢寛輔

生年不詳。没年、明治七年（一八七四）。野村氏、寛助とも書く。名、寛。号、寛堂。高松古新町出身、赤沢信斎の弟（青木一郎『坪井信道詩文及書翰集』）。

弘化三年（一八四六）ごろ、坪井為春（芳洲）の前に、坪井信道塾の塾頭をつとめた。この時期の同塾では、黒川良安・佐渡良益（のちの坪井信良）も競い合うように学んでいた。信道から緒方洪庵へ宛てた書簡により、寛輔が優秀な学生だったことがうかがえる。安政期に紀州藩の蘭学教授、明治期に京都療病院取締を歴任。佐久間象山にオランダ語を教えたほどの力量があり、幕末期に京で開塾した。

■先行研究

有坂道子「幕末京都における医家と医療」（京都橘大学女性歴史文化研究所編『医療の社会史―生・老・病・死』思文閣出版、二〇一三年）

【01】16―11　年不詳三月十四日、中蔵宛て

前夜者御不快にて
御不参之由被仰越、
御丁寧之至、乍然一統
残念被致候、此節者
貴恙（1）如何、最早
御改良被成候半乎、
扨明十五日者、貴家之
御順番御座候間、カンスタット（2）
為持差上候、御落掌可被下候、
若未た御全愈不被成候ハヽ、
右之ブック（3）楢林氏方へ
御廻被下度奉希上候、
先者右得貴意度、
如斯御座候、
頓首

三月十四日　　赤澤

（宛名書）「小石学兄
侍史

■語句註

（1）貴恙…恙は、病気の意。ここでは、中蔵の病気。

(2)カンスタット…カンスタットの種痘書。カンスタット Canstatt, Karl Friedrich は、ドイツの内科医。生没年、一八〇七〜五〇、四十三歳没。

(3)楢林氏…楢林栄建のこと。生没年、寛政十二〜明治八年(一八〇〇〜七五)、七十六歳没。名、栄祐・恭。字、子良。号、静山・椿陰。諱、高秀。シーボルト門下。家督を弟宗建に譲り、京で種痘の普及につとめた。維新後は京都府の種痘医となる。

■解　説

宛名書の前後に封〆を確認できるが、ここでの翻刻は省略した。書簡の作成年代は不詳だが、『散花錦嚢』の出版時期に近いと思われるので、嘉永初年ごろか。このころには、小石中蔵や楢林栄建ら、のちに有信堂(種痘所)の運営に参画する蘭方医たちが集まり、種痘法の勉強会がおこなわれた。本書簡によると、カンスタットの種痘書を回覧し、当番の者が読み解く方式のようだ。

この種痘書は、その後、寛輔と中蔵が有信堂メンバーの中心となり『種痘新全』(『牛痘種法新全』と文字の訂正あり)として翻訳された。その一足先に、大坂の緒方郁蔵が嘉永三年(一八五〇)三月、種痘書『散花錦嚢』として出版した。

宇田川玄真

生没年、明和六〜天保五年(一七六九〜一八三四)、六十六歳没。伊勢国出身、安岡氏。名、璘。号、榛斎。宇田川玄随・大槻玄沢らに学ぶ。

杉田玄白の養子となるが、離縁される。寛政十年(一七九八)二月、宇田川家を継いで津山藩医を任ぜられる。文化十年(一八一三)幕府天文台の阿蘭陀書籍和解御用となり、ショメール百科全書の翻訳(『厚生新編』)を始める。この仕事は、彼が亡くなるまで続いた。他に『遠西医方名物考』『和蘭薬鏡』などの訳書を刊行した。

■先行研究

宗田　一「宇田川家三代の実学—『西説内科撰要』と関連薬物書をめぐって—」(実学資料研究会編『実学史研究』V、思文閣出版、一九八八年)

【02】16—19　寛政十二年(一八〇〇)三月十二日、元俊宛て

先日貴簡相達、忝伏誦如

愈新年之御慶御同意奉祝候、

尓来貴體愈御康寧被成
御起居奉仰祝候、小子先無
変消光仕候、御安慮可被下候、
誠ニ去歳者度々得拝晤、
幾多之新論奇説拝聴、
鄙懐一洗憾悟不少辱奉存候、
御帰宅後、早速御手簡被下
候處、日々紛冗不酬貴章
多罪御海容奉希候、
此度柔克(1)復帰郷候ニ付、
縷々申含置候間、委曲御聞
可被下候、尚亦内科撰要(2)之義
御世話被下候之旨、忝奉存候、
此度先草稿三冊上申候間、
御熟覧御校正之上、御出板
可被下候、先人(3)之時ゟ三冊ツ、
出板仕候間、先三冊御刊行
奉希候、尚亦追々写し
出来次第差上可申候、尤
二冊者板下之積りニ御座候、
乍去是も再三御校覧可被下候、

一冊ハ唯今出来不仕候故、先其
侭上申候、御地ニ而板下被仰付
可被下候、段々跡六冊も出仮
可被下と奉存候間、早々出来
仕候様奉希候
○去歳も一寸御咄申候鄙稿
内景図説(4)、去年ゟ段々草稿
出来仕候、是も何レ大庇ヲ以
刊行仕度奉存候、大抵二十巻
ほどニ相成可申候、此書者誠ニ
内景之大成ニ御座候而、数部之
解剖書ヲ譯定仕、至而精密
ニ御座候、是者別而御斧正
相願度奉存候間、出来次第
入御覧可申候、此義ニ付何卒
御面晤仕度、縷々御相談
申度奉存候得共、扨々官途(5)
難遁、御地へ罷出候義も難相成
甚遺憾ニ奉存候、因茲何分
又々當地へ御下向被成候義ハ
難相成候哉、御熟考被下、今一度

御来過奉希候、若難
相成義ニ御座候ハヽ、何分小子
罷出度奉存候間、其御手段も
御座候ハヽ、御工夫奉希候、○扨
先達而も御診察被下候小子義も
兎角病身ニ而、迚も長寿
無覚束奉存候間、何卒多年
譯定仕候程者早々上木仕度
奉存候、何分御扶助奉希候、
尚亦先達而御弟子中、一両年之内ニハ
御修行ニ御越被成様被仰候ハ
承知仕候、其内ニも漢学有之
之人物御擇御越被下度、小子
相談ニも相成可申、此段奉希候、
尚亦従是度々御尋向
可申上候間、書通便利之所ハ
當地何方へ出し申候而宜候哉、
委細被仰聞可被下候、縷々申上度
候得共、筆紙不尽候、委曲ハ
柔克へ御聞可被下候、此方家内
皆々宜申上候様申付候、不備

三月十二日

「小石元俊様《(宛名書)》　宇田川玄真
几下　」

■語句註

(1)柔克…土岐柔克のこと。安芸国出身。寛政十年(一七九八)九月二十八日、大槻玄沢の芝蘭堂に入門した。
(2)内科撰要…『西説内科撰要』。宇田川玄随がオランダのゴルテルの内科書を翻訳し、寛政五年から文化八年(一八一一)にわたって出版したもの。全一八巻。『増訂重訂内科撰要』は文政五年(一八二二)、玄真・藤井方亭により刊行された。
(3)先人…宇田川玄随のこと。
(4)内景図説…この題名の著作は、玄真にはない。だが、玄真の著作で精密な解剖書『遠西医範』が三〇巻を数える。これは出版されなかったが、簡略版である『和蘭内景医範提綱』三巻と、付図『内象銅板図』が文化二年に出版されている。
(5)官途…寛政十年二月に、玄真は宇田川家を継いで津山藩医となった。

■解　説

冒頭に封〆を確認できるが、ここでの翻刻は省略した。

小石元俊と前年、江戸で会ったときに話したことへの礼に始まり、『西説内科撰要』の出版や『内景図説』草稿のこと、こちらで修業させる弟子は漢学ができる者を選んでほしいこと、書簡の宛て先の問い合わせなどが述べられ、委細は土岐柔克に聞いてほしい、と結ぶ。玄真は病身ゆえに『西説内科撰要』などの出版を急ぐ気持ちがあり、元俊に会って相談したいと願う。江戸での医者・蘭学者の交流の様子や、出版を相談する相手としての元俊の立場が垣間見える。また、入門者に漢学の能力を求めた点も興味深い。

元俊は、寛政十一年（一七九九）に田辺侯のため江戸へ行き（『先考大愚先生行状』）、そのとき子の玄瑞を大槻玄沢へ入門させている（大槻玄沢『大愚先生遺事』）。本文中の「去歳」は、このときのことと考えられるため、寛政十二年の作成とみなし得る。なお、元俊は同年四月にも江戸へ出かけており、このとき『内景図説』について相談した。

山本四郎『小石元俊』（吉川弘文館、一九六七年）では、本書簡の存在にふれながら、寛政十二年の江戸行きが四月から閏四月の一か月で関連する江戸蘭学者の書簡も見られず、ほとんど田辺侯治療のみに専念したようだ、と述べる（一七九～八二頁）。本

書簡によると、藩侯の治療だけでなく、『内景図説』の刊行についても玄真と相談したらしい。

宇田川榕菴

生没年、寛政十~弘化三年（一七九八~一八四六）、四十九歳没。名、榕。号、榕菴。

大垣藩医江澤養樹の長男として江戸で生まれる。文化八年（一八一一）宇田川玄真の養子となり、翌年元服して養菴、また榕菴を名乗り、のちに津山藩医となった。儒学を松下葛山、漢方を能條保菴、本草を井岡桜仙から修め、オランダ語を馬場佐十郎などに学んでいる。文政九年（一八二六）幕府天文方の蕃書和解御用を仰せ付けられる。

西洋科学、とりわけ植物学・化学の紹介者として名高い。わが国最初の西洋植物学翻訳書『菩多尼訶《ぼたにか》経』（文政五年）、リンネの分類法を紹介した『植学啓原』（天保五年）、体系的な西洋化学書『舎密開宗』（天保八年~）などは、その代表的な著述である。養嗣子に宇田川興斎、門人に伊藤圭介・戸塚静海らがいる。

■先行研究

岡村千曳『紅毛文化史話』（創元社、一九五三年）
宗田　一「宇田川家三代の実学―『西説内科撰要』と関連薬物書をめぐって―」（実学資料研究会編『実学史研究』V、思文閣出版、一九八八年）
幸田正孝「宇田川榕菴の年譜(上・下)」（『津山工業高等専門学校紀要』第二九・三一号、一九九二年）
『杏雨書屋所蔵宇田川榕菴植物学資料の研究』（武田科学振興財団、二〇一四年）
公益財団法人山陽放送学術文化財団編『岡山蘭学の群像・1』（吉備人出版、二〇一六年）

【03】16―18　天保三年（一八三二）十一月五日、元瑞宛て

過日始而拝顔仕候趣、老父[3]江も申
聞候處、相悦候、已来御文通ホ
仕度、尚今便者宜申上呉候様
申出候
先達而上京仕候節者、推参
仕候而種々御馳走にあつかり、
且御清談相伺ヒ、大慶奉
存候、乍併御見受之通り、匆々ニ
御話申上残念奉存候、扨其節
被仰聞候書、左之通り御返し
申上候間、御落掌可被下奉希候
一薬鏡[1]五篇まで　弐部

一同第三篇　十部
一同第四編　十部
返計三拾部ニ御座候
一小関良造(2)様江も一寸書状
可差上之處、着後公私多
用にて不及其義、今便者失敬
仕候、乍憚宜被仰通可被下奉
願候、野生事、去月晦日ニ無恙
帰着仕候、乍憚御放念可被下候、右
要事のミ、匆々如此御座候、恐惶謹言
十一月五日　宇田川榕
小石元瑞様
几下

■語句註

(1)薬鏡…宇田川玄真訳、榕菴校補『新訂増補　和蘭薬鏡』全六編一八巻一八冊を指すと思われる。

(2)小関良造…小関亮造。生没年、享和元～天保十三年（一八〇一～四二）、四十二歳没。小石元俊の庶子。達・立策・挙斎と称す。小森宗二とともに究理堂の塾頭をつとめた。

(3)老父…宇田川玄真のこと。

■解　説

天保三年（一八三二）十月、榕菴は前津山藩主松平斉孝に随行して津山に赴いた。『宇田川榕日叙年譜』（岡村千曳『紅毛文化史話』所収）に「十月三日、従公浴于治城温泉、四十一日帰」と記されているのがそれにあたる。その途次、榕菴は京都で小石元瑞を訪ね、初めて清談を交わしたが、元瑞から借り受けていた『薬鏡』を返納する話が出たため、十月晦日に江戸へ帰着後、これを返却した。本書簡は、このとき添付したものである。

本書簡でいう『薬鏡』は、文政三年（一八二〇）刊行の宇田川玄真訳、榕菴校の『和蘭薬鏡』を指すのではなく、その後、榕菴が増訂、内容をさらに詳しくして文政十一年から天保六年（一八三五）にかけて校補、刊行した『新訂増補　和蘭薬鏡』全六編一八巻一八冊に該当すると思われる。

ちなみに、文政十三年（天保元年）には『新訂増補　和蘭薬鏡』第四編および第五編が刊行されている。このため『薬鏡』の返納「計三拾部」についてもこれに関わることと思われるが、この間の事情については詳らかでない。

大槻玄沢

生没年、宝暦七～文政十年（一七五七～一八二七）、七十一歳没。名、茂質。字、子煥。通称、玄沢。号、磐水・芝蘭堂。

陸奥一関藩医大槻玄梁の子。磐井郡中里の出身。明和六年（一七六九）一関藩医建部清庵へ入門する。安永七年（一七七八）江戸に出て、杉田玄白・前野良沢に学ぶ。天明五年（一七八五）長崎に遊学し、本木良永・吉雄耕牛に師事、翌六年に江戸詰の仙台藩医、文化八年（一八一一）幕府天文方蛮書和解御用となる。蘭学塾芝蘭堂を開き、門人を育てる一方、多くの蘭書を翻訳し、蘭学の発展に貢献した。

■先行研究

洋学史研究会編『大槻玄沢の研究』（思文閣出版、一九九一年）

【04】16—20　天明八年（一七八八）十二月十三日、元俊宛て

（端裏書）「小石先生　几下　茂質拝」

尓後者御互ニ契闊(1)奉存候、
時下寒威甚御座候處、愈御
萬安被成御勤奉恐賀候、
御当地何之変候事も無之、
拙家老少無异罷在申候、乍
慮外御安意可被下候、先以春中ハ
御留主中祝融氏(2)之御大変、
不堪驚嗟之至候、年来
之御撰述も空ク烏有(3)と
相成候よし、扨々不及是悲御
義、此程貴地へ御卜居之由、
折角御再修之御義と奉存候、
折々蒹葭ゟ之文通にて
御動止承知仕候、此方社中
何も不相替、拙義も不相捨置
相勤申候者也、埒明不申事のミ
御座候、乍去少々ツ、出来寄候
ものも御座候、解躰新書重訂も
余程出来申候、余程塩
梅之ちかへ候事にて、甚た面
白ク御座候、此間も刑屍観
藏(4)御座候而、又開ケ申候事も
御座候、蘭学階梯(5)漸
近来出来申候間、此度入貴覧申候、

先日蘭説夜話[6]と申書二巻
述作仕候、これハ世俗ニ申候
蘭説ヲ弁候書にて御座候、一時之
作、君子より見候書ニ者無
之、誠ニ世ノ眩惑ヲ弁
申候迄之事ニて御座候、此節
剞劂[7]ニ附し申候、正月中
出板可仕候、其節入御覧
可申候、栗山先生[8]抜擢
之挙、結構之御義奉存候、
益々寵栄此上もなき事
にて御座候、尓今阿藩ニ僑
居ニて御座候、春ハト居之
積御座候、小田生[9]当年も祇役[10]ニて
毎会御出合申候、夏中
拙稿之薦志[11]相話候所
此節校訂出来いたしくれ
られ申候、扨私儀も去冬中
帰国之上、愈家内引取候而
安居仕候、御存之通材街[12]
狭隘に付、三拾間堀四丁めと
申所へ秋中轉居仕候、
是迄よりハ余程手廣キ
處ニ御座候、○蒹葭ニハ毎々
御出会ニ御座候哉、此度同人へ
尋来候多羅葉[13]、海
椰子[14]等之考いたし遣申候、
御請ひ被成御覧可被成候、
甚た面白しく御座候、○一角
纂考[15]あれこれ見候方、
いまた余程申分御座候様
申候、此間考叔[16]も左様に
申候、桂川序・拙跋文
など之内、冗長轉倒
ホも御座候様ニ申方御座候、其内
跋文之内、木君[17]喜迎ハ喜
而迎之乎、窮詰ハ窮極可然乎
之類、序文にてハ捜索不遺
餘力云々、捜索不遺論
辨無漏と詰候が可然哉、餘力ヲ
不遺か聞へ不申候よし、又跋
文之内無加上ハ上ノ字ヲ

去リ、加フルコトナシの方か穏当
かと申候、其余いろ〳〵御座候へ共
一二概畧申上候、猶又寂
一應も二應も蒹葭へ
御相談御斧正可被下候、
菊地玄所(18)ハ去冬已来
帰郷いたし申候、是も少し
君邊失意之事御座候、
西遊甚た望之由、追々
申聞候、先日文通ニて奇病
之問申聞候故此間答いたし
遣し申候、山脇君門生近来
拙塾へ見得候者御座候處、写
申候而京都へ為登候よし、御
序ニ御請ひ被成御覧可
被成候、別紙認御尊評も
承度候處、紛冗不能
其義如此申上候、尓来
開ケ申候旀談奇話も不
少候へ共、筆紙ニハ難申盡、
且歳晩俗務紛々
匆々如此御座候、菊地之書
御届申上候、真狩生(19)ハ如何
御同居ニ而御座候哉、扨々疎遠
仕候、宜御致意可被下候、申上度
事如際なれとも前文之
仕合、老兄御筆無性之事ハ
承知ニ御座候へ共ちと〳〵
御閑暇ニ貴書奉希候、
何事も来陽可得貴意候、
恐惶頓首

臘月十三日　　大槻茂質
　　　　　　　　拝具
小石老兄
　　坐下

■語句註

(1)契闊…久しく会わないこと。
(2)祝融氏…火事のこと。祝融は、中国の神話にある火の神。
(3)烏有…全くないこと。何物もないこと。
(4)観藏…藏の字は、臟に同じ。
(5)蘭学階梯…玄沢著の蘭語入門書。天明八年（一七八八）刊。

(6)蘭説夜話…玄沢述、有馬文仲（元晃）筆記、三八丁。のち『蘭説弁惑』として寛政十一年（一七九九）刊。
(7)剞劂《きけつ》…版木を彫ること。
(8)栗山先生…柴野栗山のこと。天明八年に、老中松平定信に拝謁、『国鑑』編纂を命ぜられ、幕府儒官となる。
(9)小田生…小田済川のこと。一一八頁を参照。
(10)祗役…江戸に参勤する主君に従って勤番すること。
(11)蔫志《えんし》…のちの玄沢著『蔫録』（寛政八年刊）のこと。蔫は、たばこの意。
(12)材街…（江戸）材木町。移転前に芝蘭堂のあった場所。
(13)多羅葉…①タラジュ（多羅樹。ヤシ科の常緑大高木。アジアの熱帯地方産）の葉。古くインドで経文を彫りつけた。②モチノキ科の常緑高木。中部以西の本州・四国・九州の山地に野生。材は細工物に用い、樹皮からトリモチをつくる。
(14)海椰子…ニッパ椰子の古名。東南アジアおよびオーストラリアの水中の泥湿地帯産。葉は光沢のある緑色で長さ三～一〇センチの披針形をした羽状葉。果実は食用。葉は屋根葺きやかご・むしろの材料。
(15)一角纂考…木村孔恭（蒹葭堂）著。天明六年序、寛政七年刊。解毒万能薬として珍重されたウニコウル（一角）の原料が、小形のハクジラ「イッカク」の歯牙であることを確定した書。
(16)考叔…小田亨叔（済川）のこと。
(17)木君…木村蒹葭堂のこと。
(18)菊地玄所…不詳。
(19)真狩生…真狩元策。門人。但馬の人（「先君大愚先生行状」）。

■解　説

本書簡は、天明八年（一七八八）の京都大火と、柴野栗山の幕府儒官抜擢から同年の作成と確定できる。なお、翻刻が山本四郎『小石元俊』一一九～一二三頁に収載されている。

冒頭「先以春中ハ御留主中祝融氏之御大変」は、この年正月三十日の京の大火を指す。小石元俊は同月、七尾の旧友岩城清五郎へ往診中で、京都を留守にしていた。そのさなかの大火だったため、京都の屋敷が類焼し、「千古之御撰述も空ク烏有と相成候」と、書籍・家財道具はもとより、自身の医論をまとめた『元衍』も失ってしまった。その後、ほどなくして元俊は家族を連れ、大坂へと移住した。

玄沢は、木村蒹葭堂との文通を通じて、元俊の動静を承知している。彼の近況としては『重訂解体新書』『蘭学階梯』刊行や『蘭説夜話』（『蘭説弁惑』）『一角纂考』刊行準備、小田亨叔（済川）の協力を得て『蔫志』校訂をおこなったことなどにふれている。「此間も刑屍観藏御座候而、又開ケ申候事も御座候」とは、寛政九年（一七九七）の書簡【13】（小田済川書簡）にも記載がある。観臓の正確な日時は不明だが、山本氏によれば、この刑死観臓は従来の知見にないものという。

柴野栗山の「抜擢」は、天明八年に、阿波藩侍講から幕府寄合儒者として招かれ『国鑑』編纂を命じられたことを指す。栗山はその後、幕府儒官として寛政異学の禁を主導した。

蒹葭堂の『一角纂考』は、玄沢の『六物新志』と合版で寛政七年に書肆から刊行されたが、それに先立つ天明八年に知友に刊行頒布されたとされている（江戸科学古典叢書三二『六物新志・一角纂考』宗田一解説）。玄沢はその刊行版を見て、序跋の表現などについて「一應も二應も蒹葭へ御相談御斧正可被下候」と述べている。

さらに、山脇門下生が芝蘭堂を訪れたことにもふれている。門下生の名前や教授した内容こそ不明だが、蘭学草創期の京都と江戸の交流実態を示すものとして注目されよう。

【05】17―10（享和元年（一八〇一））八月二十日、元俊宛て

尚々、先月中、伯元事(6)陪
駕ニて若州へ罷下り、出都も仕候
趣ニ御座候、定而御尋申上、御出会被成候半
奉存候、此度者指急キ用事斗り、
草々頓首

尓来御無音打過申候、
時下秋涼相催候、御
全家様御清福被成
御興(1)居奉遙賀候、
随而拙家老少無恙
罷在候、乍慮外御放慮
可被下候、先達而御門生方
西帰之後御念書辱読、
両生ゟも謝詞御叮嚀
之義、皆様へ御返書も不仕
失礼罷過申候、先醒(2)ニも
貴恙御全快之状奉大
賀候、永冨氏(3)之義者逐々
御聞及之通、終ニ泉路ニ被
赴候義、御同前遺恨
不少奉存候、扨者同姓
大槻民治(4)と申者、年来
聖堂御学舘ニ留塾罷
在候、此度暫時之御暇ニ而
西遊仕候、少間者京摂

之間ニも滞留、諸名家へ
謁見相願申候、御辱（尋）も
可申上候、淇園先生(5)始
御知音之御方々へ御引合
被下度候、乍序勝地
名区も一見為仕度、此
等も宜キ御手筋之儀
是又御世話之義、何分
奉託候、此地之事ハ雅
俗共ニ同人口頭ニ御聞可被下候、
先達之御謝答、且此段御頼
仕度如此御座候、恐惶頓首

大槻玄澤

八月廿日

小石元俊様　几下

■語句註

(1)興居…おきふし、起居。

(2)先醒…先覚、先生、先輩。

(3)永富氏…永富亀山。永富独嘯庵の長男。名、友。字、充国。通称、数馬。二五〇頁以下を参照。また、書簡【12】解説も参照（一二四頁）。

(4)大槻民治…生没年、安永二～嘉永三年（一七七三～一八五〇）、七十八歳没。漢学者。名、清準。字、子縄。通称、民治。号、平泉・縄翁。大槻玄沢の伯父の孫にあたる。大槻清臣の弟。子は大槻習斎（洋学者）。初め仙台藩儒の志村東嶼に学び、のち昌平黌に入学して柴野栗山・古賀精里・尾藤二洲に師事した。文化七年（一八一〇）仙台藩儒となり、藩校養賢堂の四代学頭に就任。昌平黌に倣って学制を改革した。

(5)淇園先生…皆川淇園。生没年、享保十九～文化四年（一七三四～一八〇七）、七十四歳没。京の儒者。名、愿。字、伯恭。通称、文蔵。号、淇園・筇斎・有斐斎など。父、皆川成慶（春洞）。弟は、国学者の富士谷成章。大井蟻亭・三宅牧羊・伊藤錦里らに学ぶ。中立売室町西入町に住し、私塾を開く。開物学と称する独自の経学で知られ、多くの門人を擁し諸大名に重んじられた。のち自邸内に学館弘道館をもうけた。また詩書画にもすぐれた。小石元俊は、安永六年（一七七七）三十五歳で入門している（『有斐斎受業門人帳』）。紹介者は元俊の師淡輪元潜（山脇東洋の高弟）。

(6)伯元…杉田伯元。生没年、宝暦十三～天保四年（一七六三～一八三三）、七十一歳没。建部清庵五子、杉田玄白の養子。名、勤・公勤。字、士業。「伯元」は通称である。安永七年（一七

七八）十六歳で大槻玄沢とともに玄白に入門する。天明二年（一七八二）玄白の養子となった。同四年、若狭小浜藩医。小石元俊に医の実技を学ぶ。文化四年（一八〇七）家督を嗣ぎ、藩奥医師となる。

■解説

端裏に大きな×印、また後筆で「大槻」とあるが、翻刻本文では省略した。

享和元年（一八〇一）の書簡である。小石元俊は、在坂中の寛政十二年（一八〇〇）十一月、中風を病んで半身不随となるが、翌享和元年三月ごろには小康を得たので、帰京して釜座通夷川北（現在の小石家所在地）に移った。その後、城崎へ湯治に行き、病いも良くなったため、同年中に京都へ戻り、究理堂を設立している。本文中に「貴恙御全快」とあることがそれに対応する。

また、死去が伝えられた「永冨氏」は、永富独嘯庵の子で、肥前福江藩儒の数馬（亀山）を指す（享和元年六月十五日、江戸で没）。同年正月十五日には、独嘯庵の末弟小田済川も没している。

追而書で、杉田伯元が藩主に従い若狭へ下ったことが記されており、これも享和元年の書簡であることを裏付ける。

【06】17―11〔文政六年（一八二三）〕十月十四日、元瑞宛て

客月十六日付之貴書
辱読、時下冷氣日加候、
愈御健康奉珎賀候、
随而拙老依舊消光仕候、
御省慮可被下候、
一辻氏（1）へ之品、早速御
達被下候由、毎々御世話
之至奉存候、中川脩亭（2）へ
上書仕候様ニも覚申候、何れ
辻氏へ之用事御坐候間
安心仕候、脩亭へ御逢
被成候事も候ハヽ、猶御心得
可被下候、貸本之事及
挨拶候様、猶否被申遣候様
御噂被下度奉頼候
一近来別而御治業
御繁劇之由、斎方（3）ゟも
毎々申来、為道奉正学候、
秋来者格別之流行
病も無之、一種神

経ニ沁入候邪毒病有
之候由、御手当御面倒
之御事奉存候、追々委キ
症状御主方承知致
申度候
一南部生[4]帰郷之頃ゟ
不快、餘程大病之段
斎藤[5]ゟ申上候由、案し
申事にて御坐候、如何之
容體御座候や、出立
前も少々不快之噂ハ
承申候へ者、如何様労
役之方にも御坐候や奉存候
一吉雄氏[6]方寄宿
御門生、何之被替候事も
無之趣、拙宅へハ未
見得不申候
一元衍[7]序御修文
為御見被下、逐一拙
意ニ適し不可間然候、
此侭にて清書被仰付可
被下候、貴地にて善書
之人へ為御認可被下候、
拙印證ハ被仰下次第
跡より上可申候、楷を
帯候行書抔も可然や
外ニ申上候事無之候、
御随意ニ可被仰付候、尤
春中にも御印板被
成候事と奉存候、御行状[8]も
御附し被成候や、此方者
可然、首條斗ニ而ハ
餘り小冊と奉存候、
御行状中へ愚老覚候而
書取上候事ハ如何被成候や、
思召次第御補入も可
然哉奉存候、御草案
直し返上仕候、試ニ句
致シ見候迠にて御戻し申
上候、宜々奉託候、右貴報
御修文も返上仕度
如斯ニ御座候、時下寒威

日暮候、為道御保重

相成候、拝復

大槻茂質

十月十四日

小石元瑞様

几下

■語句註

（1）辻氏…辻蘭室か。二二四頁を参照。

（2）中川脩亭…生没年、安永二～嘉永三年（一七七三～一八五〇）、七十八歳没。名、故・定故。字、其徳。号、壺山。通称、周貞・修亭。近江の人。初め京の鈴木蘭園、次いで紀伊の華岡青洲に学ぶ。春林軒塾門人第一号として知られる。その後は京に戻り、吉益南涯に古医方を、稲村三伯（海上随鷗）鴎に蘭学を学び、京坂の地で幅広く活動、駆黴用の水銀剤製造について研究を進めた。晩年は大坂に隠居した。著作に『升汞丹製法秘録』（一八〇八年）『本朝医家古籍考』（一八一五年）など。

（3）斎方…斎藤方策の略称か。また斎藤方の意か。

（4）南部生…南部伯民。生没年、明和七～文政六年（一七七〇～一八二三）、五十四歳没。名、彝。字、伯民。号、竜門。家を積善堂と称した。周防三田尻の医家南部養伯の男。小石元俊に医を学び、皆川淇園に儒学を、菅茶山に詩を学ぶ。文化六年（一八〇九）、長門清末藩主毛利匡邦に召し出され、文政四年（一八二一）には江戸で松平定信の息女を治療し、定信の信を得て侍医となった。同六年、罹病し帰国したが十月二十二日に没した（田中助一『防長医学史』下巻、八一～四頁）。

（5）斎藤…斎藤方策か。一九一頁を参照。

（6）吉雄氏…不明。吉雄忠次郎のことか。「吉雄氏方に寄宿する小石門下生が、まだ玄沢の自宅を訪ねて来ない」との文脈から、吉雄氏は江戸在住と推測される。文化八年（一八一一）、幕府天文方に置かれた「蛮書和解御用」において、大槻玄沢は阿蘭陀通詞の馬場佐十郎を助け翻訳に従事していたが、佐十郎が文政五年（一八二二）七月二十七日に病没したため、その後任に忠次郎を迎えている。彼が天文方に詰めたのは同九年六月までの四年余であり、本書簡が書かれたと思われる文政六年当時、江戸で在勤していた。忠次郎は生没年、天明七～天保四年（一七八七～一八三三）、四十七歳没。父は左七郎。吉雄家は代々阿蘭陀通詞をつとめており、彼の祖父作次郎は、阿蘭陀通詞・蘭方医として著名な吉雄耕牛の弟にあたる。文政九年に長崎へ帰国後、シーボルトの翻訳を助け、高橋景保との連絡を担うなどしたが、天保元年（一八三〇）シーボルト事件に連座して米沢藩にお預けとなり、同地で没した。

(7)元衍…元俊による未完の医論書。のちに元瑞が原稿を集めて出版しようとしたが果たせず、玄沢の序文のみが残る。解説を参照。

(8)御行状…『先考大愚先生行状』。小石元瑞による元俊の伝記で、小石家所蔵。巻末に、文化六年（一八〇九）春の原稿に、文政十二年（一八二九）冬遺漏を補っておいたのを、いまここに重ねて編次を校訂して家に蔵し置くとあり、天保二年（一八三一）秋の年紀がある。頼山陽が朱の添削を加えている。なお、元俊の伝記資料には『先考大愚先生行状』の他、似月次郎八による『小石大愚先生行状』、小石第二郎集録の『小石家家譜』などがある。

■解　説

端裏に後筆で「大槻」とあるが、翻刻本文では省略した。

作成年代は、文政六年（一八二三）と推定される。南部伯民が大病であることを心配しているが、彼が病いのため江戸から三田尻へ戻ったのは文政六年のことで、同年十月二十二日に同所で没している。従って本書簡はその直前のものと推定される。

『元衍』は小石元俊のライフワークで、六〇巻におよぶ医論書だったらしい。天明八年（一七八八）の京都大火により原稿が焼失し、その後再び著述に取りかかったが、結局、完成を見なかった。後年、元瑞が残された稿を探し、首巻若干条を集めて元俊門人の南部伯民・斎藤方策・飯川玄仲らと再考訂正、家塾から出版しようとして玄沢から序文を得ている。その時期は文政壬午、すなわち文政五年である。

玄沢は初め序文の草案を送り、伯民が代稿するよう依頼したが、伯民が作成した代稿序文が意に添わなかったので、改めて訓点付きの漢文を送った。本書簡にいう「元衍序御修文」は、玄沢の修正を反映させた序文を指していると思われ、玄沢もその内容に満足しているようだ。また「春中にも御印板なされ候事に存じ奉り候」とあるので、『元衍』首巻若干条の出版予定は、文政七年春だったとわかる。

『元衍』に関しては、大意を述べた『元衍略義』五巻があると『先考大愚先生行状』に書かれるが、その所在は不明である。『先考大愚先生行状』は、元瑞がまとめた元俊の行状記で、元俊が江戸に滞在していたころの様子については玄沢に尋ねている。玄沢はその返事となる覚書を元瑞と南部伯民宛てに書き送っており、小石家に現存する。

この覚書に伯民の宛て名があるのは、文政四年から六年に江戸滞在中だった伯民が、元瑞の依頼を玄沢に取り次いだためと考えられている（『大愚先生遺事』解説、『京都の医学史』資料篇、三八頁、思文閣出版、一九八〇年）。

玄沢が、出版予定の『元衍』が首条だけではあまりに小冊なので、元俊の行状記も付した方がよいのではないか、またその行状記中に自分の送った覚書を補入してはどうか、と述べている件は、上述の経緯が背景にある。

署名「大槻茂質」については、「質」を花押様にくずしている。

【07】17—12　文化十四年(一八一七)四月二十二日、元瑞宛て

再白、御傳書之趣、悴へ申通候、猶
宜申上度旨御座候、民治[9]義ハ国許ニ
罷在、学館近頃取立候、右ニ付繁
多御坐候、近頃落成之趣御座候、
近頃御塾生防州
御傳書の趣ハ早々可申遣候、以上
之人岡順亭[1]東
遊に付、御細簡辱読、先々
向暑之節御座候所、
御挙家愈御清福之
御近状相伺、大慶
不斜奉遙賀候、老拙
依舊候、御放慮被下度候、
扨壽詩ホ之儀、先達而
玄幹[2]ゟ相願候處、其節
書画ホ御恵贈被下候上、
猶亦辻[3]へ御頼被下候由、
天慶同慶厚キ
御世話之上、賀讃並
諸名流之詩哥
若干首御集メ
被下候而御贈被下候義
千ゞ萬ゞ不堪感
謝之至奉存候、殊ニ御
丁寧之御収拾
扨も〳〵御厚誼之
義、感服仕候斗ニ御
座候、未得貴意候、先以
厚御礼被仰通可
被下候、羽州者(カ)桑斎君[4]
之御令嗣にや奉存候、
此そふ[5]も委被仰知
被下度奉存候、近々
御謝辞申上候心得
御座候所、壽筵之節

印施之拙著御座候、
先以これを上申度
奉存候所、急ニ出来不
仕候而遅延可仕候、先以
能々御礼被仰述
置可被下候、くれ〳〵も
御深志殊ニ御よセ
被下候壽章、何れも諸
名家にて感吟仕候斗ニ
御座候、全く貴兄ニも
御心配被下候故と無忝
謝候
一順亭子被参致
出會、御志之程も承り
御相談之事も致承知、
且御志被成候義ニ付候而ハ
其筋へも御引付ケ申候、
其中急ニ御帰りニ
無之而ハ不相成候決
出来由、間も無御地
まて御立帰之由、遺

憾此事ニ御座候、
何卒御再遊も御座候様
致度候事ニて御坐候、此節
承候得者、飯田
宗助（6）も貴塾ニ
滞在之由、宜御心得
可被下候、久々疎濶
御座候、春中者
馬場為八郎（7）暫
御療治之由、帰候節も
御覧被成候半奉存候、定而
西家（8）へも御逢被成候半
奉存候、此地随身之
御用も御座候ハヽ、被仰
下候様仕度候、順亭
暇乞ニ参候故、急
劇之間、草々御（カ）
報にて、萬後音
可得貴意候、頓首
拝復

大槻玄澤（花押）

四月廿二日

小石元瑞様

　几下

尚々、御当地不

正之氣合御座候、貴地

如何、折角御自重可

被成候、以上

■語句註

(1)岡順亭…履歴詳細は不明。藤林普山塾の「門人帳」（森納『因伯洋学史話』富士書店、一九九三年）によると、防州小郡出身、文政八年四月二十六日に入門したとある。究理堂の門生らしいが、門人帳には名が見えない。

(2)玄幹…大槻氏。生没年、天明五～天保八年（一七八五～一八三八）、五十三歳没。玄沢の長男。名、茂禎。字、子節。号、磐里。長崎で志筑忠雄にオランダ語を学ぶ。仙台藩医をつとめたのち文政七年（一八二四）、幕府天文方の蛮書和解御用として出仕した。

(3)辻…辻蘭室か。二二四頁を参照。

(4)桑《(カ)》斎君…不詳。

(5)そふ…左右。知らせ、便り。

(6)飯田宗助…不詳。

(7)馬場為八郎…生没年、明和六～天保九年（一七六九～一八三八）、七十歳没。名、貞歴。号、貞斎。阿蘭陀通詞。弟の馬場佐十郎を養子とした。文化元年（一八〇四）ロシア遣日使節レザノフ来航時、通詞石橋助左衛門とともに応接にあたる。同四年、幕府天文台の蝦夷地御用を命ぜられ、通詞名村多吉郎とともに出府、翌年から同六年まで蝦夷地出張。同十一年に完成した、本木庄左衛門正栄らによる日本で最初の英和対訳辞書『諳厄利亜語林大成』全一五巻の編纂に尽力。文政十一年、シーボルト事件に連座し、永牢。

(8)西家…長崎におけるオランダ通詞の家系。当代は吉兵衛、寛政九年から御用阿蘭陀書物和解掛を勤める。

(9)民治…大槻平泉。仙台藩儒。書簡【05】語句註(4)を参照（一〇七頁）。なお「学館」は同藩養賢堂。民治は文化七年（一八一〇）十月、学頭に就任、学制改革と学舎拡張に尽力した。大講堂の落成は同十四年である。

■解　説

文化十三年（一八一六）九月十三日、玄沢は還暦を迎え、月末に祝いの賀会が催された。これにさいし、師である杉田玄白はじめ多くの人びとが寿歌や寿詩、あるいは祝いの品などを呈したが、京都の小石元瑞に対しても玄沢の長男玄幹を介してこの賀について伝えていたところ、元瑞の斡旋によって京都の諸氏が祝いの賀讃や詩歌を届けた。

本書簡は、翌文化十四年四月二十二日付で玄沢が元瑞に宛て、厚意を寄せた京都の諸氏にとりあえず謝意伝達を依頼するものである。諸氏の志に報いるため、近々謝辞を呈し、「壽筵之節印施之」著作を贈るつもりだ、と記している。

また、書簡の年代比定に関して、再白部分が大槻民治（平泉）と仙台藩養賢堂大講堂の落成を述べたものとすると、これが文化十四年四月である傍証となろう（上棟式は三月二十八日、『宮城県史』一一）。

次いで、本書簡の巻首と巻末には、岡順亭の東遊と道半ばでの帰京を惜しみ、彼に再度の江戸遊学を促していることがふれられ、「飯田宗助」や「桑斎」の記載も見えるが、これらの人物に関する詳細は今後の検討課題である。

なお、末尾に動静が記される馬場為八郎は、片桐一男『阿蘭陀通詞の研究』（吉川弘文館、一九八五年）によれば、享和元・文化四・文政七年に参府休年出府通詞、文化七・文政元年には江戸番通詞を勤めた。この文面では、為八郎はまもなく江戸を発ち、元瑞のもとを訪れたのち長崎へ戻るのだろう。

緒方洪庵

生没年、文化七〜文久二年（一八一〇〜六三）、五十四歳没。

諱、章。字、公裁。号、適々斎・華陰。

文化七年七月十四日、備中国吉備郡足守藩下級藩士佐伯瀬左衛門の三男として生まれた。文政八年（一八二五）、大坂の蔵屋敷留守居役になった父とともに大坂に出て、同九年七月、蘭学者中天游（環）の門に入る。この年から緒方姓を名乗った。

天保元年（一八三〇）四月、大坂を離れ、江戸で坪井信道や宇田川玄真に学び、のちに長崎で修行した。同九年三月に大坂に出て、瓦町に蘭学塾「適々斎塾」を開き、医業のかたわら蘭学を教えた。同年、億川百記の娘八重と結婚。塾は船場過書町に転居してから大いに発展し、全国から青年が集まり、広く人材を育成した。嘉永二年（一八四九）からは牛痘種痘の普及に尽くし、大坂のみならず足守にも除痘館を設置。安政五年（一八五八）にコレラが大流行した折りには『虎狼痢治準』を刊行して治療に精根をつくした。またこのころ『扶氏経験遺訓』（三〇巻、ドイツの学医フーフェランドの内科書の翻訳）の刊行を完成し、日本の内科医に大いに益した。文久二年（一八六二）八月、幕府奥医師、次いで医学所頭取として江戸に赴くが、翌年喀血し死去した。

著書に『病学通論』（嘉永二年）『虎狼痢治準』（安政五年）『扶氏経験遺訓』（安政四年～文久元年）など。門人に福沢諭吉・大村益次郎（村田蔵六）・長与専斎その他、多数がいる。

■先行研究

緒方富雄『緒方洪庵伝』（岩波書店、一九四二年）
緒方富雄『蘭学のころ』（弘文社、一九五〇年）
緒方富雄・梅溪昇・適塾記念会編『緒方洪庵のてがみ』その一～五（菜根出版、一九八〇～九六年）
梅溪昇『洪庵・適塾の研究』（思文閣出版、一九九三年）
梅溪昇『緒方洪庵と適塾』（大阪大学出版会、一九九六年）
梅溪昇『続 洪庵・適塾の研究』（思文閣出版、二〇〇八年）
中田雅博『緒方洪庵　幕末の医と教え』（思文閣出版、二〇〇九年）
適塾記念会緒方洪庵全集編集委員会編『緒方洪庵全集』一・二巻「扶氏経験遺訓　上・下」（大阪大学出版会、二〇一〇年）
緒方洪庵記念財団 除痘館記念資料室編『緒方洪庵の「除痘館記録」を読み解く』（思文閣出版、二〇一五年）
梅溪昇『緒方洪庵』（吉川弘文館、二〇一六年）

【08】16—15　弘化四年（一八四七）六月四日、元瑞宛て

時下向暑ニ御坐候處、盛門
益御清福被成御揃、欣
抃[1]之至奉恐賀候、誠に平生
無申訳御無音、重々奉恐入候、
然者此和田養元[2]と申ス一生、
土州産ニ而、當春来私方入門、
原書研究之積ニ御坐候處、国元
之都合悪敷、執[3]行年限も久クハ
難仕次第ニ相成り、一時も早ク
治療執行仕度、何卆老先生[4]へ
御随身申上度段申出候、罷出候ハヾ何卆
御門下ニ御加へ、御鞭教被成下候様
伏而御願申上候、人物之義ハ急度
御請合申上候、尚御地屋敷ゟ受人
も相立可申と奉存候、何分宜ク御
願申上候、昨今病用外出いたし
懸り居、疎々御願迄如此御座候、尚
萬縷奉期後音候、頓首多罪
六月四日　　緒方洪庵
小石拙翁様[5]
玉几下

■語句註

(1)欣抃《きんべん》…喜ぶこと。

(2)和田養元…『適々斎塾姓名録』の弘化四年（一八四七）三月朔日入門者に「土州藩於森郷和田養源」が記載されており、手紙でも当春入門とあるので養元は養源と同一人物とみなせる。従って本書簡は同年のものと比定できる。森郷は現在の高知県土佐町付近。和田養源は土佐出身適塾門人一四人のうち最も早い入門者である。

(3)執行…修行の意か。

(4)老先生…元瑞は、弘化四年で六四歳。緒方洪庵は三十八歳なので、元瑞を老先生と敬意をこめて呼ぶのがふさわしい。なお、元瑞は二年後の嘉永二年（一八四九）に没している。

(5)拙翁…小石元瑞のこと。

■解　説

冒頭に封〆のような墨付を確認できるが、ここでの翻刻は省略した。

『緒方洪庵のてがみ』その二、五五～六三頁に所収の書簡。土佐出身の適塾門人和田養元の紹介状である。本文で養元は「當春来私方入門」とあり、**語句註**(2)姓名録の入門記録と照合すれば、作成年代が弘化四年（一八四七）と判明する。

適塾に入門してまもなく、養元は国元の都合で、一刻も早く「治療執行」をしたいので、小石門に学ぶことを願った。適塾は「原書研究」が講義の中心で、就学の年月も長くかかってしまう。当時の蘭学塾は、教育の内容や手法も多様ゆえ、遊学者は自身の希望にそって、就学先を選ぶ必要があったのだろう。小石塾は治療の実技を教える医学塾の性格が強かったとわかる。洪庵は、養元を確かな人物だと評し、あわせて「御地屋敷ゟ受人も相立可申」と述べている。彼の身分保証は、土佐藩京屋敷によりなされるはずである。

【09】18—04　安政四年（一八五七）十二月二十五日、中蔵宛て

寒威甚敷御座候処、愈
御多祥被成御起居奉大賀候、
拙譯扶氏遺訓(1)初帙薬方
丈ケ漸ク出来仕候間、御左右
ニ呈し申候、冝ク御校正奉希候、
平日者御無音而已、無申譯
次第、御海涵(2)可被下候、用事
而已、恐々頓首

緒方洪庵

十二月廿五日

小石忠蔵様

■語句註

(1)扶氏遺訓…『扶氏経験遺訓』。ベルリン大学教授フーフェランドの内科書（ドイツ語原著 *Enchiridion Medicum*：一八三三年）第二版（一八三六年）のオランダ語訳（一八三八年）を洪庵が重訳したもの。全三〇巻。

(2)海涵…度量が海のように豊かであるという語意、お許しくださいの意。

■解　説

端裏に後筆で「緒方洪庵」とあるが、翻刻本文では省略した。

『緒方洪庵全集』第二巻（適塾記念会緒方洪庵全集編集委員会編）の解説（芝哲夫執筆）によると、緒方洪庵がフーフェランドの原書を入手したのが、天保九年（一八三八）から一～二年の間で、同十三年には翻訳を終え、序文を書いている。当時の蘭書の出版事情などもあり、すぐに出版することはできなかった。箕作阮甫の序文を待ち、薬方編と併せて初編が完成したのは、安政四年（一八五七）暮れの十二月十七日という。本書簡は、薬方編・初編ができたとされる直後のものだろう。

小田済川

生没年、延享四～寛政十三年（一七四七～一八〇一）、五十五歳没。本姓、松岡。初め勝原氏。名、泰。字、亨叔《こうしゅく》。号、済川・凌雲。

永富独嘯庵の末弟。長門宇部の庄屋勝原（松岡）治左衛門の男。長府藩家老細川宮内の家医小田雲同（智則）の養嗣子。長府藩主三代（匡満・匡芳・元義）に仕える。十四歳のとき、兄独嘯庵に従って上京し、山脇東洋に医を学ぶ。明和三年（一七六六）独嘯庵の死にともない帰郷。藩主の命により、萩の明倫館で三年間学んだのち、医と儒を兼ね藩に仕える。安永七年（一七七八）養父の死後、家督を嗣ぐ。天明二年（一七八二）長崎に遊学。帰国後藩主の侍医となり、参勤ごとに江戸へ従う。寛政四年（一七九二）藩校敬業館が創設されると、教授・督学兼医員となった。『独嘯庵先生行状』などの著作がある。

■先行研究

田中助一『防長医学史』（防長医学史刊行後援会、一九五一～三年）
『下関市史』「藩制～市制施行」（下関市、二〇〇九年）

【10】16—01　〔天明七年（一七八七）〕五月二十三日、元俊宛て

頃日、大暑ニ相成候、
益御平安、浪華へ
御寓居被成候由、恭喜
奉存候、弟当月九日
東都出立仕、超函關
度(1)桑海、無恙今日
西京へ抵候、折角
可得拝青相楽候處、
間遠残念奉存候、浪華者
網嶋(2)昼休と申様な事ニ而
至而早々ゆへ得御尋
申間敷候、帰着候上、従
国許以書翰可申上候、扨又
譯文要訣(3)御贈恵不
浅忝、萬事後便
可申上、紛擾中
草々申上候、恐惶謹言
　　　　　　小田泰
　　五月廿三日
石元俊兄臺

尚々、浪華者長々
御在留被成候哉、承度
奉存候、藩邸ゟ書状
差上可申、萬期後便候、以上
尚絅(4)兄へ千萬宜
奉頼候、頓首

■語句註

(1)度…わたる（渡る）に通じる。

(2)網嶋…現在の大阪市都島区網島。淀川と寝屋川が合流する場所で、大坂随一の風景といわれ、別宅や料亭が多かった。

(3)譯文要訣…高安其斎著の語学書。天明四年（一七八四）刊。

(4)尚絅…岡本尚卿を指すか。『先考大愚先生行状』では「尚卿」を「尚絅」とする。生年は不詳、天明八年（一七八八）九月以前に没。尚卿は播州御着の生まれ、大坂で医を開業した。中野操「岡本尚卿」（『大阪春秋』第四号）によれば、天明二年に元俊の紹介で京の皆川淇園の門に入り、尚卿の診療を受けていた大坂の頼春水は「日夕、子弟ヲ教授シテ倦マズ、永夜、書ヲ看テ眠ラズ」とも記したという。さらに『京都の医学史』本文篇（思文閣出版、一九八〇年）にも「皆質行之士也」と評されたとあり（六四四～五頁）、『蒹葭堂日記』天明二年六月二十

日項の欄外には「岡本尚慶　馬脳髄持参」、同七年八月二十八日項の欄外にも「小石宅ニテ岡本尚卿」の記事が見え（水田紀久・野口隆・有坂道子編『完本蒹葭堂日記』）、木村蒹葭堂との関わりも知られるが、経歴の詳細に関しては必ずしも明らかでない。『先考大愚先生行状』によると、元俊は尚卿・似月次郎八・鍋屋五兵衛の三人と義兄弟の約を結んだ。尚卿の父習斎から依頼され、元俊は尚卿を義弟とした。頼春水『在津紀事』には、尚卿は修養を論じて元俊と兄弟の交わりを結んだとある。尚卿が天明八年に没後、妻子のことも元俊がとりはからったという。似月次郎八は伏見の人。名、寅。字、子虎。号、桃邱・金城山人。大坂からくる魚の荷付をしており、人から「荷付」と呼ばれたので、姓のように用いた。龍草廬の門人で、草廬の没後、元俊のすすめで皆川淇園に入門している。元俊は、元瑞が晩年の子なので似月に後事を託した（山本四郎『小石元俊』四五～六頁）。漢文で『小石大愚先生行状』を撰した人物。鍋屋五兵衛は大坂京橋堀の干鰯問屋である。

■解　説

長府藩に儒と医をもって仕えた済川が、江戸から長府へ帰国する途中、京から大坂の小石元俊へ宛て出した書簡。済川は永富独嘯庵の末弟で、元俊・亀井南冥とあわせて三人が独嘯庵門下の三傑と称され、相互の交流は生涯続いた。元俊と南冥は同い年、済川はその四歳下である。

本文冒頭に「浪華へ御寓居成され候由」とあるので、一読すると天明八年（一七八八）正月の京都大火によって元俊が大坂へ移居した折の書簡かと思われるが、文中で一切大火にふれていないことから、同年とは考えがたい。したがって大火前年、元俊が東遊を終え、大坂道修町に居を定めた天明七年の書簡と推定する。

この年元俊は、三月十六日に江戸を発ち四月六日に帰京したが、五月初めになっても住所が定まらなかった（書簡【52】）。その後、大坂での住所が決まり、二十三日付の本書簡の記述になったと考えられる。杉田玄白の『鷧斎日録』によれば「道修町御霊前筋□入北側」が住所である。

済川は書簡の追而書で大坂には長く在留するのか、と問うているが、元俊は同年九月には大坂を離れ、再び京へ帰っている。

【11】20―01　寛政四年（一七九二）九月十八日、元俊宛て

一筆啓上仕候、秋冷
日相増候、闔家被成御揃
益御平安可被成御座、奉
恭喜候、此方皆々無恙
罷在候、過日貴境繫

船中者御尋問被下、殊結
構之御品御恵被下、毎々御厚誼
之至不浅辱奉存候、其後小弟
舟路無恙七月十四日帰着
仕申候、御存之大変後日々
秋涙相催候事而已、心中
御察可被下候、只奉遺命候
心底故、日々郷校(1)ニ出勤(2)
仕候、當分者格別衰微も
不仕候、末々如何可相成哉、
力も無之次第御座候
一北筑亀井氏(3)弥不遇
ニ而、先々月遂に蒙厳譴
隠居蟄居被仰付、家督ハ
息昱太郎(4)へ被下(5)、它国之
門人離散いたし候様との
沙汰有之候よし、扨も御互ニ
悵歎事ニ御座候、都而世の
中面白き事少も無之、
日に此生の可厭を覚申候、
いつれ一両年者拝顔も
仕間敷候間、為道随分御自愛、
御門人御教育可被成候、何か
差置御令息様御健ニ御盛
長被成候哉、日々懸念仕候、伜
在京中久々被御恩遇
不浅忝御礼難尽筆帋、鳥渡
御礼書呈し候、様子承り候故
草々伺起居候、令内様(6)へも
千萬可然奉頼候、拙荊(7)宜
中上度中候、萬期後音時候、
恐惶頓首

小田泰

九月十八日　（花押）

小石兄臺

尚々、今日甚取紛、草々
布字先暫海恕可被下候、頓首

■語句註

(1)郷校…長府藩校敬業館。小田済川は寛政五年（一七九三）、同館教授に任ぜられた（田中助一『防長医学史』下巻、一六七頁）。

(2)この部分にはもともと「格別」とあり、墨の丸印で消去し、行の右側に「出勤」と記している。
(3)亀井氏…亀井南冥のこと。
(4)昱太郎《いくたろう》…南冥の嫡男、昭陽。生没年、安永二～天保七年（一七七三～一八三六)、六十四歳没。名、昱。字、元鳳。号、空石・月窟。通称、昱太郎。寛政四年（一七九二）南冥が福岡藩の西学甘棠館祭酒の地位を追われたのち家督を継ぎ、福岡藩儒となる。亀門学を大成した。
(5)它…他・佗の古字。
(6)令内様…小石元俊の亡妻の姉で、元俊の後妻となった琴を指す。
(7)拙荊…己の妻の謙称。済川の妻、江木氏を指す。

■解　説

本書簡には、異筆で「小田済川」と記した貼紙が本紙端に付されていた。しかし、軸装のさい剝がされたと思われる。

済川が小石元俊宛てに差し出した、寛政四年（一七九二）九月十八日付の書簡である。「北筑亀井氏弥不遇ニ而、先々月遂に蒙厳譴隠居蟄居被仰付、家督ハ息昱太郎へ被下」とあり、「先々月」すなわち、同年七月の亀井南冥の退役処分、終身禁足という受難を報じることから、作成の年月は確定する。

この年五月、済川は長府藩主毛利匡芳の創建した藩校敬業館の都講兼医員に任ぜられたが、江戸にあった藩主匡芳が病いに倒れたため、急ぎ江戸に赴いた。しかし大坂まで足を運んだ時点で、六月十四日に藩主病没の報を受けて帰国した。「其後小弟舟路無恙七月十四日帰着仕申候」と大坂で再会した元俊宛てにしたためたのは、そのときのことを示している。またその後「御存之大変後日々秋涙相催候」と記し「只奉遺命候心底」と述べているのは、理解者だった藩主匡芳に対する、済川の思いを物語るものといえよう。

なお、南冥の受難に関して「扨も御互ニ悵敷事ニ御座候、都而世の中面白き事少も無之、日に此生の可厭を覚申候」と述べるのも、穏やかならぬ済川の心情を吐露するものとして興味深い。

【12】20―02　寛政九年(一七九七)十月十九日、元俊宛て

九月廿二日貴墨相達
拝見仕候、寒冷日増候、
闔家被成御揃、益御勇壮
被成御座、奉恭喜候、當方
拙家無异罷在候、御安慮
可被下候、御著述いまた
御脱稿無御さ候由、いか様

大器晩成、御手間込候事と
被存候、扨獨嘯庵墓碑
銘段々御聞合被下候段不浅
忝奉存候、此度大坂斎藤
方策老方迄、此状と共に
金子六両三歩差登候、
被仰談何分ニも可然様
御取斗被下、來三月遠忌
迄ニ出来上り候様被成可被下候、
嚢語(1)之事ハ又々寛々可
中上候、〇藤左仲(2)事、段々
御世話被下候段、忝奉存候、最早
東行仕候と奉存候、千一(3)いまた
其御地江滞居候ハヽ、乍憚宜
奉頼候、此地親類中何レも
無難ニ罷在候事も被仰傳
可被下候、次第向寒、為道
御自愛奉希候、恐惶頓首

小田泰

十月十九日 (花押)

小石元俊様

猶以、何も様へ可然御致声可
被下候、私事も當月初旬より
少々不相勝、漸此頃快復、
貴答延引仕候、碑銘之事
玉渕(4)潤筆(5)、石工手間代之事
一々御同意奉存候、先書被仰下候通ニ
被仰付、出来上り一二帋御摺セ
被成、御下可被下候、何も後便可
中上候、頓首

■語句註

(1)嚢語…永富独嘯庵による儒学の著述。宝暦十二年（一七六二）に成稿し、翌年に刊行された。序文は福井藩儒の清田儋叟《せいたたんそう》跋文は亀井南冥による。この場合は『嚢語』重刻のことを指す。

(2)藤左仲…藤左沖とも記す。永富独嘯庵の姉（長女）の五男で、永富数馬の従兄にあたる。独嘯庵『再刻漫遊雑記・嚢語』を校訂し、序を書いた人物。序文の末には「文化四年丁卯春二月朔姪長門藤元幹隆昌謹于平安躋寿館中」とある（田中助一『防長医学史』下巻、一三九頁）。長門赤間関に生まれ、亀井南冥・昭陽に学び、とくに詩と書をよくした。広瀬淡窓は左仲の紹介で亀井門人となっており『儒林評』で「平安藤左仲」と紹介する。『京都の医学史』本文篇（六四二頁）によれば、没年は文化八年（一八一一）。『蒹葭堂日記』天明七年（一七八七）八月二十八日項の欄外に「小石宅ニテ、岡本尚卿・米屋丁吹田屋孫八柴屋又三郎事、独嘯のヲヒ礼介ニ初メ（テ脱カ）逢申候」という書き込みがあり、この日、木村蒹葭堂が元俊宅で岡本尚卿（元俊の義兄弟）と吹田屋孫八、独嘯庵の甥礼介と逢っていることがわかる。多治比郁夫「司馬芝叟をめぐる小さな資料」（『京阪文藝史料』第二巻、青裳堂書店、二〇〇五年）のなかで、この「礼介」が独嘯庵の甥の松岡道遠か左仲のどちらかであるとの指摘がみえる。現時点では両人とも「礼介」という通称を使用していた証拠は見つかっていない。また、吹田屋孫八の付注に「柴屋又三郎事」とあるので、吹田屋は柴屋又三郎、すなわち独嘯庵の次男司馬芝叟のこと、とわかる。芝叟ははじめ大坂で吹田屋という町人の家に養われていたと『先考大愚先生行状』にあり、そのころの通称が「吹田屋孫八」だったと考えられる（多治比前掲論文）。なお、付注の解釈について多治比氏は「柴屋又三郎のことを相談した」と解釈するが、これは「吹田屋孫八」が「柴屋又三郎」のこと、という意だろう。

（3）千一…ほとんどないが稀にあるという「万一」（万に一つ）の同義語。

（4）玉渕…大坂の書家、岳玉渕《（淵）》（一七三七〜九八）を指す。玉渕は本姓岡田氏、名は庸、字は孔庸、鼎文とも号した。六朝以前、なかでも秦・漢の古隷や草隷に通じた書家で、ときとして元俊が揮毫を依頼したことでも知られる。著作に『古篆論』がある。

（5）潤筆…揮毫のこと。

■解説

端裏には、異筆で「石先生　小田泰」と書いた貼紙があり、またその一部に、後代あらたに付された「小田済川　独嘯先生門下之傑ノ一」との貼り書きが存在した。しかし、軸装のさい剥がされたと思われる。

九月二十二日付小石元俊の書簡に対する、十月十九日付済川の返信である。「来三月遠忌」とあるのは、寛政十年（一七九八）三月の永富独嘯庵三十三回忌（独嘯庵の忌日は五日）を指す。したがって、本書簡は寛政九年のものとわかる。

この年は、翌春に大坂蔵鷺庵でおこなわれる三十三回忌法要について、済川と元俊とが相談を重ねた年だった。山本四郎『小石元俊』（一四九頁）によれば、同年八月三日付の書簡で、済川は先寡君七回忌で江戸に下るため法要には遅れるが、永富数馬が上坂して法事を進める旨を報じ、藤左仲に託す独嘯庵の碑文の刻み込みや刻料、蔵鷺庵への法要料、あるいは独嘯庵の『嚢語』を翌年中に重刻したいということなどを伝えた。これに対して元俊は九月二十二日付で返信し、済川が再度出簡した。これが十月十九日付の本書簡に該当する。

　済川は独嘯庵墓碑銘について元俊の尽力を謝し、大坂の斎藤方策まで「金子六両三歩」を送付したゆえ「来三月遠忌」までに墓碑が完成するようとりはからうことを頼み、また『嚢語』重刻については改めて相談する、と述べている。独嘯庵三十三回忌の法要に対する元俊の尽力の様相を示すものだろう。

　また、追而書に「玉渕潤筆、石工手間代之事」と記されるのは、書家の岳玉渕（淵）に碑銘の揮毫を依頼する予定だったことをうかがわせるが、これは実現していない。玉渕が寛政十年十一月に没していることにも関わるか。

【13】20―03　〔寛政元年（一七八九）〕三月二十八日、元俊宛て

其後者以書中も
御安否不承、御無音
打過候、時下暖日増候、
兄臺弥御平安可被成
御勤業、恭喜之至
奉存候、小弟無恙一昨年
已来東都祇役申候、
又三郎[1]東游之節貴墨
被下、其後草々及裁
答申候、千里山海相隔
相達候程も知レ不申候、先以
京師大火御著述被成
御焼失候一事、何より以
御残念奉察候、不知尓後
餘程御草稿御復し
被成候哉、小弟学業存
立候事、十分之一も出来
不申候、只々日々官務
而已相苦候、御憐察
可被下候、又三郎事此度
帰坂仕申候、爰許ニ而
何もあしき事も無之候
得とも、今以意致不定、
帰坂之後者勵改
いたし候様ニ申候、無心元も
奉存候得とも、又ひよつと
改ましきものにも無御座、
何分宜様御示教
奉頼候

一令息御安泰御成立
可被成奉賀候、此地格別
相替事も無御座、世上者
白川侯(2)御政事ニ而何の
角のと是非之評判
御坐候、小弟讀書と匕
剤之外不回首候、
此外筆帋の尽す所ニ
あらす候、大槻玄澤方
解體新書之會、折々
罷出候、毎々御噂申候、旧冬
観藏もいたし候、一度なと
にてハ中々知レかたき事ニ
奉存候、申上度山々御坐候
得とも書不尽言、草々
得貴慮候、何分又三郎事
御見捨不被下様賴上候、
程次第今秋帰国仕候
事も可有御座、左候ハヽ、以
兄臺西道の主ニ仕、
両三日可接高説相楽
罷在候、萬期後望時候、
恐惶謹言

三月廿八日　　小田亨叔

小石元俊様

尚々、寒去暑来、氣候
難定、兄臺及
令愛御自愛専一ニ
奉存候、不見已四年ニ付
御なつかしく、又鄙吝
之心茅塞(3)いたし候得とも、
秋来得拝面候様ニと
専祈いたし候、頓首

■語句註

(1)又三郎…司馬芝叟。寛政期以降、浄瑠璃作者・歌舞伎作者・講釈師として大坂で活躍した。永富独嘯庵の次男。永富数馬の弟。母が長崎円山の遊女で、父は来舶清人とする説もあるが、誤りである。生没年不詳。兄数馬の生年（宝暦七年）からして宝暦十年前後の生まれだろうか。文化六年（一八〇九）九月の『売油郎《あぶらうり》』の開版願書ではすでに故人となっているので、それ以前の没と推定される。『大阪人物誌　正編』では文化七年八月二十六日、五十七歳没とする。通称、芝屋勝助・又三郎。別名、芝屋芝叟・司馬叟など。大坂の商家吹田屋（「独嘯庵行状」では西尾某）に養われる（田中助一『防長医学史』下巻「独嘯庵先生行状」）。このことについては、『蒹葭堂日記』天明七年（一七八七）八月二十八日項の欄外の「小石宅ニテ岡本尚卿」に続き、「米屋丁吹田屋孫八、柴屋又三郎コト独嘯ノヲヒ礼介ニ始メ（テ、脱カ）逢申候」（水田紀久・野口隆・有坂道子編『完本蒹葭堂日記』）とあるのが注目される。浄瑠璃作者としては、天明三年正月江戸肥前座の『石田詰将棋軍配』に初めて名が見え、同六年六月に大坂で『比良嶽雪見陣立』を書いている。同八年に再び江戸へ下り、肥前座の『花上野誉石碑』を執筆、その後また大坂へ戻り、寛政から文化にかけて活躍した。歌舞伎作者としては、芝屋勝助の名で享和二年（一八〇二）二月角の芝居の立作者となった。

(2)白川侯…松平定信を指す。

(3)茅塞《ぼうそく》…茅が生えて塞ぐこと。転じて、欲のために心が被《おお》われること。

■解　説

作成年代は、多治比郁夫「司馬芝叟の一資料」「司馬芝叟をめぐる小さな資料」（『京阪文藝史料』第二巻、青裳堂書店、二〇〇五年）で推定された通り、京都で大火の起こった天明八年（一七八八）の翌年、寛政元年と考えられる。

京都大火で『元衍』を失なったこと（「京師大火御著述被成御焼失候一事」）の見舞や、松平定信の寛政改革（「白川侯御政事」）の評判にふれるほか、江戸の長府藩邸に祗役《しえき》していた済川が『解体新書』の重訂を進める大槻玄沢方の会合に折々参加し、旧冬には観臓したと伝えている。この観臓は、玄沢が天明八年十二月十三日付の書簡【04】のなかで「此間も刑屍観藏御座候而」と述べるものにあたると考えられ、済川がこの刑屍の観臓に加わったことがわかる。

本書簡でその行状が心配されている「又三郎」は、済川の甥、すなわち永富独嘯庵の次男である。『先考大愚先生行状』によれば、この又三郎はいたって放蕩の人物だったようで、遂に離縁されて司馬芝叟と名乗り、戯場の作者となったという。周囲を悩ませたその様子は本書簡以外に、又三郎の兄永富数馬の書簡【77】にもうかがわれる。

なお、追而書に記される「令愛」であるが、小石元俊には元瑞（天明四年生まれ）一子のみで女子はいない。

天明六年に最初の妻（柔）は没しており、書簡が書かれた寛政元年当時、元俊は単身だったが、外母と亡妻の姉妹（琴と三保）

が一緒であり（山本四郎『小石元俊』一〇八頁）、あるいはこの姉妹を指すかと思われる。後年、このうちの琴（柔の姉）が元俊の後妻となった。

【14】20―04（寛政十一年（一七九九）三月二十一日、元俊宛て

一簡啓呈、暖氣
漸相催候、闔家益
御安泰可被成御座
奉恭喜候、去年者東都
ニも貴書被下御懇ニ辱奉
存候、私も無恙今朝
浪華迄罷帰候、何とそ
上京得拝話度奉存居候
處、国許急之用事
出来、今夕乗舟風
次第明朝も出帆と
申模様故、不能其義甚
残念奉存候、御著書
いか丶、令郎君御日
新ニ候哉、数々懸念
仕候、此度ハ東都ニ而も
滞留中一日二度宛
書経・論語なと寡君ニ
講し聞申候故、不得寸暇、
何方へも不参候、玄澤子者
毎度逢候得共、蘭書なと
承候間合者無御座、宇田川
玄随ニも逢候様被仰下、是ハ
一昨年物故いたし候、可惜
ニ御さ候、私者所詮醫事
出来不申と格別詮義
事も不仕候、御著述
校合者、私之不文、御役ニ立候
事も無之候者勿論ニ候得共、
久振得拝謁度御事、
中上度事も有之、此度上
京不得仕候者甚遺憾ニ
候得共、明春秋之間大方
東行候模様御坐候間、不遠
拝謁と奉存候、藤左仲（1）
段々御世話忝奉存候、大分業も
被行候由喜敷候、此一封者

菅圭二(2)京にて下帷(3)致居候
よし、此一封彼方より
頼もの遺候間御届可被下候、
浪華も甚々怱々にて
蔵鷺庵(4)墓謁斗ニ而
何方ニも参り不申候、右
御断旁如此御坐候、何も
自国本縷々可申上候、
為道御自愛奉願候、
恐惶頓首

小田泰

三月廿一日

小石老兄臺

猶々、左仲ニ此度者
別書遣不申、乍憚
宜奉頼候、乍筆末
御令室様・御令郎様へ
宜敷奉頼候、以上
玄澤子者西洋醫
籍内科之事餘程開ケ
申候、今一應老兄と
御面談仕度と呉々
申上呉候様被申候、謹
致候、頓首

■語句註

(1)藤左仲…書簡【12】語句註(2)を参照(一二三頁)。

(2)菅圭二…菅耻庵。漢学者。生没年、明和五～寛政十二年(一七六八～一八〇〇)、三十三歳没。備後生まれ。名、晋宝・晋葆。字、信卿・圭二。号、耻庵。菅波樗平の三男で、菅茶山の末弟にあたる。西山拙斎塾に学んだのち京都に出、子弟に教えた。また、『耻庵詩草』『耻庵文草』などの詩文集を著わした。

(3)下帷《かい》…帷を下す。塾を開いて子弟を教えること。

(4)蔵鷺庵…永富独嘯庵の墓所。現在、大阪市天王寺区上之宮町にある。建立当時の墓石は剥落が多く傷みが進んでいたため、平成四年(一九九二)に再建された。忠実に模彫された複製の墓石が立ち、旧墓石はその下に安置されている。

■解　説

本書簡には、異筆で「小田亨」と記した貼紙が本紙端に付されていた。しかし、軸装のさい剥がされたと思われる。

本文中で宇田川玄随が一昨年物故したとあるので、玄随が没した寛政九年の二年後、すなわち寛政十一年（一七九九）の書簡と推定される。小石元俊は釜座竹屋町に隠居し著述に専念していた時期である。

江戸から長府への帰国途上、大坂からの出状である。京都の元俊を訪う予定だったのが、国許からの急用ですぐに発たなければならなくなったことを詫びるとともに、それまでの江戸滞在中の様子を伝える。それによれば、一日に二度藩主への進講があって忙しく、大槻玄沢とは会っても蘭書などについて話を聞く余裕はなかったようである。

また、永富独嘯庵の甥藤左仲が元俊の世話になり学業が進んでいることや、菅恥庵への届け物を元俊に依頼していること、大坂では独嘯庵の墓参りしかできなかったことなどがわかる。

追而書の「御令室様」は、元俊の後妻「琴」である。

【15】20―05　寛政九年（一七九七）八月三日、元俊宛て

當年四月、内田恵助[1]帰
国之節貴墨被下、其後
和田玄仲[2]帰国之節
縷々御傳言被下、拝而受之、
如面晤大慶不少奉存候、
先以暑徂[3]冷来候得共、
闔家被成御揃、弥御安泰
被成御座、客冬以来又々
御入京、下立賣小川西江
入所[4]へ御居住被成候旨、欣喜
之至奉存候、弟無恙罷在候、
此度賤侄[5]藤左仲[6]事
上京ニ付、此書相託申候、萬
近状此もの舌頭ニも御聞
可被下候、御著述追々御脱
稿被成候哉、生徒も餘分御教
育被成候哉、令郎玄瑞君
逐日御成長、御学業日新ニ
可被成御座、数々承度奉存候、
一明年独嘯菴三十
三回忌[7]ニ付、縷々被仰下、御厚誼
不浅辱奉存候、何卒
私も其節罷登度願望
いたし居候、尤先寡君
七回忌故、相願候而東都江
罷越、先師之墓参も其節と
存居候得者、三月ニ者間ニ合候

程難相知、五月比ニも相成可
申哉、此節充国方(8)ゟ書状
来候所、明年三月ニ者是非
浪華へ罷越、法事相勤候
様ニ申越候間、弟上坂遅く候ても
明年中ニ何とそ墓参可仕と
存居申候、勿論其往来ニ者、貴家ニも
罷越、寛々可得拝話と夫のミ
相楽居申候、扨又碑銘之事
被　仰下、千萬忝奉存候、早速
南冥江申遣候、不尤所文者
彼方ニも草稿無之由、私も先年
写置候處、数年他行之留守、
何方へ参候哉、紛失いたし
相知不申、忘機(9)翁文ハ此度
被差越候故、此便差登申候間、
願くハ此文能書ニ御頼御書せ
被成候而、御刻させ可被下候、刻費
一字一銭目位と被仰下候得とも、
此邊ニ而も大坂ニ而碑銘皆川
先生之文なと刻させ申候もの
有之、小字ハ一字五分位ニ而、石摺ニ
相成候様、入念刻候ものも有之候
故、價不定、此度者金子
登せ不申、是ハ左仲ニも得と
相頼置候間、一應御しらへさせ
被成候而、相定候ハヽ、早速金子
貴家江向ケ登可申候、萬般
冝奉頼候、少々價高く候而も
願くハ美観ニ相成候様ニ被
仰付可被下候、蔵鷺庵(10)ニも
法事料登せ可申存居候得共、
是ハ弥充国上坂いたし候ハヽ、
其節相託可申候、扨又囊(11)詔ハ
独嘯庵生涯之力を込候書
ニ而御座候間、是も何とそ明年
入念重刻仕度候、但、序文
跋共々あまり先師之氣ニ入
不申所有之候様、生前之咄耳
底ニ有之候間、此度者序跋ヲ
除キ候而、南冥ニ改候而、短文之
序相頼、医者やら何やら知れぬ

人にして一種之豪傑之著
述と申事氣《意》ニ認被呉候様申
遣置候、受合候間、逐付参り可
申候、是者弟東都へ参りかけ
御地迄持参御頼申置、帰候時分
出来合仕様いたし度願望ニ候、扨又
下関ニも遺髪之墓有之候、
是も何とぞ銘ニ而も刻置度候、
充国も于今貧者得調不申、
弟とても于今貧者なから
少々之調金者相成候間、此三事ハ
弟一力ニ世話仕、明年之追
善ニ可仕心懸居申候、差当り候者
浪華之碑銘と嚢語ニ
御座候、委細左仲ニも申含置候、
御承知可被下候、筑(12)碑銘中年月
乙酉と有之候得共、其年ハ丙戌ニ
御座候故、改遣候、其它文中
存寄有之候而も、忘機翁之文
にして南冥之潤色なり、不
増減一字敬而致意、御落手
可被下候、

左仲事近来者医
業専務、南冥ニも滞留、椿寿家(13)之事共
余程詮義いたし、此度ハ江戸へ
参る積りニ御さ候、願くハ
兄臺ゟも東都之御知音
伊勢屋清左衛門(14)之類へも宜
御申遣可被下、此者五六年来
此邊ニ参居候、格別虚妄之
事ハ無御座候、此外申上度如山、
難尽筆帋、草々布字
御高恕可被下候、乍憚孰も様も
可然御頼申上候、拙荊(15)も宜
申上度申候、恐惶頓首

小田亭叔

八月三日　　泰（花押）

小石元俊様
榻下

尚以、日々冷氣相募候、
随分御自愛奉専祈候

■語句註

（1）内田恵助…産科の賀川家の門人帳「賀川門籍」寛政八年項に「内田恵介（尾張）」と見える（『京都の医学史』資料篇、三三八頁）が、履歴の詳細は不明である。

（2）和田玄仲…前註（1）同書、同年の項に「和田玄冲（長門）」とある。

（3）暑徂…徂暑《そしょ》、陰暦六月の異称。

（4）下立賣小川西江入…現在、京都市上京区。元俊が再び入京したときの家は、釜座通の現住所でなく、最初は下立売通にあった可能性が高い。

（5）賤侄…兄弟の子、甥。外甥とも。「侄（姪）」の語は男子の意を含む。小田済川には実子がなく、はじめ済川の長兄内田屋孫右衛門の子亨作を養子とした。しかし、後述の書簡【16】で記されるように、亨作は多病で官途に堪えがたいとしてやむなく離縁されている。その後、済川の姉（永富独嘯庵の妹）の子松岡道遠（長府藩侍医）の次男順蔵を養子とし、後を継がせた。両養子とも弥太郎の称については知られないが（書簡【20】語句註（1）参照）、書中で済川が侄（姪、兄弟の生んだ男子）と記しており、亨作が妥当か。

（6）藤左仲…書簡【12】語句註（2）を参照（一一三頁）。独嘯庵の甥、亀井南冥の門人。

（7）独嘯庵三十三回忌…独嘯庵は、明和三年（一七六六）二月五日に没したので、三十三回忌は寛政十年（一七九八）にあたる。従って本書はその前年（寛政九年）に書かれたものと比定できる。

（8）充国…独嘯庵の長男、数馬。書簡【05】語句註（3）を参照（一〇七頁）。

（9）忘機翁…亀井南冥か。南冥の父聴因が診療活動をした姪浜村の居所を「忘機亭」と言い、彼はここで生まれた。本書簡によると、最初の独嘯庵碑文の作者であるらしい。なお、南冥は寛政四年（一七九二）に失脚し、甘棠館祭酒を解任され、当時は蟄居禁足の処分を受ける身だった。

（10）蔵鷺庵…独嘯庵の墓所。書簡【14】語句註（4）を参照（一一九頁）。なお、同所の墓碑銘は、前面の「処士独嘯庵墓」が南冥の弟曇栄の手になり、碑文は安永丁酉（六年＝一七七七）冬十一月の日付で、南冥の父亀井聴因の撰文、篠崎三島の父応道の書である。

（11）嚢語…独嘯庵による儒学の著述。書簡【12】語句註（1）を参照（一一三頁）。

（12）筑碑銘…本書簡の文面は、筑後にも独嘯庵墓碑があるように読み取れるが、その所在は確認できていない。

（13）椿寿…村井琴山のこと。生没年、享保十八〜文化十二年（一七三二～一八一五）、八十三歳没。吉益東洞の高弟で、九州地域に吉益流医学をひろめ、門人には竹田の曽木《そぎ》墨荘《ぼくそう》などがいる。晩年に熊本藩医として召し抱えられている。著書に『医道二千年眼目編』『類聚方講義』などがある。

(14)伊勢屋清左衛門…江戸本町四丁目の薬種問屋か。

(15)拙荊…済川の妻、江木氏のこと。

■解　説

永富独嘯庵三十三回忌が来年、との文面から、寛政九年（一七九七）八月三日付の作成と比定できる。また、寛政八年に入京した元俊の最初の居住地が、下立売小川西へ入ルであることも読みとれる。

書簡のなかで、済川は三つの取り組むべきことを掲げる。第一は独嘯庵の三十三回忌にあわせ碑銘を完成すること。第二に『嚢語』をまとめること。第三に独嘯庵子の充国（数馬）への援助、であり、これらのことからも独嘯庵への傾倒ぶりが知られよう。また、蔵鷺庵にある独嘯庵の墓に参るさい、小石家にも寄って楽しいときを過ごしたいと見え、元俊と親しい仲であることもうかがい知れる。

【16】20—06　年不詳（寛政中期）五月九日、元俊宛て

其後者御疎遠打過候、
梅雨之候ニ相成候得共、
闔家被成御揃、御萬福
可被成御座、恭喜之至
奉存候、弟無恙罷在候、
近頃者久々御様子も不承候、
定而御医業日増御盛
行、御教誨日々無御倦怠、
令息様聡敏日々御長
し被成、御和楽さそと
奉健羨[1]候、弟近状格別
相替候事も無御座、日々郷校
之世話仕候得とも、御存之
非力ニ而、風化之一助ニも
相成かね候、併先侯[2]之
遺命、今寡君年奉
待候時節と存候而、力之
所及出精仕候、同家
中之者共ニ者後々可進歩
人柄も少々相見候而、是而已

喜敷奉存候、它邦之書生も
折節参候得共、私之
非力故頼少く存候哉、追々
離散仕候、是尤之事ニ候、
扨者亭作(3)事、帰国後
何も相替候事も無御坐候得とも
兎角多病ニ而、官途
者畢竟苦労ニ存候
様子故、不得止客秋離
縁仕候、於内分私と聊も
逶変無御座候得共、公邊
定候法例も御さ候而、当分
同居も不仕、表向者逢對も
仕かたく候、此度上游仕候付、
定日　兄臺ニも参上可仕候、
御不審之筋無御座候間、
不相替御接遇可被下候、
此段御頼申上置候、筑南冥(4)
今以浮雲鬱々御互ニ
氣毒無此上候、何卒
早く開披被致候へかしと夫而已
相祈候、扨も世事紛候、禍
福如縄、是今更可申
事ニも有之間敷候、此外
申上度事如山如海
難尽筆帋、期後
望候、申上も疎なから随分
御自愛願候、御令室様へ
宜奉頼候、御令息様随分
御自愛御出精可被成、毎時
御噂申候段御傳可被下候、拙荊
宜申上度申候、恐惶頓首
　五月九日認　　小田亭叔
（花押）

小石元俊様
尚々、萬々亭作より
御聞可被下候、野崎謙蔵(5)
于今郷校留滞致
申候而出精致候、以上

■語句註

（1）健羨《けんせん》…非常にうらやましく思うこと。

(2)先侯…長門長府藩主、第一〇代毛利匡芳《まさよし》。生没年、宝暦八～寛政四年（一七五八～九二）、三十五歳没。藩財政の再建に尽力、文武発展をめざして藩校敬業館を開いた。

(3)亨作…小田済川の長兄、内田屋孫右衛門の子。名、驥。本書簡で明らかなように、一時済川の養嗣子となるも、病弱のため離縁された。

(4)筑南冥…筑前福岡藩儒、亀井南冥。

(5)野崎謙蔵…野崎藤橋のこと。生没年、明和三～文政十一年（一七六六～一八二八）、六十三歳没。鳥取藩儒。名、雍。通称、謙蔵・源蔵。字、黎民。号、藤橋・藤橘。加賀の人。上洛して皆川淇園に師事、江戸で学塾を開いたが、文化五年（一八〇八）因幡鳥取藩主池田斉稷《なりとし》に仕官、学館奉行などをつとめた。大槻玄沢や海上随鷗（稲村三伯）など蘭学者と親交を結んだ。著書に『軍機辨蹟』『作文柱礎』『世説絶倒』などがある。なお『解体新書』が出版されたとき、杉田玄白が前野良沢に「序文」を請うたが、良沢は筑紫の太宰府天満宮での誓いを理由に断った、という話の出所は、文化元年に野崎の記した「前野蘭化先生碑」の文面だという逸話が知られるものの、「碑」の実在を含めてその真偽は不明である（岩崎克己『前野蘭化』初版一九三八年、鳥井裕美子『前野良沢』思文閣出版、二〇一五年）。

■解説

書中「先侯之遺命、今寡君年奉待候時節と存候」とあるので、「先侯」すなわち長府藩主毛利匡芳が寛政四年（一七九二）に没し、子の元義が八歳で藩を継いでから間もない時期の書簡と推定される。また、「筑南冥今以浮雲鬱々御互ニ氣毒無此上候」ともあり、福岡藩の藩校、甘棠館（西学問所）の祭酒だった亀井南冥が同年に排斥され、傷心に陥った時期であることもそれを傍証する。

なお、本文末に「拙荊」にふれているので、下限は済川の妻江木氏の没年（寛政十二年）となる。本書簡において養子の亨作を前年秋に離縁したことが記されており、「兎角多病にて官途は畢竟苦労に存候様子故」やむを得ず離縁した、とその理由が明確となった。

【17】20—07　安永八年（一七七九）五月十五日、元俊宛て

一翰啓上仕候、迎暑
之節御さ候へとも、益御平安
可被成御勤業珍重奉存候、
小弟母子共無恙罷居
申候、御安慮可被下候、寔以
去年者御書翰被下、先達而

差登セ申候金子蔵鷺(1)へ
御収メ被下候よし、段々御厚
情御世話不浅忝奉存候、
右之御取斗ニ而於私も
至極御同意奉存候、
彫銘之事(2)ハ出来候節ニ而
可然奉存候、其節も道哉(3)ゟ
申上候様申事ニ付、御無音
仕居申候、去年儀父(4)相果
匍匐哀事(5)、諸方ニ
御無沙汰而已ニ打過申候、
此段御宥恕可被下候、充国(6)事
無恙、近来者学問邊
勵精仕、当分悪敷
風俗も止ミ居申候、道哉も
逢對差免し、如故相交り
申候、於私も甚悦申候、為
御知申上候、程次第
此邊へも御再遊可被成由、何とそ
御果し被成候ハヽ、無此上大
慶、旧話新詞今古之
嘉會と相待居申候、筑前
道哉子益盛事ニ而
當春なとハ寄宿之
弟子五十人餘有之候由、
吾黨之丈ニ御坐候、
弟なとハ次第ニ枯弱ニ
相成り候、しかし此も不可
苦、彼も不可楽、平常
讀書千古ヲ友ニ致し候、
申上度事多く候得とも
とても書状へ盡し
かたく候ニ付、草々御
安否相伺候、何そ替り候
事も御さ候ハヽ、折節
御音信奉願候、私も
向後ハ不懈可候
起居(7)候、千万御自
愛奉希候、恐惶頓首

小田亨叔

五月十五日　（花押）

小石元俊兄臺

尚々、老母(8)も宜申上候様
申付候

■語句註

(1)蔵鷺…大坂の蔵鷺庵。書簡**【14】語句註**(4)を参照(一二九頁)。
(2)彫銘之事…永富独嘯庵の没後、安永六年(一七七七)に済川が元俊とはかって大坂の蔵鷺庵に建てた墓碑彫銘を指す。
(3)道哉…道載。亀井南冥のこと。
(4)儀父…済川の養父小田雲同(智則)を指す。当初長府藩家老細川宮内の家医だったが、のち藩医となった。安永七年没。長府の功山寺の塔頭蔵海軒に葬られた。田中助一『防長医学史』下巻によれば、墓碑銘は済川の作である。
(5)俌匐哀事…地に伏して哀しむの意。
(6)充国…独嘯庵の長男、数馬。書簡**【05】語句註**(3)を参照(一〇七頁)。
(7)不懈可候起居候…候は、うかがうの意。今後はおこたりなくご様子をおたずねするとの意。
(8)老母…小田済川の実母、勝原氏を指す。書簡**【19】語句註**(6)を参照(一四一頁)。

■解説

済川が小石元俊宛てにしたためた安永八年(一七七九)五月十五日付の書簡である。「去年儀父相果俌匐哀事」とあり、義父の小田雲同(智則)の没年、安永七年を「去年」と記していることから、作成年月は確定する。

書中に「先達而差登セ申候金子蔵鷺へ御収メ被下候よし」「彫銘之事……可然奉存候」と見えるところから、独嘯庵没後の安永六年に済川が元俊とはかって大坂蔵鷺庵に建てた独嘯庵の墓碑やその後の彫銘について、元俊の世話の大きかったことがうかがえる。

また、独嘯庵の長男、永富充国(数馬)や亀井南冥の動向が描き出されているのは、留意すべきところである。とりわけ「道哉子益盛事ニ而當春なとハ寄宿之弟子五十人餘有之候由」として亀井南冥の「盛事」が語られるのは、本書簡の前年の安永七年五月、南冥が町医から抜擢されて福岡藩儒医兼帯(一五人扶持)となり、次いで藩主侍講となった時期の様子を具体的に示すものといえる。

【18】20―08 (寛政十年(一七九八))月不詳二十一日、元俊宛て

二白

亀南冥無恙候由、
昱太郎(1)初、門下之三儒士

平士ニ相成候よし、重々
きのとくニ御さ候、
老兄(2)ゟ御懇ニ御意見
被下候段、至而忝被存候様子、
私へも被申越候、御厚誼
之至と奉感戴候、
廿一日　泰

■語句註

(1)昱太郎《いくたろう》…書簡【11】語句註(4)を参照（一一二頁）。
(2)老兄…小石元俊を指す。

■解　説

済川が小石元俊宛てにしたためた書簡の追而書の部分である。作成年代は寛政十年（一七九八）と推定される。

この年二月朔日、福岡藩学の西学問所（江上苓洲主宰、亀井昭陽訓導）の学舎甘棠館がすべて類焼した。冒頭の「無恙候由」は、南冥の動静を問うたものかもしれない。藩は六月、西学問所の再建を許さず、「儒職」を免じ、儒官全員を平士とした。昭陽も城代組平士に編入された。「昱太郎初、門下之三儒士平士ニ相成候よし、重々きのとくニ御さ候」というのは、この事態を指すのだろう。おそらくこの年の六月以降、数か月のうちに廿一日付で出簡したものと思われる。

右の処遇に対し、元俊は慰めの便りとともに慰問金五両を昭陽に贈った（山本四郎『小石元俊』一五四頁）というが、それを伝え聞いた済川がそれについての謝辞を記すのは、元俊と済川、南冥・昭陽父子との親交を示すものとして注目される。

なお、「廿一日」とあるが、紙の大きさなどを鑑みても、本書収載の他の書簡にこれと対応するものは見あたらない。

【19】20―09　天明八年（一七八八）九月十五日、元俊宛て

五月十一日貴書相達
拝讀仕候、時下秋冷日相
増候得共、益御平安可
被成御座恭喜之至
奉存候、弟無恙東都
藩邸相勤申候、乍憚貴慮
安思召可被下候、扨は於
京師大火(1)ニ付御類焼被成、
殊積年御力ヲ被尽候御著
述御草稿(2)委く(3)御亡被成候
旨、千萬御残念之程奉

推察候、天之所為可奈何
様無御座候、此段者　大兄
之御事なれハ、勿論御安しも
可被成奉存候、尚絅子[4]物故
之由、甚以可惜事ニ而御さ候、
大兄ニは病中已来至而
御深切被成御世話候旨傳承
奉感服候、吾黨次第ニ
乏敷相成、別而日夜御なつ
かしく奉存候、又三郎[5]事当
地江罷下、先月私方へも相訪、
貴書持参仕候故、逢對容子
承申候、随分滞留いたす
位の事は出来申候様子ニ
相聞へ候、御紙面之趣委細
奉承知候、冝様取斗可
申候、扨私事も於国本老母[6]
久々病氣之処、養生不相叶、
先月朔日死去仕候段申越、
大ニ力ヲ落申候、千里隔絶
末期之介抱も不仕、罔極之

恩[7]相酬候義不相叶、甚愁
歎仕候、是亦天之所為
可奈何様無御座、吾黨兎角
不幸かちニ御坐候、是ニ付而も
仕官の非拵當り候事多く、
大兄御両尊共御孝養
御尽し被成候御事、至而御羨敷
奉存候、心中御推察可被成下候、
一大槻玄澤無恙候、毎時
會面之度に　大兄御噂
仕候、此節も新書會御坐候、
六物新志[8]もはや梓行
仕候哉、蔫志[9]修文被
相頼、先日来取懸り居申候、
此外申上度難尽筆紙、草々
申残候、同僚菅玄長[10]京師江
游学仕候、御會面被成候節ハ
御推奨被下、学業成就
仕候様御申聞可被下候、次第ニ
寒冷相成候、随分御自愛
可被成候、恐惶頓首

小田亨叔
泰（花押）
九月十五日
小石元俊兄臺
尚々、御子息様御安泰
被成御成長候哉、頓ニも御見廻
申上候筈ニ御坐候得共、便も求
かたく、何かと御無音ニ打過申候、
御免可被下候、以上

■語句註

(1)京師大火…天明八年（一七八八）正月三十日から二月二日にかけての京都大火を指す。皇居や二条城が炎上、元俊も著書や家財などを悉く焼失した。『元衍』の草稿が灰燼に帰したのもこのときのことである。

(2)積年御力ヲ被盡候御著述御草稿…元俊『元衍』の草稿のこと。

(3)委く…「悉く」か。

(4)尚絅子…岡本尚卿。書簡【10】語句註(4)を参照（一一九頁）。

(5)又三郎…書簡【13】語句註(1)を参照（一二六頁）。

(6)国本老母…済川の実母、勝原氏を指す。ただし、田中助一『防長医学史』下巻では、その没月日が「八月二日」となっている。

(7)罔極《もうきょく》之恩…両親から受けた報《むく》いきれないほどの恩。「罔極」は限りがないの意。

(8)六物新志…天明六年（一七八六）序跋。大槻玄沢訳考、杉田伯元校訂、二巻。跋文は元俊、奥書には「天明六年丙午十一月、西京大愚小石道書於江都之僑居」と見える。一角（ウニコウル）、泊夫藍（サフラン）、肉豆蔲（ニクズク）、木乃伊（ミイラ）、噎蒲里哥（エブリコ）、人魚の六種の薬物について、蘭書にもとづき考証し、和漢の説を付記したもの。『六物新志』の稿本は、玄沢が木村蒹葭堂のもとめに応じて送った『奇品考証』の訳書「西産緒言」。寛政七年（一七九五）『一角纂考』とともに蒹葭堂版で刻刊された。

(9)蔫志…大槻玄沢著『蔫録』のこと。『蔫録』は文化六年（一八〇九）刊、三巻三冊、江戸芝蘭堂版。中国書や蘭書などにもとづきタバコの記事を集めたもの。「蔫」はタバコの煙・烟に通じる。

(10)菅玄長…菅道泰。字、子卿。長門長府藩医の家に生まれる。安永七年（一七七八）二月、十八日、十七歳で皆川淇園に入門していることから、生まれは宝暦十二年（一七六二）か。亀田一邦「小石元俊の水軍術伝授とその周辺」（『日本医史学雑誌』五四―四、二〇〇八年）を参照。

■解　説

天明八年（一七八八）五月十一日着の小石元俊の書簡に対する、済川の返信である。おそらく江戸から出されており、作成年代を天明八年と確定させるのは、京都大火と元俊の「御著述御草稿」の焼失にふれ、また国許の「老母」の死去に言及することによる。すなわち「於京師大火ニ付御類焼被成、殊積年御力ヲ被尽候御著述御草稿委く御亡被成候旨、千萬御残念之程奉推察候」と記すのは、同年正月三十日からの京都大火と元俊の『元衍』焼失を示し、また「私事も於国本老母久々病氣之処、養生不相叶、先月朔日死去仕候段申越、大ニ力ヲ落申候」と書くのは、済川の実母勝原氏がこの年の八月に死去したことに合致する。ちなみに、田中助一『防長医学史』下巻によれば、済川の実母は長府の小田家の旦那寺、立善寺中に葬られているため、末子の済川のもとで老後を送っていたのではないかという。

なお、年代確定に関しては、岡本尚卿の物故がこの年であるのもこれを例証している。「大兄ニは病中已来至而御深切被成御世話候旨傳承奉感服候」と見えるのは、尚卿の末期を元俊が世話していたことを物語るものであり、『先考大愚先生行状』によれば、尚卿の没後、未亡人の世話から養子のことまで元俊がとりはからったという（山本四郎『小石元俊』一〇四頁）。

一方、『六物新志』の跋文を元俊が書いているだけに、当時玄沢から木村蒹葭堂の許へ送られていた『六物新志』の梓行の様子を済川が問い、また玄沢から『蔫録』の「修文」依頼を伝えているのも興味深いが、同時に、永富独嘯庵の次男又三郎（司馬芝叟）がこの年江戸にくだり、元俊の書簡を持参して済川の許を訪ねているのは、又三郎の動向を知るうえで留意すべきものだろう。

【20】20―10　天明三年（一七八三）八月三日、元俊宛て

未得拝顔候得共、御令偶様へ宜
奉存候、老母も宜申上候様申付候、弟亦
四年前、娶荆釵者候、いまた無子候、
得拝青度事のミ時々山河之感ヲ催候、
亀南冥者学業日盛ニ候、兄臺
爾来御疎濶打過候、先以
眈々虎視洛下、獨弟何事も出来不申候、
凉氣漸相催申候處、益
併老母長壽ニ而殊健なり、目前ヲ悦ハ
御平安可被成御勤業奉
して優遊卒歳候故、学業之不出来
恭喜候、弟老母初家人
事も口惜しくも存不申候、萬々近状
無它候、乍憚御安慮可被下候、

良斎ゟ御聞可被下候、以上
先頃賤侄(1)弥太郎罷下候節ハ
縷々御寄聲御厚情不浅
辱奉存候、扨又承候得者
御卜居御奠鴈(2)之喜重畳
目出度千萬奉賀候
一赤馬關ニ而先年御逢對も
被成候哉と奉存候竹中良甫と
申医生、獨嘯以来懇意
之人柄ニ御坐候、其養子同名
良斎(3)と申者此度為医術
稽古致上京候、初而罷登
甚以不案内ニ御坐候ニ付、
兄臺へ御接遇被下候様
弟へ紹介相頼申候、不埒
無之段ハ弟御請合申候間、
御引受被成、萬端御指
図被下、滞留中稽古相
出来候様御世話被成可被下候、
御面倒之御事申兼候得共、
舊交之もの不得止御頼
申上候
一皆淇園学問挙要(4)・
淇園詩話(5)等致捧読
大ニ感服仕候、文章ハ當時
無類と奉存候、弟罷登入学
仕度比年存立候得共、御存之
通在野已垂八十候故、不任
心底候、兄臺の御紹介ニ而遠
方より入学相成候事ならハ被仰下
次第其式可相備候、弟癖学
同前、何も出来者不致候得共、
著述ニ而も有之節、乞雌黄(6)候得ハ
無此上楽ニ相成申候、兄臺
御著述追々御出来被成候由、何卒
拝見仕度御日新之段、遠方より
奉欣賀候、此外申上度多く
候得共、書不尽言草々呈愚札候、
猶期後音候、恐惶謹言
小田泰
(花押)
八月三日
小石元俊様

語句註

(1)賤任…書簡【15】語句註(5)を参照(一三三頁)。

(2)奠鴈《てんがん》…雁をたてまつること。かつて卿・大夫が君に見《まみ》えるとき、聘物として雁を用いた。小石元俊が天明三年(一八七三)に結婚しており、その祝いだろう。その陰陽往来に順《したが》うにとると言い、一説に、再偶せざるの意に取るという。今、親迎《しんげい》に雁を贈るのは古礼である。

(3)良斎…竹中氏。山脇東門(玄冲)の門人録『養寿院玄冲門人録』に「同年(天明三年)九月三日　長門赤間関　毛利甲斐守殿家来　竹中良哉　保　小石元俊取次　故三十五歳」(『京都の医学史』資料篇、二八七頁)とある。元俊が取り次いでいるから、この良哉は良斎に一致しよう。山脇東門は生没年、元文元~天明二年(一七三六~八二)、四十七歳没。名、陶。字、大鋳。通称、道作・玄侃。山脇東洋の次男。越前の奥村良竹に吐方を学ぶ。明和八年(一七七一)女性の死体を解剖し、図譜「玉砕臓図」にまとめた。

(4)学問挙要…正しくは『問学挙要』である。皆川淇園著、安永三年(一七七四)刊。

(5)淇園詩話…皆川淇園著、明和八年(一七七一)刊。

(6)雌黄《しおう》…文章を改竄、批評、添削すること。

解説

済川が懇意にしている長門国の竹中良甫の養子良斎が、医学稽古にはじめて上京するので小石元俊に取次を頼んでいる。**語句註**(3)で見るように、良斎が元俊の紹介で山脇家へ入門したのが天明三年(一七八三)九月三日ゆえ、本書簡が同年のものと比定できる。

傍証をすれば、老女すなわち済川の母勝原氏が存命中なので、その没年である天明八年より以前となろう。

済川は、延享四年(一七四七)生まれで、四年前に結婚し、まだ子がないとあることから、天明三年には三十七歳で書簡の内容と矛盾しない。また、追而書に、亀南冥(亀井南冥)は「学業日盛ニ候」とあり、南冥が町医から福岡藩儒に抜擢されたのが、安永七年(一七七八)、甘棠館祭主になったのが天明四年なので、前後の書簡として合致する。

さらに、済川が読んで感服し、入門したいと書いた皆川淇園の著書『問学挙要』は安永三年刊、『淇園詩話』が明和八年刊なので、安永三年以降のものとわかる。但し、淇園への済川の入門は門人録からは確認できない。

以上から、本書簡は天明三年の作成と確定して間違いない。

淇園塾での学びについては、論考篇の三木論文でふれている。

本文「御著述追々御出来被成候由」とあるのは、「元衍」のことだろうか。追而書では、元俊の医業につき「眈々虎視」と評価する。ちなみに、天明三年六月二十五日、元俊は伏見で平次郎の解剖を実施している。かたや長府で老母を世話し、「癈学同前」と学問の進展に遅れをとったと卑下している済川の悶々とした気持ちがうかがえる。京都は学問の中心で、長府とは違うとの気持ちが「在野已垂八十候故（在野にすでに長くいる）」という文面になったのだろう。その後、済川は、寛政四年（一七九二）に藩校敬業館の創設により、教授・督学兼医員となる。

小野蘭山

生没年、享保十四～文化七年（一七二九～一八一〇）、八十二歳没。本草博物学者。本姓は佐伯氏、名、職房・希博。字、以文。通称、喜内。諱、職博《もとひろ》。号、蘭山・朽匏子。

京都の生まれ。松岡恕庵に就いて本草学を修め、二十五歳のとき学塾衆芳軒を開いて、本草学を講じた。博覧強記で有名。中国本草を宗として発展したわが国の博物学を大成させ、シーボルトから「東洋のリンネ」と称された、との伝承もある。寛政十一年（一七九九）七十一歳のとき、幕命により江戸に下向、医官に列せられ医学館で本草学を講じた。翌年には薬園預りとなり、医学館薬園の充実をはかった。その促進にも関わりつつ、医学館勤務の間、門人とともに諸国の採薬旅行を繰り返している。

享和二年（一八〇二）一時帰京後、翌享和三年から文化三年にかけて衆芳軒で刊行した『本草綱目啓蒙』四八巻、二七冊はその集大成である。同書は、わが国の動植物および鉱物を網羅し、各動植物の名称の方言も広く採録している。諸国採薬の成果も多く盛りこまれている。

他に『十品考』『救荒本草・救荒野譜』、『飲膳摘要』などの著書がある。主な門人に、飯沼慾斎・山本亡羊・小原桃洞・多紀元堅・木村蒹葭堂らがいる。

■先行研究

杉本つとむ『本草綱目啓蒙―本文・研究・索引』（早稲田大学出版部、一九七四年）
杉本つとむ『江戸の博物学者たち』（青土社、一九八五年）
末中哲夫・遠藤正治「蘭山先生日記（一～三）」（実学資料研究会『実学史研究』Ⅴ～Ⅶ、思文閣出版、一九八八～九一年）
『本草綱目啓蒙（一～四、重訂版）』（平凡社東洋文庫、一九九一～二年）
遠藤正治『本草学と洋学―小野蘭山学統の研究』（思文閣出版、二〇〇三年）
小野蘭山没後二百年記念誌編集委員会編『小野蘭山』所収「小野蘭山書簡集」（八木書店、二〇一〇年）

【21】16—05　享和二年（一八〇二）正月二十日、元俊・元瑞宛て

如来章新年之慶
萬里同祝、先以愈御壮実
御迎陽被成候条、珍重之至御座候、
當方無恙致加年候、
御休意可被下候、右為復
賀艸々如此御座候、謹言
正月廿日　小野蘭山
小石元俊様
小石元瑞様
左右
尚々、為御賀儀金一方
御恵贈忝致祝納候、寒中
御紙面も被遣、御丁寧之至御座候、
タ、ミノヿハ中山傳信録[1]ニ
脚踏縣と御座候、中山之名ニて
漢名ニ而ハ無御座候、ジョタン[2]ノヿハ
居家必備[3]ニ湘筠焙・焙茶
箱と御座候、狼牙[4]ハ和名・方言
共ニ無御座候、新考も少々有
之候、當春ハ紀刕採薬之
義被仰付、来月下旬ニハ致
発足候、帰路ニハ鳥渡京へも立
寄可申候、其節萬々可得
貴意候、以上

■語句註

(1)中山傳信録…清、徐葆光著。康熙五十八年（一七一九）、琉球の中山王尚敬に対し、清から派遣された冊封使の副使、徐葆光が著わした報告書。琉球来島から帰国に至る八か月半に見聞あるいは調査した記録を全六巻にまとめたもの。

(2)ジョタン…助炭か。助炭は枠に和紙を貼ったもので、火鉢や炉をおおって、火持ちを良くする道具のこと。

(3)居家必備…作者不明、明末刊本。一〇巻。家庭における子弟教育のために有意義な知識を、諸書から引用して集めた解説書で、家儀・懿訓・治生・奉養・趨避・飲饌・芸学・清課の八門に分かれる。版によって収載される書目に異同がある。

(4)狼牙…未詳。マメ科コマツナギの根やバラ科ミツモトソウを充てる。適応病証としては、邪気・熱気・疥瘡・悪瘍・瘡痔・白虫・赤白痢・腹臓一切虫・陰癢・金瘡・赤腫・赤瘡があがる（赤松金芳『新訂和漢薬』医歯薬出版、一九七〇年）。蘭山はミツモトソウを狼牙と考えていたようである。解説を参照。

■解　説

蘭山は、享和元年（一八〇一）十二月二十三日に紀州採薬の命を受け、翌二年二月二十二日に江戸を発って紀州に向かった。追而書に「当春は紀州採薬の義仰せ付けられ、来月下旬には発足致し候」とあるので、享和二年正月二十日のものと確定する。

本書簡は、小石父子からの新年の挨拶に対する返礼。追而書では、小石方より質問のあった「タ、ミ」「ジョタン」「狼牙」の用語について簡単に返答している。

「脚踏縣」の典拠『中山伝信録』（『日本庶民生活史料集成』二七所収）の当該箇所は、巻六の「屋舎」の項中にあり、以下の通りである。

門窓は皆戸枢無し、上下限し皆双溝道を刻し、門扇を其の中に設け、左右推移して以て啓閉を為す。室中席を以て草を裹む、厚さ寸計り、縁するに青布を以てし室中に布き満つ。室に入れば必ず三板を脱す。故に、脚踏縣と名づく。土宮より以て民間に至るまで皆然り。

「ジョタン」＝助炭の意は語句註(2)で示したとおりたが、国立国会図書館本『居家必備』に「ジョタン」あるいは「湘筠焙・焙茶箱」に該当する箇所は見られない。

狼牙については、本書簡では和名・方言ともになく、新考も少々あるとする。蘭山の『本草綱目啓蒙』の「狼牙」項には、

和名鈔ニコマツナギト訓ズ。大葉ノダイコンサウヲ狼牙ニ充ル古説アリテ、今薬肆ニモダイコンサウヲ狼牙ト称シ売ドモ、穏ナラズ。其大葉ノダイコンサウハ隰草類ノ水楊梅ナリ。又小葉ノダイコンサウアリ。救荒本草ノ水蘿蔔ノ類ナリ。狼牙

ハ野州日光及足尾山中ニ生ズ。円茎高サ一二尺、葉互生ス。三葉一蒂ニシテ蛇含葉（ヲヘビイチゴ）ノ形ニ似テ毛アリ。六月枝梢ニ花ヲヒラク。五弁黄色。形蛇苺（ヘビイチゴ）花ニ似テ、小ナリ。ソノ根曲リ尖リテ獣牙ノ形ニ似タリ。嫩根ハ色白ク、旧根ハ色黒シ。

とあり、『和名抄』の訓として「コマツナギ」を紹介している。また、大葉のダイコンソウを狼牙に当てるのは穏当でないとし、ダイコンソウの大葉のものは水楊梅、小葉のものは水蘿蔔の類とする点などが、書簡の「新考」にあたるのだろう。ただし、狼牙の形状としてあげる互生、三葉、オヘビイチゴに似た葉形、五弁黄色などはミツモトソウ（ミナモトソウ）の特徴に合致する。

年代比定の根拠ともなる享和二年の紀州採薬は、紀伊藩主徳川治宝の希望によるもので、ときに蘭山七十四歳。東海道を通り大坂を経て、三月十日に和歌山城下に入り、沿岸に沿って南下北上、伊勢から大和を経て五月六日に京に着いた。

本書簡で「帰路にはちょっと京へも立ち寄り申すべく候」と予告した通り、京滞在はわずか五日で、五月十日には京を発ち、中山道を通って同月二十九日に江戸へ帰着した（末中哲夫・遠藤正治「蘭山先生日記(一～三)」）。この紀州採薬の記録『紀州採薬記』（内閣文庫蔵）が残る。

【22】18―11　年月日不詳、宛所不明

礜石(1)　蛮 紅鹽(2) 青塩ノ紅色者
唐 膽礬(3)　唐 緑礬(4)
黄礬(5)　豆ノ葉手零陵香(6)
(黄葶)(7)□□藶　狼毒(8)
狼牙(9)　(蚤)(10)蚤休 金線重楼
鬼臼(11)　馬兜鈴(12)
預知子(13)　黄環(14)
赭魁(15)　黄薬(16)
白薬(17)　唐カモヂネ 威霊仙(18)
通脱木(19) 通艸　唐 澤潟(20)
阿勃勒 波斯(21) 皂莢　馬檳榔(22)
古渡 丁香皮(23)　楓香脂
詹糖香(24)　胡桐涙(25)
皂莢(26)　肥皂莢(27)
無食子(28)　海紅豆(29)
相思子(30)　猪腰子(31)
占斯(32)　樗雞(33)
斑猫(34)　芫青(35)
䗪蟲(36)　黒鯉魚(37)

■語句註

以下の語句註については、おもに赤松金芳『新訂和漢薬』(医歯薬出版、一九七〇年)に拠る。また、部分的に小野蘭山『本草綱目啓蒙』、寺島良安『和漢三才図会』を参照した。

(1)礜石《よせき》…斜方晶系に属する砒素化合物。腹痛、腹中邪気、消渇に効。有毒。なお(1)~(5)は、無機物である。

(2)青塩《せいえん》…戎塩《じゆう》。食塩の陸上に天産するもの。岩塩、山塩。純粋なものは光明塩。無毒。

(3)膽礬《たんばん》…石胆。硫酸銅鉱。癇疾、淋瘡に効。有毒。

(4)緑礬《りよくばん》…硫酸鉄鉱。アルミニウム、銅、マグネシウムなどを夾雑することがある。礬石を煎って生ずる。腸風、虫牙、悪瘡に効。無毒。

(5)黄礬《おうばん》…鉄を含有する明礬、あるいは鉄明礬。丹竈家(仙薬をつくる道士)で用いる。療瘡に効。有毒。

(6)零陵香《れいりようこう》…薫草。シソ科カミメボウキ。『本草綱目啓蒙』に「舶来ノ零陵香ニ豆葉様《マメノハデ》、麦藁様《ムギハラデ》ノ二品アリ」と出る。明目、止涙に効。無毒。なお(6)~(32)は、植物である。

(7)葶藶《ていれき》…葶力。アブラナ科イヌガラシの種子。またはイヌナズナ、ヤマハタザオ、オオタネツケバナ、ヒメグンバイナズナを充てることがある。面目浮腫、中風、頭痛に効。無毒。

(8)狼毒《ろうどく》…トウダイグサ科トウダイグサ属の根。またはノウルシ、オダマキ科レイジンソウを充てる。殺飛鳥走獣、積聚に効。有大毒。

(9)狼牙《ろうげ》…牙子。マメ科コマツナギの根。またはバラ科ミツモトソウを充てる。邪気、熱気、疥瘡、白虫、赤白痢、金瘡に効。有毒または無毒。

(10)蚤休《そうきゆう》…骨車。ユリ科ドクケシックバネソウの球茎。驚癇、癲狂、吐瀉に効。有毒または無害。

(11)鬼臼《ききゆう》…または独脚蓮、瓊田草。メギ科ハスノハグサの根。殺虫毒、解百毒、蛇毒に効。有毒。

(12)馬兜鈴《ばとれい》…斗苓。ウマノスズクサ科ウマノスズクサ属の根、果実。根(土青木香、独行根)は大腸解凝に効。有毒または無毒。果実は補肺、止喘、解熱に効。無毒。

(13)預知子《よちし》…仙沼子《せんしようし》。ウリ科スズメウリの種子。また、ゴキズルを充てる。殺虫、解毒に効。無毒。

(14)黄環《おうかん》…マメ科の一種の根、子実。根は利小便、虫毒に効。有毒。子実(狼跋子)は殺虫魚に効。有小毒。

(15)赭魁《しやかい》…ヤマノイモ科ヤマノイモ属の一種の塊根。除三虫に効。無毒または有小毒。

(16)黄薬《おうやく》…黄薬子。ヤマノイモ科ニガカシラユウ(苦何首烏)のほか数説ある。解毒、解熱、喀血、鼻血、蛇犬咬毒、産後血運に効。無毒。

(17)白薬《はくやく》…白薬子。ウリ科カラスウリ属の塊根。消痰、止咳、止血、止渇、解毒、解熱に効。無毒。

(18)威霊仙《いれいせん》…キンポウゲ科センニンソウ属の根。宣通五臓、去腹内冷滞、通経、筋骨痛に効。無毒。

(19)通脱木《つうだつぼく》…通草。ウコギ科ツウダツボクの茎髄、花粉。アケビ科木通も通草という。利小便、催乳、退熱、通経、強心に効。無毒。

(20)澤瀉《たくしゃ》…オモダカ科サジオモダカの根茎、葉、実。根茎は養五臓、肥健、延年、利水、止渇、腎虚、尿血、疝痛、腫脹、脚気、嘔吐、瀉痢、膀胱熱に効。葉は強陰気、通血脈に効。果実は益腎気、風痺、消渇に効。無毒。

(21)阿勃勒《あぼつろく》…波斯皂莢《ぺるしゃそうきょう》。カワラケツメイ科ナンバンサイカチの子実。殺三虫、通経絡、利小便、解熱、小児疳気、熱病、腹痛に効。無毒。

(22)馬檳榔《ばびんろう》…不詳。カタバミ科ゴレンシ属の核仁を指すか。檳榔とは異なる。傷寒熱病、産難に効。無毒。

(23)丁香《ちょうこう》…または丁子香、鶏舌香。フトモモ科チョウジの樹皮、根、花蕾、精油。樹枝（丁香枝）は悪心、泄瀉に効。樹皮（丁皮）は心腹冷気に効。根（丁香根）は有毒。花蕾（丁香、丁子、公丁）は温脾胃、療腎気に効。

(24)詹糖香《せんとうこう》…不詳。小野蘭山『本草綱目啓蒙』に「古は舶来ありと見ゆ、今は渡らず」とみえる。

(25)胡桐涙《ことうるい》…テリハボク科テリハボクの樹脂。除熱、殺虫に効。無毒。

(26)皂莢《そうきょう》…カワラケツメイ科サイカチ属の樹皮、棘刺、葉、果実、種子。樹皮は殺虫に効。棘刺は殺虫去毒に効。葉は風瘡に効。果実は脹満、咳嗽、中風、口噤に効。種子は治肺に効。無毒。

(27)肥皂莢《ひそうきょう》…カワラケツメイ科シャボンサイカチの果実、種子。果実は下痢、便血に効。微毒。種子（肥皂莢核）は風気に効。無毒。

(28)無食子《むしょくし》…没石子、没食子《もつしょくし》。ブナ科コナラ属の一種の稚葉。側芽に没食子蜂の刺傷によって生じる贅生物。生精和気、安神に効。無毒。

(29)海紅豆《かいこうず》…マメ科ナンバンアズキの種子。頭面遊風（皮膚疾患）に効。有小毒。

(30)相思子《そうしし》…マメ科トウアズキの子実。殺虫に効。有小毒。

(31)猪腰子《ちょようし》…マメ科の一種の子実。瘡毒、毒箭傷に効。無毒。

(32)占斯《せんし》…ヤドリギ科の一種。クスノキに寄生するもの。除水、通利、腹痛、月閉に効。無毒。

(33)樗雞《ちょけい》…または紅娘。ハグロゼミの幼虫。益精、強志、補中、軽身、強陰、多精、通経、通胎に効。有小毒。なお(33)〜(37)は、動物である。

(34)斑猫《はんみょう》…斑蝥《はんぼう》。鞘翅類ハンミョウ属の虫体。堕胎、利小水、破血、通経水道に効。有毒。

(35)芫青《げんせい》…鞘翅類アオハンミョウ属の虫体。堕胎、利小水、瘰癧、疝気に効。有毒。

(36)蝱蟲《ぼうちゅう》…蜚虻《ひぼう》。双翅類アブ類の成虫。通利、堕胎、瘀血、下血に効。有毒。

(37)鯉魚《りぎょ》…コイの魚体。眼球は乳汁不通、歯は結石に効。その他、骨・皮・鱗・脳髄・胆・内臓・血液もそれぞれ効あり。

■解説

本史料は、和田泰純の書簡【88】と、小野蘭山の書簡【23】の間に貼り継がれた薬名の書付である。筆者名や年月日の記載はなく、書簡別紙なのか書付覚なのかも不明である。この位置に貼り継がれた明確な理由はわからないが、蘭山あるいは彼と関わりのある書付として貼り継がれた可能性が考えられるので、ひとまずここに収載する。

【23】18―12　年不詳七月四日、元俊宛て

為中元御祝儀白金
弐両御恵贈忝慥致
敬収候、尚斯面謝候、以上

七月四日　　小野蘭山

小石元俊様

■解説

他の小野蘭山書簡から明らかなように、小石家から蘭山には、年頭・中元などの折りに祝儀が送られていた。両家の関係は、山本四郎『小石元俊』によれば、元俊は元瑞を蘭山に師事させたので、毎年正月に祝儀を贈っていたという（一六九頁）。京都で同時代に活躍した者どうし学術的なやりとりがあったことは、書簡の随所から読みとることができる。

【24】18―13　年不詳二月十五日、名倉文助宛て

旧臘十六日之御状も相
達候、寒中之御見舞
之儀、被入御念候事ニ御座候
乍略一紙之御報申入候、以上
如来書改歳之慶
萬国同祝、先以愈
御壮実御迎陽被成候条、
珎重之至御座候、当方無恙
致加年候、御体意可被下候、

右年為復賀艸々
如斯御座候、尚期永日之時候、謹言
二月十五日　小野蘭山
名倉文助様
左右

■解　説

小石家からの年始状に対する返書である。併せて、旧年十二月十六日付の寒中見舞いに対しても礼を述べる。

宛所の名倉文助は、先行研究でも履歴不明とされている。究理堂の関係者だろうか。本状が究理堂に蔵せられ、書簡の巻に収められた経緯を含め、検討すべき点は多い。

【25】18—14　年不詳正月十九日、元俊・元瑞宛て

如来書改歳之慶、萬
里同祝、先以愈御壮健
御重歳被成候条、珎重之至ニ候
当方無恙致加年候、
御休意可被下候、右件為復
賀艸々如此御座候、謹言
正月十九日　小野蘭山
小石元俊様
小石元瑞様
左右
尚々、御加筆被入御念
候事ニ御座候、為御賀儀金
一方御恵贈辱致祝納候、
且又鶉及蚯蚓(1)之事御尋
被遣候、是ハ貴地一条通金屋
九兵衛所持ニ而御座候、不佞ニハ所存
不申候、併蚯蚓ハ先達而相迯候由
ニ御座候、且又十三□□(日之)御状も相
達候、毎々御丁寧事御座候、
問書二冊之内、先壱冊出来
申候故、此度致返呈候、御収入
可被成候、以上

■語句註

(1)蚯蚓《きゅういん》…ミミズの異名。乾燥し解熱剤として利用する。

■解　説

これも元俊・元瑞からの年始状に対する返書である。

追而書の冒頭では、年頭祝儀として「金一方」が蘭山に恵贈されたことが記される。他書簡を見ても、これは恒例だった。次いで、小石から問い合わせのあった「鶉及蚯蚓之事」について、京一条通の金屋九兵衛が所持している旨を伝える。なお後年の史料となるが『花洛羽津根』（文久二年刊）に、美濃岩手五〇〇〇石の旗本竹中氏の用達として、一条葭屋町の金屋九兵衛が見える。鶉・蚯蚓の所蔵先を明らかにする内容で、鶉や蚯蚓の処方などにつき学術的な質問をしたわけではないらしい。

　後半部の記述によれば、年頭状とは別に、（正月）十三日付の書簡も蘭山のもとに届いており、文中の「問書二冊」がどのような内容のものかは不明であるが、このうちの「一冊」ができあがったので小石の元へ送る旨が述べられている。

【26】18―15　年不詳（文化元～四年）正月二十日、元瑞宛て

如来書新年之慶
萬国同祝、先以愈御壮
実ニ御重齢被成候条、珎
重之至ニ候、当方無恙致
加年候、御休意可被下候、右
件為復賀艸々如此
御座候、謹言
正月廿日　　　小野蘭山
小石元瑞様
　　左右
尚々、為御賀儀黄金
一方御恵送、忝致祝納候、
御同姓ゟ御添書之由入御念候
事ニ候、尚又宜御致意可被下候、
且又酒石(1)と凝水石(2)難分
候由、是ハ以味相別り可申候、
乍併是ホ番科(3)之事故、
蔽家ニてハ詳弁難申候、尚
番学家ニて御聞合被成
可然事ニ候、餘事期後
慶之時候、以上

■語句註

（1）酒石…ぶどう酒の醸造で、発酵が進むと容器内に沈殿してくる固形物。酒石酸水素カリウムが主成分で、制酸作用があり、健胃剤として用いられた。
（2）凝水《ぎょうすい》石…岩塩の凝固したもの。薬効は解熱・瀉下とされる。
（3）番科…蕃科の意。「番学」は蕃学で、蕃は外国のこと。

■解　説

これも元瑞からの年始状に対する返書である。

追而書を見ると、元瑞は賀状とともに「黄金」一封を送り、加えて学術的な質問をおこなっている。酒石と凝水石の区別について、蘭山は味でわかるという回答を寄せつつも、詳細は不明なので蕃学家（蘭学者）の専門家に尋ねよ、と述べている。

ところで、本書簡の宛所は元瑞のみで、元俊が含まれていない。「御同姓ゟ御添書之由」の御同姓は元俊を指す。つまり、元俊は寛政十二年十一月に中風を患い、享和元年（寛政十三年＝一八〇一）三月に小康状態を得たが、享和元年の正月は直接、書簡を蘭山とかわすまでに至らず、一〇代の元瑞を育てる意味もあって、元俊が添書をしつつ蘭山に教えを乞うようになったものと考えられる。

作成年代についてだが、書簡【27】が寛政十二年、【28】が享和元年、【21】が享和二年であり、【29】が享和三年の書簡と考えられるので、後掲【30】で解説するように、本書簡は文化元年（一八〇四）から元俊が没する前年、文化四年までの最晩年のものと想定しておきたい。

【27】18―16　寛政十二年（一八〇〇）六月二十日、元瑞宛て

前月晦日之御状相達候、如来書其節大賭御座候處、愈御全家御壮実御凌被成候条、珎重之至御座候、当方無恙罷在候、御休意可被下候、右為御報艸々如此御座候、時下（1）秋暑尚甚御座候、御自玉御凌可被成候、以上

六月廿日　　小野蘭山

小石元瑞様

左右

尚々、御家君様も前月十一日御帰宅被成候条、珎重ニ候、此度者繁用打過、不得貴意残心不少候、且又此度御傳言忝候、宜敷御致意可被下候、先達而差出申候返書相届申候由致承知候、梁田氏（2）ゟ之書状慥致収入候、此度返書一札申入候、又四月六日之御状も相達申候、与刕ゟ来候野鳥の図一枚

被遣致熟看候、鴇《ノガン》(3)之説
宜御座候、先達而御頼被置候
染筆(4)之義、当年　御用
多相勤罷居候故及延引候、
此度生写(5)御所望之由被仰
聞候得とも、右之仕合故先
御断申入候、又御不審一書被遣
加朱致返呈候、御収入可
被成候、餘事期後音候、以上

語句註

(1)秋暑…立秋が過ぎても暑さが厳しいことを指す。つまり、本書簡の作成された「六月廿日」には、すでに立秋を迎えていたことになる。当該期の立秋の日は、寛政十一年（六月二十日）、同十二年（六月十七日）、享和元年（六月二十八日）、同二年（七月九日）、同三年（六月二十日）であり（寛政暦）、寛政十二年が季節感に最も合致する。

(2)梁田氏…不詳。なお『檉園先生門籍』には、加賀の簗田養元・梁田方叔の名がある。堺の儒者梁田葦洲（一八一六〜七六）の養父で明石藩の梁田雪航に通じる可能性もあるか。

(3)鴇…野雁。ノガン科の鳥。全長約一メートル。シベリア・中国方面に分布し、日本へは冬季に渡来することがある。『重訂本草綱目啓蒙』四三・水禽の部に「水禽ニ非ズ、曠野ニ群飛シテ列ヲナス陸鳥ナリ」とあり、雁の姿に似ていることから、その名がついたとされる。

(4)染筆…筆に墨汁などを含ませること。書画をかくこと。揮毫すること。

(5)生写…本物と見分けがつかないくらいそっくりに書くこと。著名な筆をなぞって模写することをいうか。

解説

五月晦日付書簡に対する返書である。当年は「大暑」に見舞われており、立秋を過ぎても「秋暑」厳しいが、江戸在住の蘭山は無事なので、貴家もどうかご自愛されたい、と結んでいる。

他の書簡と同様、用件は追而書に列挙されている。冒頭に「御家君様も前月十一日御帰宅被成候」とあり、これは小石元俊の第三回東遊を指す。山本四郎『小石元俊』（一八三〜六頁）によると、田辺侯による再度の御召のため、四月から五月にかけて江戸へ赴いており、書簡本文の「前月」の帰宅、との表現と状況は符合する。この東遊は全く侯の治療のみを目的とし、杉田玄白や大槻玄沢らとの交遊もなかったと思われ、他にこれを裏付ける史料は発見されていない。本文中で「此度者繁用打過、不得貴意」と蘭山が残念がっているのは、元俊の急な東行を証左するものといえる。

後半では、四月六日付の書簡に対する返事も記される。元瑞から送られた「与刕ゟ来候野鳥の図」を見て、鴇ではないかという元瑞の説に首肯している。また、それ以前から頼まれている「染筆」については、繁多のため延引となっていたが、おそらく「生写」を元瑞から再度、所望され、同じ理由で断りを入れた。さらに「御不審一書」（伺書、と同義か）に朱を加えたので返却する、と用件が述べられている。

本書簡は、**語句註**（1）と以上の推察により、寛政十二年作成と確定できる。この前年に七十一歳の小野蘭山は江戸の医学館教授方に就任したばかりで、御用繁多だったこともうなずけよう。

寛政十二年、元瑞は弱冠十七歳である。彼は、五十八歳の元俊の助言をえながら、七十二歳の蘭山とのあいだに親密なやりとりを始めた。その学識を深めていく様相は、たいへん興味深い。

【28】18—17　享和元年（一八〇一）正月二十五日、元俊・元瑞宛て

如来書新年之慶
萬国同祝、先以愈
御壮実御迎春被成候条、
珎重之至御座候、当方蔽
家無恙致加年候、
御休意可被下候、右件為
復賀艸々如此
御座候、謹言
　正月廿五日　　小野蘭山
小石元俊様
小石元瑞様
　　左右
尚々、為御賀儀金一方御恵
贈、忝致祝納候、於当地大鷲
を取候事御聞及被成候由被仰遣候
得とも、一向承及不申候、尚又
聞合可申候、当月□（三）日火災有之
候得とも、少々程隔、且風も宜敷
候而悦申候、佐刕ゟ出候無名異（1）ハ
石刕ゟ出候と同事ニ而、和名ニ而候、別ニ
漢名も無御座候、蝲蛄（2）ハ奥州
之産サリガニニ充申候、此品も稀ニ
頭ニ石有之候故、今ヲクリカンキリ（3）ニ当候
説有之候、ヲクリカンキリハダグマ蝦（4）ノ
頭ノ石と申傳へ候、別ニ而御座候、旧年

ハ預御書翰、忝御丁寧之至御座候、其節御問書一冊被遣候得とも、折節公私多忙、未一覧不申候、尚閑暇見合跡ゟ加朱御返し可申入候、曽氏(5)への御状早速相達可申候、且又当館薬品會之時、赭魁(6)と有之候ハ当地本艸家之説ニ而ワンジユニ充被申候、未詳候、ワンジユ(7)ハ京ノ花戸(8)ニも多有之候、會之節ニ出申候ハ何方ゟ被差出候欤相知レ不申候故、取寄候事相成がたく候、又梁田氏(9)書状之義致承知候、以上

■語句註

(1)無名異…佐渡や隠岐に産する赤色の粘土で、硫化鉄の酸化したもの。金瘡の止血や痛み止めに用いる。陶土に混ぜて茶碗などを焼いた佐渡名産の無名異焼が知られる。小野蘭山『本草綱目啓蒙』巻之五（国立国会図書館蔵）には、「石州銀山ヨリ出ス無明異ハ和名ニシテ漢名詳ナラズ…（中略）…佐州、薩州、豆州ヨリモ出ス、用テ血トメトス」などとあり、本書簡後の研究成果も記載されている。広川獬訳述『蘭療薬解』（『江戸科学古典叢書』所収）には、主効として「滅血熱鎮血動。或渋血絡以留諸血症也」とある。

(2)蝲蛄《らっこ》…蝦の一種。第一対の脚に螯がある。鰕蛄・鰕姑とも。

(3)オクリカンキリ…oculi cancri（ラテン語）、オクリは目、カンキリはザリガニの意であるが、ザリガニの胃のなかにある胃石を指す。胃石は石灰質で、食物を砕く働きをするとして、制酸剤、小児の癇（ひきつけ・驚風）、下痢止めなどに用いられた。なお、当時は本書簡のように蝦類の頭に生じる石との説をとる書もあった（大槻玄沢『蘭説弁惑』など）。

(4)ダクマ蝦…淡水産で大形の海老。

(5)曽氏…曽占春のこと。生没年、宝暦八～天保五年（一七五八～一八三四）、七十七歳没。占春は、明からの帰化人、曽庸輔を祖とする江戸時代後期の本草学者。名、槃。字、士攷。号、占春など。父昌啓が庄内藩の江戸詰藩医だったため、一時庄内藩に仕えたが、その後、田村藍水に就いて本草学を学び、寛政四年（一七九二）に薩摩藩に出仕した。藩主島津重豪の信任を得て、『成形図説』を編纂刊行するなど、薩摩藩の洋学導入の先駆的役割を果たした。「名」と「物」との対応を考証する名物学を推し進め、また幕府の医学館で本草を講ずるなど医学館との関わりも深い。著書は他に『本草綱目纂疏』など。

(6)赭魁《しゃかい》…草の名。にがかしゅう（苦何首烏）の古名。ヤマノイ

モ科のつる性多年草。本州中部以西・四国・九州の山麓や川岸に生える。『本草綱目啓蒙』巻之十四・草之部に「赭魁　詳ナラズ、先年生根渡リシ事アリ、莪葜（サルトリイバラ）ノ如クニシテ紫黒色、内ハ赤色ニシテ赤汁ヲ出ス」とある。書簡【22】語句註(15)を参照（一四九頁）。

(7)ワンジュ（彎珠）…植物「はかまかずら（袴葛）」の異名。袴葛は、マメ科のつる生常緑藤本《とうほん》。紀伊半島、四国、九州、沖縄の海岸近くの森林に生える。葉は円心形で先端は二裂し長さ五〜一〇センチメートルで長柄をもつ。和名は葉の形を袴に見立てたもの。

(8)花戸…花屋のこと。

(9)梁田氏…不詳。書簡【27】語句註(2)を参照（一五五頁）。

■解　説

蘭山が小石元俊・元瑞父子に宛てた、正月二十五日付の復答賀状と追而書である。

元瑞が蘭山に師事していた関係で、毎年正月、小石家は蘭山に「御賀儀」金を贈っていたが、本状もその礼状を兼ねている。寛政十一年（一七九九）七十一歳のときに幕命で江戸に下向した蘭山が、江戸在勤中に出簡したもの。

小石家から江戸での「大鷲」出現に関する情報の確認とともに、「佐刕ゟ出候無名異」や「蝲蛄」、あるいは江戸医学館での薬品会に出品された「赭魁」に関する質問に対して、蘭山が丁寧に答えているのは、両者の深い関係を物語るものといえる。なお、旧年小石家から蘭山が預かった「御書簡」および「御問書」について、「加朱」のうえ返送と述べた点にも注目したい。

作成年代だが、蘭山が江戸医学館に在勤する寛政十一年以後、小石元俊が没する文化五年（一八〇八）までの間であることは確実だろう。本文中の手掛かりとして、江戸で「当月□《（三）》日火災有之」との記事がある。斎藤月岑『武江年表』に拠れば、寛政十三年（享和元年）正月三日に、檜物町で火災の発生した記事が見え、本書簡の記述に該当する。

また、医学館薬品会の開催についてふれており、これも年代比定の参考になる。先行研究などの整理では、寛政十一年・享和元〜三年・文化元〜二年の開催が史料上、確かめられるものの、寛政十二年については不詳である。

ただし、遠藤正治は「医学館薬品会は毎年一会開催され、本草・薬品の啓蒙に大きな役割を果たしたとされるが、具体的な開催の実態はあまり明らかにされていない」（『本草学と洋学』一一一頁）と述べており、史料の残存状況を踏まえても、同年に薬品会の開かれた可能性は否定できないだろう。本文の表現に従えば、必ずしも前年の会開催を前提とはしていない。

以上をふまえ、現時点では寛政十三年（享和元年）正月の作成と考えておきたい。

【29】18―18〔享和三年（一八〇三）〕正月二十八日、元瑞宛て

如来書改年之慶
萬国同祝申納候、先以
春寒之節弥御壮実ニ
御重歳被成候条、珎重之至ニ御座候、
当方無恙致加年候、
御休意可被下候、為御賀儀
金一方御恵贈忝致祝
納候、右為復賀艸々如
此御座候、尚期後慶候、謹言
　正月廿八日　　小野蘭山
小石元瑞様
　　左右
尚々、御親父様ゟ御加筆
之条入御念忝候、尚又宜敷
御致意可被下候、新説之義被
仰遣候、野菊ヲカモメイリ(1)と訓
候事、先師(2)之比ゟ之事ニ候處、
紅毛之画譜ホ相考候処、
カモメイリハ野菊とハ格別之品ニ
相見へ申候得者、野菊之事ニ致
候ハ不宜候、尤蛮ノカモメイリ、漢
　和産も不穏候、追而相考可申候
名不詳候、此段当年ゟ相弘
申候、且又染筆之義、多用ニ而
出来申難及延引候故、先達而
認置候を尋出し、二枚進上
申候、尚又閑暇之節相認可
進候、以上

■語句註

(1)カモメイリ…カモミール、カモミルラ。菊科の一〜二年草。花を乾燥して発汗・解毒薬とする。オランダ語でカミレ(kamille)、蘭学者は「加密列」と宛て字し、カミツレと通称した（山脇悌二郎『近世日本の医薬文化』一四五頁）。蛮産野菊とも（遠藤正治『本草学と洋学』二〇三頁）。

(2)先師…小野蘭山の師、松岡恕庵（玄達）のこと。

■解　説

蘭山が小石元瑞に宛てた、正月廿八日付の復答賀状とその追而書で、「御賀儀」金の礼状を兼ねている。

作成年代は、元俊在世中の文化五年（一八〇八）以前で、かつ後述するように蘭山が『本草綱目啓蒙』を脱稿する享和三年（一八〇三）以前のものである。

元俊在世中の元瑞宛て小野蘭山書簡は、書簡【27】の寛政十二年（一八〇〇）から始まっている。御賀儀金は、毎年正月に蘭山に出されているので、書簡【27】の寛政十二年と、【28】の享和元年の年代には該当しない。したがって消去法で、享和二年か翌三年の作成と絞り込むことができる。さらに書簡【21】が享和二年の御賀儀金関係なので、本書簡は享和三年の作成と考えた。

この年代比定が妥当であるかを、文脈から推定すると、先に元瑞が蘭山に問い合わせた「野菊ヲカモメイリと訓候事」については、従来先師の松岡恕庵の頃からの慣例ながら、「紅毛之画譜」などを参考にして、「蛮ノカモメイリ」は漢名不詳としつつも「カモメイリハ野菊とハ格別之品」と指摘するなど、蘭山の「紅毛之画譜」まで用いた幅広い分析手法や、この結果を「当年ゟ相弘申候」として、この年からそれを確定させるという「当年」に注目したい。

蘭山は、『本草綱目啓蒙』を享和三年に脱稿している。その巻十一の野菊の条に「世ニ此草ヲカモメイリトスルハ穏カナラズ。蠻書ノ図ニ異ナリ。又和名ニノギクト呼フモノハ救荒本草ノ鶏児腸（ヨメナ）ナリ、混淆スベカラズ」とあり、和名の野菊とカモメイリは異なることと混淆しないことを講じている。つまり、「当年」からカモメイリは野菊とは異なることを広めたいという書簡の記述には、『本草綱目啓蒙』を脱稿する享和三年から広めたいという意欲を記したと考えられ、本書簡を享和三年正月のものと考えることが妥当だろう。

ちなみに、国立国会図書館本の野菊の条の最後には、「小野恵求曰、カモメイリハカモミツラノ訛ナリ、カモミルラハ京都ニテギンコウライトト云者ナリ」とあり、天保十四年（一八四三）の舶来植物に「カモメーリ、蛮産野菊」としてその名が定着している（遠藤正治『本草学と洋学―小野蘭山学統の研究』一〇三頁）。

また、追而書末尾に見える、蘭山の「染筆」を依頼した元瑞の姿勢は、文雅の人として知られ、また千家の高足でもあった、元瑞の人となりを示すものとしても留意すべきだろう。

【30】18―19　年不詳（文化二～五年）二月十一日、元瑞宛て

如来書改歳之慶
御同事ニ目出度申納候、先以
愈御全家御壮実ニ御迎

陽被成候条、弥重之至ニ御座候、
当方蔽家無恙致加
年候、御休意可被下候、為御賀儀
方銀二枚御恵贈忝致祝
納候、右為復賀艸々如斯
御座候、尚期永陽之時候、謹言
二月十一日　　小野蘭山
小石元瑞様
左右
尚々、御添書御丁寧
之至ニ御座候、御親父様ゟも
御加筆之由、入御念候事ニ御座候、
尚又宜御致意可被下候、且又
酒石(1)壱蛤被遣、致一覧候、弥
相違無之候間、左様ニ御心得
可被成候、以上

■語句註

（1）酒石…書簡【26】語句註（1）を参照（一五三頁）。

■解　説

本書簡の末尾には、異筆で「蘭山先生」の書き込みがある。翻刻本文では省略した。

蘭山が小石元瑞に宛てた、二月十一日付の復答賀状とその追而書である。御賀儀金としての方銀二枚の礼状を兼ねる。またその添書、とくに小石元俊の鳳声を謝するものである。

作成年代を推定すると、まず、元俊在世中だけに、文化五年（一八〇八）までのものである。

元瑞宛て書簡が寛政十二年（一八〇〇）から始まり、御賀儀金は毎年正月に送るので、蘭山の御用繁多だった寛政十二年（【27】元瑞宛て）や同十三年＝享和元年（【28】元俊・元瑞宛て）、享和二年（【21】元俊・元瑞宛て）、享和三年（【29】元瑞宛て）以降のものと推定される。

追而書末尾にみえる「酒石壱蛤被遣、致一覧候、弥相違無之候」については、先に「正月廿日」付（【26】元瑞宛て）蘭山が元瑞に宛てた復答賀状の追而書で「酒石と凝水石難分候」として「酒石」と「凝水石」との峻別を難点としていたことに対応すると思われ、正月二十日以後のものと推察できる。

従って、書簡【26】は、享和三年（一八〇三）の【29】より一年後の文化元年以降、文化四年までの書簡、また【30】は文化二年以降、文化五年までの書簡となり、いずれも元俊最晩年のものとみなすことができる。

追而書では、元瑞からの「酒石」の送付で成分を確認し、「凝水石」との区別を成しえたことにふれている。

【31】18—20　年不詳（享和～文化）正月二十八日、元瑞宛て

如来書改歳之慶
萬里同風、先以愈
御壮実ニ御加齢被成候条、
珎重之至ニ御座候、当方
無恙致加年候、御休
意可被下候、然者為年首
御賀義金一方御恵贈
忝致祝納候、誠毎々御丁
寧之至ニ御座候、右為御報如此
御座候、尚期後慶候、謹言
正月廿八日　　小野蘭山
小石元瑞様
左右
尚々、御家君様御加筆
之条忝候、尚又宜御致意可
被下候、新考之義ハ啓蒙ニ
追々書加申候、時下餘寒御自
玉御凌可被成候、且又只今
御宿所之事、御序之節御書
記し可被遣候、以上

■解　説

蘭山から小石元瑞に向けての年頭状である。元瑞が送った「御賀義金」についての礼と、「御家君様」（小石元俊）の「新考」を『本草綱目啓蒙』に追々書き加える旨が書かれている。

なお、『啓蒙』は享和三年（一八〇三）から刊行が始まったので、本書簡はそれ以降、元俊没年の文化五年（一八〇八）以前に書かれたものである。

【32】18—21　文化五年（一八〇八）八月二十八日、元瑞宛て

七月廿七日之御状致延着候、
秋令日甚御座候処、愈御壮
健御勤被成、珎重之至ニ候、当方
無恙罷在候、然ハ不佞寿
筵之義御聞及ニ付、為御賀
儀方金壱封御恵投、忝
致祝納候、且又為染筆

御所望、絹地二幅被遣、早
速相認可申上候処、公私繁
用ニ付、乍延引相調置候間、
任幸便差上セ申候、御収入
可被成候、寂早衰極手顫(1)
不任心底候得とも差出し申候、
右為御挨拶別封御恵被下、誠
御丁寧之至ニ御座候、右件へ
為御答艸々如此御座候、謹言
八月廿八日　小野蘭山
小石元瑞様
左右
尚々、同姓(2)義御加筆被下
入御念候事ニ候、御帋面之趣
申達申候、且又小牘壱冊
御落手之由致承知候、御礼
被仰遣、赫顔之至ニ候、以上

■語句註

(1)手顫《しゅせん》…手がふるえること。

(2)同姓…この場合は、蘭山の後を継いだ孫の職孝を指す。

■解説

小石元瑞が文化五年七月二十七日付で、蘭山の「壽筵之義」の祝いに送った「御賀儀金」への礼と、元瑞が頼んだ記念の揮毫を二幅送るという内容である。二幅に対する別封の挨拶料受領の礼も申し添えている。

この「壽筵之義」は、蘭山の文化五年三月の日記に「廿一日当年八旬ニ付今月取越催賀筵、今明日来客凡百人斗、当地及京ヨリ来哥七八十首、詩ハ四十余、文ハ三十首斗也、予耋筵小牘ヲ著上木之上門生へ遣ベシ」と見える八十歳の祝い、「耋筵」を指す。究理堂には、「八十翁蘭山」と署名のある七律の書と、「鶴羽千年白、松姿不老青、八十翁蘭山書」とある書が一幅所蔵されている。追而書の「小牘」は、この折の蘭山の新著『耋筵小牘』を指す。

【33】18—22　文化五年(一八〇八)十月二十九日、元瑞宛て

尚々、当方所書之事、
只今は神田佐久間町(1)ニ而ハ
無御座候間、左様御心得可被成候、且
又キナ〳〵(2)ノヿ和産は未た
考当無御座候、以上
本月十八日御状相達候、
如来教寒冷日増候処、

愈御壮実ニ御勤被成候条、
弥重之至ニ候、当方幸無恙
罷在候、御休意可被下候、然ハ
先頃染筆差上セ申候処、
御謝意御丁寧之至ニ候、
右件為御答艸々如此
御座候、以上

十月廿九日　小野蘭山

小石元瑞様

左右

尚々、御家厳様事、春
来御老病ニ而、今以御平臥
之条、氣之毒之至ニ候、一圓
不承及者及御無音候、随分
御保護可為専一候、
又先達而啓蒙再板御助
力被下候て御両所ら方金
一枚御恵投候条、去ル二月ニ
相届候由ニ御座候、千萬御親
切之至忝候、右乍延引御礼
申入候

獣屎一包被遣候、膳所[3]古屋
上ニ相住居申候由御尋被遣候、
是類諸方ニ有之候、皆〻
黄狆《テン》[4][5]之品類ニ而御座候、何れも
糞ニ麝氣有之候者も有之
候而、香狸[6]之考有之候人々も
御座候得とも、香狸は和産
無御座候、何分形状得と不
及目撃、則名相分れ難申候、
且又当地平三郎[7]蛮産ノ
キナ〳〵ヲ大梅モドキ[8]ニ相充候由
御尋被遣候、大梅モドキノ名ハ未
聞及不申候、乍併御記し被遣候
形状ニ而ハ、ツル梅モドキノ事トも相
見申候、然ともキナ〳〵ハ木本ニ而葉ハ桜
葉ニ似テ毛アリ、花ハ石榴[9]花
ノ如、巴旦杏[10]ニ似タル実ヲ生
し候由蛮書ニ有之候趣、当地
蛮学家ノ説ニ御座候得者、大ニ
致相違候事ニ御座候、賽珊
瑚[11]ノ名ハ洗雲集[12]ニ出候而和

名ニ而御座候故、今ハ取用不申候
事ニ候
別帋薬名七品御尋被遣候、皆々
相知れ不申候、此度貴地御所
書被遣慥致収入候、同姓も
宜可申入候旨相頼候、以上

■語句註

(1)神田佐久間町…幕府医学館の場所を指す。医学館に招かれた蘭山は、寛政十一年(一七九九)三月二十八日に江戸へ到着し、四月五日、医学館内に新築された居宅へ入った。しかし、文化三年(一八〇六)三月四日の江戸大火によって神田佐久間町の医学館は全焼、蘭山の居宅も小蔵以外は焼失してしまう。その後、医学館は下谷新橋通・向柳原への移転再建が決まった。蘭山の居宅は鳥越に新築され、同年八月十九日に引き移った。再建がなった医学館は翌文化四年六月十五日に開館した。

(2)キナ〳〵…キナ。ペルー・ボリビアなどアンデス山地原産の薬用植物。葉は対生し、広い楕円形。淡紅色の五弁花の後、長形の蒴果を結ぶ。樹皮は多くのアルカロイドを含み、マラリアの薬であるキニーネを製する。

(3)膳所…現在、滋賀県大津市の地名。

(4)黄狖…黄鼬《てん》、イタチ科テン属の哺乳類の総称。

(5)麝…鹿の一種。じゃこうじか。腹の分泌器官から、香料の麝香をとる。

(6)香狸…麝香猫のこと。東南アジアに分布。雑食性で夜行性。生殖器の近くに麝香腺を持ち、特殊な香りの分泌液を出す。

(7)平三郎…佐藤中陵か。名、成裕。字、子綽。通称、平三郎。生没年、宝暦十二~嘉永元年(一七六二~一八四八)、八十七歳没。江戸の人。十七歳で関八州の採薬を実現したという。薩摩・白河・米沢・会津・備中松山の各藩に招かれて産物調査をおこなう。寛政十一年(一七九九)、植物方として水戸藩に仕え(水戸藩士として初めて禄を得たのは寛政十二年という)、江戸奥方番・御番組列(御次番列とするものもある)などを経て弘道館の本草教授になった。

(8)梅モドキ…モチノキ科の落葉低木。葉は梅に似る。淡紫色の花を開き、紅色または白色球形の小果を結ぶ。観賞用に庭木にし、また冬の切花とする。

(9)石榴…ザクロ科の落葉高木。六月ごろ鮮紅色五弁の花を開く。

(10)巴旦杏…アーモンド。苦い品種の苦扁桃は鎮咳・鎮痙など薬用。

(11)賽珊瑚…梅もどきのこと。

(12)洗雲集…黄檗山万福寺の僧侶である高泉禅師の著作。二二巻一冊。

■解　説

文化五年（一八〇八）八月二十八日付の書簡【32】に続く、同年十月二十九日付のものである。

作成年代に関しては「神田佐久間町ニ而ハ無御座候」とあるので、文化三年三月の江戸大火で神田佐久間町の医学館や構内の自宅を焼失した後、また、「御家厳様事、春来御老病ニ而、今以御平臥」とあるので、小石元俊の文化五年春以来の病勢悪化（山本四郎『小石元俊』二二四頁）にも照応する。元俊病没は同年十二月二十五日だった。

内容は、蘭山に依頼した揮毫を受け取った元瑞が述べた謝意に対する返礼と、『本草綱目啓蒙』再版にさいする助力への礼である。追而書ではキナキナと獣屎についての質問に答えている。書簡による知識交換のほか、実物を送って質問する場合もあったことがわかる。

桂川甫賢

生没年、寛政九～弘化元年（一七九七～一八四四）、四十八歳没。桂川家の六代目。名、国寧《くにやす》。字、清遠。号、桂嶼・翠藍。通称は甫安、のち甫賢。

五代甫筑国宝の長子。大槻玄沢・坪井信道らに蘭学を学ぶ。文政十年（一八二七）父の跡を継いで幕府奥医師に就任、天保二年（一八三一）に法眼、同十三年には外科医師取立となった。

オランダ商館長ヅーフからボタニクス（植物学者）という名を受け、ブロムホフやフィッセルと交わったことも知られる。『山猫図説』『画黄説』を著わしたが、いずれも未刊。動物愛好の随筆『随身録』も記した。漢・蘭医方に通じ、詩・書・画をよくした。

■先行研究

岡村千曳『紅毛文化史話』（創元社、一九五三年）
今泉源吉『蘭学の家桂川の人々』続編（篠崎書林、一九六八年）

【34】16—12　文政五年（一八二二）正月六日、元瑞宛て

百谷兄へ書状一封、海苔半分、(12)

御頒可被下候、
中川修亭(13)殿へ書状幷紙包、
新禧者都鄙一般ニ目出度
是亦御面倒なから御届
申納候、弥御多祥御加算奉大賀候、
被下候様奉願候、山陽先生(14)ニも
小明(1)無恙超歳仕候、御省念
未得拝顔候へとも、可然御一聲
被下度候、去秋ハ尊書被成下候処、
奉願候、平常欣仰仕居候
取紛、御請も不仕候、御仁恕被下候、
百谷兄沾ハ申譯相頼つき候、
此度微少ニ御さ候得とも、浅
草海苔差出申候、御莞
存(2)被下度候、尚永日緩ゝ可得
貴意候、頓首謹言
正月六日　　　桂川甫賢
小石元瑞様
尚々、去秋ハ呉ゝも御細ニ
との御書、忝次第奉存候、
被仰下候通、

御亡父様(3)ハ祖父(4)へ懇
意被成下候御義ニ御さ候、就而ハ
不相変、末永く御結交も
仕度候御事ニ候、廿七八
年前(5)手前へ御出も被成候由、
其頃ハ小明黄口(6)ニも奉存候、
早ゝ年月も立候ものニ而候
○中屋銅板(7)ありかたく
珎玩仕候
○去冬斎藤十兵衛殿(8)
御下り候而、始而拝顔と
奉存候処、先年磐水(9)之
席上ニて逢ひたりと被申候、
急ニ御帰り残念存候、万ゝ
後便ニ可申上、此度ハ只ゝ
履瑞(10)之御祝詞申度
斗ニ御さ候、以上
尚々申上候、先年御亡父様
御製被成候解剖之一巻、所蔵
仕居候、毎ゝ門人へ為見
教諭仕候、右之巻ヲ基本ニ

致し更ニ西洋之書ヲ閲し、且
解剖も数十度仕り候而、
門人へ申付被下候大成之
發巻出来仕候、末ニ
猨猴(11)之解剖図迄も
添申候、一躰御亡父様
御草創之事故、右發巻へハ
貴兄之御題辞無之而ハ
不叶事ニ候へとも、何分
掛御目候義も遠方故
出来兼候、得と相考候而
右之内之一二図為写候而
追而上可申候、それへ成とも
御一語ヲ奉願度候、わすれぬ
ために先申上置候

■語句註

(1)小明…小生の意か。

(2)莞存…笑納の意。

(3)御亡父様…小石元俊のこと。

(4)祖父…桂川家の四代目、桂川甫周。生没年、宝暦四～文化六年（一七五四～一八〇九）、五十六歳没。幕府の医官。杉田玄白らに学び、『解体新書』訳述に参加、『北槎聞略』などを著わした。

(5)廿七八年前…小石元俊は、寛政十一（一七九九）・同十二年に江戸へ行っており、記憶通りだと本書簡は文政十年（一八二七）ごろとなるが、これは記憶違いではないか。

(6)黄口《こうこう》…（雛のくちばしが黄色いことから）年が若く経験が浅いこと。子ども。

(7)中屋銅板…中(屋)伊三郎は、京・大坂で活躍した銅版画家。生年不詳。没年、万延元年（一八六〇）。名、亥。字、端。号、凹凸堂・芝蘭亭。蘭方医中天游の従弟である。天游から、小石家に秘蔵されるパルヘイン解体書の図版模刻を依頼された伊三郎は、ショメール百科全書に書かれた銅版術の説明を聞き、これに成功したという。斎藤方策・中天游の解説を添えた『把爾《パル》翕湮《ヘイン》解剖図(譜)』は、文政五年（一八二二）に下編、二年後に上編が刊行された（『京都の医学史』本文篇、六〇七頁）。ただし、上編の刊行は確認されていない。その後、同書銅板図の出来栄えのすばらしさを聞いた大槻玄沢が『重訂解体新書』付図の模刻を伊三郎に依頼している。なお、甫賢が「珍覧」した書は何か、文章が短く確定はできないが、小石家との関係から、前者『把爾翕湮解剖図譜』と考えるのが自然だろう。同書下巻は発刊部数も少なく、その意味で「弥玩」といえるのではないか。ただし、本書簡の年代が同書下巻発刊の文政五年と考えられるため、この場合は事前に作成された下図（小石家伝存）か、仮刷りの一部の可能性が高い。

(8)斎藤十兵衛…斎藤方策の可能性もあるが、現段階では不詳。

(9)磐水…大槻玄沢のこと。

(10)履瑞…新年を迎える。正月元日のこと。

(11)猱猴…テナガザル。

(12)百谷…江戸時代末期の文人で南画家の重鎮、小田海僊の別号。生没年、天明五～文久二年（一七八五～一八六二）、七十八歳没。文政三年（一八二〇）ごろ、百谷を改め、海僊と号した。のち江戸滞在を経て帰洛、晩年は聖護院村に住んだ。

(13)中川修亭…書簡【06】語句註(2)を参照（一一〇頁）。

(14)山陽先生…頼山陽。生没年、安永九～天保三年（一七八一～一八三二）、五十三歳没。文化八年（一八一一）、大坂の篠崎小竹の紹介で小石元瑞を頼って上京。元瑞の世話で開塾し、京を拠点に活動、『日本外史』の名分論史観などで幕末の思潮に影響を与えた。小田海僊の文人画転向も山陽の勧めと伝える。

■解説

江戸にいる甫賢から、京の小石元瑞に宛てた年始挨拶状。前年秋の元瑞の書簡に対する返信を兼ねる。

冒頭に見える追而書では小田海僊・中川修亭・頼山陽に宛てた浅草海苔などの託しものや言伝《ことづて》をまとめて依頼しており、元瑞をめぐる交遊関係の様相がうかがえよう。

もっとも、追而書のほうが長文で、書簡の主旨としても、そちらが中心になっている。

追而書は、内容として大きく二つに分けられる。前半では、まず去秋の書簡の内容に応える。元瑞の書簡では、かつて小石元俊と桂川甫周が懇意であり、その縁で元瑞が「廿七八年前」に江戸の桂川家を訪問したことにふれているらしい。彼の江戸行とは寛政十一年（一七九九）、元俊の第二回東遊に随行、短期間ながら大槻玄沢に師事したときのことを指すのだろう。当時は甫賢も二歳ほどの子供で、この内容からすれば、作成年代は文政十年（一八二七）前後となるが、後述する状況を考えると、ここでの甫賢の述懐には慎重な判断が必要である。

語句註(7)で述べたように「中屋銅板」は、中伊三郎が模刻した『把爾翕湮《パルヘイン》解剖図譜』で、このことも作成年代を示唆する。

斎藤十兵衛についてては不詳だが、甫賢があえてふれたことを考えると、小石門、あるいは京・上方周辺で活躍する蘭学関係者とも推察される。

追而書の後半は、当時の解剖書（図巻）刊行と実験の動向をうかがい知ることのできる好材料となろう。先年、元俊が手掛けた「解剖之一巻」と見えるが、これは『解体新書』など冊子ではなく、文字通りの巻物、「平次郎臓図」（一七八三年）や「施薬院男解体図」（一七九八年）などを指す。時期的な問題を考慮し、ここではさしあたり「施薬院男解体図」と理解したい。

本書簡によると、江戸の桂川門では同図を門人に見せ、実際に講義していたという。京と江戸の双方で解剖実験の情報がどのように共有され、そして医生に学ばれたかという点を考えるうえでも、たいへん興味深い事実である。

甫賢は元俊の「解剖文一巻」を基本として、さらに西洋書を閲覧し、解剖実験も数十度おこなって、このたび門人に申し付けて下さった「大成立發巻」ができあがることを告げている。この書の巻末に「猨猴」＝テナガザルの解剖図を付した、とあることから、南小柿《みながき》寧一《やすかず》（生没年、一七八五〜一八二五）の著わした『解剖存真図』のことと考えたい。同書の序文は甫賢が記している。寧一は淀藩医、桂川甫賢に学んだ「門人」で、本書簡の表記と一致する。また『重訂解体新書』附図の制作にも関わった人物でもある。『解剖存真図』の完成までには、四〇数体の解死を実見したというが、寧一が参照したのは小石家の関与した京での解剖実験のことだろう。なお、同図については、講談社本（一九七五年）所収の小川鼎三氏による解説を参照。

もっとも、『解剖存真図』の刊行は文政二年、巻末の猨猴の解剖図添付は、文政五年に完成したことが判明している。このため、本書簡の作成年代は、猨猴図添付の完成時、文政五年とするのが妥当である。ただし、この場合、書簡前半に述べられた甫賢の言と、若干のズレが生じるが、これは甫賢の思い違いであろう。また、文政五年刊行の『把爾翕湮《バルヘイン》解剖図譜』を指す「中屋銅板」は、事前に作成された下図（小石家伝存）か、仮刷りの一部となる。

甫賢は『解剖存真図』の刊行にあたり、元瑞に題辞を書くようもとめたが、遠方ゆえ四〇図におよぶ草稿の全てを見せることができない。そこで一、二図を写し、近々に京へ送るので、それにでも一語を賜りたい、と依頼した。しかし、その願いはかなわなかったようである。

亀井南冥

生没年、寛保三～文化十一年(一七四三～一八一四)、七十二歳没。名、魯。字、道載(道哉)。通称、主水。号、南冥(南溟)・信天翁・狂念居士。

村医亀井聴因の長男として筑前国早良郡姪浜《さわら》に生まれる。詩文を僧大潮に学び、のち上京して医を吉益東洞、ついで大坂で永富独嘯庵に就いた。独嘯庵門下では小石元俊・小田亨叔とともに三傑と呼ばれた。独嘯庵の没後はその遺児を後見した。父とともに、医業の傍ら私塾を経営した。

安永七年(一七七八)福岡藩儒となり、天明四年(一七八四)正月、藩校甘棠館(西学問所)が創設されると祭酒となったが、徂徠学派のため朱子学派の東学問所(修猷館)と軋轢が生じ、寛政異学の禁の余波を受け、寛政四年(一七九二)に失脚した。跡は嫡男昭陽が嗣いだ。門下に広瀬淡窓らがいる。

■先行研究

高野江鼎湖『儒侠亀井南冥』(共文社、一九一三年)

荒木見悟「亀井南冥研究—亀井南冥と役藍泉(その一)」(『福岡学芸大学紀要』六、一九五六年)

荒木見悟「亀井南冥研究—亀井南冥と役藍泉(その二)」(『九州儒学思想の研究』文部省助成金成果報告書、一九五七年)

『近世漢方医学書集成』第一四巻「永富独嘯庵・山脇東門・亀井南冥」(名著出版、一九七九年)

荒木見悟『亀井南冥　亀井昭陽』(明徳出版社、一九八八年)

吉田洋一「亀井南冥年譜考」(『比較文化研究(久留米大学比較文化研究所)』第四二・四三輯、二〇〇九年)

【35】14—20　寛政二年(一七九〇)十二月十九日、元俊宛て

(端裏書)
「亀井主水」

謹呈一簡候、寒氣甚
敷御坐候得共、御起居
益御萬福、東西御
博行(1)可被成、珎重奉存候、
然ハ老女事、御来辱
之砌も病牀ニ居申候、其
病遂ニ養生不相叶、
十月廿二日午時長逝
仕候、高年之事ニてハ
御坐候得共、残念至極、
心中御賢察可被下候、

乍然悼逝[2]詩ニ申候通り、元来金剛信心[3]ニ居申候故ニ哉、取終[4]之正誠ニ未曾有之事ニ而、下拙始終日傍居申候而、噺なといたし、食薬相進メ申候に、一言をも虚証を不申、機嫌とり様之事一向不被申出程之正氣、落入候迠少も昊変無之、唯念佛のミニ而、時々児孫ニ遺誡なとをいたし候内、あくひ両度、頭を少し振候様之氣色有之候故、聲をかけ候へハ、とく絶し候而、一言之返答ニ不及候、右底（体）之儀、悲哀ハ勿論なから遺憾とてハ少も無之、二十人餘之孫、十人之曾孫ニ何之変

難ホも無之内、往生被致候と存候へハ、却而安心いたし候儀ニ御坐候、此段ハ御随喜[5]可被下候、取終之正ニおいてハ見聞之人不驚人ハ無之、下拙ホも何時、何日か、何如なる事ニ而臨死申候ハヽ、兎角母を学ひ度心底ニ相成申候、是又遺恩と存居申候、同日ゟ喪頭ニ付、本月十二日迠憂服中[6]ニ居申候条、先日相達候九月之御書翰も不及御答罷過申候、其段ハ御宥恕可被下候、さて先頃ハ実ニ不思議御過訪[7]ニ而、久振得芳意、数年之渇懐[8]を解申候、其後清末侯[9]へ御出被成申候趣も国島京山[10]

方より委く申来、承知
仕候、亦此行之一奇遇
ニ而御坐候、御約束之鼈霜[11]
御忘無御坐候、御遠贈
被下、千萬忝奉存候、折角[12]
病婦ニ相用居申候、下拙
喪居中ハ療治ホハ一
向相止、弟子共任ニ致し
居申候ニ付、丹州荻野三益[13]
と申諸生、醫事ニ委
御坐候間、冬中留メ置候
處、至近来大ニ博行、
博多・福岡ニかけ夥敷
病人日々ニ出来、已ニ一
昨日なとハ一日ニ新病
人十九人ニ及申候程之事ニ
御坐候、右ニ付諸生中醫
をいたし候者共ハ、多クハ
駆出し、東西見廻り申候、
姪濱[14]ハ里川玄冲[15]と申者
誠ニ大流行ニ而、是ニも
手傳之諸生両人ニ遣置候、
さて又生月又左衛門[16]前年
之病再発ニ而、下拙喪
居中ゟ迎船を遣候得共、
中々其段ニ而無之ニ付、
西原俊助[17]と申弟子を
先遣置候、正月ニハいつれ
一通見舞申積ニ御坐候、内
外ニてハ三百人餘ニ及候
病人数ニ御坐候へハ、薬制
ニも餘程手問いたし居
申候、乍然種々之病症御坐候
ニ付、見聞之奇方ホ用
試居申候、宗伯聾[18]を治候
禁方も当時両人ニ用
かゝり居申候、いまた十餘
日斗之事故、劾験ハ
相知不申候、大喪摧折[19]
之餘を楽ミ〱ニ足申候、宗嵩[20]
儀ハ御帰後、脊際二十所
を三十日餘り日々相勤

メすへ申候處、殊之外相
應仕、もはや達者ニ相成、
安心仕候、其外ニも姪濱
之人一人労症[21]を右之
通り之灸ニ而、得全快候
者御坐候、もはや労に
灸火之効ハ相覚申候
へハ、尓後生涯ニハ定而
餘分之人を救可申と
御傳授重畳忝存居申候、
金印[22]一紙進上仕候、瓜蔕[23]ハ
此節拂底ニ御坐候間、
後便ニ進上可致候、喪居
中少し有所感作
君子行、除我兄之外
此ホ之語ハ賞音[24]無
御坐候間、写懸御目候、後便
御評教可被下候、家内之
者共へ御加筆被下、忝奉
存候、いつれも宜申上くれ候
様ニ相頼申候、下拙大悦
之儀ハ豚児昱[25]学業
不思議ニ昇進、誠ニ一
月々ニ革観[26]候様ニ相
覚申候、只今之勢ニ御坐候
得ハ、中々不佞ホか所及
之才器とハ不被存候、此
段をも除曇栄[27]我兄
之外、信実ニ悦くれ候人
とてハ無御坐候ニ付、ちよと
申述候、萬後音と
不具頓首

十二月十九日　亀井主水（花押）

小石元俊様

■語句註

（1）博行…世間で広く活躍するの意か。
（2）悼逝詩…南冥母（徳）追悼の詩文。
（3）金剛信心…揺るぎない、真実の信心。
（4）取終…取り終《しま》い、有終。終りを全うするの意か。
（5）随喜…他人のなす善を見て、これに従い、喜びの心を生じる

こと。ありがたく思い、大いに喜ぶこと。

(6)憂服中…喪に服するの意か。

(7)過訪…通りすがりに、人の家を訪問すること。

(8)渇懐…「被褐懐玉」の類語か。うわべは粗末だが、内には優れた徳を備えているたとえ。すぐれた才能を表にあらわさず、包み隠しているたとえ。うわべは粗末な服を着ていながら、懐に玉を隠している。被はまとう、褐は粗末な衣服の意。懐はふところにするの意。「褐《かつ》を被《こうむ》り玉《たま》を懐《いだ》く」と訓読する。ここでは、心の渇きにも通じるものだろう。

(9)清末侯…第四代藩主毛利匡邦（讃岐守）。生没年、宝暦十一～天保三年（一七六一～一八三二）。文政元年（一八一八）まで藩主。なお匡邦の子は相次いで早世し、嗣子がなかったため、寛政六年以来、数度にわたって家中騒動がおこり、混乱が続いた（清末騒動）。

(10)国島京山…南冥門人。**解説**を参照。長門清末藩士、儒学者。

(11)鼈霜…スッポンの黒焼き。漢方では黒焼きのことを「霜」という。スッポンは血液浄化、造血、血行良化作用があるとされ、強壮剤として活力増強に用いられる。『金匱要略』に一度に全部服用する方剤として「升麻鼈甲湯」（升麻・当帰・蜀椒・甘草・雄黄・鼈甲）の記載がある（山本四郎『小石元俊』一二九頁）。

(12)折角…十分に気をつけて、つとめて。

(13)荻野三益…不詳。

(14)姪浜…現在、福岡市西区。南冥の出生地。

(15)里川玄沖…不詳。姪浜の流行医。

(16)生月又左衛門…益富氏四代か。同家は、肥前国生月島の捕鯨家である。初代又左衛門が享保期に鯨突組を興し、のちに壱岐・五島へ事業拡張、藩へ多額の献金をして姓を下賜され、藩士に列した。四代正真は、幕府の命をうけ択捉島で捕鯨調査をおこなった。五代正弘の鯨漁を中心に描いた『勇魚取絵詞』（著者不明）には、江戸の国学者小山田与清による、文政十二年（一八二九）の跋がある。

(17)西原俊助…不詳。

(18)宗伯…人名か。不詳。

(19)摧折…くじき折ること。樹木などが折れること。勢いがくじけることや威勢に屈することをいう。

(20)宗嵩…南冥の弟、亀井幻庵・曇栄をさすか。不詳。**語句註**(27)を参照。

(21)労症…労咳、肺結核。

(22)金印…甘棠館の完成前後に志賀島で金印が発見され、南冥は『後漢書』東夷伝を引用し由緒を考究、『金印弁』を著わして研究成果を発表した。彼は印文とともに、金印発見の報を各地の知人に配ったという。この一節も、南冥から元俊へ同様の文書が送付された事実を示している。

(23)瓜蔕《かてい》…マクワウリの蔕《へた》。痰がつまるときや食べものが胃に滞留して胸が張る場合の催吐用薬、利尿薬。『金匱要略』に瓜蔕を主成分とする一物瓜蔕湯が載る。

(24)賞音…音楽を味わい楽しむこと。転じて、風流を解すること。

(25)豚児昱…亀井昭陽のこと。書簡【11】語句註(4)を参照(一二二頁)。

(26)革観…あらたまるの意か。

(27)曇栄…南冥の弟、臨済宗の儒僧。生没年、寛延三～文化十三年(一七五〇～一八一六)。名、宗曄。号、幻庵・禅月楼・龍華・松濤。肥前国の僧大潮に学び、福岡箱崎の黒田氏菩提寺である崇福寺《そうふくじ》の住職となる。のち上洛して相国寺学僧大典顕常に師事、漢詩文を学んだ。元俊の依頼をうけ、独嘯庵墓碑の正面「処士独嘯庵墓」を書した。

■解　説

端裏に後筆で「亀井主水」とある。軸装のさい、貼り継いだ位置の関係で、前簡本紙末尾の書き込み(「茶山先生」)と重なって見える。後者はここで翻刻しなかった。

寛政二年(一七九〇)七月、小石元俊は平戸の富豪山県六郎を診察するため西下した。この帰路、南冥と再会して旧交をあたため、清末で南冥門下の国島京山と会った(山本四郎『小石元俊』一二八～九頁)。

帰京後まもなく元俊は、九月付で南冥に書簡をしたため、再会時に約束していた鼈霜を添えて送り届けた。本書簡は、同年十二月十九日付で南冥が元俊宛てに書き送ったその返書である。

冒頭で「老女」すなわち南冥の母とく(徳)が十月二十二日に死去したことにふれ、臨終時の見事な往生振りを詳述し、十二月十二日の忌明けまで喪に服していたため、元俊から到来した九月付の書簡にしばらく返書できなかったことを詫びている。この母の死去の記事によって本書簡の年代も確定する。

母の死後の服喪中、南冥は自らの医事を慎み、その活動はもっぱら弟子たちに任せた。また丹州の荻野三益を留め置いて医事を任せ、博多・福岡あたりでの病いの流行にさいしては、門生のうち医を心得ている者をあちこちへ派遣したことを報じている。「内外ニてハ三百人餘ニ及候病人数」と言い、薬の製造も間に合わないほどだったというように、南冥の医業繁多の様子が語られ、「見聞之奇方」や「禁方」の試み、さらには元俊から伝授された灸法も活用し大きな成果をあげたと記されているのも注目される。南冥の医者としてのありかたがうかがえよう。

元俊の動静と関係あるのか、生月島の益冨又右衛門(四代正真か）の病気再発、往診の依頼についても記載がある。

書簡末、昭陽の学問修業にふれた箇所については、荒木見悟『亀井南冥　亀井昭陽』七一～二頁で、次のように紹介されている。

寛政三年、南冥の嫡子昭陽が備藩の学者西山拙斎を訪れる途次、徳山に藍泉を訪ねることとなった。昭陽は、十七歳の時に『書経考』二巻を、その翌年には『詩経考』十巻を撰述するほどの学的進境を示し、南冥も同門小石元俊にあてた書簡の中で、「私にとって大変うれしいことは愚息昱（昭陽）の学業が不思議に進歩し、誠に一月ひと月と見ちがえるように思われます。この勢で進んで行きますと、なかなか私などが追いつける才器とは思われません」と手放しで称賛している。

漢詩文を送付することもそうだが、昭陽の成長に関する喜びを元俊と分かち合おうとする南冥の心情もうかがい知れよう。

なお、出土した「漢委奴国王」の金印を考究して『金印弁』を著わした南冥は、その印文や一報を知人に配信しているが、この段階でも同様のものを元俊に送付したと思われる点には留意すべきものがあろう。

【36】14―21　寛政三年（一七九一）二月七日、元俊宛て

幸便啓呈、春寒未
退候處、益御平安
御奔走可被成奉珎重候
下拙劣々無事居
申候、舊冬ハ御手教幷
御約束之鼈霜(1)一器
御贈致被下、御忘無御
座千萬忝、折角相
試居申候、只今ハ此方治
療大ニ廣り、当時三百
人餘請持居申候故、種々
之病人御坐候、宗嵩(2)愈
清快仕、灸火も怠り不申候、
然ハ此人中村作次郎(3)とて
下拙同町(4)之商人ニ御坐候、
数年之沈痼(5)ニ而、是迠
根治無之、甚困入居申候、
今般、有馬(6)へ浴湯
相願ト り申候、足下御高
名兼而承り及、何卒
御一診を得申度、書状
相頼申候ニ付、乍御面倒

得と御診視思召寄
之處、被仰聞可被下候、
薬方ホ御書付被下候ハヽ、
此方ニ而も長服可為
致候、此段重畳宜奉
頼候
○舊冬、御答ニも申述候
通り、老母事衰病、
養生不相叶、十月廿二日
長逝仕候、前書ニ委
申述候条、畧之候
前書ハ心齋橋筋南
久太郎町柳原屋佐兵衛[7]
と申本屋へ相頼遣候、
自然相達不申候ハヽ、御詮
議可被下候、其節憂
服中所作詩ホも
入貴覧候、○瓜蔕[8]当
時甚拂底ニ付、少計
進上いたし申候、当年
ハ餘分ニとらせ可申候而
近々進上可仕候、黄山[9]
無事、碧霞亭
未崩御安念可被下候、
繁多中ニ付草卒
不及詳悉候、頓首

亀井主水

二月七日

小石元俊様

■語句註

（1）麁霜…書簡【35】語句註（11）を参照（一七五頁）。

（2）宗嵩…書簡【35】語句註（20）を参照（一七五頁）。

（3）中村作次郎…不詳。

（4）下拙同町…南冥と同町ということで下唐人町か。

（5）沈痾《ちんこ》…古くから根付いている宿病。

（6）有馬…有馬温泉。古代からの名湯。江戸時代も栄えたが、十八世紀後半には湯温が低下し、香川修庵が梅毒には城崎温泉がよく、有馬はむしろ有毒であると評価したこともあり、人気が低下した。だが、河内の柘植彰常らによる湯樋の改良などの湯温上昇策などで、再び繁栄するようになったという。

（7）柳原屋佐兵衛…大坂心斎橋を拠点とし、江戸時代に活躍した書肆河内屋のこと。「一統」と呼ばれる同族集団を構成し、多くの板株を所有した。「佐兵衛」は不詳だが、一統に属する者だろう。

(8)瓜蒂…書簡【35】語句註(23)を参照（一七六頁）。

(9)黄山…慶應義塾大学斯道文庫に所蔵される「南冥亀井先生遺稿」には、天保二年（一八三一）三月、牧園茅山（柳川藩儒者、南冥門）の序があり、巻首に「南冥亀井先生遺稿／書懐二十四首寄黄山《ノ》曇栄禅師、用唐僧禅月山居韻《ノ》并《ヲ》序」と見える（阿部隆一「亀井南冥昭陽著作書誌」『斯道文庫論集』一六、一九七九年）。黄山が曇栄を指すとすると、碧霞亭は彼の居所だろうか。現時点で不詳である。

■解　説

端裏に後筆で「亀井□□」（後半二文字は判読できない）とあるが、翻刻本文では省略した。

作成年代は、南冥母とくが死去した寛政二年（書簡【35】）の翌年、寛政三年（一七九一）である。

小石元俊から鼈霜を贈ってもらったお礼を述べる。また、南冥の抱える患者は三〇〇人を超え、元俊から教授された灸火により、宗嵩なる患者の治療も順調だ、と報じる。

さらに、中村作次郎という南冥と同じ町に住む商人が、長年の病気治療のため有馬温泉へ湯治に向かうので、元俊の診察を願っており、薬方を御教示いただければ、博多のほうでもその薬を使って治療をつづけたいと伝える。本書簡は紹介状を兼ねて彼に託したものであった。

老母が昨年亡くなったことを記した前の書簡は、大坂の久太郎町の本屋柳原屋佐兵衛に頼んだが、もし着いていなければ調べてほしいこと、そこに喪に服していたときの作詩も添えたこと、瓜蒂が昨年は払底していたが、今年は十分に製造させ進上すると伝え、曇栄も無事であるのでご安心ください、と結んでいる。

儒学者として知られる南冥だが、小石元俊宛て書簡【35】にもある通り、前年の寛政二年には病いの流行により、医の心得のある門人を派遣して三〇〇人にのぼる患者に対応し、元俊らと薬方や薬の授受をおこなうなどの医療活動も活発であった。

また、藩医が書簡のやりとりをするさいには、藩を出立する藩士や関わりの深い薬屋などに依頼することが多かったが、南冥の場合、大坂の本屋を通じてのルートを有していたことがわかる。

【37】16―02（天明四年（一七八四）七月二十七日、元俊宛て

順堂子[8]へ金印之字面約諾
致置候、此一封御轉致可被下候、
淇園子[9]無事、御序可然御傳可

被下候、何事もちよと登り度奉
　存候、嗚呼空語物哉ニミへ申候
幸便呈寸楮候、秋陽之砌益御平安
御凌可被成、奉忻幸候、小生家内老母を
始、無事ニ相暮い申候、先頃小林生
被参、後又淡輪[1]生相見、追々御近状
承申候而、御床敷御坐候、不佞近状も御聞
可被成候、別後十年何さへ相替候義
出来不申候、足下醫術御緞（鍛）練之
御様子、大著述思召立之由、何卒
御成就可被成候、不佞等文思讃候と
やらんか、しかと出来不申候、乍然今
二十年はかりハ定而天命可有之候
得ハ、又相應之事も可有之哉と、やはり
読生之氣分ニ而罷在候、足下御家累[2]
有之と承申候、至極結構之事なから
是か大邪广ニ而御坐候
一小生男子三人有之候、仲を曇栄[3]に
託し出家為致候、此節上申候、喘症
持病ニ候、宜奉頼候、曇栄も爰幸覇（羈）
絆[4]困入居候由ニ候得共、父母なとハ是に
　安し候事なれは不得已候
一三才之御工夫餘程熟し候由、淡輪生
噂候、御傳授申度候、三浦安貞[5]とて
豊後ニ老人御坐候、もはや七十餘ニ候、此
翁七十年之学問一向右一事ニ候、近々
著述有之候、其門人四五年已前より
小生門下ニ参候ニ付、委承り申候、是ハ餘
程面白事ニ聞へ申候、御咄合被成候へかし
と奉存候、曇栄も耳熟しい申候、御聞
可被成候〇学問文才ハ周防徳山役觀[6]
と申修験、此子先当時之尤物と
被存候、外ニハ格別之人も承り不申候、只
足下家累ニてハ御遊行出来申間敷、
求會面申事も出来申間敷哉と
夫のミ嘆息仕候、舊誼之人なくなり
申候〇充国[7]ハ先よき首尾ニ候、乍然餘
遠島、其段氣毒ニ御坐候、しかし是も
不得已務ニ候、亦大夢中之こさ〳〵
面白相覚申候〇老母愛孫甚、於子
萬事御頼申遣せと申存候、頓首
亀井主水

七月廿七日

小石元俊様

■語句註

(1)淡輪生…淡輪元朔か。先行研究（田名部貞宣「〈史料紹介〉淡輪元朔　北海奥州日記抄について」『弘前大学国史研究』三、一九五七年／羽倉敬尚「淡輪元潜及び養子元朔の全国医業行脚」『日本医史学雑誌』第七巻第四号、一九五七年）によると、文政四年（一八二一）五十九歳没（羽倉論文は五十八歳没とする）。大坂在住で父と同様、筑後柳川藩蔵屋敷詰の医者で、淡輪元潜の女婿・養子。天明四年（一七八四）十二月九日、小石元俊が元朔の父元潜に宛てた書簡に「尚々元朔君事御知せ被下、定而今程ニ萩府ニ安在ト奉存候」とあって（淡輪家蔵、山本『小石元俊』六四頁）、元朔は天明四年ごろ萩にいたらしいことがわかり、南冥のもとを訪ねたことは十分に考えられる。なお、父の元潜は、享保十七年（一七三二）備後福山生まれ。名、重弼。字、子諧。号、蔀山《ほうざん》。大坂在住の柳川藩医淡輪重泰の養子となり、三代目元潜を継いで柳川藩医となる。大坂船町辺りで開業し、柳川藩大坂蔵屋敷につとめた。皆川淇園・山脇東洋に学び、永富独嘯庵とは同門の友人である。淇園への入門は明和八年（一七七一）四十歳のとき（『有斐斎受業門人帳』）。元俊の師で、「元俊」の名を与えた人物でもある。また、元潜の嫡男貞蔵は天明二年生まれ、寛政九年（一七九七）十六歳で皆川淇園に入門、元俊門下でもあった。貞蔵の淇園塾への入門にさいしては、元朔が書簡で依頼し、元俊が紹介者というかたちをとっている（『京都の医学史』本文篇、六〇五頁）。『有斐斎受業門人帳』などによれば、こうした淇園塾への入門に関しては淡輪家からの紹介者が多かった（同前六〇一～五頁）。その間の事情は明らかでないが、留意すべき点だろう。

(2)家累…妻子をいう。累は、足手まといの意。

(3)曇栄…書簡【35】語句註(27)を参照（一七六頁）。

(4)覊絆…羈絆。行動する者の妨げになるものや事柄。束縛。

(5)三浦安貞…三浦梅園。生没年、享保八～寛政元年（一七二三～八九）。六十七歳没。名、晋。字、安貞・安鼎。豊後国東郡富永村（現在、大分県国東市）の人。祖父の代から医を業とした。綾部絅斎・藤田敬所に師事したが、その期間は短く、独学で学問を修めた。二十三歳で長崎・太宰府・熊本、二十八歳で伊勢、五十六歳で再度長崎を訪れたほかは、ほとんど郷里を離れず、諸藩からの招聘も断って医業の傍ら農事と教育・研究を専らとした。独創的な条理哲学を樹立したほか、経済論や漢詩文にも才能を発揮し、洋学への関心も高かった。なお、作成年代が天明四年とすれば、当時六十二歳にあたる。「七十餘」歳とするのは南冥の思い違いだろう。
(6)役観…役藍泉《えきらんせん》(えんのらんせん、とも)。僧侶(修験)・漢学者。生没年、宝暦元〜文化六年(一七五一〜一八〇九)。五十七歳没。但し、荒木前掲書は生年を宝暦元年(一七五一)とする。本姓、島田。名、浄観。字、道甫。通称、右京・役観。号、藍泉・興山。役赤城の男。父を嗣いで周防徳山の修験宗教学院の住職となる。漢学を国富鳳山・滝鶴台に学び、南冥と親交を結んだ。南冥と初めて対面したのは、南冥が東遊の途次に徳山を訪ねたさいの安永六年(一七七七)で、徂徠学派として大いに共感し生涯の交流を持った。天明四年(一七八四)に経学・思想書『藍泉新語』(未刊)を著わす。同五年、徳山藩校鳴鳳館が創設されて召し出され、のちに学政を司《つかさど》った。詩を好み、幽蘭社を結成し、頼春水・皆川淇園と交遊をもった。
(7)充国…独嘯庵の長男、数馬。書簡【05】語句註(3)を参照(一〇七頁)。
(8)順堂子…小林順堂か。『平安人物志』文化十年版や文政五年版「医家」の項に記される小林順堂(淑)と見られる。『京都の医学史』本文篇(一三八〇頁)によれば、諱、淑。字、子慎。号、亀渓。俗称、順堂。播州赤穂の人。宝暦五年(一七五五)に生まれ、京師に出て医を小林方秀に、儒を皆川淇園に学んだ。本姓は田淵氏、のち小林方秀の後嗣となる。禁裏に召され、文化三年御医、法眼に叙せらる。文政九年(一八二六)、七十二歳没。小林家はその後、典医となった。
(9)淇園子…皆川淇園。書簡【05】語句註(5)を参照(一〇七頁)。

■解　説

南冥と小石元俊・小田済川(亨叔)は、永富独嘯庵門下の三傑として互いに親交があり(書簡【10】解説を参照)、明和初年に元俊が西国漫遊に赴いたさいにも筑前の南冥、長府の済川を訪ねている。

作成年代は、追而書で志賀島より出土した金印についてふれていることから、山本四郎『小石元俊』では、天明四年(一七八四)と推定している(六二頁)。同年に出土した「漢委奴国王」印は、南冥が最初に鑑定をおこない、『後漢書』東夷伝が記述する漢印であることをつきとめた。南冥はこれについて『金印弁』を著わしている。本書簡では「順堂に金印の字面を約諾しておいた」と書かれるのみなので、金印出土の天明四年、もしくはそれに近い年に記されたものだろう。天明三年に結婚、翌年の十一月に長男龍(元瑞)を授かった元俊に対して「足下御家累有之と承申候」と記したのも、推察を裏づける。安永六年(一七七七)、南冥はおそらく師独嘯庵の墓碑建立の件で上京し、久しぶりに元俊と再会したが、本書簡はそれから「別後十年」とあるので、天明年間半ばごろに書かれたものであることは間違いない。年代推定の下限は、元俊に「大著述」の企図があってその成就を願っているので、元俊の著書『元衍』が焼失する天明八年正月以前、すなわち七年までの可能性がある。

文中「小生男子三人これあり」とあるのは、長子昱（字、元鳳。号、昭陽）・次子昇（字、大壮。号、雲来）・三子万（字、大年。号、天地坊）であり、長子昭陽は南冥の後を継いで儒者となり、三子は姪浜で医を開業した。曇栄（南冥弟）に預けられ僧となった次子の雲来は、医者・詩人だった（『京都の医学史』本文篇、六四六頁）。

小森桃塢

生没年、天明二～天保十四年（一七八二～一八四三）、六十二歳没。名、義啓。字、玄良。号、桃塢・桃斎・鶉斎・胎安斎。

美濃国大橋家に生まれ、山城国伏見の医家小森義晴の養子となる。大垣の江馬春齢から西洋医学を学び、京の海上随鷗（稲村三伯）に師事。京に開業する。文化九年（一八一二）と文政四年（一八二一）に解屍をおこない、それを記録した『解観筆記』『解蔵図賦』が残されている。文政三年、従六位下・肥後介に任じられ、縫殿大允を経て同十一年縫殿助に進んだ。文政九年には新宮涼庭とともにシーボルトに会った。訳著書『蘭方枢機』・『病因精義』（講義録）など多数。多くの門人の指導をしたことでも知られる。天保十四年（一八四三）には従五位下・信濃守を叙任した。

■先行研究

山本四郎「小森桃塢伝研究」（有坂隆道編『日本洋学史の研究』Ⅱ、創元社、一九七二年）
宗田一「宇田川家三代の実学―『西説内科撰要』と関連薬物書をめぐって―」（『実学史研究』Ⅴ、思文閣出版、一九八八年）

【38】16—14　年月日不詳（天保）、元瑞宛て

華筆忝拝見、如来示
春暖相移申候処、愈御安泰
奉賀候、然者御懇家之
息、昨年来黴毒ニ而
新宮・日野両家之療
用も不奏効、衰弱甚、
右ニ付小子診察之儀被仰下
承知仕候、長々両家之治
療ニ候ハヽ、手之出シ方も有
之間敷と者存候得共、何分
一診者可仕候、先貴報迠
取紛匆々如是御坐候、頓拝
　乃刻

（宛名書）「小石元瑞様　　小森縫殿助
　貴復　　」

■解説

桃塢は、文化十一年（一八一四）に伏見から京へ移り、文政十一年（一八二八）縫殿助に任官した。日野鼎哉の京移住は、天保四年（一八三三）なので、本書簡はそれ以降、桃塢が亡くなる同十四年までのものである。本文中の「新宮」が新宮凉庭を指すならば、彼が順正書院をつくり、多忙になる天保十年より前のものか。

　書簡は、小石元瑞から依頼された黴毒（梅毒）患者の診察を了承する旨、伝えるものである。この患者は、新宮家や鼎哉による治療も効果がなかったようで、桃塢も「手之出シ方も有之間敷」と述べている。

　元瑞は『黴毒秘説』を著わしており、元瑞のカルテ『処治録』には梅毒患者の記録も散見される。また、彼は鼎哉『黴毒一掃論』の序文を書いている。凉庭も『療治瑣言』で梅毒についてふれている。さまざまな医者が梅毒治療に苦心し、論じてはいるが、確実な治療の方法はないままだった（『京都の医学史』本文篇、九〇一～一〇頁）。桃塢も『泰西方鑑』（文政十年）で、黴毒と水銀剤をとりあげている。

　当時、京で最も高名な蘭方医たちの診察を受ける機会を得た「御懇家之息」とは、いったいどのような存在だったのか。

【39】18—07　年月日不詳（天保初期）、元瑞宛て

貴章忝拝誦、誠ニ一昨日者
得拝眉奉喜悦候、陳曰、江

戸行御状二通御認被下
千萬忝奉存候、榕庵子へ之御状
至極克相分り申候、右ニ而者
早々草稿か板下相登可申与
相楽申候、自是可申出之處
為御持被下、深々忝畏入候、猶
拝顔御禮可申謝候、只今
来人取紛、貴酬迠大
略復御仁免可被下候、頓拝
　　乃刻　　　　縫殿助
玄端（ママ）様

■解　説

桃塢は、江戸の宇田川榕菴へ書簡を出すにあたり、彼と旧知である小石元瑞に添状の執筆を依頼した。榕菴への書簡は「草稿か板下」を求める内容だったらしい。書簡【40】によると、これは宇田川玄真が養父宇田川玄随の『西説内科撰要』を増補・重訂したもの、とわかる。

書簡【40】の推定作成年代と合わせて考えれば、本書簡は桃塢が縫殿助に任官した文政十一年以降、『増補重訂内科撰要』を刊行し終える天保二〜三年ごろまでに書かれたものと推察できる。

【40】18—08　年不詳（天保初期）十一月六日、元瑞宛て

寒威日増御坐候處、愈御安
泰被成御坐、奉恭喜候、
陳ハ過日者宇田川江毎々
御添書被成下、千萬忝奉存候、
以大庇此間撰要（1）第六篇
板下到来、落手仕候間、右御禮
申上候、早々上木可申付と奉存候、
剞劂落成次第呈上
可仕候、此段申上度、草々如是
御坐候、委曲拝眉可申謝候、不乙
　十一月六日　　　小森
小石様
尚々、板下校正仕候処、誤字
彼是有之、扨草稿無御坐
候ニ付、困り入申候、榕菴子も一応
校合いたし被呉候ハ、宜敷ものを
不行届之事と存候、以上

■語句註

（1）撰要…ここでは宇田川玄随『西説内科撰要』に玄真が手を加

えた『増補重訂内科撰要』のこと。解説を参照。

■解　説

書簡【39】に続くもの。小石元瑞による添書のおかげで『撰要』（『増補重訂内科撰要』）第六編の板下を入手できたことへの礼と、それを早々に出版できそうであり、完成すれば呈上すると述べる。だが追而書を見ると、板下には誤字もあり、草稿もなく困った、榕菴も校正してくれればよいものを、と愚痴をこぼしている。

『西説内科撰要』は、宇田川玄随がオランダのゴルテル（Johanes de Gorter, 1689–1762）の内科書を訳したもので、全六編一八巻から成る。一編の刊行は寛政五年（一七九三）で、以後三編までは江戸で出版されたが、玄随の死（寛政九年十二月）をはさんで四編以降は大坂で刊行された。この大坂での四編以降の出版を世話したのが小石元俊で、六編を刊行し終えたのは文化七年（一八一〇）のことである。本書によって、外科志向だった日本の西洋医学は内科系も加えて発展するようになったといわれる。

その後、玄随の養嗣子玄真は、原書の改訂版（一七七三年版）をもとに内容を充実させ、新たな訳を加えた増補重訂版を文政九年（一八二六）から刊行し、天保二～三年（一八三一～二）ごろに六編一八巻を完結させた。この『増補重訂内科撰要』の刊行に元瑞と桃塢が関係していることを示している。桃塢が協力したのは五編と六編と見られ、両編の奥付に桃塢の印がある。また、本文から玄真の養嗣子宇田川榕菴もまた刊行に関わっていたことが知られるが、榕菴はこのとき『和蘭薬鏡』の増補改訂作業にかかりきりで、桃塢の求めには手が回らなかったようである（宗田一「宇田川家三代の実学―『西説内科撰要』と関連薬物書をめぐって―」）。作成年代は、書簡【39】と同じく文政十一年以降、天保二～三年以前と推定される。

近藤半五郎

生没年、天明元～天保十二年（一七八一～一八四一）、六十一歳没。国学者・歌人。名、光輔。通称、半五郎・羊蔵。号、夜雨庵。

同家は代々、長崎会所の役人であり、請払役をつとめる。寛政十二年（一八〇〇）本居宣長に入門。宣長の「授業門人姓名録」（追加本、『本居宣長全集』別巻所収）同年項に「肥前長崎　近藤羊蔵〈補注―半五郎〉光輔　八月五日」と記載がある。のち加藤千蔭・本居大平に学び、晩年は香川景樹にも教えを受ける。

■先行研究

辻森秀実「中島広足の歌壇的地位について―近世後期歌壇史の一面―」（『福井工業大学研究紀要』第四号、一九七四年）

岡中広行「長崎の鈴門―歌人近藤光輔を中心に―」（『帝京大学文学部紀要　国語国文学』一六、一九八四年）

吉良史明「幕末異国情報の伝播と長崎櫨園社中（上・下）」（『語文研究』一一六・一一七、二〇一三・一四年）

【41】16―06　文政十一年（一八二八）十月十四日、元瑞宛て

二白、村上よりも早速預尋
辱奉存候、別段書状不差出候故、乍
憚宜御傳聲奉希候、栄二ナトノ
弥話ももはや盡候哉と奉存候
貴書辱拝見仕候、追日寒冷
○村上氏へ返翰不出、失礼之段呉々も
相成候處、愈御安静被成御坐奉
御断可被下候、さしたる事も無之故也
賀候、然者当地大風之義被為及
○あまへかましく候へ共井筒や
御聴、早速御尋被下、別而御懇情
甚兵衛よりも預尋候、御序も候ハヽ、
辱奉存候、実ニ八月九日夜、昔ゟ
是亦宜御一聲奉頼候、明日未明
無之大変、委曲之義ハもはや
出立の人あり、いそきあら〱認候也
宗二[1]様はしめ向々ゟ可被申上、文
略仕候、私方ハ海邊よりはなれ
居候故、高汐之憂ハ無之候へ共、
古塀十間余吹倒、且二階之

雨戸数枚吹はつし、書籍
類餘程ぬらし申候、両三日致
候て海邊へ出、うちなかめ候所、
破舩のミニ而、其外所々岸崩なと
あたかも乱世後の氣色相覚、
且溺死之ものもおほく有之候、
めつらしき世を目之前ニ見候事と
歎息不少候、近國其外信州
なともけしからぬ大変と承候處、
京摂邊ハ何之御障も無之、
恐悦之内ねたましき御事ニ
御坐候也、まことに彼唐印も
久々ニ相成、恐入奉存候、通事
両人程受持居候へ共埒不致、
先日陸吟香(2)之印甚雅品、
直ニ貴君之御事おもひ出候へ共、
実印なれは所望もいたしかたく
猶書立候へハなかく成候故畧仕候、
御縁も候ハヽ、可献候心懸ハ致居候也、
私事も当子四十八才ニ成、
よほと老申候、先年ハルサン(3)・
サフラン(4)之折なとよほと遥に
相覚候、訥言(5)も古人ニ相成候由、
讃州同断、今ハ安倍兄弟・
林摂州・黒川丹後方後家など不断文通仕居候、
但、楽道ハもはや出精之志も
無之、追々公務繁多ニ成候而
稍俗腸を相増申候、御憐察
可被下候、先者御答禮旁如此
御坐候、恐惶謹言

十月十四夜　近藤半五郎
（花押）

小石先生
人々御中

■語句註

(1)宗二…究理堂塾頭の小森宗二か。宗二は小石元瑞の女婿。生没年、文化元~文久二年（一八〇四~六二）、五十九歳没。京の人で、医を業とし、和歌を能くした。

(2)陸吟香…清の画人。

(3)ハルサン…バルサムか。バルサム（英：balsam）は、植物から分泌される天然樹脂と揮発性油との混合物。香料や天然樹脂として利用される。バルセム。バルサモ。

（4）サフラン…泊夫藍（オランダ：saffraan）。アヤメ科の多年草。南ヨーロッパ・小アジア地方原産で、日本には元治元年（一八六四）ごろ渡来し、薬用植物として栽培されるようになった。健胃・通経・鎮痙薬として、また菓子や食品の黄色着色料などにも使われる。漢名、番紅花。

（5）訥言…絵師田中訥言か。生没年、明和四～文政六年（一七六七～一八二三）。名、敏。字、虎頭。尾張の人。幼時に延暦寺の僧となったが、還俗して京都へ出、石田幽汀・土佐光貞に大和絵を学んだ。天明八年（一七八八）法橋に叙され、以後土佐光孚（光貞の男）を補佐しつつ、土佐派大和絵画風の刷新に関与した。有職故実に精《くわ》しく、また狂歌も詠じた。訥言の没年は文政六年、本状の五年前に他界しており、文面と齟齬しない。

■解　説

半五郎四十八歳、文政十一年（一八二八）子年の書簡である。

本書簡は、元瑞が八月九日に九州を襲った台風について聞き合わせた書への返事であるが、半五郎は国学者らしくひらがなを多用した文体で、台風による被害の様子をありありと活写している。

この台風は「子年《ねどし》の大風《おおかぜ》」と呼ばれ、長崎をはじめ九州・中国地方に大きな被害をもたらした。有明湾・博多湾などでは高潮が発生し、九州北部だけで約一万九千人の死者が出たという。半五郎は海辺から離れたところにいたので自身は無事だったようだが、それでも塀や雨戸が吹き飛ぶなどの被害があった。そして、彼が沿岸で見た景色は、難破した船や岸崩れなど、「あたかも乱世後の氣色」と表現するような大被害の爪痕があった。この年は台風が多く、六月末にも激しい台風が日本各地を襲っている。しかし、元瑞のいる京都周辺は被害を免れたようで、近藤は「恐悦之内ねたましき御事ニ御坐候也」と述べる。

この台風は別名「シーボルト台風」ともいう。台風と「シーボルト事件」の関係は、すでに梶輝行によって否定されているが（「シーボルト事件―商館長メイランの日記を中心に―」『鳴滝紀要』第六号、一九九六年）、そう考えられるようになったのは、熊本藩士で国学者の中島広足（生没年、寛政四～文久四年、七九二～一八六四）の著わした『樺島浪風記』の記述が理由という。

広足は長崎で、自らの号を冠した橿園社中という和歌結社をつくった。本居大平や香川景樹・伴信友・平田篤胤などの国学者と交わったが、論争を好み、特定の派閥に与《くみ》することなく批判的に各派の様相を見据えていた（吉良文明「幕末歌壇の諸相―中島広足の目から見た幕末歌壇―」『語文研究』九州大学国語国文学会、二〇〇九年）。

また、橿園社中のネットワークを駆使して、海外情勢の把握につとめ、長崎で得た異国情報を信友に伝えるなどもしていた。橿園社中は異国情報の発信者として当代の国学者に大きな影響を与えていたのではないかと吉良は推測している（「幕末異国情報の伝播と長崎橿園社(下)」)。

その広足が、長崎から故郷の熊本へと帰る船中で、「シーボルト台風」に見舞われ、命からがらたどり着いた先が、半五郎の家だった。

半五郎は本居宣長に教えを受け、長崎の国学者の中心となっていた人物で、『夜雨庵集』という歌集もつくっている。広足と橿園社中を結成した中心人物三人のうちの一人が半五郎であり、彼は社中の活動を通じて、異国情報を発信していた、そして影響力を持っていたと考えられる。

半五郎は、代々長崎会所の役人の家に生まれ、請払役として、荷物の積み込み、金銭の出納、値組みなどにあたる中心的な事務役員をつとめていた。本書簡に唐印やサフラン・ハルサンなどについての記述があるように、彼は役目柄、元瑞とものを介してのやりとりがあったのだろう。そして、二人の関係は、たんに長崎役人と蘭学者という関係だけでなく、国学者・歌人としての半五郎と文人としての元瑞、という面でも交友があったかもしれない。本文終わりから追而書にかけて、村上・栄二などの名前が多く出されていることから、元瑞・半五郎の二人の間に共通の知人が多くいることがわかる。

半五郎から元瑞に宛て出された書簡は小石家に二通あるが、もう一通は『先盟余風』のなかに、田能村竹田や頼春水などの文人書簡と一緒に保存されているようだ。本書簡が、ここに一通のみ入っている理由は不明だが、元瑞の交友の広さを示しているだろう。

当時の蘭学者たちに打撃を与えた「シーボルト事件」を起こしたとされる「シーボルト台風」にふれた書簡があることがおもしろい。そして、「シーボルト台風」を、異国を追い払う「神風」と位置づけた広足の盟友である半五郎と、元瑞がつながっていることも興味深い。

国学者である半五郎の書簡がなぜ『医家蘭学家俗牘』に収載されたかは定かでないが、小石家と、医者や蘭学関係者以外との交流にも目を向けると、さらにたくさんのことが見えてくるだろう。

斎藤方策

生没年、明和八～嘉永二年（一七七一～一八四九）、七十九歳没。名、淳（順）。字、素行。通称、方策。号、九和・半山・孤松軒・看松斎。

周防国佐波郡一本松の医家斎藤玄昌の子として生まれる。郷里の漢方医能美由庵に師事したのち、寛政元年（一七八九）十九歳で大坂にいた小石元俊に学ぶ。江戸に出て大槻玄沢に師事、その留守中には元俊が方策の留守宅で代診をおこなった。その後、大坂に帰って医業を開き（江戸堀五丁目）、蘭方随一の医家として名声をあげる一方、「藍塾」なる学塾を開いて、漢・蘭双方の医学を教授した。文化八年（一八一一）には長崎へ赴く。文政五年（一八二二）、わが国で初めてコレラが流行したときには治療に奔走した。

文政七年正月（文政六年説は誤り）、在坂のまま長州（萩）藩に一代御雇医、寺社組支配二五俵扶持として召し抱えられた。同九年十一月に江戸へくだり、藩主毛利斉元、正室蓮容院らを診察し、翌年帰坂。天保七年（一八三六）にも江戸へくだり、藩主毛利斉広などを診察している。以後、手廻組本道医として長州藩に仕え、村田清風らに影響を与えた。

訳書に、中天游と共訳の中伊三郎画『把爾翕湮《パルヘイン》解剖図譜』（上編＝文政七年、下編＝文政十年刊。ただし刊行の詳細は明らかでない）や『蒲朗加児都《ブランカルト》解剖書』など。大坂天王寺の梅旧院に葬る。

■先行研究

「弘化三年午三月　医師斎藤方策二代目御雇不召仕詮議物」（山口県文書館、毛利家文書・諸臣二二）

田中助一『防長医学史』上・下巻（防長医学史刊行後援会、一九五一・五三年）

中野操『大阪蘭学史話』（思文閣出版、一九七九年）

【42】16―09　年不詳（天保～弘化二年）正月二十七日、元瑞宛て

謹啓、春寒酷候所、
御貴脊様御壮健と
奉杏察候、近頃大ニ
御無音仕候、御海容
可被下候、延蔵(1)兼々御頼
中上候通、早春ゟ為登
可申と存居候處、急ニ
轉宅不仕候而ハ相成不申候、
既ニ二月五日ニ引移候積

右ニ付延引仕候、轉居
之儀ハ延蔵罷登候節
御聞可被下候、右ホ之事ニ付
書状も不得呈多忙ニ
罷在候、おとさ(2)事も
正月ニハ古澤(3)へ遣可申と
存候處、古澤母正月
二日ニ死去、二月廿日頃
忌明ニ相成候故此も
延引仕候、三月ハ不宜と
申故、二月下旬ニ遣可申候
相談仕候、先ハ久々
不呈書御断如斯ニ
御座候、春寒御用心
第一ニ奉存候、謹言

斎藤方策

正月廿七日

小石拙翁様

殿部様(4)へもよろしく
奉頼候、此地ハ被中
寒氣腹痛間々
頓死候も有之候、随分
御用心可被成候、世程ハ
別而恐入候、以上

■語句註

(1)延蔵…方策の娘と、小石元瑞の庶子小関亮造との子。方策の長男の内蔵太が天保十三年（一八四二）に三十五歳で亡くなったため、養子として斎藤家を継ぎ、斎藤永策を名乗った。

(2)おとさ…不明。

(3)古澤…方策の妻・梨枝子の実家。『防長医学史』によれば、梨枝子は内助の功あつく、一男二女（内蔵太・道生・うの子）を生み、安政元年（一八五四）十一月二十七日、七十一歳で没した。

(4)殿部様…不明。

■解　説

端裏に後筆で「斎藤方策」とあるが、翻刻本文では省略した。

延蔵が小石家へ入門する件、そしておとさを妻の実家である古澤家に遣わす件についての書簡である。

方策の娘が小関亮造に嫁いだことで、方策と小石元瑞は親戚となった。亮造は元瑞の庶子ながら元俊の養子となり、そして元俊の妻の家・小関家を継いだ人物である。つまり、延蔵は、方策の孫で、元瑞の孫でもある。方策・元瑞はともに祖父となる。

本書簡では、延蔵が小石家に入門するにあたり、転居のため入門を早春にさせるつもりだったが遅らせる、と述べられている。早逝した方策の長男内蔵太（名、端。号、石城。生没年、一八〇八～四二）はかつて元瑞に師事し、優秀な医者だったという。

延蔵もまた、方策と内蔵太にならい、小石家で学ぶこととなった。延蔵は「弘化三年午三月　医師斎藤方策二代目御雇不召仕詮議物」（以下「方策二代目詮議」と記す）所収の、方策から長州藩役人に宛てた書簡（弘化二年）に、方策の門人の尽力によって明石藩への出仕がかないそうであるために、老いた方策の代わりに長州藩医に取り立ててほしいという願いを取り下げたいとあり、明石藩に仕えたようである。のちにまた、自分の子の淳太郎を小石家に入門させている。

延蔵の入門の年がわからないため、本書簡が書かれた年も不明であるが、内山謙吾の「在塾日記」（『京都の医学史』資料篇、六二頁）には、弘化二年四月二十五日のところに延蔵の名が書かれており、このときまでには入門していたことがわかる。また、「方策二代目詮議」所収の前述の書簡に「延蔵儀も当年二十二歳ニ罷成」とあり、延蔵が文政七年（一八二四）生まれとわかる。延蔵が一般の例のように十五歳ごろに入門したとすれば天保九年（一八三八）、本書簡はその前後から弘化二年（一八四五）までの間に書かれたものである。

二つ目の用件のおとさは、誰のことか不明である。正月に妻の実家の古澤家に遣わすつもりだったが、正月二日に古澤の母が亡くなり、二月二十日に忌明けとなるため遅らせるという。書簡【44】では、ことという人物が古沢家に嫁いだことになっている。方策の娘は、方策の墓碑によれば、長女である延蔵の母が亮造に、次女が方策門人の摂津国島上郡山田村の医者山本徳民に嫁いでいるため、おとさもことも方策の娘ではない。元瑞も知っている人物だろうが、どういう関係の人か。

本書簡の内容である、延蔵の小石家入門については、書簡【43】～【46】に続く。また、古沢家とのことは、書簡【44】・【45】でふれられる。これら一連の書簡は、同じ年に書かれている。

追而書では、寒気にあたって腹痛を起こし、死ぬ者もいるので気を付けてほしいとあるが、死にいたるほどの腹痛とはどのようなものか。

なお、参考として、大坂の梅田院にある斎藤方策の墓誌を次に掲げておく。

「方策斎藤先生墓」

先生姓斎藤、諱淳、字素行、号九和又号松軒、称方策、防州東佐波郡一本松村人、幼学医同郡能美由庵翁、年十九遊大坂師事小石元俊翁、又遊京及江戸、研究六七年而開業大坂、頗有医名、請治者多、嘉永二年己酉十月八日没、年七十九、娶古沢氏、生一男二女、男名瑞先没無子、長女嫁小関篤、生男名延、養之継家、次女適山本救
　先生性質樸、生前自誌如右　其為故国長州侯所召而賜禄秩不書、蓋無仕志也、著有解剖圖譜及随筆、亦不言、可以見其為人矣　　友人　小竹散人篠崎弼書

【43】20―11　年不詳(天保～弘化二年)四月二日、元瑞宛て

廿九日御答書、昨日晩方至来、
辱拝讀仕候、益御壮健被成御座、
大慶奉存候、延蔵(1)御家法之通り
御入塾被仰付被下候由、千萬辱奉存候、
先入御門人末席ニ被差加可被下候、別ニ
被思召被下候而ハ、渠カ(2)為宜有之間敷ト
存候、此ホ之事ハ不申上候而も思召者
可有之候へ共、御家内様・中蔵様方ニハ勿論、
御呼捨ニ而御遣イ可被下候様、御申上
可被下候、御飯料之事、委細被仰下、
難有奉存候、何様イカヤウニ而も可宜ト
相考申候、儒先生へ入門之儀も宜敷
御取計可被下候、萬端思召ニ可被成下候、
於私存寄無御坐候買物も有之候由、
今便金壱両差上置候、追々
御渡可被下候、漢医書先讀不申
候而ハ後ニハ讀メ不申候間、先素問・
霊枢(3)ゟ為御讀可被下候、小森氏(4)へ
此度も書状不得上候、御序ニ御断
可被下奉頼候、右申上度如此ニ
御坐候、御家内様へ宜奉頼候、以上

　　四月二日　　　　方策

　拙翁様

■語句註

(1)延蔵…方策の養子。書簡【42】語句註(1)を参照(一九二頁)。
(2)渠《かれ》…延蔵のこと。
(3)素問・霊枢…前漢代に編纂された、中国最古の医学書『黄帝内経』の流れを汲み、唐代・宋代に再編されたものが伝わる。『素問』は生理・病理など基礎理論と養生法を論じ、『霊枢』は診断・治療・針灸など臨床法が記載される。ともに陰陽五行説を採り、長く漢方の中心的な医論として学ばれた。

（4）小森氏…小森宗二のこと。書簡【41】語句註（1）を参照（一八八頁）。

■解　説

三月二十九日付の小石元瑞からの書簡で、延蔵の究理堂入門が伝えられたことへの礼状である。延蔵の処遇について、門人の末席に加え、特別扱いせず、呼び捨てにしてほしい、と望んでいる。小石家に無用の気遣いをさせないための配慮だろう。

飯料については、「門人掟書」（『京都の医学史』資料篇、四三〜四頁）に「飯料前広ニ指出し置可申候事」とあり、前納制だったらしい。

また、儒学の塾への入門も取り計らってやってほしいと頼んでいる。まず漢医書を読まなくては、あとでは取り組めないので、『素問』『霊枢』から始めてほしいという。方策は自身の塾である藍塾の学規（『防長医学史』下巻）の冒頭に、「医学之要、読書究理両者而已」と書き、日課として、経書・歴史・漢土医書・翻訳医書を卯の刻から申の刻まで読むべきだとしており、そのうち漢土医書の例の一番初めに『素問』『霊枢』をあげている。論考篇の有坂論文も参照されたい。

元瑞も斎藤方策も、医学を学ぶ傍ら、儒学は皆川淇園に学んだのだが、淇園は文化四年（一八〇七）に亡くなっており、そのあと皆川家の塾は衰退している。書簡【46】延蔵入門時の書簡には「諸先生家へ入門も仕度よし中居候」とあり、儒学塾も延蔵が京都で入門を希望する先のひとつだった。

買い物もあるだろうから、金一両を今便で送るので追々延蔵に渡してやってくれ、との記述もある。親として、遊学する延蔵を気遣う様子がよくうかがえる。

【44】20—12　年不詳（天保〜弘化二年）四月二十一日、元瑞宛て

追々催薄暑候、益
御安健被成御坐、奉敬
賀候、私方皆無事ニ
罷在候、然ハこと(1)儀今月
廿四日、古澤方へ為致
入嫁候積、決着仕候、時節
柄親類之事ニも有之、
先内分と申事ニ候、
表向披露ハ先方勝手ニ
可仕よし御坐候、当日私ハ
得参り不申候、荊妻(2)召
連可申候、御家内様方へも
御噂可被下候、延蔵へも別ニ

不申遣候間、御咄可被下奉頼候、以上

斎藤方策

四月廿一日

小石拙翁様

坐右

■語句註

(1)こと…不明。書簡【42】では、古沢家へ遣わされるのはおとさだった。

(2)荊妻…方策の妻・梨枝子。

■解　説

冒頭で、ことの入嫁が決まったことにふれている。嫁ぎ先とされる古澤は、方策の妻の実家だろう（一九三〜四頁の斎藤方策墓誌）。婚儀には方策が出席せず、妻を代わりに出席させると報告する。

書簡【42】のおとさ同様、ことも小石元瑞が知る人物だろう。元瑞の妻や延蔵にも、入嫁のことを知らせてくれと頼んでいるので、浅い関係の人物ではないと思われるが、ことについては不明である。

【45】20―13　年不詳（天保〜弘化二年）四月二十六日、元瑞宛て

謹啓、益御安祥奉
賀候、古澤婚儀首尾能
相整、荊妻今日引取、大
安心大喜悦仕候、御内室様
其外様へも御噂可被下候、古澤へ
御書通(1)之事被仰下、表
向披露相済候上抔と申
ニも及申間敷、いつにても御勝手
私方迄被遣候ハヽ、届可申候、
大抵親類へも土産物ホ
遣候、それにてハ別段披露
抔と申ニハ及不申様子ニ
相聞候、同役其他懇意
之者共振舞候事も可有之、
それハ彼方間閑之節勝
手ニ可仕との事ニ御坐候、右
申上度、匆々頓首

斎藤方策

四月廿六日

小石拙翁様

尚々、朝ハ兎角冷氣、
御用心可被成候、延蔵無事
出精仕候由、随分御叱り御教
示可被下候、御家内様ニも此段
御申上可被下候、症習先々ニハ
相見、放蕩邪侈ニハ陥り
申間敷哉ニも存候へ共、少年
輩油断ハ相成不申候、
被付御氣、御教導奉頼候、
婆心不安ニ存候故、毎々
申上候、御推量可被下候、以上

■語句註

（1）書通…書面で意を通じること。文通。ここでは、婚儀にあたっての挨拶文の意か。

■解　説

書簡【44】に続く四月二十六日付のもの。二十四日に古沢氏への入嫁が滞りなくおこなわれ、方策の妻が家に帰ったと述べる。

小石元瑞は、古沢家に宛て書簡を送ろうとし「表向披露」がすんでからのほうがよいか、と打診したのだろう。方策は、いつでも都合の良いときに自分に預けてくれれば届けると答えている。そもそも親類でも贈答関係にでもない限り「披露」のことは気にかけない様子である。同役中や懇意の者に対する振舞いは、適当なときに勝手におこなえばよい、というのである。

追而書では、究理堂へ入門中の延蔵について「放蕩邪侈」にふけらぬよう、厳しくご教導願いたい、と「婆心」を以て述べている。延蔵を心配する様子に、親心が垣間見える。

【46】20―14　年不詳（天保～弘化二年）三月二十八日、元瑞宛て

尚々、小遣銀其外、少々ツヽ
賣物も追々可仕候間、御吟味
之上、御渡し可被下候、追而
金子差上置可申候、此段
御頼申上候、以上
兎角時候不順御坐候、
御貴眷様益御壮健
被成御坐、奉大慶候、私方
無事罷在候、延蔵
今日差登候、萬端宜
奉頼上候、御賢室様
へも能々御頼可被下候、荊妻

ゟ書状差上可申筈ニ
御坐候処、兎角不相勝、
書状得認不申、私ゟ
宜申上候様申居候、此段
御申上可被下奉頼候
一御飯料壱月壱歩
にて被差置可被下候、此ハ
御家法之外ニ御差置被下候様
奉頼上候
一諸先生家へ入門も仕度
よし申居候、御差図
可被下奉頼候、其外
萬事思召候て、
学業出来候様、御
指揮可被下候、御存之通、
鈍ナル男ニ御坐候間、随分
御叱り被成候而御教訓、
申上候迠も無御坐候
一仲蔵様へ別ニ書状
差上不申候、萬事御頼
可被下候、何事も思召ニ
任セ申候間、御父子様
御存寄ニ御取立可被下候、以上
斎藤方策
三月廿八日
拙翁様

■解　説

書簡【43】のひとつ前の書簡だろう。

小石元瑞へ入門のため、三月二十八日、延蔵は大坂を出発した。方策妻からも書簡を差しあげるべきところ、体調不良のため省略すること、また書簡の後半では、仲(中)蔵宛ての書簡を別に認めなかったことを詫びている。

書簡のなかほど、飯料の定めについてふれた箇所や、追而書に見える小遣銀下しの件、他門で就学する件についても、四月二日付書簡でふれられた内容と同様の主旨といえよう。入門先は「諸先生家」とあるのみで、具体的には元瑞の「御差図」「御指揮」に任せた点は、興味深い。

ところで以上、一連の方策書簡の作成年代はいつか。延蔵が十五歳になるのが天保九年なのでその前後数年以内のものと推定できる。なお、方策の長男内蔵太は、天保十三年（一八四二）八月七日に没し（斎藤良策墓誌）、元瑞も嘉永二年（一八四九）二月十日に亡くなっている。元瑞の日記『日省簿』は弘化元～三年分が現存するという。あるいは、そのなかに一連の記録が見出されるかもしれない。

【47】20―15　年不詳四月二十八日、元瑞宛て

十八日・廿三日両度御帖
辱拝見仕候、私儀風邪
今以全快不仕、執筆候事
六ケ敷御答延引仕候、今日ハ
少々快覚候故此書認申候、
扨、冨貴枝との嵯峨へ被参候
一件、委細為御聞被下、家内
之者へも御帖讀聞セ候處、
ことハ不及申一統落涙仕候、
いやがりも不被致被参候よし
いちらしく存候、剛蔵子
被参候方共ニ相應之百姓
ト奉存候、御安心可被成候、此頃
土蔵御普請も有之候よし
種々御心配難御堪奉存候、文蔵子も
便り有之、自身いやがり候由、
先方ゟ帰し不申候ハ、辛抱
第一ニ御坐候、町(1)各方聞合丁
筋も有之、隣家阿波屋宇兵衛
ト申者、先宇兵衛ハ岡田ゟ
養子ニ参候者ニ御坐候處昨年
死去、当時宇兵衛ハ大坂産
ニ付委細ニハ存不申、岡田之
親類へ聞合くれ候筈ニ御坐候へ共
未何とも不申参候由、然處
加嶋屋久右衛門(2)手代銀兵衛と
申者岡田産と承り、徳民へ
申付聞合候處、銀兵衛も
幼少ゟ大坂へ出候付委細ニハ
存不申候、折々故郷へ参候事
ニ付周啓も面識ト申事、銀兵衛者
町各ト申家二軒有之、周啓ハ
医者ニ而田地持十二石も手取ニ
相成候哉、慥ニハ不存候へとも
在所ニ而ハ医者不得行ニ而も
五人六人ハ暮兼不申候位
安楽ナルモノニ御坐候トの事、

内室六ケ敷人柄ハ村中
評詳之イケズ（3）と申事ニ候、
血統抔ハ何も申分ン無之、在所
ニ而悪筋之者ハ誰も能存、
懇意ニも不仕位之事ニ候へ共、
町各三家ハ決而左様之筋
合ニ而ハ無之ト申候、右之通
略相分り申候、左候へハ内室
年嵩も不相知候へ共、いつ迠も
存命ト申ニも有之間、先方
ゟ帰し不申候、周啓サへ得心
被致候ハヽ、文蔵子辛抱被致候
様精々可被御諭遣候、都下
之医者大家住居盛、乗
輿美服ニ而小銭も持居候様
外見有之候而も、其身果候へハ
百日之取續も出来不申
在所ニ而高持十二石位も取候者
ハ甚以安楽ナルモノニ御坐候、
何卒辛抱第一ニ存候、荒々
右之通ニ御坐候、頭痛書状も
書け不申候、御詮讀可被下候、以上
方策
四月廿八日
拙翁様
尚々、時氣御用心可被成候、
家内も能々申上候様申居候

■語句註

（1）町各…不詳。有力な家筋を指すか。
（2）加嶋屋久右衛門…鴻池と並ぶ大坂屈指の豪商。広岡姓。米仲買・両替・大名貸資本として金融の中枢を担った。
（3）イケズ…意地の悪いこと。

■解　説

本書簡には、方策や小石元瑞に近しいと思われる多くの人名（冨貴枝・剛蔵・文蔵・阿波屋宇兵衛・銀兵衛・徳民・周啓）が出てくるが、いずれも人物の特定にいたっていない。

内容は、まず嵯峨へ行くことになった冨貴枝のことを斎藤家の人びとが不憫に思っていること、冨貴枝の行き先は剛蔵と同じく相応の百姓と思うので安心するよう慰めている。

次に、文蔵から便りがあって本人は嫌がっているが、先方が帰さないのならば辛抱するしかないと言い、知り合いに聞き合わせした先方の様子を伝える。文蔵は岡田の周啓という医者のもとにいるらしく、高持の医者ゆえ生活には困らず、内室の意地が悪いという問題はあるが、いつまでもという訳でなく辛抱を諭すよう助言している。

小石家側から他家へ出た者たちに対して、方策が家族同様に心配している様子をうかがうことができる書簡である。

斎藤良策

斎藤方策の嫡男。生没年、文化五〜天保十三年（一八〇八〜四二）、三十五歳没。諱、端。字、履侯。号、石城・古香。内蔵太・良策と称した。

幼くして篠崎小竹の門に入って経書を学び、のちに小石元瑞に従って医を学ぶとともに、頼山陽に親炙して漢籍を修めた。方策の後継者として嘱望されたが、病いのため父に先立った。子がなかったため、良策の妹と小関亮造（元瑞の庶子で、元俊の養子）との間に生まれた永策（延・延蔵）を養子とし、斎藤家の跡を継がせた。墓は、方策夫妻と同じ大坂天王寺の梅旧院にある。

次に墓碑銘を掲げておく。

「石城斎藤君之墓」

君諱端、字履侯、号石城又古香、称内蔵太、斎藤氏九和方策先生嫡男、先生名於医、既老、君代執刀圭、不墜家声、不幸罹疾、経歳不愈、天保十三年壬寅八月七日先没、年三十五、噫可惜也、始娶青木氏無幾病死、再娶田辺氏、共無子、妹子延継業祀之　　父執　篠崎弼書

■先行研究
富士川游「伝記　斎藤九和先生」（『中外医事新報』七五六、一九一一年九月）
富士川游「医伝　斎藤九和先生」（『刀圭新報』三巻四号、一九一一年十一月）

【48】20―16　〔文政末～天保六年以前〕五月十九日付、元瑞宛て

早速拝答可仕筈ニ候得共
橋本へ参候處、一日ハ留守
抔と申様之事ニて延引仕候、
御免可被下候、
本月望貴墨奉拝見候、
兎角不順之氣候ニ候
得共、益御安穆被遊御坐
奉拝寿候、小子但州ゟ
帰候後も彼是仕候て御無
沙汰仕、失敬無地容
身(1)、死罪々々、扨先達
解剖之節大勢下江
被致、彼是間違ホも出来
候よし小關(2)様ゟも承之、
以後御切手無之分ハ決て
加入仕間布候、左様御
承知可被下候、当時解
剖も大錯乱ニ及候故、
尓後仕法相改候とて相
談中ニ御坐候、規約相定
候ハヽ、可申上候○治癩書
何も無御坐候、南蠻治癩
方とて小冊子有之候故、取
出し見候得共、和方ニて一向
益ニ立候様ニも見へ不申、
勿論原書も左様之書ハ
所持不仕候○神功石(3)
蘭名ハヘーメルステーン。ゴッテ
レーキステーンと申候得共、羅甸
名ハ一向分り不申、シヨメール(4)
ども吟味仕候ハヽ、相分可申候
得共、シカット(5)ハ橋本宗吉(6)
所持ニ候故、昨日参候て吟
味仕候得共、羅甸名ハ分り不申候、
先ハ右拝答迄、草々如此

御坐候、親共ゟ宜布申上候様
申付候、此も此節ハ快候て
日々出勤仕居候、乍憚御
放念可被下候、頓首
五月十九日
端再拝
樫園老師
函丈
十二日ニ又々婦人解剖御坐候
得共、此度ハ得御為知不
申上候、此後ハ是非御沙
汰可申上候、此婦人ハ灘の
五毛村の名家ニて、当處
大評判(7)も御坐候、誰か大坂ノ
もの上り候ハ、御聞可被遊候、

■語句註

(1)容身…身を入れるところ。「無地容身」は身の置き所がないの意。

(2)小関様…小関亮造のこと。書簡【03】語句註(2)(一〇一頁)、および書簡【42】解説を参照(一九二頁)。

(3)神功石…詳細不明。蘭名のヘーメルステーン hemelsteen は「天の石」、ゴッテレーキステーン goddelijksteen は、神の石の意。

(4)シヨメール…フランスのショメール Chomel がまとめた『家事百科事典』蘭訳版 *Huishoudelijk Woordenboek* を指す。本書の一部を馬場佐十郎らが翻訳したものが『厚生新編』として知られる。

(5)シカツト…シカットカーメル Schatkamer(宝函)の略で、ウォイト Woyt の『医薬宝函』蘭訳版 *Gazophylacium medico-physicum of Schatkamer der genees-en natuur-kundige zaaken*(初版一七四一年、二版一七六六年)を指す。橋本宗吉による訳書『西洋医事集成宝函』(但し、刊行は本草部六巻のみ)がある。

(6)橋本宗吉…生没年、宝暦十三~天保七年(一七六三~一八三六)、七十四歳没。大坂の職人だったが、小石元俊・間重富に見出されて江戸の大槻玄沢のもとでオランダ語を学び、帰坂後多くの蘭書を翻訳した。絲漢堂を開いて子弟に教えるとともに医業をおこない、大坂における本格的な蘭学研究を牽引した。晩年の事蹟は明らかでない。

(7)大評判…原文は「判/評」と順序の訂正がなされている。

■解　説

　但馬へ出向いていた良策が、帰坂後に小石元瑞へ宛てた書簡であるが、解剖に関する記事が含まれており注目される。文化五年（一八〇八）生まれという良策の年齢を考えると、作成年代は早くても文政末年以降で、下限は橋本宗吉の没年から天保六年（一八三五）以前となる。

　まず、少し前におこなわれた解剖に多くの参加者があり、混乱があったのか「彼是間違ホも出来」た旨を義弟の小関亮造から聞き、以後は「切手」がないものは解剖に参加させないこと、また解剖仕法の規約を相談していることを報告する。多くの者が「下江」したとあるので、良策不在中の大坂でおこなわれたのか、京・大坂以外か、該当する解剖事例を確定するにいたらないが、「切手」や「規約」など、解剖に参加するさいの仕法が整えられていく様子がうかがえる。

　ついで、元瑞から問い合わせがあった「治癩書」については、役に立つ書が手元にないこと、そして「神功石」については、オランダ名でヘーメルステーン hemelsteen（天の石）・ゴッテレーキステーン goddelijksteen（神の石）というが、ラテン名は橋本宗吉の所蔵するウォイトの『医薬宝函』を調べに行ったがわからなかったことを告げる。文意からすると宗吉の元にショメールはなかったものと思われる。

　さらに、追而書で五月十二日に灘の五毛村（現在、兵庫県神戸市灘区）の婦人の解剖が実施されたことを明らかにしているが、この事例はこれまで知られていない。解剖は文化年間までは京都で先進的におこなわれ、それ以降は京都以外で盛んとなったが（『京都の医学史』本文篇、九五七～一〇一八頁）、この解剖もそのなかに位置づけたい。

新宮涼庭

生没年、天明七〜嘉永七年（一七八七〜一八五四）。名、碩。号、鬼国山人・駆豎斎。通称、涼亭・涼庭。

丹後国加佐郡由良に生まれる。父は医者の新宮義憲（道庵）。伯父有馬涼築について漢方医学を学び、文化元年（一八〇四）十八歳で開業する。その後、宇田川玄随『西説内科撰要』を読み、蘭方医学を学ぶため同七年長崎に遊学した。吉雄如淵らの通詞に師事、オランダ商館長ドゥーフに認められ、商館付の指導をうけた。文政元年（一八一八）帰郷、翌二年京都に開業した。

天保十年（一八三九）には京都東山の南禅寺畔に順正書院を開き、八学科をもうけ、系統的な医学教育をおこなった。

涼庭には男子がなく、門下のうちから養子・義子をとり、四分家を立て、一門の繁栄をはかった。理財家として南部藩などの財政再建にも関わった。著訳書は『西遊日記』『但泉紀行』『駆豎斎方府』『解体則』『窮理外科則』『泰西疫論』など多数。没後に編まれた『鬼国先生言行録』は、涼庭の伝記である。

■先行研究

山本四郎『新宮涼庭伝』（ミネルヴァ書房、一九六八年）

【49】18—01　年月不詳（天保）十五日、元瑞宛て

拝見、昨夜者御光臨
御機嫌之躰、扨々
主人も㦗快(1)ニ御座候、
御遺失之品則返璧
仕候、猶拝晤萬々可得
尊意、早々頓首
十五日
「樫園先生　碩」（宛名書）

■語句註

（1）㦗快…「㦗」という字はないが、「愉快」の意か。

■解説

末尾に封〆を確認できるが、ここでの翻刻は省略した。

小石家には涼庭から小石元瑞に宛てた手紙が三通あり、頼山陽の治療に関する七月十一日付書簡、年次不詳の十五日付書簡で愉快だったと書いた本書簡、もう一つは次掲の書簡【50】である。このうち、七月十一日付書簡について、山本四郎『新宮涼庭伝』（七三頁）は、天保三年（一八三二）の作成と推定する。

本書簡では、昨夜訪ねてきた元瑞が、気分がよさそうで何よりだと述べ、遺失物を返すことを伝えている。

なお、一行目の字の右側が切れて見える。冒頭部分が欠けているのだろう。

作成年は不詳だが、手がかりとして、元瑞と涼庭は天保三年に山陽の喀血治療をともにおこない、意見も交換しているので、天保期が有力だろう。

【50】18—02　年不詳六月五日、元瑞宛て

辱手教敬讀、再三堂
々之論、打破弟（1）之頑病
實足睹（2）、仁兄（3）耆徳（4）宿
學大過於人者景慕尤
深、凡事之過者下、猶
不及此語、謹可服膺（5）、餘
拝晤不尽　六月五日
（宛名書）「小石先醒　碩拝答
〆　」

■語句註

（1）弟…新宮涼庭自身のこと。
（2）足睹…睹は、見るの意。見るに足る、元瑞の論について傾聴に値するもの、と述べている。
（3）仁兄…ここでは、元瑞のこと。
（4）耆徳…年とって徳望の高い人。宿徳。
（5）服膺…心にとどめて忘れないこと。胸にとめて常におこなうこと。

■解　説

本書簡の前に、小石元瑞と涼庭のあいだで、何らかの論争があったようだ。元瑞が涼庭の論を強く打破する手紙を送ってきたことに対する返事である。

涼庭としては「頑病」である自分の論を打破され、元瑞について「耆徳」「宿學」などの言葉を使い、表面上は元瑞への尊敬の念がうかがえる。だが、これは元瑞に対する皮肉とも読みとれよう。

杉田玄白

生没年、享保十八〜文化十四年（一七三三〜一八一七）、八十五歳没。名、翼。字、子鳳。号、鷧斎・九幸翁。玄白は通称である。

若狭小浜藩医杉田甫仙を父とし、江戸藩邸で生まれた。同藩下屋敷で育ち、元文五年（一七四〇）から延享二年（一七四五）、父とともに小浜へくだった。再び江戸へ出て、幕府医官西玄哲から蘭方外科を、古学派の儒者宮瀬竜門から漢学を学んだ。宝暦三年（一七五三）小浜藩医となる。同七年には江戸日本橋で開業した。明和二年（一七六五）オランダ商館長一行の江戸参府時、平賀源内らと宿所の長崎屋を訪問、通詞の西善三郎からオランダ語学習の困難を諭され、習得を一時、諦めたといわれる。同六年に父が死去し、家督を継いだ。同八年、江戸千住骨ケ原（小塚原）で腑分（解剖）に立ち合った。この後、前野良沢・中川淳庵とともに、ドイツ人クルムス（J. A. kulmus. 1689-1745）の解剖学書のオランダ語版『ターヘル＝アナトミア』の翻訳をおこない、安永三年（一七七四）『解体新書』として刊行した。同五年、浜町に地借し開業するとともに、医学塾「天真楼」を開き、大槻玄沢・宇田川玄真ら門弟を多数育てた。家塾は養子伯元が継ぎ、実子立卿は別家を立てた。

享和二年（一八〇二）『形影夜話』、文化十二年（一八一五）『蘭学事始』を成稿する。他の著訳書に『和蘭医事問答』『後見草』『野叟独語』、大槻玄沢と共訳の『瘍医新書』などがある。墓所は芝天徳寺の塔頭栄閑院にある。

■先行研究

片桐一男『杉田玄白』（吉川弘文館、一九七一年）

片桐一男『知の開拓者　杉田玄白』（勉誠出版、二〇一五年）

【51】16―21　寛政十一年（一七九九）三月二十八日、元俊宛て

先月十日出之貴
翰相達拝見仕候、其
地如何、当方今以春
寒退不申、不順氣
候御坐候、弥御安清被成
御坐候由、珎重奉存候、老拙
依旧罷在候、乍慮外
御安意可被下候、然者去頃
藝州之星野氏木[1]
造全骨持参候處、

帰郷之節御噂申候故[2]
其地へも致持参候而
老兄御方ニ十日斗滞
留[3]故被成御熟覧、骨
度[4]御益ニも相成候旨委
被仰下、大慶仕候、御覧
之通丹精成事感入候、
夫ニ付又蘭人之精密
ニも感申候事御坐候、御存之私
所持コイテル解體書ニ
合[5]候ニ、何か初乎相知不申
程之義、星野之方ハ少男か
大ふり故、一寸斗も大成
と申斗之事ニ御坐候、如来書
良澤[6]・私抔、風与蘭学
ヲ初て唱候處、寔早弐拾
七八年ニも相成候、存之外
其道開ケ申候て、当時者
海内半ニも及候程之義ニ相
成、色〻譯書も出来
申候、老兄先年御下向

時[7]節ゟハ東都抔ハ格
別[8]之事ニ相成申候、豚児[9]・
玄[10]澤之輩専出精仕、
内外醫書本草類迠
餘程出来申候、なか〳〵に
人里ちかくなりニ[11]けり、餘りに
山の奥を尋てと[12]申様成もの
ニて、西洋醫術も家〻新
説を唱へ、瀉血好もあれハ
悪[13]ムもあり、薬物ニも寒熱剤
人〻ニより所用異成[14]者
華人も同事ニ御坐候、物産
之書、漢人之如[15]ク餘り効能
多く相見へ申候、人情者
天下通情と相見へ申候、
併不相替着実之論
ハ又東方諸国とハ格別
之事ニ御坐候、久〻面謁も
不仕、懸御目候て緩〻御噺も
申度奉存候、乍然先年と
違、甚及衰老、何も出

来不申、日用之事も物
忘仕候様相成、得一日
消一日斗ニて御坐候、被懸
御心預御細書忝奉存候、
右御挨拶迠如斯御坐候、恐
惶謹言

三月廿八日　杉田玄白

小石元俊様

尚々、折角御自重可被成候、
其方ニてもハルヘイン[16]御翻訳
思召候由、御頼奉存候、其地ニても辻
信濃守[17]初、大町[18]氏抔も蘭
学出精之由、又言[19]ゟ申越候、
此輩も毎度文通ニて御坐候、扨々
時節ニても可有御坐候、近来
ヲロシヤ之事ゟ初り、折々
官家ニても西洋学之事御用
相立申義出来、桂川[20]氏抔
譯被　仰付候事御坐候、此節ハ
蝦夷御開キニ付、蘭学ニ志
有之者共御用も被　仰付、
逐々蝦夷地へ渡海ニて御坐候、是
天より所命かと奉存候、乍去
又哀世之故ニ哉と嘆息も仕候、
将又先年御頼之林野家
御家譜[21]之事、逐々若州表へ頼
遣、少々ハ知レ申候義も御坐候得共、
未存候様分レ不申候故、今以
不申上候、忘却ハ不仕候得共、扨々
存候様致世話候人無御坐候、延
引仕候、人方當年中ニハ知
可申哉と奉存候、此節遊学
之門人、當夏旦那[22]供ニて罷
帰候間、是ニ得と申含候事ニ
御坐候、申上度事多御坐候得共、餘り
長文相成候間申残候、以上

■語句註

（1）藝州之星野氏木造全骨…広島の整骨医星野良悦は、刑屍二体を解剖し、その骨の検分を経て、『解体新書』とも比較検討、西洋医学の正確さに感服した。そこで、工人原田孝次をして解屍の白骨を模刻せしめ、原寸大の木製骨骸模型、いわゆる「木骨」を成立させた。完成は寛政四年（一七九二）、これを「身幹儀」と命名している。
(2)原本では「得者」を朱で抹消し「故」と添えている。
(3)原本では「故」を朱で抹消している。
(4)骨度…骨度分寸法。鍼灸で経穴をきめる基準として、その人の身体各部の長さを計測し、その部分の寸法とする。
(5)原本では「全」を朱で抹消し「合」と添えている。
(6)良澤…前野良沢。
(7)原本では「ハ」は朱字で挿入されている。
(8)原本では「ニ」は朱字で挿入されている。
(9)豚児…杉田玄白の養嗣子、伯元のこと。旧姓は建部勤、由甫。
(10)玄澤…大槻玄沢。
(11)原本では「ニ」は朱字で挿入されている。
(12)原本では「と」は朱字で挿入されている。
(13)原本では「ム」は朱字で挿入されている。
(14)原本では「成」を朱で抹消している。
(15)原本では「ク」は朱字で挿入されている。
(16)ハルヘイン…ベルギーの解剖学者パルヘイン（Johannes Palfyn, 1650–1730）による解体書のこと。初版一七一九年、再版一七四三年。なお、本書の翻訳については、小石元俊が大坂滞在中にみずからが所蔵していた本書を橋本宗吉に訳させた訳稿『巴爾靴員解体書和解』の一部が究理堂に現存している。翻訳された時期は、本書簡からうかがう限り、寛政十一年（一七九九）ごろと推定される。ただし、訳書の刊行は、後年、小石元瑞の代に、斎藤方策・中環の協力を得て『巴爾翕湮解剖図譜』（上編一巻・下編一巻、『解剖図』上編一巻・下編一巻、四巻四冊）として完結した。銅版画図版は中（中屋）伊三郎の手によるもの。刊行は下編が文政五年（一八二二）、上編は文政七年、下編は中氏思々斎の刊行である（書簡**【34】語句註**(7)も参照、一六八頁）。
(17)辻信濃守…辻蘭室のこと。信濃守となったのは、天明三年（一七八三）八月である。
(18)大町氏…不詳。
(19)又言…不詳。京都の事情に詳しい者から、玄白に対し、何らかの情報がもたらされているものと推察される。
(20)桂川氏…桂川甫周（国瑞）。
(21)林野家御家譜…小石家の祖先にあたる林野家の家譜のこと。元俊の父、市之進（直頼）にいたるまで四代にわたって若狭酒井侯の大老職や城代職をつとめたというが、実態は不明。
(22)旦那…若狭小浜藩第九代藩主酒井忠貫《ただつら》。

■解　説

端裏に後筆で「杉田」とあるが、翻刻本文では省略した。

寛政十一年（一七九九）二月十日付、玄白宛ての小石元俊書簡に対する三月二十八日付の玄白の返書である。

安芸国広島の整骨医星野良悦（一七五四～一八〇二）は、完成させた原寸大の木骨（**語句註**(1)を参照）を携えて寛政十年秋江戸にいたり、玄白や大槻玄沢・桂川甫周らにこれを披露し、賞賛された。良悦が玄白宅で木骨を披露したのは同年十一月二十五日、明くる二十六日は大槻玄沢の芝蘭堂の新元会の賀宴で「蘭学者相撲見立番附」が作成され、この東方に「当角力の骨、古今の大当り。芸州大力士　星野良悦」の名が刻まれた。新元会で良悦の木骨が大いに評価されたことが知られよう。

次いで良悦は帰郷の折り、これを京へも持参し、小石元俊方に「十日斗滞留」すると玄白に伝えたという。良悦の元俊への木骨披露については静嘉堂文庫大槻本『戊午新訳　身幹正的』所収の「賛身幹儀後贈星野良悦」（「寛政十一年歳己未春正月」「浪華小石道拝撰京師之僑屋」）に詳しい。

また、この木骨について、玄白が「丹精成事感入候」とし、さらに蘭書の挿図と比べつつ「蘭人之精密ニも感申候」としている点は留意されよう。とりわけ、「私所持コイテル解體書ニ合候」とあることからすれば、同書の所持と比較検討とのありかたが具体的に示される。

なお、「如来書良澤・私抔、風与蘭学ヲ初て唱候処、冣早弐拾七八年ニも相成候、存之外其道開ケ申候て、当時者海内半ニも及候程之義ニ相成、色々譯書も出来申候」と記しているのは、明和八年（一七七一）の小塚原（骨ケ原）での解剖実見と『ターヘル＝アナトミア』の翻訳開始以後の蘭学発展を指す。玄白の感慨深い回想も興味深い。

玄白は寛政十一年段階で六十七歳、「甚及衰老、何も出来不申」という時期だけに、実感もこもる。そうしたなかで、「豚児・玄澤之輩専出精仕、内外醫書本草類迠餘程出来申候、なか〳〵に人里ちかくなりニけり」として、発展する蘭学が一般に親しみ深くなる一方、「西洋醫術も家々新説を唱へ」て漢方同様細分化するものの、「不相替着実之論ハ又東方諸国とハ格別之事ニ御坐候」というのは、蘭学者としての面目躍如たるものがある。

なお、本書簡の「其方ニてもハルヘイン御翻訳思召候由」は、元俊がこの時期から橋本宗吉に元俊所蔵のパルヘインの解体書を翻訳させていたことを示す。また文中から、辻蘭室ら京の蘭学者たちも、玄白と文通を重ねた交流を示していることがうかがわれ、留意すべき点となる。

次いで、国際情勢の変化と蘭学の進展についてふれるが、これは寛政四年のラクスマン来航以後、北方情勢の急変に刺激された幕府により「西洋学之事」つまり蘭学が重視されてきたことを示している。「桂川氏抔譯被仰付候事」というのは、甫周が呈上した『魯西亜志』の可能性が高い。

ちなみに、寛政九年には長崎のオランダ通詞だった吉雄耕牛・楢林重兵衛・西吉兵衛らが蘭書和解掛に命ぜられている。ただ、こうした推移を喜びつつも、玄白が「又衰世之故ニ哉と嘆息も仕候」というのは、当時の社会情勢の急変に拠るものだろう。

「先年御頼之林野家御家譜之事」については、元来小石家の祖先が林野宗源に始まるといわれ、二代目から若狭酒井侯の大老職・城代職を継ぎ、四代目が元俊の父、市之進（直頼）で、やはり若狭酒井侯の城代職となったが、故あって身を退き、名を小石李白と改めて以後、小石姓を名乗ると伝える。しかし、林野家四代、元俊の父市之進（直頼）にいたるまでの系譜の実態に関しては詳らかでなかった。このため元俊は、同じ酒井侯の臣だった玄白に祖先についての調査を依頼した。これに対して玄白が、延引していたものの「大方當年中ニハ知可申哉と奉存候」と回答している。元俊の関心事だけに、末尾ながらもわざわざ書き添えたと考えられる。

【52】17―01　天明七年（一七八七）五月五日、元俊宛て

尚々、折角御自愛御湊可被成候、先達て書状
差上申候、定て相達候半奉存候、御住居相定り申候者
被仰知可被下候、くれ〴〵此上共忰事御心添可被下候、何
分御願申上候、且又御咄被成候癩之方ハ如何
御手ニ入申(4)候哉、左候ハ何卒御傳授被下度奉
願上候、以上

一筆啓上仕候、逐日向暑ニ
相成候得共、愈御安庸(康)被成御座候哉
承度奉存候、先以去ル頃ハ長
途無御滞去月六日御帰
京被成候旨、忰方ゟ申越委承
知、珎重御儀奉存候、乍然折悪川
支ニて八日程も被成御逗留候旨、
嘸御退屈と奉存候、忰義も早速
御世話を以栗山先生(1)へ御門入
仕候旨、萬事御世話候義共と不浅
辱次第奉存候、道中も厚御面
倒相成候段〻、一〻申越御懇
情不忘却大悦至極奉存候、
伯元方ゟも何分宜様御礼申上呉
申候様頼申越(2)候、於私も筆紙難尽
奉存候、玄喜老ニも御世話相成候由、是

亦宜御礼奉頼上候
一先生御住居如何、今程ハ相定
申候哉、御療用も逐〻御繁多
被成御成候義と奉存候、私もいつも〳〵
同事ニて不得閑暇困り罷在候、
御立前入御覧候叔父ニ被頼候書も大
方卒業仕候間、近日ゟ今之本道
書手を懸可申奉存候、左候ハ面白キ
事も出可申候、見當り次第逐〳〵
可申上候、先御着御悦一通申上
度如此御坐候、且乍序悴(3)御世話
相成候御礼も申上候、家内者も同様申
上候、恐惶謹言

五月五日　　杉田玄白
　　　　　　翼（花押）

小石元俊様
　参人〻御中

■語句註

（1）栗山先生…柴野栗山のこと。書簡【04】語句註（8）を参照（一〇五頁）。

（2）玄喜老…不明。山本四郎『小石元俊』では宇田（多）川玄真老と読むが（九八〜九頁）、ここでは「喜」とした。

（3）悴…杉田伯元。生没年、宝暦十三〜天保四年（一七六三〜一八三三）。一関藩医建部清庵の子で、十歳で杉田玄白に入門、玄白の養子となった。寛政十二年（一八〇〇）にオランダ地理書を翻訳、幕府に献上して認められ、玄白の遺稿『形影夜話』を刊行した。

（4）癩之方ハ如何御手ニ入申候…癩病に関する知識、または治療法を知り得たの意だろうか。

■解　説

書簡末尾に後筆で「杉田玄白」とあるが、翻刻本文では省略した。

天明六年（一七八六）小石元俊は江戸に行き、玄白や石川玄常らと交流した。本書簡では、玄白の息子の伯元が元俊にともなわれ京へ着き、柴野栗山への紹介など世話になっていることへの礼が述べられている。同時に、元俊が無事に帰京したことを喜び、住居が定まったのかと伺い、自分の仕事の進捗状況も伝えている。大槻玄沢はこのときの様子を「翌未ノ三月ト覚ユ。京ニ帰ラレタリ。此時杉田伯元モ同伴シテ、堀川ノ栗山ノ塾ニ入ル、事ヲ託サレタリキ」（『大愚先生遺事』、『京都の医学史』資料篇、一〇三〜

四頁）と記している。

本書簡は山本四郎『小石元俊』（九七〜九頁）に翻刻されている。

元俊が杉田伯元を伴って江戸から京へ帰ったのは天明七年なので、本書簡は同年五月に書かれたと考えられる。玄白の日記『鷧斎日録』によれば、伯元が元俊と西上の途についたのはこの年の三月十六日のことである（杉靖三郎校訂『杉田玄白日記―鷧斎日録』青史社、一九八一年、一三頁）。また、四月五日の日記に「伯元嶋田より□状来。十四日ゟ廿四日迄大井川留由」（同書一四頁）とあることから、本書簡の「川支」は大井川での足留めと判明する。

【53】17―02　文化三年（一八〇六）三月二十日、元俊宛て

爾来打絶御安否
承知不仕候、漸暖和
相成候處、不相替御壮
健被成御坐珎重奉存候、
私義も無恙罷在候得共、
近年格別及衰老、
採筆も嬾[1]、久々御無音
申上赤面仕候、御宥恕
可被下候、然者此度御存
之石川玄常[2]門人
吉田玄庵と申者致上
京候付、兼て御高名承
及、折節貴家へも罷出、
得御教諭申度段相
願候、信州産ニて志も
有之候間、乍御面倒御逢
被遣、御心付被成候事共
御世話被成被遣可被下候
於私も奉頼候、何か申上度
義共も御坐候得共、御聞及も可被
成、江戸も近来珎
敷火災ニて未世上も
騒々敷、拙家抔幸ニ迯候
得共、同様事繁、心中
不静、先用事而已申上候、
猶重て可申上候、恐惶謹言
　　　　杉田玄白
三月廿日　　翼（花押）
　小石元俊様

人〻御中

尚〻、扨〻御なつかしく
奉存候、何か御咄申度事も多
御坐候、天涯相隔不能其義
残念奉存候、随分御自重可被
成候、増〻御大名承及申候
事御坐候、くれ〱も玄庵事
御頼申上候、以上

■語句註

（1）嬾…ものうい。大儀である。

（2）石川玄常…生没年、延享元～文化十二年（一七四四～一八一五）、七十二歳没。江戸生まれ。諱、世通。字、子深・玄常。号、愚岡。初め京で学んだが、のち前野良沢の西洋医学の評判を耳にして江戸に出た。良沢・杉田玄白らによるクルムスの解剖書翻訳の同人で『解体新書』校合のころから参加した。天明八年（一七八八）に一橋侯の侍医となった。小石元俊は、同六年秋に出府したさいに交流している（片桐一男『杉田玄白』吉川弘文館、一九七一年、二四四～五頁）。

■解　説

前半は、信州出身で石川玄常の門人である吉田玄庵が上京し、小石元俊を訪ねることを告げ、その世話を頼んでいる。後半は、江戸で火災があったが、玄白宅は無事だったことを伝えている。これは文化三年（一八〇六）三月四日の江戸大火を指すと考えられるので（片桐一男『杉田玄白』、三四四頁）、本書簡の執筆は同年と判断される。

なお、本書簡は山本四郎『小石元俊』に翻刻されている（二一二～三頁）。

【54】17―03　寛政十一年（一七九九）十一月九日、元俊宛て

尚々、次第寒氣相
増候、折角御自重可被成候、
くれ〱も先達て御滞留
御間少、染〻不得拝話、残念
奉存候

御帰還後御安否承
知不仕候、寒威相増候得共、
弥御安清長途無
御滞、今程ハ御帰宅
可被成珍珎奉存候、御家内

何も様御安庸（康）之事と
目出度奉存候、先達てハ
無存懸御出府、久〻ニて
緩〻拝謁、殊不相替
御懇意被仰下辱奉存候、
世子容子[1]も御覧被下、
御差図之灸治今以仕候
處、相應之趣ニてハ近頃
総體宜、御蔭故と不
浅辱御噂被申出候、毎度
玄澤・玄真抔も御噂申
上候、如何御門生方ニも
御達者ニ御坐候哉、宜御傳
聲可被下候、且又御頼之
カテーテル[2]早束申付候
處、細工人手間取、漸
此節致出来候間、早〻
差上申候、御落手可被下候、
御傳授之薬共者、逐〻
致製法相用申候處、初て
故火加減ホ不宜候哉、被仰
聞候通りニハ出来不申候得共、
一通りよりハ力強相見へ
申候、又近日煉見可申と
存罷在候、其外申上度
義も御坐候得共、先右品早
速御達申度、如此御坐候、
重て之節、細く可申
上候、乍末御令息様宜
奉頼候、豚児も能申上候、以上
恐惶謹言

十一月九日　杉田玄白

小石元俊様
人々御中

■語句註

（1）容子…様子と同義か。

（2）カテーテル…医療用中空細管。宝暦十二年（一七六二）、吉雄耕牛が長崎の甚太郎なるものにカテーテルを模造させたことが早い事例。広川獬『蘭療方』巻二「器物図説」には、「吸気管」の呼称で「カテイテル（葛底的児）」について「大凡淋疾。

及尿閉皆用之」と説き、「以白金或鼈甲製之」として図示している。論考篇の青木論文を参照。

■解　説

端裏に後筆で「杉田書状」とあるが、翻刻本文では省略した。

寛政十一年（一七九九）四月、丹後田辺藩主牧野佐渡守宣成《ふさしげ》の命を請け田辺まで往診した小石元俊は、その後、出府した田辺侯に再度の診察・加療をおこなうため、同年八月、江戸へ向けて出立した。このときの江戸滞在は「御滞留御間少」とあるとおり短期間だったが、彼は田辺侯の診療だけでなく、玄白の依頼によって若狭小浜藩酒井家の世子忠順（当時九歳）も診察した。

本書簡は、元俊がこの江戸滞在を終えて帰京したのちに差し出したものと考えられる。「世子容子も御覧被下」が、この年の元俊の江戸滞在を裏づける。またこれには「長途無御滞、今程ハ御帰宅可被成珍重奉存候」と見えるため、元俊が帰京後、暫くしてからの書簡であることがわかる。なお「先達てハ無存懸御出府、久〻ニて緩〻拝謁」とあり、元俊の東遊は思いがけなく訪れた機会であったとわかる。

一方、本書簡によれば、江戸滞在中、元俊がカテーテルの入手を玄白に依頼しており、江戸の細工人の手になるカテーテルが、本書簡とともに元俊のもとに届けられていることから、添え状としての意味を持つことが判明する。

また、元俊教示の療法が玄白の体調向上に資する可能性を有することや、元俊伝授の薬の製法を玄白らが試み、次第に上達する様子も描き出される。この薬は「近日煉見可申」とあるところから、煉り薬に類するものといえようか。

【55】17―04　寛政六年（一七九四）十二月十二日、元俊宛て

尚々、忰并玄沢へ御加筆
申達候、猶宜申上候、以上
霜月望之貴翰相
達拝見、如来書爾来ハ
御安否不致承知、御疎
濶罷過候、厳寒御坐候得共、弥
御安泰被成御坐候、奉至悦候、
今以浪華御住居之由、無
弥敷御療治も可有御坐候、御物
語も承度奉存候、當地何之
替無之、舊面目ニ消日
仕候、乍去豚児并二女[1]と
一ツニ仕候積ニて引取候玄真ニ
者甚出精、逐〻和蘭之

醫事相分候、病因薬能
ホ意外之事共多、于今
始ぬ事なから毎事感心
仕候而已御坐候、餘程数多
相成、治療之上ニも得功候
共も御坐候、御噺も申上候ハヽ、嘸
御悦も可被成候、御噂申候事御坐候、
乍去千里相隔、力ニ及
不申、残念奉存候、且又帝亜
加[2]御製可被成候由、夫ニ付月
桂実[3]之事御尋被下候、是ハ
仁斗相用、春年ニ至候て
用申候得者宜御坐候、猶又御尋
之筋も御坐候ハヽ、可被仰下候、右
御報旁如此御坐候、恐惶
謹言

杉田玄白

臘月十二日　　翼（花押）

小石元俊様

御報

■語句註

（1）二女…杉田玄白の次女、八曽。次行の（安岡）玄真は、八曽の婿養子である。

（2）帝亜加…テリアカのこと。テリアカ theriaca（ラテン語）はオランダ伝来の薬。赤い練り薬で有毒動物の咬傷・難病に効く解毒・鎮痛剤。古代のテリアカは数十種の原材料を練り合わせていたが、薬物相互の整合性が問題とされ、アムステルダム薬局方（一七九二年）などでは、「桂・益智・乾姜各細末二オンス、纈草根細末三オンス、阿芙蓉精製ノモノ三銭（一銭＝一匁）、葡萄酒九銭ニ浸シ溶カス者、蜜煮テ沫ヲ去ル者、一ポンド」（山脇悌二郎『近世日本の医薬文化』一九七頁）の六味となり、アヘンを主薬とする鎮痛・鎮咳薬として使われるようになった。テリアギアともいう。『華夷通商考』五「此国より出るテリアカと云丹薬あり」。『本草和名』の「底野迦」とも関わる。なお、広川獬『蘭療方』巻一には「的里亜迦 THeRIACA」として解説が見える。

（3）月桂実…月桂樹の実。月桂樹はヨーロッパ原産の常緑高木。雌雄異株、葉は互生、葉をもむと芳香がある。精油を含む葉を月桂葉、またはローレルという。果実、すなわち月桂実は苦味健胃薬となる。

■解　説

霜月望（十一月十五日）付の小石元俊の書簡に対して、臘月十二日付で玄白が認めた返書。

本書簡については、山本四郎氏が寛政六年（一七九四）ごろと推定し（『小石元俊』一三五頁）、片桐一男氏も同じく寛政六年と断定している（『杉田玄白』一七九頁）。

文中に「豚児并二女と一ツニ仕候積ニて引取候玄真ニ者甚出精、逐〻和蘭之醫事相分候、病因薬能ホ意外之事共多、于今始ぬ事なから毎事感心仕候而已御坐候、餘程数多相成、治療之上ニも得功候共も御坐候」とあることから「豚児并二女と一ツニ仕候積ニて引取候玄真」の部分をとり、安岡玄真が玄白の二女の婿養子となった寛政六年がその根拠となったのだろう。十分に首肯されるところである。この段階で、玄白の長女の婿養子伯元の活動とともに、杉田家において和蘭医学に邁進する玄真の姿に心を浮き立たせる玄白の心情が偲ばれる。しかし、玄真は玄白の養子となったあと、訳あって離縁され、のちに宇田川玄随の養子となった。

なお、本書簡では、元俊の「帝亜加《テリアカ》」試作についてふれ、月桂樹の実の用法に関する元俊からの問い合わせに玄白が回答・教示している。

【56】17―05　寛政十一年（一七九九）九月十五日、元俊宛て

御細答拝見、三四日
御所労御坐候由、一向
不存、御疎遠申上候、
然者世子持病懸
御目申度、明日と申上候
處、其方御診も御坐候
故、御不定之由委細
承知仕候、此方ハ持
病之義、何日ニても宜
御坐候間、一向老兄(1)
御閑日両日斗も可被
仰下候、石川(2)方も閑
日相尋、私も繰合
置可申候、今日之御左右
承候上、石川へ申遣、
萬一是も差支御坐候
得者、色〻入組候間、
一向(3)明日之處ハ延引、
望之日限いつニても
其方ゟ御定可被下候、右

申上度如此御坐候、以上
　九月十五日
(宛名書)「小石元俊様　　杉田玄白」

■語句註

(1)老兄…小石元俊のこと。
(2)石川…石川玄常のこと。書簡【53】語句註(2)を参照(二一五頁)。
(3)一向…いっそのこと、むしろ。

■解説

書簡【54】で見たように、寛政十一年(一七九九)江戸に滞在した小石元俊は、玄白の依頼で、若狭小浜藩酒井家の世子忠順の持病を診察することになった。本書簡は、その拝診の日程を定めるため、玄白が同年九月十五日付で元俊宛てに出したもの。

書簡によれば、拝診について玄白は明日、つまり十六日と伝えていたが、元俊の都合で決まらなかった。故に元俊の「御閑日」を二案ばかり玄白に連絡してほしいという。石川玄常にも併せ依頼していた模様で、元俊の「御左右」、すなわち都合に合わせて石川方や玄白方、三者の日程を調整したいと述べている。それだけに、本書簡では「明日之處ハ延引、望之日限いつニても其方ゟ御定可被下候」という文言通りの趣旨が強調されている。

このときの拝診は、十七日の元俊の一書を得た玄白が都合を調整し、十九日に実現している(山本四郎『小石元俊』一七三~五頁)。なお、本文に「三四日御所労御坐候」とあるのは、元俊の東遊による疲労回復の休養を意味するといえようか。

【57】17―06　寛政十一年(一七九九)九月十七日、元俊宛て

今日も秋冷御座候、弥
御安清と奉存候、然ハ
昨日ハ御門人方被遣
被入念候御義奉存候、且
若旦那(1)へ御出被下候義、
玄常(2)へも懸合、屋敷
方も都合仕候所、弥
十九日宜御座候間、其
思召ニ御極、此比申上候
通り昼時前私宅
向御来駕奉待候、此
段申上度如此御坐候、以上
　九月十七日

（宛名書）「小石元俊様　杉田玄白」

■語句註

（1）若旦那…若狭小浜藩九代藩主酒井忠貫の次男忠順。生没年、寛政三～嘉永六年（一七九一～一八五三）。文化三年（一八〇六）に忠貫が亡くなったとき、若年のため、父の養子だった酒井忠進が相続し、忠順はその養子となり、文政十一年（一八二八）に養父の死去により家督相続し、一一代藩主となった。

（2）玄常…石川玄常のこと。書簡【53】語句註（2）を参照（二一五頁）。

■解説

寛政十一年（一七九九）の江戸行で小石元俊は、長子龍（元瑞、十六歳）と門人二人（名前不詳）を同行させている。このとき元俊は五十七歳。かなり疲労したらしく、三、四日の休息をとったことが、書簡【56】よりわかる。元俊は、事前に門人を酒井家世子のもとへ遣わし、病状などを把握している。診察のための屋敷も都合がついたので、いよいよ治療は十九日と決め、先ごろ申しあげた通り、昼前に私宅へご来駕下さい、との内容である。元俊の腕前の確かさとともに、若旦那（酒井忠順）や元俊に対する玄白の配慮がうかがえる。

【58】17—07　寛政十一年（一七九九）九月二十二日、元俊宛て

此間者緩〻拝顔
大悦仕候、尓後秋冷
御坐候得共、弥御安清
可被成御坐候、奉至悦候
然者先日ハ若旦那
容子御診察被下
何も大悦仕候、同人事も
忝宜御挨拶申上候様
被申付候、右ニ付御約
束被申候通り、弥御灸
点御無心被申度候、其方
御繰合次第、今一度
御見舞被下候様致度
段御無心申上候様、猶又
被申付候、尤此方ハ何
時ニても宜御坐候、其思召
ニて前日ニも一寸と被仰
下度奉存候、私義繰合
隙ニ仕、御懸合旁罷出
不申候てハ都合不宜候、

其段御承知可被下候、此
義申上度如此御坐候、以上
　九月廿二日
尚々、御令息様御門人
方宜御頼申上候、以上

（宛名書）「小石元俊様　　杉田玄白」

■解　説

書簡【57】に続くものと思われる。十九日に、若旦那（酒井忠順）の診察を終えたらしく、礼を申し述べている。同時に、前回診察のとき、灸点をしてくれるとの話だったので、都合がつき次第、もう一度見舞ってくれるよう依頼している。

【59】17―08　寛政十一年（一七九九）九月二十三日、元俊宛て

昨日以手紙申上候處、
御留主之由、其節申上候
若旦那方へ御出被下候義、
幾日何時御出可被下候哉
相成（候脱カ）ハ、明日四ツ時過
或廿六日御出被下度候、左
様御坐候得者、乍自由私
繰合ニ甚宜御坐候、無程
明昼後と明後廿五日ハ
諸矦方御約申候方御坐候
故、旁相伺候、以上
　九月廿三日

（宛名書）「小石元俊様　　杉田玄白」

■解　説

書簡【57】・【58】に続くもので、小石元俊に対して若旦那（酒井忠順）を再度診察し、灸点をして欲しい、と日程の要望を伝える。ここで、元俊に期待された医療行為として、漢方の施術である灸が求められている点は、注目されよう。再診については、二十四日昼からと二十五日は諸侯との約束があり都合悪いが、連絡を待つと述べる。

【60】17―09　年不詳（寛政後期）二月二十二日、元俊宛て

旧冬廿二日之貴翰
相達拝見、弥御安
清被成御坐候由、目出

度奉存候、随て私方無
事罷在候、御過念被下
間布候、先以去冬
近火ニて致類焼候
段御聞及候由、預御尋
忝奉存候、至て急火ニハ
御坐候得共、幸ニ老少
無怪我退出、致
大慶候、乍去雑具ハ
不残焼失仕候、併
蘭書分ハ一冊も焼
不申、是ハ天幸ニ御坐候、
御祝可被下候、右御報早〻
申上度如此御坐候、恐惶
謹言
杉田玄白
二月廿二日
小石元俊様
御報
尚々、尓来甚御無音
致赤面候、私事も近来
甚老衰、万方疎闊
罷過候、夫故老兄へも御無
沙汰斗申上候、御宥恕被
下候、猶後便可申上候、以上

■解　説

江戸は火事が多く、玄白の家もここで述べられているように、類焼の被害を受けた。書簡の年次比定だが、片桐一男氏の研究によれば、玄白の家が寛政五年（一七九三）十月二十五日の大火で類焼し、蘭書は無事とあり、この手紙は翌年のものという（『杉田玄白』二八一頁）。

だが、玄白家は、寛政九年十一月二十二日にも罹災をしている。このときは、同月二十四日に万年町の三左衛門の長屋に引き移り、二十六日に藩より玄白・伯元両方に金子が下《くだ》しおかれ、同十年九月二十三日に引っ越したとあり、寛政九年の可能性もある。『鷧斎日録』同年十一月二十二日の記事には「廿二日、同（晴風寒）西北風強し、佐久間町朝五ツ時頃出火、薬研堀へ飛火し、夫より新大橋向へ飛、木場ニて夜九ツ時留」と見える。また、二十四日には万年町の長屋に仮宅とあり、同年に罹災したことは間違いない。

辻出羽守

生没年、宝暦六～天保六年（一七五六～一八三五）、八十歳没。諱、章従。号、蘭室・孜軒。本姓、中原。

京の医家村田玄隆の三男（一説に次男）で、十五歳のとき公家である久我家の陪臣医辻章業の養子となった。書簡を通じて大槻玄沢からオランダ語の指導を受けた。部門別（天文・人品など）にまとめた蘭日辞典『蘭語八箋』を起稿（全四〇冊、未刊）。オランダ語だけでなく、マレー語・ギリシャ語・ロシア語・朝鮮語・梵語にも関心を示し、ほぼ独学で習得に努め、天文・蘭文法・医学・博物学など幅広く研究した。医学関係では、昇汞丹（ヅッピル）という梅毒薬を文化初年ごろから製造したとされる（京都大学蔵『蘭室伝記史料』一～九）。天明三年（一七八三）信濃守、文化十三年（一八一六）出羽守、天保元年（一八三〇）正四位下となった。蘭語研究では京の先駆者と評価されている。

■先行研究

山本四郎「辻蘭室伝研究」（有坂隆道編『日本洋学史の研究』Ⅰ、創元社、一九六八年）

益満まを「草創期の京都蘭学—《辻蘭室文書》の書誌的考察—」

（松方冬子編『日蘭関係史をよみとく』上巻、臨川書店、二〇一五年）

【61】16—07　年不詳（文政）十月七日、元瑞宛て

寒冷相増候、愈御康
適奉珎賀候、昨日者貴状
被下候處、拝復も不申上、失禮御
免被下候、然者毎ゝ乍御面倒
ゴムカテイテル一具、何とそ(1)
御取寄被下度奉希候、先達
相願候者ゟ又ゝ申越、乍御
面倒恐入候へ共、無拠奉願候、
代料失念仕候、是も被遣
被下候節被仰下置候、右願申
度如此御坐候、頓首

十月七日

（宛名書）
「小石元瑞様　　辻出羽守」

■語句註

（1）ゴムカテイテル…尿道に挿入する管。斎藤方策の記録によれ

ば、文政元年（一八一八）に江戸参府したオランダ人が杉田立卿へ贈ったものがわが国初だという。その後すぐ道具師一得斎にこれを模作させて以降、蘭方医のあいだで使われるようになったと考えられる。宗田一によると、日本でカテーテルが作られるのは天保期のことである。論考篇の青木論文を参照。

■解説

辻蘭室が出羽守に任ぜられたのが文化十三年（一八一六）、ゴムカテーテルがオランダ人から初めて贈られたのが文政元年とされるので（語句註(1)を参照）、彼が六十三歳の文政元年（一八一八）から没年の天保六年（一八三五）までに作成された書簡である。このとき、国産のゴムカテーテルはまだないが、それを用いた医療が為されており、かつ彼が活発に医療行為をおこなった時期を考慮に入れると、文政期の書簡だろうか。

本書簡で明らかなように、蘭方医のあいだでゴムカテーテルがまだそれほど出回っていない時期、小石家が媒介の役割を担った事実は興味深い。

文政五年版『平安人物志』に蘭室の名が収載され、同年刊の畑維竜『皇国医林伝』でも、称揚の対象となっている。また、文政十一年の山木善太『海内医林伝』も記事を収め、文政期に医者としての評価が高かったことを確かめることができる。

坪井信道

生没年、寛政七〜嘉永元年（一七九五〜一八四八）、五十四歳没。名、道。幼名、環・一助・道庵。字、信道。号、誠軒・冬樹・晩生。

美濃国池田郡脛永に生まれる。実子に二世信道となった信友、養子に幕府奥医師となった信良がいる。文政三年（一八二〇）江戸に出て、宇田川玄真の門に学ぶ。同十二年、深川上木場三好町に開業、蘭学塾（安懐堂）を設立した。天保三年（一八三二）深川冬木町に移り、日習堂と改称。同十三年、萩藩医となる。伊東玄朴・戸塚静海とともに、江戸の三大蘭方医と称された。門下に緒方洪庵・青木周弼・川本幸民・杉田成卿・黒川良安ら多数。著書に『診候大概』、訳書に『万病治準』『製煉発蒙』『扶氏神経熱論』など。

■先行研究

中貞夫『坪井信道：洋学者』（弘学社、一九四三年）
青木一郎『年譜で見る坪井信道の生涯』（杏林温故会、一九七一年）
青木一郎『坪井信道詩文及書翰集』（岐阜県医師会、一九七五年）

斎藤祥男『蘭医家坪井の系譜と芳治』（東京布井出版、一九八八年）
幸田正孝「坪井信道の年譜の再検討―家訓と日習堂を中心に」（『科学技術史』二、一九九八年）
森川潤「萩藩医坪井信道―萩藩における蘭学導入の経緯について―」（『広島修大論集』五一―二、二〇一一年）
＊小石家に宛てた信道の書簡は『医家蘭学家俗牘』『医家俗牘（二）』掲載分の全九通が青木一郎『坪井信道詩文及書翰集』に収載され、すでに詳細な考察が加えられている。

【62】16―16　天保十三年（一八四二）五月九日、元瑞宛て

拝啓時下薄暑御座候處、先以
道標萬福可被成御座、奉遙賀候
弊家無異送光仕候、乍憚御安
慮可被下候、然ハ拙子事去月
廿八日長州家（1）へ被召抱、百五十石
被宛行候、尤先年以来二三之
諸侯ゟ沙汰も有之候へ共、何も当直
或ハ国供ホ有之趣ニ付、皆々相断
申候處、今般長州家ニ於而ハ病用
之外平生ハ定タル当番も不及、
国許へ被召連候事も無之、其外
總而世間治療之妨ニ相成候
無益之事ハ一切被差免候旨ニ
御座候間、一ハ子孫之為メ、一ハ自己
安心之為メ承諾仕候、従来格別
御懇意も被下候事故、右之段
鳥渡御吹聴申上候、賢郎幷
去春嵐山同遊中へ御序之
節御吹聴可被下候、
四月二日一書呈上、其節
嵐山雪景一幅（2）返上仕候、
定而御落手被下候事と奉存候、
此節京畿も御改革最中と
傳聞仕候、当地も未た全く定リハ
不仕候得共、先少々静マリ候方ニ御座候、
右可得貴慮、草々如此御座候、
梅天氣候不宜御加餐奉
祈候、頓首啓

五月九日　坪井信道

小石元瑞様
梧下

語句註

(1)長州家…萩藩、藩主は毛利敬親。

(2)嵐山雪景一幅…『京都の医学史』本文篇（六一五頁）に、山本梅逸に描かせたこの一幅に関する元瑞「文稿」の一文が紹介されている。

此幅去年所製贈于坪井誠軒々誤作斎誠軒書来告余即別製一幅贈之誠軒乃付郵見返偶日野貞菴東役賜暇将帰国迂路来訪話及此幅曰今春聞君製雪景嵐山幅□贈誠軒先生惜不得往観也余乃出示之日春首掛于誠軒堂上者即是貞菴驚訝不信因為叙顚末貞菴大喜展観朗誦一過凝視良久矣俄謂曰此幅在君為長物矣余曰子将奪去乎相共一鬨□□之于余白挙贈未知貞菴以何為報

解　説

萩藩では天保十年（一八三九）信道門下の青木周弼が藩医に任ぜられた。信道は同弼の師で萩藩医の能美洞庵や村田清風と親しく、彼もまた洞庵の推薦によって初め扶持米二五俵、御手廻組、江戸屋敷外住居として藩医に迎えられた。本書簡によると、召し抱えの条件がよかったことが藩医受諾につながったようである。

信道は天保十二年（一八四一）正月上旬に上坂し、緒方洪庵らを訪ねた後、上洛して元瑞のもとに数日滞在し、その間一日、小石中蔵や究理堂塾頭小森宗二らと嵐山に遊んだ。雪景を楽しみ、閏正月二十三日に帰府している。ここで元瑞に返却している嵐山雪景図は、元瑞が南画家の山本梅逸に依頼して描かせた一幅で、同年末に元瑞へ届けられた（返却理由については、書簡【64】・【65】を参照）。賛を書き改めた画軸の図版は、緒方富雄『日本におけるヒポクラテス賛美』（日本医事新報社、一九七一年）一七六頁に掲載されている。

なお、本書簡は『京都の医学史』本文篇（六一五～六頁）、青木一郎『坪井信道詩文及書翰集』第五号（一一三～四頁）に翻刻がある。

【63】17—13　天保十一年（一八四〇）十二月十二日、元瑞宛て

金坐(1)小田氏帰京ニ付謹啓、
尓来ハ打絶御疎闊申上候、寒威
相加候處、道標萬福可被成御座
奉遙賀候、拙家少長無恙眠
食仕候、乍憚御安慮可被下候、然ハ
小田氏御内方當九月出産、
其後悪露(2)経久不休日々
寒熱抔も有之、腰痛少腹痛
有之、拙子施療是迄解凝(3)疎
通之剤相用、先達而ゟ悪露も

全く止マリ、寒熱も治し、先ツ
此節ニ而ハ平和之方ニ御座候、近来
少々肥満いたし多血ニ相移り
可申容子ニ相見へ申候、唯々逆上
を患る時有之候、此度急ニ
帰京いたし候ニ付、何卒貴家様へ
拙子ゟ相願呉候様精々被相頼候、
何卒御一診之上、可然御投剤
可被下候、小児も兼而ハ少々申分
御座候得共、此節ハ大ニ快方ニ御座候、
併し是も相願可申候間、是又
宜敷奉希候、扨又拙子事も浪
花ニ罷在候舎兄(4)病氣ニ付、来
正月上旬發足ニ而相登り
候心得ニ御座候、其節ハ都下へも
立寄候積ニ御座候間、参上拝眉
可仕相楽罷在候、賢郎(5)へも
此段御致聲可被下候、右
相願度如此御座候、何レ不遠
拝晤心事罄倒(6)可仕候、
頓首拝上

臘月十二日　坪井信道

小石元瑞様
帳下

■語句註

(1)金坐…京都の金座は、江戸と同じく十七世紀初頭に開設されたと推定されている。御金改役をつとめる後藤家の支配下で、小判を鋳造した。寛政三年（一七九一）以降、京都金座は禁裏御用箔と京坂における金職人の取り締まりのみを担い、規模は縮小された。文化七年（一八一〇）の史料によると、金座の役人は一二名、事務官・技官である金座人は一〇名を数えた。小田氏は「帰京」したとあるから、もと京都金座の人で、一時的に江戸でつとめていたのかもしれない。

(2)悪露《おろ》…産褥期に膣および子宮から出る血や排出物。俗に、おりもの。

(3)解凝《かいぎょう》…凝りを取り除くこと。

(4)舎兄…坪井信道の兄、浄界のこと。信道は幼くして父母を失い、近江長浜福寿院にいる兄に養われた。この手紙の時期には、浄界は清荒神清澄寺（現在、兵庫県宝塚市）にあった。

(5)賢郎…小石中蔵のこと。

（6）罄倒《けいとう》…「罄」は、むなしい・尽きる・やりつくすの意。「罄」の字は、書簡では下部「缶」の部分が、「正」となっている。誤字か。

■解　説

京都金座の小田氏が急に帰京することになり、依頼を受けた信道が夫人と小児の診察を引き継ぐよう小石元瑞に頼んでいる。本書簡の前半は、夫人の病症や経過を説明する。小田氏と元瑞は以前よりの知己かもしれない。

後半で信道は、浪花（実際は清荒神清澄寺）にいる兄浄界が病気なので訪ねる、その折りに京へ立ち寄るので会いたいということ、その旨を中蔵にも伝言してほしい、と述べている。

事実、天保十二年（一八四一）正月に信道は兄を訪ねている。ゆえに本書簡は、前年の十二月に書かれたものと考えてよいだろう。

なお、本書簡は青木一郎『坪井信道詩文及書翰集』第一号（一一五～七頁）に翻刻がある。

【64】17―14　天保十三年（一八四二）正月八日、元瑞宛て

新禧之佳祥千里同風
目出度申納候、先以盛門萬吉
御重歳可被成御座、奉遙賀候、
小家老少無恙加齢仕候、乍憚
御省慮可被下候、然ハ客臘ハ華
翰御恵投被下、殊ニ嵐山風雪
図御贈被下、恒手拝展三嘆仕候、
梅逸老人(1)画別而上出来と奉存候、
且当時之高作も御題し被下感
吟仕候、去春奉別已来嵐峡
之遊夢寐髣髴仕候處、
実ニ再其地へ遊候如く真ノ活
画図と奉存候、頃日同社訪来
候へハ必披展致し、曽遊ヲ説出し
誇申候、御一笑可被下候、拙号ハ誠斎ニハ
無之、誠軒ニ御座候、韓非ノ拙誠勝于
巧詐ト云語(2)ヲとり候へとも拙誠軒と
申候得共、餘り長過候間、平生誠軒ト
のみ相認申候、何レニテモ宜敷候得とも
乍序申上候、
萬病治準(3)中御不審幷黒膽
液病(4)ノ亅後便奉収可仕候
賢郎幷小森君(5)へ別書不
呈候、其他嵐山同遊之諸君へ

宜敷御致聲奉希候、
餘ハ期永陽之時候、草々謹啓
正月八日　坪井信道（花押）
小石老先生
梧下
貴號貴字御序
之節被仰聞可被下候、以上

■語句註

（1）梅逸老人…山本梅逸のこと。生没年、天明三～安政三年（一七八三～一八五六）、七十四歳没。尾張名古屋生まれ、江戸後期の南画家。色彩豊かで華麗な花鳥画を得意とした。天保三年（一八三二）に五十歳で上洛、多くの優れた作品を残すとともに、小石元瑞や頼山陽らとの文人交流（煎茶・陶芸など）も盛んにおこなった。安政元年（一八五四）、尾張藩の御用絵師格に取り立てられた。

（2）韓非ノ拙誠勝于巧詐ト云語…『韓非子』説林上に「巧詐《こうさ》は拙《せつ》誠《せい》に如かず」とあり、巧みに偽り人を欺こうとするより、拙くても誠意を示すほうがずっと相手に響くの意。拙誠は、言動の表現はつたないが、まごころのあること。

（3）萬病治準…オランダのブールハーフェ（H. Boerhaave, 1668–1738. 臨床の大家で、また近代臨床医学教授法の創始者。ライデン大学教授）著、スウィーテン（Gerard van Swieten, 1700–72）註釈の書を信道が宇田川塾にいた文政六年（一八二三）から四年かけて訳したもの。全三〇巻。

（4）黒膽液病…古代ローマ・ギリシャの医学理論で採られた「体液病理説」に拠るもの。黒胆汁が溜まり、熱病がおこると考えられた。概して慢性病で、炎症や腫瘍もこの種にはいる。

（5）小森君…小森宗二のこと。書簡【41】語句註（1）を参照（一八八頁）。嵐山に同行している。

■解　説

端裏に後筆で「×（封〆カ）坪井　小石君　丑正月八日書　二月十九日到　廿九日報付嵐山観図」とあるが、翻刻本文では省略した。これは、正月八日付の本書簡が二月十九日に届いたこと、そしてそこに前年十二月二十九日付で元瑞が書簡とともに送った「嵐山観図」についての話題が書かれている、との意だろう。ただし「丑」は天保十二年（一八四一）なので、誤りである。「寅正月八日書」としなければならない。

本書簡は、年始の挨拶状である。昨年末に受け取った書簡と、それに付された嵐山雪景図に対し礼を述べる。

去春、小石元瑞・中蔵、小森宗二（究理堂塾頭）らと嵐山に遊んだとき（天保十二年、書簡【62】を参照）を思い出させる、山本梅逸の絵が素晴らしいと感心する。また、自分の号は『韓非子』に由来する「誠軒」であって「誠斎」ではないと指摘している。信道が訳した『萬病治準』に関する元瑞の質問については、後便で答えるという。

なお、本書簡は青木一郎『坪井信道詩文及書翰集』第三号（一一九～二一頁）に翻刻がある。

【65】17―15　天保十三年（一八四二）四月朔日、元瑞宛て

二月念九之貴書、過日相達し
恒手拝讀仕候、其節春寒料峭
之處、道標万福奉遙賀候、弊家
碌々依旧申候、乍憚御休慮可被下候、然ハ
客臘御贈被下候嵐山雪景、貴題
軒ノ字と斎ノ字と間違候事申上候處、
早速御改録被下、御配慮之程恐入
奉存候、僕ハあれにて何も遺憾と申
程之事とも存し不申、珍襲可仕存し
罷在候處、屡労玉手候段、不知所謝
奉存候、客臘御恵贈之分此度返
上仕候、御落手可被下候、
貴字貴號委敷被仰下、逐一
奉承知候、秋岩仙史[1]来歴、夢
中御作人ニ塵[2]表之風致相見へ
隠逸傳中ニ而も有そふなる高趣と
奉存候、全く御氣象現夢寐候御事と
奉感吟候、古人も自己之心相於夜間
之夢想見之と申事、於此貴作乎見
之と賤評仕候、
過日一書拝呈、万病治準中御不審之處
申上候、定而御披見可被下奉存候、令郎ゟ
新禧賀儀として不相変金一封御贈
被下候處、先便御礼不申上失礼仕候、
御序宜敷御致聲可被下候、右貴報
申上度如此御座候、尚不定之天氣
御保嗇奉祈候、謹啓
四月朔日　坪井信道
樫園老先生
梧下
内啓、此地御改革至而厳重、

世間浮華之風、頓ニ一掃仕候、
吉原之外、江戸遊處一軒も
無之相成申候、餘ハ推而可知、
御地も定而相似タルヿト奉存候、以上

■語句註

(1)秋岩仙史…「秋巌」は元瑞の号。『京都の医学史』本文篇は、この号の由来を「夢中所得七絶中秋山岩畔菊花秋ノ句アリ」と説明する(六〇九頁)。

(2)塵表…塵外。俗世間をはなれたところ。

■解　説

小石元瑞が信道の号「誠軒」を書き誤った「嵐山雪景図」の一件、これまでの経緯は、書簡【64】を参照されたい。号を正しく「誠軒」と認め、信道へ贈り直したので、前年十二月のものは返送されてきた。巻末では『万(萬)病治準』のうち、不審な点を問い合わせたことにもふれている。

本書簡の追而書では、水野忠邦が主導した天保改革、すなわち奢侈禁令・風俗矯正の様相が記されている。江戸市中の隠売女を新吉原へ移住させる法令は、同年三月に出された一連の幕府法令である(たとえば『江戸町触集成』一三五五四、同月十八日付)。

なお、本書簡は青木一郎『坪井信道詩文及書翰集』第四号(一二一～三頁)に翻刻がある。

【66】17―16　弘化四年(一八四七)八月朔日、元瑞宛て

小翰拝啓、秋色未退候處、
道標萬福可被成御坐奉敬祝候、
弊屋依舊眠食仕候、乍憚御安
慮可被下候、然ハ當春ハ豚児罷出
候處、種々御懇諭被成下候由、当人ゟ
申来難有奉存候、其後も又々
参上、御厄介ニ相成候趣奉痛入候、
扨又當春ハ兼而相願候御
揮毫早速御恵被下奉感
荷候、御臂(1)痛も被為在候處、
長篇別而御迷惑と奉存候、
其節直ニ裱装壁上ニ掲、
日々拝見仕候、此後十襲珎蔵
長く孫子ニ貽り可申候、右頂戴
之後早速御礼書差上可申之處、
四月上旬ゟ不快ニ而四五十日
引込、五月下旬始而出門、此節も

未た全愈ニ而も無之、病用も遊
半分ニいたし、養生第一ニ
消日仕候、右故兎角把筆も
不致、諸方皆々可成丈相づるけ
申候、疎放之罪海涵奉祈候、
先達而病中戯ニ蘭之詩
作申候間、御一笑迠ニ供電覧候、
餘ハ不能一二奉期後信候、頓首
再拝

八月朔日　　坪井信（花押）

檉園石先生

函丈

賢郎君へ宜敷御致意可被下候、
高峯元陸(2)近来分析術
刻苦いたし餘程進歩申候、以上

当時薬室托し置申候

追啓

拙子事、夏以来兎角
體中違常ニ付、明八日上
途豆州熱海へ浴泉仕候、
三四十日縦遊仕候心得ニ御坐候、以上

八月七日　　（花押）再拝

小石先生

■語句註

(1)御臂痛…小石元瑞のことを中蔵が記した『檉園先生行状記』によれば、「年六十四冬、風疾ヲ発シ右身不遂不能執物。平日書ヲ需者多シ。爰ニ至テ之ヲ絶辞ス。翌年夏病漸ク復ス」（『京都の医学史』資料篇、一〇六頁）という状況だった。

(2)高峯元陸…幕末加賀藩の蘭学者・科学者である高峰譲吉の父。正しくは「元稑」。

■解説

端裏に後筆で「坪井信道」とあるが、翻刻本文では省略した。信道の最晩年、小石元瑞に宛て送った最後の書簡とされる。弘化四年（一八四七）の筆。

「豚児」は、坪井信良のこと。青木一郎によれば、同年二月（中田雅博『緒方洪庵』では三月）、緒方洪庵門下に入ったというが「適々斎塾姓名録」には、該当する記録は見えない。本文中の元瑞による揮毫は、現在その所在が明らかでない。また、書簡末「蘭之詩」は、『坪井信道詩文及書翰集』が紹介している。

追啓には、信道の体調不良と、養生のため熱海へ湯治に出かける旨が記される。これに関しては「浴余漫草」など一連の詩稿が残る。

なお、本書簡は青木一郎『坪井信道詩文及書翰集』第十号（一三三～六頁）に翻刻がある。

【67】17―17　弘化三年（一八四六）閏五月廿八日、元瑞宛て

小翰拝啓、炎威甚敷候處、
帳下清穆(1)可被成御座奉恭賀候、
然ハ去ル十九日京都大火之由、図
面一見仕候處、御本家御隠宅共幸ニ
御免レ被成候段、萬々奉抃喜候、併
餘程之焼ニ候へハ御親族様抔ニハ定而
御類焼も可有之奉存候、日野(2)ハ如何
御座候也、是ハ餘程近き様被存候、
吉文字屋彦市方抔も一丁半程
之處ニ而相免レ候由ニ候へハ、日野も免レ
候やと被存候、其他西洋家懇意
之家一家も類焼無之様相見へ候
一先日ハ久留米侯(3)御病中御治験
御處方ホ委曲御認メ拝見被仰付
難有奉存候、扨又箕作阮甫ゟ
御近況承候へハ、実ニ御閑逸之御容
子奉欣抃候、羨敷御境界と奉
存候、江戸之醫者ハ万金ヲ積候而(4)も
中々御まねハ出来不申候、箕作も大ニ
欽慕仕居候、
中蔵君へ別紙上不申候、宜敷御
見廻御致意可被下候、小森(5)・日野へも
御序可然奉希候、
近日又々旲国船評判大分諠《カマビスシ》(6)く候、
琉球ノフランス、松前ノロシヤ、遠州ニも
去ル廿四日一艘見へ候由、一昨日相州
浦賀港ニ軍艦一隻渡来、
伊豆沖ニも一隻相見へ候との事、
巷議紛々人心不安候、尚逐々
委敷事相分り可申候、
右件可得貴慮、草々如此
御座候、炎暑之節御保嗇奉
仰候、頓首拝啓

閏五月廿八日

坪井信道

小石老先生

帳下

追啓

浦賀港呉舩ハ全クアメリカ洲バストンネウヨロク(7)の舩にて交易願ノ為メ渡来之處不相叶、一昨朝開帆と申事ニ候、以上

児信良見物ニ参り申候、言語ニ絶候大舶ニ而、軍備も満足と相見へ候よし

六月九日認

■語句註

(1)清穆《せいぼく》…清らかで、やわらいでいること。多く、手紙文で相手の幸福・健康を祝う語として用いる。

(2)日野…日野鼎哉のこと。

(3)久留米侯…筑後久留米藩第十代藩主・有馬頼永《よりとお》。頼永は林述斎・佐藤一斎の進講を受け、英明を称せられた藩主。弘化元年(一八四四)襲封、財政や兵制などについて改革を進めたが、治政三年にして病没した。

(4)箕作…箕作阮甫のこと。二七一頁を参照。

(5)小森…小森宗二のこと。書簡【41】語句註(1)を参照(一八八頁)。

(6)「諠」の部分、筆は崩れているが、ルビに「カマヒスシ」と見える。

(7)バストンネウヨロク…ボストン、ニューヨークを指すか。

■解　説

端裏に後筆で「石　呉舩之事」とあるが、翻刻本文では省略した。

閏五月は、弘化三年(一八四六)。書簡【66】と同様に、信道最晩年の書簡のひとつである。

冒頭の「京都大火」は、弘化三年閏五月十九日、四条道場金蓮寺境内からの火災を指す。箕作阮甫から、元瑞の「閑逸」の様相を聞き、江戸の医者にとっては、万金を積んでもなかなか真似ができないことだと述べた点などは、興味深い。書簡後半には、同年の異国船渡来情報が細かく集められている。

この時期、ロシア船は択捉《エトロフ》島付近にしばしば来航した。フランス軍艦クレオパトール号の琉球来航も、同月のことである。浦賀への来航は、アメリカ東インド艦隊司令長官ビッドルの率いるコロンブス号・ビンセンス号で、浦賀奉行に書簡を送り、通信互市を求めたが、拒絶された。

これらの異国船来航についての見解を信道が小石元瑞に求めている点は、留意すべき観点といえる。また、信良が六月九日付の

「追啓」で浦賀来航のビッドル率いる二隻の異国船を「見物」に行き「言語ニ絶候大船ニ而、軍備も満足」というその感想を付け加えているのも面白い。

なお、本書簡は青木一郎『坪井信道詩文及書翰集』第九号（一三一～三頁）に翻刻がある。

【68】17―18　弘化三年（一八四六）正月十三日、元瑞宛て

恭賀
新正
十二月二日之貴簡舊臘
下旬相達、恒手拝讀仕候、寒威
凛烈(1)之處、
道標萬福被成御坐奉敬賀
候、弊屋少長無事加年仕候、
乍憚御省慮可被下候、然ハ昨年ハ
五月十五日ゟ十月十五日迄五ケ
月之間久留米(2)疾尿血御治療
之為メ彼地ニ御游行之由、本ゟ
御難症之處、御全愈ニ被成御入
候段、同社之面目不過之奉
存候、昨年秋比右御藩在府
醫師ゟ醫案認呉候様頼
来候得共、御難症といひ、殊ニ
一診も不申上、中ゝ醫案出来
不申、且先生御治療之事ニ
候へハ遠方ゟ愚按申上候事も
無之旨相断遣申候、実ニ御老
體(3)二百里外之御跋渉一苦
労千万之御儀奉存候、併斯道
之一大愉快ニ御坐候、日野始御
地御社中一同大喜と奉存候、
此地ニ而も我道年ゝ盛ニ相
成申候、已ニ昨年も大府御醫師(4)
ゟ出願いたし、和蘭醫書翻
訳もの上木御制禁ニ相成り
可然旨上書いたし候處、却而御
叱有之、且五六年来翻訳書
にても醫書之分ハ醫学舘(5)ニ而
上木之節相改候事ニ定り居
候處、其儀御免ニ相成、天文方
山路弥左衛門(6)殿方ニ而改を受
候事ニ相定り、以前ゟ一等

我社之勢ヒ能く相成申候、近年
醫学舘ニ而滞り居候翻訳
書一時ニ上木御免ニ相成、数年
之鬱閉忽解散いたし申候
一賢郎(7)治術大ニ御出精之
旨不堪雀躍奉存候、信良
事今年中も廣瀬(8)方ニ差置、
夫ゟ又ゝ醫学相始候心得ニ御坐候、
其節ハ京摂邊ニ再遊為致
中度候、
先ハ右貴報申上度、年頭賀
詞旁如此御坐候、餘ハ期永日
之時候、恐惶謹言

正月十三夜

坪井信道

小石元瑞様

帳下

賢郎へ別書呈不申候、
宜敷御致意可被下候、以上

■語句註

(1)凛烈《りんれつ》…凛冽、寒気のきびしいさま。

(2)久留米侯…有馬頼永のこと。書簡【67】語句註(3)を参照(二三五頁)。弘化二年(一八四五)江戸から帰国の途上、尿血症が重篤となった。同藩国家老の有馬織部は頼春水の門弟で小石元俊とも旧知であったことから、同道の希望を聞き入れ、小石元瑞は五月十五日に京を発った。小石中蔵の記した『檉園先生行状記』に「年六十二、筑後柳川侯病アリ。江戸ヲ辞シ国ニ帰ル途、伏見ニ至ル。使シテ聘セラル。固辞スルニ老懶放逸任ニ堪サルヲ以テス。其老職有馬織部氏(中略)請テ藩ニ帰リ保養セシメント欲ス。今恃ム所唯先生アルノミ。願クハ随護シ国ニ至リ治ヲ煩サン事ヲ」とあるが、「柳川」は久留米侯の誤りである。『京都の医学史』本文篇(六一〇頁)もこれを受けて柳川侯と誤記している。

(3)御老體…小石元瑞のこと。

(4)大府御醫師…医学館督事多紀元昕《もとあき》のこと。蘭方医学の隆盛に対する危機感から、何かと理由をつけ翻訳書の刊行を差し止めようとした一連の動きを指すのだろう。

(5)醫学舘…幕府直轄の医学校。奥医師多紀元孝《もとたか》が明和二年(一七六五)に開いた躋寿館が前身。寛政三年(一七九一)、幕府がこれを直轄の医学館とした。この督事は代々多紀氏がつとめた。

(6)山路弥左衛門…天文暦学者の山路諧孝《やまじゆきたか》（生没年、安永六～文久元年、一七七七～一八六一）。文化七年（一八一〇）父の跡を嗣いで天文方となる。文政十二年（一八二九）シーボルト事件に関わった高橋景保の後を受け、蕃書和解《わげ》御用を仰せ付けられ、翻訳の事業につとめた。『西暦新編』などの著作がある。弘化二年（一八四五）七月以降、蘭書翻訳・刊行の改役を担った。論考篇の海原論文を参照。

(7)賢郎…小石元瑞の次男、小石中蔵のこと。天保七年（一八三六）から同十年まで坪井信道の塾に在籍した。

(8)廣瀬…広瀬旭荘のこと。生没年、文化四～文久三年（一八〇七～六三）、五十七歳没。名、謙。字、吉甫。通称、謙吉。号、旭荘・梅墩《ばいとん》。豊後日田出身。広瀬淡窓の弟。亀井昭陽・菅茶山らに学ぶ。兄の私塾咸宜園を運営したのち、各地を歴遊。天保十四年五月十一日、大坂を発して江戸に出た。文久元年（一八六一）帰郷して雪来館を創立するが、翌年摂津池田に移住。漢詩人としても著名。著作に『梅墩詩鈔』『追思録』など。

■解説

端裏に後筆で「×」「坪井誠軒」「午正月十三夜書　廿三日（廿二日到）四日答」「翻訳書上木制禁願御叱り五六年来阻滞書一時開板」とあるが、翻刻本文では省略した。本書簡の到着日、返書差出日だろう。

弘化二年（一八四五）、小石元瑞は久留米藩主有馬頼永の尿血症治療に従事し、その回復に至る五月十五日から十月十五日までの間、久留米に赴いた。本書簡は、これを報じた同年十二月二日付の元瑞の書簡に対する、翌弘化三年正月十三日付の、年賀を兼ねた信道の返書である。元瑞の苦労を称え、その成果を京都の蘭方系医学の「一大愉快」と評価する。この久留米藩主の難症については、弘化二年の秋ごろ、信道にも江戸の在府医から医案を求められたが、元瑞治療中のことでもあるところから断っていたという。

次いで、江戸での蘭学界好転の様子を報じ、前年の漢方系の幕府の官医による和蘭医書の翻訳出版の抑制策を幕府が否定して緩和したことを伝え、また、特に近年和蘭医書の翻訳出版が医学館の検閲で滞っていた問題で、従来の天文方による検閲に改められたことによって「近年醫学館ニ而滞り居候翻訳書一時ニ上木御免」となった点を伝える。「数年之鬱閉忽解散」という言葉は、蘭学進展の課題氷解に対する信道の感慨深い思いを吐露したものだろう。

後半で小石中蔵の治術精励を喜び、また養子にした坪井信良の消息にふれるが、信良をこの年中は江戸の広瀬旭荘のもとで学ばせたうえ、医学については「京摂邊ニ再遊為致申度候」と計画するのは、その翌春以後、信道が緒方洪庵に対し信良の入塾を強硬に交渉している点（青木一郎『坪井信道詩文及書翰集』二四九頁）とも関わる。

なお、本書簡は青木氏同書、第八号（一二八〜一三〇頁）に翻刻がある。

【69】17―19　弘化二年（一八四五）正月十六日、元瑞宛て

謹賀
新禧
盛門萬福可被成御超歳奉恭
祝候、小家無異儀加年仕候、乍憚
御放慮可被下候、然ハ昨年来ハ
意外之御無音、不敬不知所
逃奉存候、客臘ハ寒威至而
輕緩、一冬無雪、氷も時〻薄
氷斗ニ而、野外之青草も全く
枯死セズ、梅花抔も不残臘
中ニ開き、此節ハ冣早落梅
花ニ御坐候、近年珎敷寒中ニ
御坐候、扨春ニ相成候而ハ却而
凛烈之日も両三日ハ有之、依之
花盛り之梅一時ニ萎衰申候、
不順之時令、醫者ハ忙敷方ニ御坐候、
当時痘瘡流行、腐敗性ニ
神経症ヲ兼るもの多く御坐候、
熱病も間〻有之、何れも蚘唇(1)
或ハ粘液を兼候神経熱ニ
御坐候、耳痛・歯痛・眼病
ホ殊ニ多く御坐候、御賢息様(2)
益御精勤と奉存候、佐渡良益(3)
事、国元へ掛合、拙家へもらひ
受申候、二三年漢学いたさせ
度、廣瀬謙吉方(4)へ托し置
申候、至極丈夫ニ勉励いたし
居申候、名ハ信良と改申候、左様
御承知被下、不相替御教示可
被下候、
新年御高作如何御坐候哉承
度奉存候、拙作一首
千門松色旭光紅毎對
辛(5)盤威不窮壮者未

灰身已老慙逢五
十一春風
野田(6)・廣瀬皆曰、慙逢
二字蛇足、虽(雖)然二子未
知所換
右御一粲(7)可被下候、又昨夜不眠
七言律詩前半ヲ得、未得
後半、且記供電覧
飽看(8)節物(9)疾奔川
五十新添又一年
家住非村非市處身
游半仕半閑邊
幸得後半将請教
右近状申上度、年甫(10)佳詞
旁如此御坐候、餘ハ附後信候、
恐惶謹言
正月十六夜　坪井信道
小石老先生
帳下
尚〻、賢郎御始、小森其外
御社中へ宜敷御致意可被下候、
日野君定而不相替御
元氣と奉存候、昨年
廣瀬元恭と申書生罷
出候ハんと奉存候、宜敷御周旋
可被下候、以上

■語句註

(1)蚘唇…不詳。蚘は、蛕・蛔（回虫）と同字。
(2)御賢息様…小石元瑞の次男、小石中蔵を指す。
(3)佐渡良益…坪井信道の養子、信良のこと。二四三頁を参照。
(4)廣瀬謙吉…広瀬旭荘のこと。書簡【68】語句註（8）を参照（二三八頁）。
(5)辛盤…五辛盤の略。五辛盤は元旦に食する葱・蒜・韮・蓼・芥を和した祝膳。迎新の意。
(6)野田…野田笛浦《てきほ》のこと。生没年、寛政十一～安政六年（一七九九～一八五九）、六十一歳没。名、逸。字、子明・子前。通称、希一・希一郎。号、笛浦・海紅園。丹後田辺藩士。江戸で古賀精里に師事、また昌平黌に学び助教となる。のち江戸で学塾を開いて各地をめぐり帰藩後、側用人・家老職に就いた。詩文で名高い。
(7)一粲《いっさん》…一笑。自作の詩文などを人に贈るとき、謙遜して用いる言葉。お笑い種までに。
(8)飽看…心ゆくまで堪能するの意。
(9)節物…四季折々のもの。
(10)年甫《ねんぽ》…年のはじめ。年始。正月。

■解　説

書簡末尾の紙背に後筆で「坪井信道」とあるが、翻刻本文では省略した。

弘化二年（一八四五）正月十六日付の小石元瑞宛ての坪井信道の書簡。年賀を兼ねたもの。暖冬、不順の時節を報じ、江戸での痘瘡流行にふれる。本書簡の主意は佐渡良益を養子にとり、信良と改名したことの報知である。江戸に出てきていた広瀬旭荘に二三年は信良を託し、漢学を学ばせたいという。「至極丈夫ニ勉励いたし居申候」との文面からは、信道の満足感が見てとれよう。

次いで、信道は新年の佳詩「千門松色旭光紅……」を披露して「御一粲」を仰ぎ、また眠れぬ夜の七言詩の前半の詩作「飽看節物疾奔川……」を供覧して、後半の詩作についての教えを請わんとする。これら信道の年頭の詩はいずれも自らの齢五十一に思いを致すもの。信道と元瑞、詩作を通して心を通わせる両者の間柄を髣髴させる内容である。

なお、本書簡は青木一郎『坪井信道詩文及書翰集』第六号（一二四～七頁）に翻刻がある。

【70】17—20　弘化二年(一八四五)十月二十四日、元瑞・中蔵宛て

尓来ハ打絶御無音申上
候、逐日寒冷相増候処、
清標(1)萬福可被成御坐奉
恭祝候、小弟無恙儀
送光仕候、乍憚御安慮
可被下候、然ハ此青木研
蔵(2)事、長州産ニ而、一昨年
来此地ニ留学仕候、西学ハ
當時若年之内、海内ニ指
折之内ニ御坐候、此度西帰
之次、何卒拝眉仕度申
候ニ付、以愚書招介(ママ)仕候、
乍御面倒御面唔可被下候、
右申上度如此御坐候、色〻
得貴慮度儀も御坐候へ共、
只今無拠病家へ出掛
罷在、萬省畧仕候、草〻
頓首

十月廿四日
坪井信道
小石元瑞先生
小石中蔵様
侍史

■語句註

(1)清標《せいひょう》…きりっとしてけだかい姿。りりしいみなり。

(2)青木研蔵…生没年、文化十二〜明治三年(一八一五〜七〇)。青木周弼の弟。名、邦彦。字、子祐。号、秋渓。通称、吉次郎。広瀬淡窓に儒学、宇田川玄真に蘭方医学を学ぶ。長州藩の西洋書翻訳掛、侍医。領内で初めて種痘を実施した。訳書に『医理学源』など。

■解　説

端裏に「小石先生」とあるが、翻刻本文では省略した。

弘化二年(一八四五)十月、江戸に出ていた青木研蔵は、藩命により長崎へ赴くこととなった(岡原義二編『青木周弼』六四九・六五四頁)。この途次、京都で小石元瑞・中蔵父子への面会を望んだ研蔵は、信道に取り次ぎを依頼、このため信道が小石父子宛てに急ぎ認めたのが本書簡である。

信道が研蔵を「西学ハ當時若年之内、海内ニ指折之内ニ御坐候」と、当時の洋学界での世評を記したのが注視される。ちなみに、研蔵はこの年十一月上旬に京都で小石父子に面会を果たしている。

なお、本書簡は青木一郎『坪井信道詩文及書翰集』第七号(一二七〜八頁)に翻刻がある。

坪井信良

生没年、文政六~明治三十七年（一八二三~一九〇四）、八十二歳没。越中高岡の医家、佐渡家八代目養順の次子。母は長崎蓬洲の孫。幼名、未三郎。初名、良益。

天保十一年（一八四〇）十八歳で小石元瑞に入門する。二十一歳のとき、元瑞の紹介で江戸へ出て坪井信道の日習堂に入る。信道には実子信友（天保三年生まれ）があったが、学才を認められて弘化元年（一八四四）信道の養子となり、信良と改名。同四年、大坂の緒方洪庵のもとに遊学するも、翌嘉永元年（一八四八）養父信道の病状悪化により帰国。同六年、松平慶永の招きにより越前福井藩医となる。安政四年（一八五七）八月、伊東玄朴らとともに幕府へ種痘所の設置を願い出る（お玉ケ池種痘所）。翌年正月には許可を得て、五月に神田誓願寺前に開設された（半年後に類焼、再建される。のちに官立の西洋医学所となった）。同五年、蕃所調所教授補、文久三年（一八六三）医学所教授、元治元年（一八六四）幕府奥医師となり、法眼に叙せられる。明治維新後、静岡病院副院長、東京府病院長を歴任。明治六年（一八七三）十一月、わが国最初の医学雑誌『和蘭医事雑誌』を発刊した。訳書に『カンスタット内科書』『新薬百品考』など。

■先行研究

宮地正人編『幕末維新風雲通信―蘭医坪井信良家兄宛書簡集―』（東京大学出版会、一九七八年）
斎藤祥男『蘭医家坪井の系譜と芳治』（東京布井出版、一九八八年）
正橋剛二「小石家宛坪井信良書簡五通について」（『北陸医史』第二六巻第一号、二〇〇五年）

【71】16―10（万延元年（一八六〇））五月二十五日、中蔵宛て

欝蒸之候、愈以御清適拝賀仕候、
然ハ此硝子盤内一ハ痘痂、一ハ痘漿、
是ハ過日御話申上候當年蘭船ゟ
長崎表へ持渡り候硝子管入新
牛痘漿三管、當地ニ而二管ヲ試ミ
一管ハ江戸表へ遣シ申候處、何レも不
感、然ルニ此地ニ而用候残漿ヲ越前に
贈タルニ即日六児ニ試、三児ハ不感、三児ハ
不全真痘ヲ發ス、之ヲ苗トナシ他児
ニ移シ候、以来全然肥大シ痘トナル、其
種ニテ傳播仕来候品ニ御坐候ヲ、今度越州ゟ
取寄申候也、痘《痂》ニ顆有之候ヲ一顆ハ

試置候、未タ感否不相分候、則有信社(1)江
御預ケ申候間、早々御試可被下候、申上候迠も無之候
得共、漿ハ澤山ニ為含有之由ニ候得ハ乳汁
小滴ヲ以テ溶化スレハ三十児ニも可傳
程之由申来候、痂ハ御致来之通御試可被下候、
呉々も両様共早速御施試可被下候、右
申上度、草々以上

五月念五日

信良

尚以、盤御不用ニ成候ハヽ、御返シ可被下候、
兼而之官許種痘所一件、今以
御下知無之、東正も殊之外気ヲ揉
居候得共、近今多事之由ニテ諸有司掌鞅
中々右等之小件之評議ニ不及事ニヤ、或ハ
右之建白、江戸表江廻り申候哉、扨々
因循之至困入候、以上

（宛名書切継）「中蔵様
坪井　」

■語句註

(1)有信社…有信堂。嘉永二年（一八四九）十月、熊谷直恭（鳩居堂）の協力により楢林栄建・小石中蔵らが御幸町通姉小路上ルに開いた種痘所。

■解　説

年代推定の手がかりは、書簡冒頭の「當年蘭舶ゟ長崎表へ持渡り候硝子管入新牛痘漿三管」と、追而書の「兼而之官許種痘所一件、今以御下知無之」である。前者が安政五年（一八五八）にポンペがもたらした牛痘の苗だとすると、後者の「官許種痘所」は江戸お玉ケ池に置かれた種痘所だと考えられる。江戸お玉ケ池の種痘所は、同年五月に開かれ、十一月に火災で類焼したのち、翌六年九月に再建、官許を得たのは万延元年（一八六〇）十月のことである。

本書簡については、論考篇の海原・三木論文で詳しく紹介する。

【72】22—15　明治十年（一八七七）一月二十六日、第二郎宛て

一月廿一日出御状到来拝見仕候、如命新禧御同慶拝賀、随テ當方
家族
老少無異越年仕候条、幸ニ御放念被下候、
却説(1)本年四月頃ニハ一應御上京之趣、右ニ付御住処云々御申越之
趣
拝承仕候、當春大震後賣家多々有之、随テ大ニ安價ニモ有之候

得共、第一場所、第二大小、第三人々之所好(2)等へ應し候事ニ候得
ハ
預メ可定ニアラス、又度々大災モ有之候得ハ中々預約も出来不申
候、何レニモ
御着京之上、如何共御周旋可仕候、
拙家事モ一昨年冬以来西久保城山町四番地ニ新築住居
候ニ付、御出府之砌ニハ旅宿ナドニ御越ナク直ニ拙家へ向ケ
御停車被成候様、今ゟ屈指御待申上候、右拝復旁草々閣筆
一月廿六日　坪井信良
小石第二郎様(3)

（封筒）「越後新潟病院
小石第二郎様　東京　西久保城山街四號地　坪井信良」
（消印）「十年一・二六　東京」

■語句註
(1)却説《きやくせつ》…かえってとく。話を始めるとき、また話題をかえるとき文頭に置くことば。さて・さてまた・話かわって。
(2)所好…好む点。好み。興味。
(3)小石第二郎…一一頁を参照。

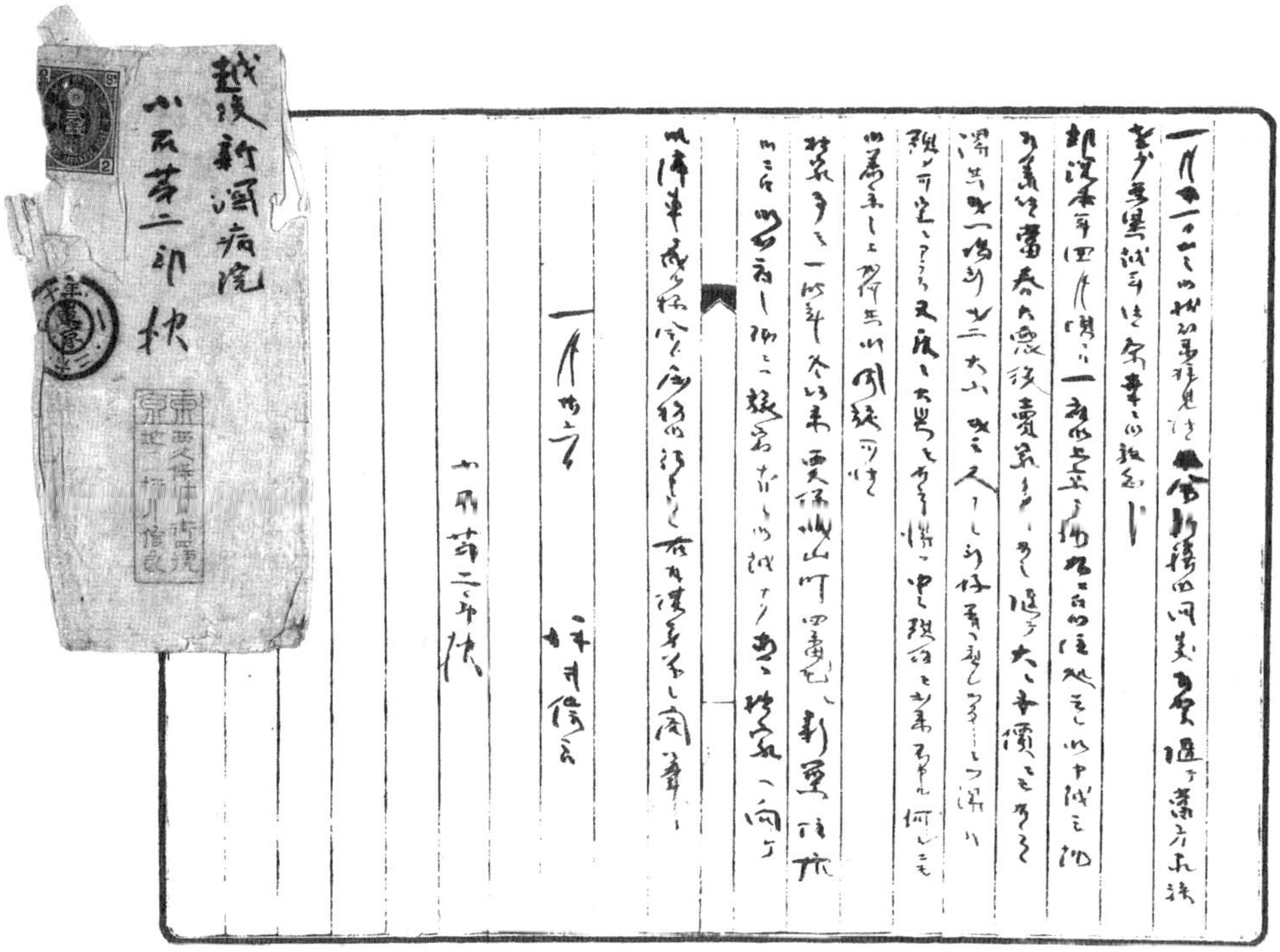
【72】第二郎宛て信良書簡

■解　説

消印から、本書簡は明治十年（一八七七）に書かれたことがわかる。本書簡の前に小石第二郎が、四月ごろからの東京での住居について相談していたようで、信良はそれに対して東京の土地の情報を知らせる。また、信良が一昨年の冬から西久保城山町四番地に家を新築したことを伝え、上京の宿としてほしいと記す。

信良は、維新後まもなく駿府病院（のち静岡病院と改称）の病院頭並となったが、明治五年八月病院の閉局にともない免職となり、翌六年二月に東京へ戻って湯島天神町一丁目四三番地、次いで下谷中徒士町二丁目一一番地に住居した後、同八年九月に芝区西久保城山町に転居した。なお、本書簡では一昨年に同地に新居を構えたと述べているので、その点からも執筆時期を同十年と確認できる。ただし、文中の「大震」については不明である。

【73】22—16　年不詳十月二十八日、第二郎宛て

過日ハ御尋被下候処、御粗待申上失敬仕候、然ハ御内願之御主意相貫徹仕候哉如何、若シ今以徒然御手透ニ候ハヽ、少々相願度件有之候間、何卆今明日之内鳥渡御光来被下候様仕度、委曲期拝晤候、草々頓首

十月廿八日　坪井信良

小石第二郎様

（封筒）「小石第二郎様　坪井信良

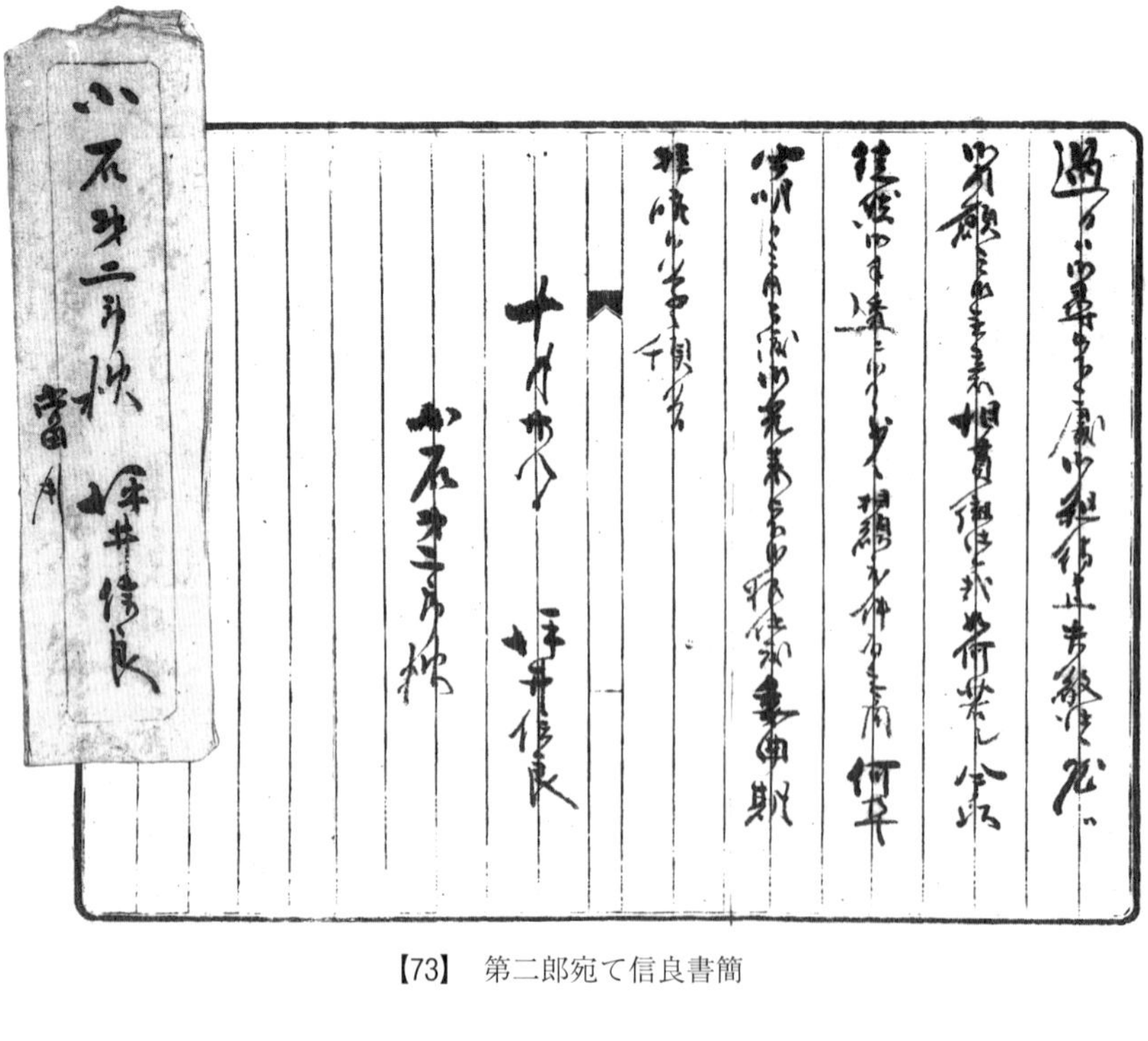

【73】　第二郎宛て信良書簡

當用」

■解　説

先日、小石第二郎が信良の元を訪れたときに大したもてなしができなかったことを詫び、そのときに第二郎が話していたのだろうか、「内願之御主意」が貫徹できたのかどうかを問うている。そして、またお願いしたいことがあるので今日明日の内に来てほしいと頼んでいる。

本書簡が書かれた年ははっきりしないが、今日明日のうちに会うことができる距離に第二郎と信良は住んでおり、行き来していたことがうかがえよう。

【74】22―17　弘化二年（一八四五）三月五日、元瑞宛て

二月十四日御認之尊書當朔日
着奉拝誦候、年来之御手痛于今
依然ト御悩之御様子驚入申候、併シ
尊書御丁寧ニ御認故、先格別之
事ニも非ト安心仕候、何卒御保養
専一ニ奉祈候、御運家殿方様益
御多祥奉賀候、元棰義帰省
仕候由、御塾逗滞中ハ萬事御教
諭御厄介御深切之程難有奉感
謝候、當地参候得ハ御思召之事得ト
可為申聞候、當地参候共両三年蘭
書句読習候も唯慢氣ヲ生候ト議論
上手ニ成候而已ニ而、畢竟御塾ニ罷在
日用之事ヲ学候ニハ希ニ劣可申候、
小子も東遊後大ニ悔事有之、當時
御話等思出シ感服仕候事毎々御座候、
醫療正始[1]六編一部指上申候、御落手
可被下候、幼々精義[2]事是ハ出羽米沢
藩醫堀内忠竜ト申人譯シ、昨冬
開板仕候而公邊江願上候處、于今一向
御免無之賣出し不申候、尤昨冬五十部
斗摺出シ候而内々親友等へ贈候由ニ而
内々聞合申候得共、一向餘本無之故此度
ハ指上不申候、尚外ニ心當聞合申家も有之候
間、其方穿鑿仕見可申候、今使不指上
甚タ御意ニ背キ恐入候得共、右申上候訳御
承引被下度候、兎角當地役人方ニ
蘭学不好之者多ク大ニ道之妨ニ相成
申候、御遣シ之金子壱分、内弐朱正始代、残

弐朱御預置、後便精義相求可申候、
精義も追々開板之筈ニ候得共、何分
初編于今公ニ相成兼候故、後編之義
ハ相止メ居申候、此等之事誠ニ感憤
ニ御座候○謙吉詩文先便指上候ハ御
留置被下候而不悪候○小子義昨年来
御聞及之通、坪井家ニ而世話致度
ト申事ニ而父兄等も承知仕候故相決、
當春より坪井信良ト改名仕候、此等
事早速可申上筈ニ御座候得共、何分
小子不才其任ニ堪兼ト存シ唯今迠不
申上候處、已ニ舎兄ゟ御聞被為遊候
由、甚以赤面之至ニ御座候、小子不才坪井
ニ不見捨事も全タ《ク》《ミ》両先生之御教
諭ニ相成候故ト存シ、乍蔭奉感謝候、
右貴報旁如此ニ御座候、尚何成共
相應之御用無御遠慮御申越可被下候、
草々以上
三月五日　坪井信良(花押)
佐渡良益事
檉園大先生玉帳下

■語句註

（1）醫療正始…伊東玄朴がビスコフ（I. R. Bischoff, 1784-1850）の蘭訳本を翻訳したもので、七篇二四巻。天保六年（一八三五）から順次出版された。本書は玄朴が翻訳を開始していたが、同四年の象先堂開塾以来、医業繁盛でなかなか進まず、一方、箕作阮甫が同五年に火災にあい、医療道具など一切を焼失したため、その窮状を救うべく翻訳を依頼したと思われる（青木歳幸『伊東玄朴』佐賀県立佐賀城本丸歴史館、二〇一四年）。

（2）幼々（幼）精義…出羽米沢藩医堀内素堂の著作。フーフェランド（C. W. Hufeland, 1762-1836）の内科書の蘭訳本から小児科に関する部分を抜き出して再訳したもの。日本近代小児科学の創始と呼ばれる医書である。天保十四年（一八四三）に初編三巻、弘化二年（一八四五）に二編四巻が成立した。坪井信道が序文を寄せている。なお、巻七に収載された伊東玄朴の跋文には嘉永元年（一八四八）と記載がある。本書簡によると弘化二年三月時点で開板は許可されておらず、実際の刊行には時間を要したらしい。素堂については、書簡【86】語句註（9）を参照（二七四頁）。

■解　説

書簡ではまず、小石元瑞から高峰元稑（高峰譲吉の父、『檉園先生門籍』にも越中出身者として名が載る）が帰省の途についたことを知らされ、究理堂在塾中の礼を述べる。そのなかで信良が江戸で二、三年蘭学を学んでもただ慢心して議論上手になるだけだと述べた点が面白い。

この時期、江戸における蘭学の状況が厳しいものであることは、続く『幼幼精義』の出版遅延をめぐる情勢からもうかがうことができる。信良は元瑞から『幼幼精義』の入手を依頼されていたが、公刊許可が一向に下《お》りなかった。内々に配られた私家版を入手することもできず、さしあたって『医療正始』のみを元瑞に送っているが、幕府の役人が蘭学に対して理解がなく、道の妨げとなっていることを嘆いている。論考篇の海原論文も参照されたい。

なお、書簡末で自分が坪井信道の養子となったため「佐渡良益」から「坪井信良」へと名を改めたことを知らせている。この記述から、本書簡の執筆年代は、弘化二年（一八四五）と確定する。

【75】22―18　〔万延元年（一八六〇）〕七月朔日、中蔵宛て

酷暑難堪存申候、時下愈以御清適
拝賀仕候、然ハ先頃之痘苗(1)如何ニテ有之
候哉、何方ゟも感不感之事承及不申候、
乍去精細注意漿痂両様贈越候義
故、定テ傳播之事ト存申候、就而ハ江戸表にも
相廻シ度存申候ニ付、痂ニテ宜敷候間、両三顆
御取寄被下度、則貯盤(2)御預ケ申上置候、御手ニ
入候砌、御投與被下度願上候、右當用草々以上
初秋朔日　當賀　　信良
中蔵様

■語句註

（1）痘苗…天然痘の予防接種に用いる弱毒化したウイルスの液。種痘の接種材料。

（2）貯盤…痘痂・痘漿を保管するガラス盤のことだろう。書簡【71】では、不用ならば返却してほしい、との記事もある。

■解　説

書簡【71】に続くもので、同年に執筆されている。有信堂（嘉永二年、小石中蔵らが中心となって京都に開設した種痘所）に預けた痘苗の件がどうなったのかを問い、有信堂で成功していることを期待して、江戸にも回したいので「痘痂」だけでもよいから二～三顆取り寄せたい、「貯盤」を預けるので手に入ったら寄越してほしいと頼んでいる。

本書簡については、論考篇の海原・三木論文で詳しく紹介する。

永富数馬

生没年、宝暦七～享和元年（一七五七～一八〇一）、四十五歳没。名、友。字、充国。号、亀山。通称、数馬。

長門国出身、永富独嘯庵の息。亀井南冥に学ぶ。安永九年（一七八〇）に肥前福江藩主五島盛運《もりゆき》に招かれ、藩校稽古所（のちの至善堂）初代教授となる。晩年は江戸へ出て、藩主世嗣盛繁に講義した。

山本四郎氏は『小石元俊』で、寛政三年ごろの彼の動静について次のように紹介している（一三〇頁）。

> 充国は下関にいたが、春いらい南冥の許可で帰国、医業をやめ儒者となり、文章も余程進歩したという。充国は父に似て性豪邁、時に狂態に近い振舞があっただけに（広瀬淡窓も『儒林評』に同様のことを述べている）、先師より遺児を託された南冥の苦心も一方ならぬものがあった。南冥が充国を西山拙斎に師事させてから品行もおさまり、人物もできてきた。充国は、のち五島侯五島近江守に仕えて儒官となり、さらに藩校至善堂の祭酒となり、養蚕をも興し、藩治にも尽すところがあった。

■先行研究

田中助一『防長医学史』（防長医学史刊行後援会、一九五一～三年）

【76】16―03　寛政十二年（一八〇〇）閏四月十五日、元俊宛て

御細書拝見仕候、弥御安泰
被成御座奉恭喜候、然ハ御暇御願
被成候ニ付、模様次第明後十七日
御発駕可被成段、今暫ハ御滞留ニて
数度拝閲、御示教をも蒙可申
相たのしミい申候處、[1]火急之御様子ニ
相成、今更迷惑仕候心路ニ御座候、
右ニ付縷々御懇倒之御紙上辱奉
痛入候、奉別之拙作差上候様奉
承知候、[2]悴事も去ル九日罷出候
様申聞有之候處、七日以来小生足痛ニて
延引ニ相成、次第ニ快方ニ趣申候故、
今日可罷出申候様申聞有之候處、
夜前夜半過ゟ烏頭之[3]瞑眩ニて
終夜不眠、今朝も彼是仕候内
[4]華贖到来、不差置罷出申候様

申上事候、御逢對被成下候様奉存候、
小生事も不快格別之義ニてハ無御座候へとも
何様明日迠ハ御見舞（カ）申上候處無
覚束奉存候段（カ）、参上得仕不申候間、手帋ニて
委曲可申上候、併病状ハ當分之義、
必御心遣被下ましく候、烏頭もたべ申候へとも
是も六ケ年常用之義、平生瞑
眩とてハ無御座候處、不図白糖座
右ニ有合、快卒（于カ）口候故無留掛たべ
すごし、一箇烏頭煎(5)を作り候
義ニ奉存候
一清末矦(6)可然申上候様奉承知候、
先日以来追々御噂申上有之、彼方
ゟも中山梅室(7)ニても被差越候御噂
御座候、御暇砌御多用故無其義と
可存候、来十八日御會日御座候条委曲
可被申候、松岡道遠(8)是又御致意
辱可申上事候、是も御見舞申上候様
申居申候、是も遠方故延引ニ奉存候、
病氣中
匆々頓首

閏四月十五日　當賀候

「（宛名書）小石先生
座右
水冨数馬
」

■語句註

(1)心路…心持ち、気持ちの意で用いた言葉か。

(2)悴…永富数馬の跡を嗣いだ次男の劣蔵を指す。名は潜、多魚を号した。長州や京・大坂、江戸に遊学し帰郷後、福江藩校育英館の訓導司となったが、天保元年（一八三〇）正月十六日、長崎で病没した。

(3)烏《う》頭《ず》之《の》瞑眩《めんげん》…「烏頭」はトリカブト、華岡青洲による「麻沸湯」の主要な麻酔薬であり、殺虫性、有毒。「瞑眩」は目がくらむこと。すなわち、烏頭の毒にあたったようなめまい。数馬は烏頭を「六ケ年常用」した、とみえる。

(4)華牘…手紙のこと。差出人を敬って使う。

(5)烏《う》頭《ず》煎《せん》…大烏頭煎。『金匱要略』の方では、烏頭と蜂蜜を煎じたもの。

(6)清末矦…書簡【35】語句註(9)を参照（一七五頁）。

(7)中山梅室…不明、清末藩家臣か。

(8)松岡道遠…生没年、宝暦十二～文政九年（一七六二～一八二

六）、六十四歳没。名、士蔵・道蔵。長門長府藩士津村長五郎の息。伯父永富独嘯庵・叔父小田済川から医を学び、江戸で開業。内科・眼科を得意とした。のちに十一代藩主毛利元義の侍医となった。同藩の儒臣として活躍した小田南畡は、道遠の次男である。なお、南畡は生没年、寛政二〜天保六年（一七九〇〜一八三五）。名、圭。字、延錫。称、順蔵。長府藩儒。済川の養嗣子。昌平黌古賀精里門。長府藩校敬業館の訓導・藩主侍講など歴任。明という名は一般に知られていないが、巻四「溺人之鬼」に「長門の小田明、家君（精里のこと）に従いて遊ぶ。養父済川もまた一儒」云々と見え、南畡なることは確実である。「送小田畏友帰長府」の七絶は南畡を送るものか。

■解　説

江戸出立を報じた小石元俊の書簡に対する数馬の返書である。作成年代は、数馬の生没年と「閏四月」の存在を照らし合わせれば、寛政十二年（一八〇〇）しかない。これは数馬の最晩年、江戸で福江藩世嗣五島盛繁に教授した時期にあたる。

同年、元俊は田辺侯の命を請け、三回目の東遊をした。山本四郎『小石元俊』では「今回の江戸行については、玄白・玄沢らの書翰が一切なく、かつ四月に出発し、閏四月に江戸を発っているところから、まったく田辺侯の治療のみであったろうと思われる」（一八五〜六頁）と指摘する。元俊の帰京前、数馬は面会を期したが、足痛と、おそらく痛みを和らげる目的で服用した烏頭に中《あた》り、面会はかなわず、そのため本書簡を認めた。数馬病没前年のことである。

書簡では、このときの元俊の動向の一端がわかるだけでなく、福江藩世嗣盛繁に対する元俊の挨拶・伝言を数馬が承知し、また元俊と清末侯との関わりを示す内容もうかがえる。

ちなみに、元俊の初めての西国漫遊は、明和二年（一七六五）ごろ出発、同五年か六年に帰坂したとされる。永富独嘯庵は、この間、同三年三月五日に没した。また元俊は、寛政二年（一七九〇）七月に平戸まで往診し、九月に帰坂しているが、その帰途、長門を通ったとき清末侯がこれを聞いて診察を請い、彼は得意の灸で治したという（似月次郎八撰『小石大愚先生行状』、山本四郎『小石元俊』一三一頁）。清末侯との結びつきは、この時期から深化したのだろう。

【77】18—09　〔寛政七年（一七九五）〕二月二十三日、元俊宛て

尚々、養活[11]を送候序、
一首相認申候、御覧可被下候、
急卒[12]之間、文不加點、疎漏
御宥恕御覧可被下候、以上

當所家中醫人平田養活と
申候もの京師江游学いたし候ニ付、
一書を作申候、奉別以来十八年、
一書起居を□□（尋問カ）不仕、大ニ失
禮敬申候、併一日も心中之忘却ハ
不仕候、其御元ニても定て御弁ハ
被下間敷と奉存候付、多年失敬
之罪をわすれ、此書を修し申候、
先以愈御安康、近年ハ又々
浪華江御住居之旨承知仕候て
大慶仕候、私も随分無事
相勤い申候、併多年僻遠之住居、
無師友、乏書檠(1)、呉下之
旧阿蒙(2)深恥入申候、十年前
出生仕候男子(3)、是ハ為養育旧冬
長府小田子江遣申候、彼方ニて
世話被致候、勿論妻ハ離縁仕、
望も有之候ゆへ五六年も無妻
ニてい申候へとも、御存之通病身之老母、
祖母も不幸（カ）被致、旁供養も難相
成、無據四年前、蓄一妾申候処、當二月

安産仕、一男を挙申候、いつれも
先君之継嗣と存し随分
大切ニ養育仕候、先君江之申訳ハ
是のミにて御座候、老母も近年
旧痾餘程相減、達者ニなられ候、
併御存之病身、年未満六旬(4)
候へとも餘程老躰ニ相見申候、先ハ
兎や角供養仕罷在候、いつれ
近年中養子太郎助、筑前(5)
引取之上、東遊之覚悟ニ御座候間、
其節ハ緩々拝面も可仕と相楽
い申候、扨此養活義此度京師江
游学之願相済、東行いたし候處、
此生義多年私江随従、随分
懇意仕候所、短も多キ人ニ候へとも
醫術ハ餘程心掛、志も甚厚く
御座候ニ付、殊ニ国乏其人候へハ
何卒寡君(6)用ニも相成候様
仕度、是も奉公之一端と存し
折角世話仕候、然ル處兼て御
高誼承りい申候ニ付、此節何卒

添状も致しくれ(候脱カ)ハ、諸事御
差図を請、周旋仕度段ニ相
願候、右ニ付此度御頼申上候間、
何卒私と思召御世話被下候様奉
頼候、當所屋敷江い申候ても宜候へとも
旁仕難事も有之、其上一向無
益之事ニ御座候間、何卒直々
貴宅江被差置被下候様奉頼候、
諸事痛御教誨被下候様奉
頼候、其家不甚貧候、万一旅
中之義身上入用も御座候節ハ
五百目や一〆目も御世話被下候ても
宜御座候、是も當所屋敷も有之
候ゆへ御世話ニハ相成申ましく候へとも
為念一寸申上候、京師江も参り
□□□□相成不申候、和田泰順(7)子江
亨作(8)抔入門之趣承りい申候、いつれ共
宜御差図御世話被下候様奉頼候、
併其家有位而無禄、其父も
最早餘程年頃ニ相成、諸事
世話仕候事故、折角倹素相守候様

痛御吴見被下度候、扨申おくれ候
御令内様・御子息様愈御無事
御盛育可被成と奉賀候、未掛御目
候へとも宜御致意奉希候、多年
僻遠之住居、何ニ付角ニ付、存
出し申候も御床敷御座候、又三郎(9)事も
暫ハ御世話ニ相成い申候由も承り
候へとも、其後ハ今宮とやら申所江
居住之よしと承り、兎角氣質
改り不申、困り入申候、私ニハ義絶
同様、書通も不仕候へとも、両人之
兄弟殊ニ私ニハ僻遠江仕置、
家聲も退轉同様之事故、
折角相應ニも相成候様日夜相
祈申候、御教誨も出来候様ニも相成
候ハヽ、乍此上何卒無御見捨宜奉
頼候、嗚乎々々何日か拝先君
之墓(10)□、何日か扼手道故、心飛身絆
臨楮儀不能禁候、恐惶頓首

永冨数馬

二月廿三日

小石元俊先生

玉床下

■語句註

(1)書檠《しょけい》…灯火立て、灯火。

(2)呉下之旧阿蒙…いつまでたっても全く進歩のない、つまらない人。無学な人。『三国志』呉書呂蒙伝の故事に拠る。

(3)十年前出生仕候男子…数馬の子か。未詳。養育のため長府小田氏（済川）に預けられた、とある。

(4)六旬…六〇歳。

(5)筑前…亀井（南冥）家を指すか。

(6)寡君…他国の人に対し自分の主君をへりくだっていう語。

(7)和田泰順…和田泰純。二七六頁を参照。この当時、彼は五十六歳である。

(8)亨作…小田済川の長兄、内田屋孫右衛門の子。一時、済川の養嗣子となったが、病弱のため離縁されている。名は驥。

(9)又三郎…司馬芝叟のこと。書簡【13】語句註(1)を参照（一二六頁）。天明六年（一七八六）ごろ大坂の今宮に住したというが、これが本文中の「其後ハ今宮とやら申所江居住之よし」にあたるのだろう。

(10)楮儀…手紙。

(11)養活…平田兎游。福江藩士。幼少期より同藩校の教授だった数馬に学ぶ。京や浪華の都市文化に接した文人（「国之貴人」）でもあった。

(12)急卒…怱卒《そうそつ》、突然で、あわただしいこと。忙しくて落ち着かないこと。

■解　説

数馬が福江藩で指導した医生平田養活の京遊学にさいし、元俊に周旋を依頼する書簡である。この時点で数馬と小石元俊とのあいだは長らく音信も途絶え、冒頭でそのことを詫びている。数馬は、自身の家族のことを含め、現況を詳しく披露した。

書簡のなかほどでは、養活への支援を依願する。本来ならば「当所屋敷」＝福江藩の京都役所があるのでそれを頼るべきだろうが、小石宅へ寄寓したほうが良いと判断し、金銭面では負担をかけることはないとする。本書簡、亨作・又三郎への「御世話」も願い、和田泰純への入門「御差図」を頼んでいる。当時の京における学統の動静をうかがうことができよう。

書簡の作成年代は不詳だが、前半にある「奉別以来十八年」「近年ハ又々浪華江御住居之旨承知仕候て」との表現に注目したい。前者の「奉別」を父独嘯庵の墓建立（安永六年）時と仮定すると、その十八年後は寛政七年（一七九五）となり、確かに大坂在住である。元俊は天明八年（一七八八）の大火で京の家屋を焼失、大坂駕籠屋町へ移り、京町堀坂本町で開業、衛生堂と称した。寛政二年九月、平戸往診より帰坂し、その後同八年九月、再び京へ移住、大坂は斎藤方策に委ねている。したがって、本書簡の年代を寛政七年とする可能性は、かなり高いと思われる。

本書簡「僻遠之住居」云々が福江藩での仕官を指すことは疑いない。安永九年（一七八〇）福江藩主五島盛運は、長門より数馬を招き、天明年中には石田陣屋内に至善堂を創設した。これが同藩校の始まりとされる。文化年間には藩主盛繁《もりしげ》が増築のうえ育英館と改称した。さらに安政四年（一八五七）藩主盛成《もりあきら》はこれを移転、別に一宇を建て武術を習わせ、文武両道とした。歴代の藩主は学問を通じての人材育成に心を砕いた。

長与専斎

生没年、天保九～明治三十五年（一八三八～一九〇二）、六十五歳没。肥前大村藩医の家系に生まれる。祖父長与俊達は藩の種痘医。号、松香。

四歳のときに父中庵を亡くしたため、祖父俊達に育てられ、弘化三年（一八四六）九歳でその養子となった。大村藩校五教館で学び、嘉永七年（一八五四）六月、適塾に入門。同五年春、塾頭となった。安政七年（一八六〇）長崎に赴き、蘭医ポンペについた。慶応二年（一八六六）四月、藩命で再び長崎に遊学し、ボードウインから医学教育近代化の重要性を学ぶ。明治元年（一八六八）正月、長崎精得館医師取締に就任。同年十月に長崎医学校と改称され、学頭となった。同四年、岩倉具視の遣欧使節に随行し、西欧各国の医学教育や医制を調査した。同六年三月に帰国し、六月には第二代文部省医務局長となり、同七年の医制発布に貢献した。同八年六月に医務局が内務省へ移管され、衛生局と改称されると、初代局長に就任した。一九年間の在職中、伝染病予防と衛生思想の普及に尽くし、わが国の衛生行政の基礎を築いた。元老院議員・貴族院議員（勅選）・宮中顧問官を歴任。著作に『松香私志』などがある。

■先行研究

小川鼎三・酒井シヅ校注『松本順自伝・長与専斎自伝』（平凡社東洋文庫、一九八〇年）

伴忠康『適塾と長与専斎―衛生学と松香私志―』（創元社、一九八七年）

外山幹夫『医療福祉の祖　長与専斎』（思文閣出版、二〇〇二年）

【78】16―08　明治八年（一八七五）八月二十八日、第二郎宛て

尓来御無音罷過候、
時下酷暑、愈御清
適折角御研精と
奉賀候、教師も逐々
勉強、其成績も現ハレ
次第ニ人心も帰依可
致と、是所餘慰之至、
外国教師(1)ハ必竟
看板ニテ、附属之人
旨く取廻し不申而者
日本之人心者帰し申
間敷、随分御注意
所祈候

○傳染病「チヒュス、コ
レラ」、麻疹、痘瘡、
悪性咽喉炎、赤痢、
猩紅斑之諸病、其
病理治療ヲ教師
筆記相頼度、右日本ニ
普通之医師へ示
諭事と心得ニ付、成
丈詳細ヲ要シ、就中
診察法ト治療法トヲ
委シク諸国、蘭・獨・英ホヲ
折衷シ分明ニ記載
相願度、尋常ニー
メール(2)ホ之病理治
療書にも固より記載
有之候得共、皆一家ノ
説ニ偏シ、手軽キ療
法ヤ診察法も日本向キ
之簡易ナルモノ無之、
教師ハ既ニ久シク日本ニ
アリテ事情にも被通候

故、其邊斟酌シ、療
法ハ繁雑ヲ厭ハス、各
書之方ヲも参考ニ
記載し、学医にも薮
医にも適當スル様ニ
相願度候、而〆各条
之末ニ豫防法・消毒
法ヲ附シ、総論も傳
染病之性質ホヲ記シ
被呉度、右者小生より
別段以書状相頼度候
得共、洋文廻り兼
候付、貴下迄相頼候間
冝敷御取成、速カニ筆
記いたし被呉候様御申
込被下度、白井(3)に
承り候へハ、本人ハ右様之
筆記ナトハ随分キラヒ
之方ナル由、併西歐
新古之説を渉獵シ
日本向ニ記載スルヿニテ
事實ハ高上ナルヿモ
軽易ナルヿモ兼用ヒ
十分詳細ナルヲ要し候もの
故、他ニ相頼候人物無
之、其邊者貴兄より程
能御申斗被下度、尚
教師之許諾スルヤ否ハ
早便御郵報御頼
申上候、匆々頓首

八月廿八日　長与

小石様

尚々診斷法ト治療
法トハ別テ委しく重
複繁雑ヲ厭ハス、丁
寧ニ記載相願度候、
如何トナレハ庸医に者
尤緊要ナルヿニテ此書
さへあれハ元来西洋
法ヲ学ハサル人と雖𪜈
此傳染病丈ハ治療も
診斷も出来ルヨウニ致

度處存ナレハナリ、殊ニ
診斷丈ハ漢医ニテモ
いたして一々届出ルヨウ
アリタキヿナレハ、其御書
相願候也

■語句註

（1）外国教師…ファン・デル・ヘイデン（W. van der Heijden, 1844–94）。明治十一年（一八七八）十一月、大村藩出身の白井剛策（語句註（3）を参照）の招きにより、新潟医学校付属新潟病院（今日の新潟大学医学部の前身）に勤務し、同じく新潟病院勤務の小石第二郎と共同研究をおこなった。ヘイデンの講義を第二郎が翻訳し、『新潟病院講筵日記生理編』（全三巻）として明治九年に新潟で出版した。本書簡で、専斎が第二郎に筆記を依頼した伝染病についての講義が、この『新潟病院講筵日記生理編』（全三巻）になったと推察される。

（2）ニーメール…ヘリキ・フォン・ニーマイル（F. von Niemeyer, 1820–71）はドイツ・チュービンゲン大学教授で、著書に『病理学と治療学』があり、初期の東京大学医学部でも広く読まれた。ニーマイルの著書については、内科書の呼吸器・血行器・消化器各編を記述した佐藤尚中の『済衆録』（明治三年）や、尚中門下の岩佐純の編訳による『急性病類集』などがある。

（3）白井…白井剛策。生没年、天保十二～明治四十年（一八四一～一九〇七）、六十七歳没。医を長与俊達に学び、のち長崎で修業。文久元年（一八六一）、長与専斎が長崎本木家で塾を開いたときの門下生である。明治六年（一八七三）十月新潟病院が設立され、院監に剛策が就任し、ヘイデンを招聘した。剛策は明治九年に、医学伝習所から改称された神戸病院付属医学所に着任した。明治十年二月、神戸病院が正式に公立神戸病院と定められ、剛策はこの公立神戸病院へ、翌年の六月、横浜からオランダ医ヘイデンを招聘し、ヘイデンとともに新潟から小石第二郎が着任した。同十三年に剛策は神戸病院長となる。白井・ヘイデン・第二郎がともに働いた時期でもある明治十年～十二年ごろの神戸では、コレラや天然痘などの流行があった。明治十六年に長与専斎らが大日本私立衛生会を興こす。翌明治十七年に剛策が主唱して、大日本衛生会神戸支会を創設した（深川晨堂『大村藩之医学』大村藩之医学出版会、一九三〇年）。

■解　説

伝染病予防や衛生思想の普及に尽力した専斎から、小石第二郎に宛てた書簡。ニーマイルの著作のようなものではなく、日本の事情を知っているヘイデンの講義、特に治療法・診察法について、日本の医者にわかりやすいように、予防法や消毒法もつけ、くわしく丁寧に筆記してほしいということを依頼している。ヘイデンには自分からも書簡で依頼するが、洋文が「廻り兼ねる」ので、ほかでもない第二郎にも頼むという。

ヘイデンの来日が明治六年（一八七三）であり、専斎は第二郎に対し、ヘイデンの講義の筆記を依頼していることから、ヘイデンが同六年十一月に新潟病院に着任、第二郎が通弁役をしている同九年までの時期に書かれた書簡だろう。このとき依頼された講義録が、明治九年刊行の『新潟病院講筵日記生理編』とすれば、本書簡はその前年八月に書かれたものと推定できる。すなわち、明治八年六月に衛生局長となった専斎が、伝染病の診断法と治療法の啓蒙に意欲を燃やし、同年八月にヘイデンの伝染病に関する講義を平易にかつ丁寧に筆記させたく依頼したものと見ることができる。

日野鼎哉

生没年、寛政九～嘉永三年（一七九七～一八五〇）、五十四歳没。通称、鼎哉（貞斎）。号、暁碧・蔭香。

豊後国速見郡内徳野村（現在、大分県由布市湯布院町）の医家に生まれる。弟は葛民。養子に桂洲。文化十年（一八一三）十七歳で帆足万里に入門、その後、長崎に遊学し、文政七年（一八二四）シーボルトの鳴滝塾に入る。天保四年（一八三三）上京し、小石元瑞の世話で、東洞院蛸薬師下ルに外科を開業。弘化年間（一八四四～八）の天然痘流行にさいしては、門人の笠原良策・桐山元中とともに牛痘接種法の導入に尽力した。

嘉永二年（一八四九）オランダ船がバタヴィアから舶載した痘苗によって接種に成功すると、鼎哉は長崎唐通事頴川四郎八から送られた痘苗（痘痂）を使って接種に成功し、京新町通三条上ルに我が国初の除痘館を設置した。ほぼ同じころ、楢林栄建・江馬榴園・小石中蔵らも別ルートから牛痘苗を入手、御幸町通姉小路上ルに種痘所有信堂を創設している。

鼎哉らによる牛痘種痘の成功を聞いた緒方洪庵は、大坂で開業していた鼎哉の弟日野葛民や小林安石と図り、京から痘苗の分与を受けて大坂に除痘館を開設した。種痘に対する偏見や抵抗、採算を度外視した経営などのために、鼎哉の除痘館はわずか二か月で閉鎖されたが、種痘の普及に大きな役割を果たした。

■先行研究

志手駒男『日野鼎哉・葛民―日本近代医学の夜明け―』（葦書房、一九九一年）

淺井允晶「モーニッケ苗受容の前提―坂・堺における小林安石の動向をめぐって―」（有坂隆道・淺井允晶編『論集日本の洋学』Ⅰ、清文堂出版、一九九三年）

W・ミヒェル・鳥井裕美子・川嶌眞人編『九州の蘭学』（思文閣出版、二〇〇九年）

【79】16―13　年不詳二月八日、元瑞宛て

益御安静奉賀候、
扨甚申出兼候得共、
日外(1)御噂有之候
名鐵之義、此節
小生刀彼清秀(2)
ニ相頼候ニ付咄候處、
夫ニ而打立見度よし
頻申聞候、御秘蔵
之品甚無心様ニ可被思
奉恐入候得（共脱カ）為小生
御割愛被成下候ハヽ、
難有仕合、御難題
申出候段、偏ニ御海容奉希候、
尤大小分御恵ニ成
不申候ハヽ、大打立候丈
何卒御恵被下度候、
四程(3)あつかまし
き事ニ御坐候へ共、不他
奉存候故申出試候、
以参相願度念ニ罷在候
得共、厚顔托筆申候、
書外不尽至萬
　　頓首再拝
二月八日　　暁碧
小石老先生
　　拝具
　別啓
鐵之義、御許容被下候ハヽ、
出所傳来御書添被下

候様奉希候、銘ニ致し度候也

「（宛名書）小石老先生　　暁碧

侍史　　拝具」

■語句註

(1)日外…いつぞや。さきごろ。かつて。

(2)清秀…「近江介」あるいは「近江守清秀」の受領銘を切った幕末の刀工を指すと思われる。清秀は筑後国久留米の刀工、名は青木清兵衛、弘化二年（一八四五）近江介を受領、山城においても作刀したという。丁子乱れや直刃調を得意とした。本間薫山校閲・石井昌國編著『日本刀名鑑』（第三版）によれば、嘉永二年三月七日没。

(3)四程…よほど。当て字と思われる。

■解　説

鼎哉（暁碧）の書簡は、いずれも冒頭に封〆の跡があるが、翻刻本文では省略した。また、宛名書の部分を切り取って本紙末に貼り継いでいる。

本書簡の作成年代は不詳とせざるを得ないが、「小石老先生」とあることから元瑞晩年（一八四九年没）、おそらく弘化・嘉永初期ごろの書簡だろう。その趣意は、鼎哉が大小の「打立」を刀工の清秀に頼むにさいして、元瑞「秘蔵」の「御噂有之候名鐵」の話をしたところ、清秀がその「名鐵」での「打立」てを所望するので秘蔵の「名鐵」を分けてほしい、大・小分が無理ならば大の分だけでも割愛してほしいという内容である。追而書では、できれば鉄の出所・伝来も書き添えてほしいと言い、それを「銘」にしたいともいう。

なお、鼎哉が大小の打立てを頼んだ清秀は弘化二年（一八四五）に近江介を受領し、その作には「天保十三年八月日　久留米住清秀作」と銘を切った脇差とともに、「於平安城青木清秀造」や「嘉永元年六月　筑後国青木近江介源清秀」、あるいは「嘉永二年二月　近江守清秀」の受領銘を切ったものが存在する。これも本書簡の作成年代を弘化・嘉永初期ごろとする傍証となろう。

名鉄をどう利用するのか。「大小分」とあり、メスなど手術用具の「打立」も想定されるが、字義に忠実に従うなら、刀剣に仕立てることを第一に考えねばなるまい。

【80】17―21　年月不詳十八日、元瑞宛て

益御安恭奉賀候、寶

相花(1)之枝挿候侭為持上候、

葉者花経(2)ニ所謂一

英三葉為品字(3)ものニ
御坐候、自然此中二枝
生根候ハヽ一枝春琴
翁(4)ニ御配分被下度候、
書外拝趨(5)奉申陳候、
草々頓首
十八日　　暁碧
小石先生
（宛名書）「小石先生　　暁碧
侍史　　拝具」

■語句註

(1)寶相花…別名、仏見笑・ぼたんいばら。小野蘭山『本草綱目啓蒙』に「仏見笑ハ時珍ノ説ニテハ牡丹イバラヲサス。即宝相花ナリ」、寺島良安『和漢三才図会』には「按仏見笑、俗名牡丹茨、其宝相花亦一物二名矣」、貝原益軒『大和本草』には「牡丹いばら　花大に、紅なる事常のいばらにすぐれたり、小牡丹の如し。八重なり。三四月開。甚可賞」とある。

(2)花経…『花鏡』の誤記。『花経』は、宋の張翊(琦)が花を九品九命で簡単に順序付けた書だが、その書ではなく明末清初の陳淏子（扶揺）が著わした園芸書『花鏡』（『秘伝花鏡』とも）のことを指す。康熙二十七年（一六八八）成立。六巻。但し版によって内容構成が異なる。平賀源内によるものをはじめ和刻本も数種刊行されたほか、小野蘭山訳述『秘伝花鏡記聞』（天明二年成立）なども著わされた。鼎哉の引く箇所は、「藤蔓類攷」の「荼蘼花」の説明文「荼蘼花、一名仏見笑（中略）花有三種、大朶千弁、色白而香、毎一頴著三葉如品字」の部分にあたる。荼蘼は「ときんいばら（頭巾薔薇）」の漢名で、「ぼたんいばら(牡丹茨)」のことを指す。これについては、佐藤武敏『中国の花譜』（平凡社、東洋文庫六二二、一九九七年）、磯野直秀『日本博物誌年表』（平凡社、二〇〇二年）、陳淏子輯・伊欽恒校注『花鏡』（修訂版、北京・農業出版社、一九七九年）などを参照。

(3)品字…品の字のかたちのように三つが並ぶこと。

(4)春琴翁…浦上春琴。画家・漢学者。生没年、安永八～弘化三年（一七七九～一八四六）、六十八歳没。浦上玉堂の長男、弟は秋琴。備前の人で京都に住む。画を父に学び山水・花鳥画を得意とし、詩文に秀で多くの文人と交わり、小石元瑞ともよく交流した。

(5)拝趨…他人の家に行くことの丁寧語。参上。

■解　説

鼎哉が小石元瑞へ宝相花の枝を贈ったさいの添え状。そのうち根が生えてくる一枝を文人画家の浦上春琴へ分けてほしいと記す。

元瑞は、四条派画家の松村景文や文人画家の浦上春琴・田能村竹田らと親しい交流があり、日常の交遊の一端をうかがうことができる。書簡の作成年代は未詳だが、浦上春琴の没した弘化三年（一八四六）五月二日以前のものである。

【81】17―22　年月日不詳、元瑞宛て

拝読仕候、一ゝ御答被成
下奉領承候、前川(1)
江者早速申聞、薄暮ゟ
同伴可仕候、勿論何も
御かまひ不被下候様、兼
而同人ゟも相願出候、萬
端趨庭(2)可申陳候、頓首
　即時　　　　暁碧拝
(宛名書)「小石先生
　御請　　　　　」

■語句註

（1）前川…当該期の小石家に関わる「前川」として考えられるのは、①前川五嶺か、②前川秋香のいずれかだろう。①前川五嶺は四条派画家。生没年、文化二～明治九年（一八〇五～七六）。柴田義董・松村景文に学び、人物・花鳥画を能くした。②前川秋香は漢学者。生没年、享和元～嘉永七年（一八〇一～五四）、通称、文蔵。阿波撫養の人。漢学を修めたのち、長崎では蘭学に接し、私塾麗沢社を設立した。文政六年（一八二三）に大坂で私塾梅花社を開いていた篠崎小竹に入門している。のち徳島藩儒に登用された。究理堂には前川秋香からの書簡が二通あり、面識があったことは判明する。このため、小石家との関わりから本書簡の「前川」は、②前川秋香の可能性が高い。

究理堂文庫所蔵「小石家来翰集（四）」所収の前川文蔵（秋香）から小石元瑞宛て書簡によれば、当月十三日に秋香が長崎へ着いたこと、京都滞在中に小石家を何度か訪問し馳走になったこと、「御面倒之御事共」を願い世話をかけたことに対する礼が述べられ、帰国する小石門人の窪田寛蔵に託して本書簡が元瑞に届けられたこともわかる。

日付は「閏月十八日」で、冒頭に「秋暑未退候得共」とあり「秋暑」は立秋が過ぎてからの残暑のことであるから、これを閏七月と考えれば本書簡が書かれたのは天保六年（一八三五）

か嘉永七年（一八五四）となる。しかし、元瑞の没年が嘉永二年ゆえに、本書簡は天保六年閏七月十八日、秋香三十五歳の書簡と考えるのが妥当であろう。また、同年は六月二十八日に蘭船が入港している（『対外関係史総合年表』）。

平野翠「前川秋香宛篠崎小竹書簡」（『混沌』三一、二〇〇七年）によれば、秋香は天保七年からそう遠くない時期に長崎におり、天保九年ごろに梅花社の応援のため上坂を促されたので、少なくとも天保年間後半は長崎にいたと思われる。

また、小石家にはもう一通、前川秋香（文蔵）から元瑞に宛てた書簡（五月九日付、『先盟余風』上巻最後に所収）の所在を知るが未調査である。次に、参考までに究理堂文庫蔵「小石家来翰集(四)」所収の元瑞宛て文蔵書簡を示しておく。

拝稟、時下秋暑未退候得共、尊侯益御清祥ニ被成御座恭慶之
至奉存候、小生拝別後
殊外隙取、道中も諸方ニ相滞、漸当月十三日長崎江着仕候、
誠ニ御地滞留之節者毎度罷出蒙御馳走、殊ニ御面倒之御事共
御願申上、千万感銘之至奉存候、今般御門人窪田寛蔵子帰国
之便ニ付、御礼御窺旁呈一書候、猶当地相応之御用事も御座
候ハヽ、不依何事被仰下候様奉希上候、当地向も相変候義無御
座、唐蘭とも海船入津相賑申候、先ハ為指御儀も無御座候得
共荒々如此ニ御座候、萬期後音之時候、恐惶謹言

前川文蔵

閏月十八日

小石先生侍史

（2）趨庭…その家庭に出向いて親しく教えを受けること。

■解説

小石元瑞から来た答書への返簡。「前川」に早速伝え、同伴して元瑞を訪ねることを記す。「前川」は、前川秋香の可能性が高いが、断定できない。書簡の作成年代は「前川」が前川秋香ならば天保六年に京都から長崎へ行っており、滞京中に小石家を何度か訪問しているので、同年が有力である。いずれにせよ元瑞の没した嘉永二年（一八四九）二月十日以前のものといえる。

【82】17—23　年不詳九月六日、元瑞宛て

一昨宵倍宴
快酔難有、昨日
者御帖縷々被仰下奉
恐入候、當年者別段
御物入も承知仕候故
何卒此備還
璧仕度心得ニは

御坐候へ共、夫力及不申
汗顔之さまニ御坐候、乍去
以御蔭追〻取続
及今日候事偏ニ先生
之御高疵(庇)、家簇
共江常ニ申聞候事ニ御坐候、
実高誼銘肝
之外無他事候、
一也懶(1)之幅為持上候
寛々御覧可給候、
暫時ハ留置候而不苦候、
又序ニ可上候、
春汀子(2)愈快方之趣
不堪喜躍候、尚
玄中(3)一語可仕候、
草々頓首
九月初六
晩碧
(宛名書)「小石先生
尊臺　拝具」

■語句註

(1)也懶《やらん》…也嬾《やらん》性圭《しょうけい》は黄檗僧、福建省の人。隠元の法嗣。順治八年（一六五一）、日本の長崎崇福寺の招請で渡海の途上、遭難した。

(2)春汀子…今井春汀か。『檉園先生門籍』の末尾、小石中蔵が記憶する元瑞門下を書きあげたなかに（元俊・元瑞の門人録は禁門の変で焼失）、「住室町竹屋町　今井春汀」がある。今井春汀は『天保医鑑』（天保十四年序）には「漢蘭、名熙、字子光、号松処又撫松軒、堺町二条南」と見える。

(3)玄中…桐山元中か。桐山元中は日野鼎哉の門人。鼎哉や笠原良策らとともに牛痘種痘の実現に尽力。鼎哉が初めて京都で牛痘接種をおこなったさい、長崎から送られた痘苗を桐山元中夫人の乳で溶かし、息万次郎らに接種し成功している（『京都の医学史』本文篇、七三九・九二〇頁）。ただし、桐山元中をめぐってはやや混乱が見られる。桐山元中は、京都における牛痘種痘の実施・普及に中心的な役割を果たした人物の一人である。名は洋、字は子峨、述軒と号し、嘉永ごろは御池通東洞院西に住した。『天保医鑑』（天保十四年序）では、内科で詩文書を能くすると紹介され、『洛医人名録』（文久元年刊）では漢蘭医となっている。『平安人物志』慶応三年（一八六七）版での通称表記は「玄仲」、住所は上賀茂に移っている。一方『平安人物志』には、桐山知義という人物が、文政五年（一八二二）版の「篆刻」「細書」の項および文政十三年版の「書」「細書」の項、天保九年（一八三八）版の「文人書」に出ている。『国書人名辞典』では、この桐山知義と桐山元中を同一人物としているようだが、桐山知義は字を君虎、号を南鶴、通称を桐山虎三郎と言い、両者は別人である。桐山知義の住所が烏丸二条南で（但し天保九年版では「高倉二条南」）、元中の住所とほぼ同じで、時期的にずれることから、あるいは知義と元中は親子か兄弟と考えられなくもないが、ここではその指摘にとどめる。なお、日野鼎哉や桐山元中の牛痘種痘に関する業績については、『福井市史』資料編九・近世七（福井市、一九九四年）の「医学と医療」に笠原家文書が紹介されており、詳細をうかがえる。

■解説

書簡の前半は、今年は別段物入りであるので万端の準備をしたいと思ったが未だ力およばず、小石元瑞の高庇《こうひ》により何とか暮らしを立て今日にいたっていることを謝する内容。

書簡の後半は、鼎哉所蔵の也嬾性圭の軸の貸し与えと春汀が快方に向かっていることを喜ぶ内容。末尾に見られる「玄中」は鼎哉門人の桐山元中と考えられる。「玄中一語可仕候」とあるため、本書簡は玄中により持参されたと見ることができる。作成年代は未詳だが、元瑞の没年である嘉永二年（一八四九）二月十日以前のものといえる。

【83】18—05　年月不詳六日、元瑞宛て

昨夜者難有、例之快談
失敬仕候、申上置候吉那塩(1)
目方五分斗御分被下候様
奉願候、景文翁(2)江も申通置候、
委細拝容可上候、頓首
　六日
「（宛名書）
　　　　　従松村
小石先生　　　暁碧拝
　　侍史　　　」

■語句註

(1)吉那塩…キナ塩。キニーネを塩酸・硫酸などと化合させて製した白色針状の結晶体。キニーネは、南米原産のキナの樹皮から精製され、解熱・鎮痛・強壮剤として、またマラリアの特効薬として用いられた。

(2)景文翁…松村景文。画家。生没年、安永八〜天保十四年（一

七七九～一八四三）。六十五歳没。父は京都の金座年寄役松村氏、兄は月渓（呉春）。京都四条富小路に住む。兄に画を学び、四条派として活躍した。

■解　説

鼎哉がキナ塩を五分（約一・八七五グラム）ほど分けてくれるよう小石元瑞に依頼し、同時に松村景文へ申し通したことを伝える内容。差出書により本書簡が景文のもとから出されていることがわかる。

作成年代は未詳だが、松村景文の没年である天保十四年（一八四三）四月二十六日以前のものといえる。

【84】18―06　年月不詳十六日、元瑞宛て

今日罷出候筈之處、大坂
表銅坐詰致居候長崎人(1)
病氣ニ付、急ニ申参候故、
只今ゟ打立下坂仕候、両
日位之滞留ニ可成候心組
ニ御坐候、此段御斷旁
申上候也、尚書外帰宅之上、
趨庭可申陳候、頓首

十六日　　　　　　鼎哉
「小石先生《(宛名書)》
　　　侍史　　　　　」

■語句註

（1）大坂表銅坐…江戸時代、銅は長崎貿易の主要な輸出品で、銅精錬の中心地は大坂だった。大坂では、輸出用の銅を確保するため諸国の鉱山から銅を集め精錬をおこなった。銅の生産・流通を管理・統制する機関が銅座である。元禄十四年（一七〇一）の設置から三次にわたり断続的に継承され、明治維新まで存続した。住友家がその運営に深く関与したことは有名である。

■解　説

鼎哉が小石元瑞のところへ出かける約束のところ、大坂の銅座で働く長崎人が病気になったため急遽下坂し、二～三日とどまることを連絡した書簡。大坂の医者ではなく、鼎哉が呼び出されたのはなぜだろうか。病気の長崎人が、かつて長崎に在住しシーボルト門に学んだ鼎哉の名を知っていたか、蘭方治療を必要とされる病気だったか、いずれかだろう。作成年代は未詳だが、元瑞の没年である嘉永二年（一八四九）二月十日以前のものといえる。

広瀬元恭

生没年、文政四〜明治三年（一八二一〜七〇）、五十歳没。名、龔《きょう》。字、礼卿。号、藤圃・天目山人。

甲斐国巨摩郡藤田村の医家の次男として生まれる。十五歳のころ、江戸に出て坪井信道のもとで一〇年ほど蘭学を学ぶ。緒方洪庵に学んだのち京都へ移り、洋学塾時習堂を開いて、医科七科（窮理・解体・生理・病理・薬性・舎密・古賢経験）を教えた。生理学・理学、また兵学などの蘭書翻訳を進めた。のち津藩に仕官した。明治維新後、京都官軍病院の院長となった。門人に佐野常民、交友者に吉田松陰・勝海舟らがいる。

主な著書に『理学提要』（前篇＝嘉永七年、後篇＝安政六年）『人身究理書』（安政三年）がある。

■先行研究

青木一郎「広瀬元恭の時習堂とその門人録」（『医譚』五〇号、一九七八年）

【85】18—03　年不詳三月十日、中蔵宛て

拝啓

ガランマチカ[1]　五部

右之本、御宅ニ参り有之候へ共、

御配分被下度奉頼上候、草々頓首

三月十日　廣瀬元恭

小石先生[2]　拝具

函丈

■語句註

（1）ガランマチカ…オランダ語の文法書『和蘭文典前編』（文法編）のこと。原題は *Grammatica of Nederduitsche spraakkunst*（一八二二）。天保十三年（一八四二）に箕作阮甫（一七九九〜一八六三）が翻刻、安政四年（一八五七）七月に須原屋伊八により再版された。適塾では同書を初心者用のオランダ語文法教科書として用いた。福沢諭吉は『福翁自伝』のなかで「それから塾で修業するその時の仕方はどういう塩梅であったかと申すと、まず始めて塾に入門した者は何も知らぬ。何も知らぬ者にどうして教えるかというと、そのとき江戸で翻刻になっているオランダの文典が二冊ある。一をガランマチカといい、一をセインタキスという。初学の者にはまずそのガランマチカを教え、素読を授けるかたわらに講釈もして聞かせる。これを一冊読み

おわるとセインキタスをまたその通りにして教える。どうやらこうやら二冊の文典が解せるようになったところで会読をさせる」と述べている（土橋俊一校訂・校注、講談社学術文庫、二〇一〇年、八九～九〇頁）。なお「セインキタス」は、嘉永元年（一八四八）九月に『和蘭文典後編』（成句論）として阮甫が木版で復刻した。

（2）小石先生…小石中蔵は文化十四年（一八一七）生まれなので広瀬元恭より四歳年長である。天保十二年（一八四一）六月に家督を相続し、明治二十七年（一八九四）十二月に没している。坪井信道の書簡【69】（二三九頁）に元恭が小石家に入門したことをうかがわせる記事が見える。

■解　説

端裏に後筆で「広瀬玄恭」とあるが、翻刻本文では省略した。

オランダ語の文法書、ガランマチカの初版は天保十三年（一八四二）の刊行である。この時点で、元恭はまだ二十二歳、江戸にいて坪井信道のもと修業中で、京都で開業はしていない。

同書は安政四年（一八五七）七月に再版されている。おそらくその翌年か、小石家に届けられたうちの五部を配分してほしい、と京都で開業していた元恭が本書簡で願い出た、と解釈するのが妥当だろう。安政五年の作成とすれば、元恭三十八歳、小石中蔵四十二歳となる。いずれにせよ、小石家は医書・蘭書を取り次ぐ役割も果たしていたのである。

もっとも、小石元瑞の亡くなった嘉永二年（一八四九）以後に販売された、天保十三年版の可能性もないわけではない。

箕作阮甫

生没年、寛政十一～文久三年（一七九九～一八六三）、六十五歳没。名、虔儒。字、痒西。通称、阮甫・紫川・逢谷。

美作津山藩医貞固の三男として生まれる。十二歳で家督を継ぎ、京で吉益文輔に漢方医学を学ぶ。文政五年（一八二二）藩医となる。翌年出府し、宇田川玄真について蘭学を修め、天保五年（一八三四）江戸八丁堀に医院を開いた。その後、翻訳に専心し、伊東玄朴名義で『医療正始』『坤輿初問』などを訳述刊行、わが国初の医学雑誌といわれる『泰西名医彙講』を編訳刊行した。天保十年、蛮社の獄で自殺した小関三英の後任として、幕府天文方蕃書和解《わげ》御用を命ぜられる。対露交渉に下田や長崎へ出張し、ペリー応接にも翻訳官として活躍した。安政二年（一八五五）隠居したが、幕府の蕃書調所《しらべしょ》創設に参画、同三年創立とともに教授職筆頭に任命され、同所の基礎を固めた。安政四年、洋医四五人による種痘館（お玉ケ池種痘所）設立の発起人となった。文久二年（一八六二）幕府に出仕するが、翌年に死去した。

阮甫の三人の娘はいずれも蘭方医・洋学者と結婚し、その孫、曾孫《そうそん》には、箕作麟祥・菊池大麓・箕作佳吉・元八・呉秀三・坪井誠太郎ら著名学者がいる。

■先行研究

蘭学資料研究会編『箕作阮甫の研究』（思文閣出版、一九七八年）
淺井允晶「モーニッケ苗受容の前提―坂・堺における小林安石の動向をめぐって―」（有坂隆道・淺井允晶編『論集　日本の洋学』Ｉ、清文堂出版、一九九三年）
淺井允晶「お玉ケ池種痘所の開設と箕作阮甫」（『堺女子短期大学紀要』第三五号、二〇〇〇年）
公益財団法人山陽放送学術文化財団編『岡山蘭学の群像・2』（吉備人出版、二〇一七年）

【86】16―17　弘化三年（一八四六）正月二十四日、元瑞宛て

新禧御同慶、先以
高館御揃被成、御迎新恭
悳之至奉存候、扨者客冬者御
手簡被下、其節者貴恙
少々御快、御把筆も御出来被成候
旨、欣慰之至奉存候、
小林安石(1)引痘畧(2)翻刻
等之事、頻りニ相催候旨、結構
之義ニ者有之候へ共、右書者先比
被仰下候通、有用之書ニも無

之、且世間へ能く分消いたし候
とも思われ不申候、何卒西洋
諸書ヲ大ニ蒐輯いたし一
部之大著述出来候様致
度ものニ御座候、長崎へ痘苗
覓ニ参り候由、乍然長崎とて
必らすしも痘苗有之候と
も被不存(3)、矢張夫よりハ精敷
牛を吟味いたし候ハヽ、多年之中
ニ者真牛痘も見出可申候、もし
急成時ハ人痘ヲ牛ニ種へ
其種を人ニ移し候ハヽ、可宜、
此ホことも往々いたし候人有之、
人痘よりハ劣軽き旨申
人有之、高見如何、奉伺候、先
生痘・弟子痘之義一向
見当不申候、尚其内閑暇
之節、池田瑞仙(4)なとへ
聞合セ可申候、左様御承知
可被下候、
拙譯産科簡明(5)之價

壱匁弐歩御廻し被下、落
手仕候、即今便一部指上
申候、尚二篇出来候上者
又々可得貴意、寫本
之事ニ御座候間、寫慎(誤)等
有之、御読被成兼候事も可
有之ヤト屏営(6)之至ニ
御座候、尚分兼候義も有之候ハヽ、
紙数行数精敷御しらセ被下
候ハヽ、原稿相しらへ御答可仕候、
仲蔵(7)君御清健被成御座候、
恭賀之至ニ御座候、御序宜
敷御致聲奉希候、
辨義叢話(8)ト申新舶
来之清譯地理誌、至て
珎書之由、此間承り、当
地書林吟味いたし候へ共、いまた
得尋出し不申候、もし御見
当も有之候ハヽ、御しらセ被下候様奉
願候、早々價の高下を向(問カ)ハす
貰受度御座候、御直ニ御吟味可

被下候、先者新禧御祝詞
且者客冬御返翰まて
如斯御座候、恐惶謹言

箕作阮甫

正月廿四日

小石拙翁様

尚々、台下折角御自愛可被下候

副啓

米澤藩堀内忠亮(9)返譯幼々精
義出来仕候由、いまた伺ひ者済
不申候へ共、一本指上申候、價者弐朱
也

阮甫敬白

同日

小石様

■語句註

(1)小林安石《あんせき》…生没年、寛政六～安政元年（一七九四～一八五四）、六十一歳没。名、勝。通称、安石。号、秋水。豊後日田の人。広瀬淡窓に従学し、和泉国堺にいたって医を業とする。嘉永二年（一八四九）緒方洪庵とともに牛痘苗を得て、堺でも牛痘種痘の接種を試みた。詩・書を能くし、広瀬旭荘と親交を結んだ。旭荘の堺や大坂での活動の端緒は安石の斡旋による。著作に『牛痘略説』（『堺市史』第七巻、『廣瀬旭荘全集』などを参照）。

(2)引痘畧…清の邱浩川（邱熹）が道光十一年（一八三一）に刊行、道光十八年に再刻した牛痘種痘書。

(3)被不…正しくは「不被」。文字の横に印をつけ、返り点としている。

(4)池田瑞仙…二代目瑞仙（一八五七年没）のこと。承応二年（一六五三）に来朝、治痘の方を伝えた戴曼公の流れをくみ、初めて痘科を以って幕府の医官となった池田瑞仙（独美・錦橋）の二代目。初代瑞仙に師事、養嗣となり二代目瑞仙（柔行・霧渓）を襲名した。幕府の医官、痘科で名をはせた。著書に『続痘科辨要』『治痘要訣』『治痘要方』など。

(5)産科簡明…箕作阮甫訳、四冊。フランスのデュジェス（Antoine Dugès, 1797–1838）著書（一八二六年）の蘭訳本（一八二七年）の和訳。この本は、ヨーロッパをリードしたフランス産科を本格的に紹介したことに意義がある。石原力「箕作阮甫『産科簡明』と原著者及び原著について」（『日本医史学雑誌』第四一巻三号、一九九五年）を参照。

(6)屏営…息をつめて、うろうろするさま。不安をいだいてさまようさま。
(7)仲蔵君…小石中蔵のこと。
(8)辧義叢話…不詳。
(9)堀内忠亮…生没年、享和元~嘉永七年（一八〇一~五四）、五十四歳没。名、忠寛。字、忠竜・忠亮。号、素堂。文政三年（一八二〇）江戸へ出て古賀穀堂に漢学、杉田立卿・青地林宗に医学を学ぶ。帰国後、二十二歳の若さで出羽国米沢藩主の侍医に抜擢される。天保十四年（一八四三）わが国初の西洋小児科翻訳書『幼幼精義』を記述。**解説**、および書簡**【74】語句註**(2)を参照（二四八頁）。

■解説

本書簡は、前年冬の小石元瑞の書簡に対する、阮甫の返書である。新年の祝詞とともに、元瑞購入の『産科簡明』の写本を添える。また、末尾の「副啓」には、刊行された堀内忠亮（素堂）の『幼幼精義』もこれに添えると記し、従前元瑞から聞いた「辨義叢話ト申新舶来之清訳地理誌」の情報に関する依頼も含める。

一方、本書簡では、阮甫や元瑞の牛痘種痘法促進についての見解が具体的に語られている。すなわち、牛痘種痘の普及に尽力した堺の小林安石が、中国の牛痘種痘書である邱浩川（邱熹）『引痘略』の翻刻出版をしきりに促してくることにふれ、これについて阮甫は「結構之義ニ者有之候」としつつも、過般元瑞の説くとおり本書は「有用之書ニも無之、且世間へ能く分消いたし候とも思われ不申候」とする。そして、「何卒西洋諸書ヲ大ニ蒐輯いたし一部之大著述出来候様致度ものニ御座候」との見解を示す。これは、阮甫が元瑞の見解に同調して『引痘略』翻刻の有用性に否定的な意見をもち、同時に「西洋諸書」にもとづく牛痘種痘書の実現をめざそうとする姿勢を示す点で注視すべきものである。

ちなみに究理堂文庫には『引痘新法全書(引痘略)』一巻一冊という阮甫の写本（道光十八年版の写）が現存し、これには「箕作氏所贈」と記されている。これも本書簡の内容に深く関わるものだろう。

また、牛痘種痘の推進に関連して、牛痘苗が入手できない場合は牛を吟味して「真牛痘」を探すか、「急成時ハ人痘ヲ牛ニ種へ其種を人ニ移し候」という牛化人痘苗作出法を阮甫が示すのは、牛痘苗以前の段階でその入手を希求する医者たちのありかたを物語るものとして興味深い。

本書簡の年代については、「副啓」に「米澤藩堀内忠亮返譯幼々精義出来」「一本指上申候」とあるため、『京都の医学史』本文篇が『幼幼精義』（一~七巻）刊行の嘉永元年（一八四八）「正月二十四日」と推定している（六二三~四頁）。しかし、『幼幼精義』刊行の嘉永元年に依拠する限り、「正月廿四日」の日付の本書簡の場合は、翌嘉永二年とするのが適当だろう。

しかも、書簡の年代に関していえば、安石が翻刻を促すという邱浩川（邱熹）『引痘略』は、弘化三年（一八四六）、すでに牧春堂が『引痘新法全書』として翻刻・刊行し、翌四年には小山肆成（蓬洲）の手で校刊されていた。なかでも彼は当時京都を拠点に活動していた。したがって、その二～三年後の嘉永元年や同二年の段階で、安石や阮甫・元瑞ら牛痘種痘に通じていたメンバーがそれを知り得ないことは、特別の事情のない限り考えられないところである。とすれば、本書簡の年代については、少なくとも『引痘略』の翻刻が世に出る弘化三年あたりまでさかのぼらせる必要があろう。

加えて、『京都の医学史』が嘉永元年説の根拠とする、同年の『幼幼精義』の刊行についても、『幼幼精義』本来は初篇三巻と第二篇四巻とに分かれて成立していた。初篇の序は坪井信道、第二篇が阮甫の序という構成で、刊行は初篇の巻一～三が弘化二年、第二篇の巻四～七のみが嘉永元年となっている。とすると、「副啓」で阮甫のいう「幼々精義出来仕候」とは、この場合、初篇の刊行を指すと考えられる。元瑞の『日省簿』には、坪井信良が弘化二年五月五日付で『幼幼精義』の出版を報じた記録も遺る（『京都の医学史』本文篇、六二四頁）。このため、牛痘種痘法導入に関わる当時の事情を検討する限り、本書簡の年代は弘化三年ごろとするのが穏当だろう。もとより断定はできないが、その可能性が高いと思われるだけに、一見解として指摘しておく。

本書簡については、論考篇の浅井論文で詳しく紹介する。

和田泰純

生没年、延享元～享和三年（一七四四～一八〇三）、六十歳没。名、璞。字、韞卿。通称、泰純・泰順。号、東郭・含章斎。

摂津高槻藩医和田家に生まれる。大坂で戸田旭山に師事し、京で吉益東洞に入門。のち京都で開業した。寛政九年（一七九七）典薬少允となり法橋、同十一年には法眼に叙せられた。師東洞が唱える古医方に弱点があることを悟り、東郭自らは折衷家として「一切の疾病の治療は、古方を主として、その足らざるを後世方等を以て補うべし」と述べた。

著作は『傷寒論正文解』『腹診録』『蕉窓雑和』はじめ多数。門人は一三〇〇人におよんだという。

■先行研究

大塚敬節・矢数道明編『近世漢方医学書集成』第一五巻「和田東郭」（名著出版、一九七九年）

【87】16―04 年不詳（天明～寛政）二月二日、元俊宛て

先月廿七日之華翰
相達致拝読候、春寒
今以難去候所、御清寧
被成御入抃熹之至
ニ存候、然者牧野侯侍医[1]
柴田元徳[2]と申人、江戸
表へ罷帰被申候序京師へ
被立寄候ニ付、拙家へも相尋
申度被申候由、委曲御紙面
之趣致承知候、在宿
いたし居候ハ、何時にても
対面いたし可申候、右貴報
為可申述如此御坐候、萬
期後信可申承候、恐惶
謹言

和田泰純

二月二日　　璞（花押）

小石元俊様

尚々、右之人
京師滞留も無之候由
是また致承知候、併
今日迠何之左右[3]も無之候、
直様江戸へ帰り被申候や

と被察候、以上

■語句註

(1)牧野侯…侍医の柴田元徳が江戸へ帰る途中に京に立ち寄る、とあるので、ルートを考えると、丹後田辺藩六代藩主牧野宣成(在任期間は天明三年~文化元年)が有力である。

(2)柴田元徳…柴田永胤を指すが、経歴は不詳。解説を参照。

(3)左右《そう》…とかくの知らせ、たより。この場合、柴田が和田のところへ連絡をしないため、その動静をはかりかねている。

■解説

端裏に後筆で「和田泰順」とあるが、翻刻本文では省略した。

小石元俊から和田泰純(東郭)に対して、柴田元徳なる人物の訪問希望が伝えられ、それに対する返書である。在宿の限り対面は承知、と答えているが、この時点で連絡がなく、立ち寄らずに直接江戸に帰る(帰った)のでは、と推察している。

泰純の住所は、天明二年(一七八二)版『平安人物志』で柳馬場四条上ル(天明大火後は烏丸三条上ル。書簡【88】を参照)となっており、小石家とは至近の距離である。

文面から推察すると、元俊は京都におらず、おそらく大坂滞在中の天明八年から寛政八年(一七九六)までのあいだに執筆されたものと考えられる。

なお、元徳は『蒹葭堂日記』で寛政五~十年にしばしばその名が見られる人物で、牧野氏に仕える江戸詰の藩医と思われるが、村上良元『慈幼密旨』の刪補《さんぽ》者で、その息が元方という名であること以外、詳細な経歴はわからない。

【88】18—10　天明八年(一七八八)九月二十五日、元俊宛て

朶雲(1)致荘誦(2)候、時下
秋冷相増候之所、愈以
御清寧被成御坐候之由、
抃熹之至ニ奉存候、拙生儀、碌々
依旧候、御放慮被遣可被下候、然者
御門生谷山道一(3)子、今般
上京ニ付、拙生へ御託し被成度旨
委曲之御細諭承知
仕候、併涼徳(4)之拙生殊更
近年者業務年々
繁忙、日夜奔走のミいたし居候
仕合、醫籍之會業(5)も
しか〳〵(6)出来不申候位之儀
ニ候得者、従遊之益も別而

有之間敷候得共、被仰越候御事故
先御預リ申置候、何分少年
之事ニ条(候脱カ)、行状之儀者
乍不及心ヲ添可申候、此段
御懸念被遣間敷候
一京師大火後、浪華
籠屋町筋小右衛門町(7)へ
御帰被成候儀者、追々亭作
なとより詳悉(8)仕候、不
相替医事御精研之事も
傳承、不堪欽羨奉存候、
追々御新見とも可有之
与存、折角御妙説承度
奉存候、兼而御約束申置候通
緩々拝晤之儀、拙生志願ニ
御坐候得共、所謂天不假
良縁(9)とも申へくや
不能其儀、殊更大火後ハ
南北索居(10)、扨々遺憾
此一件ニ御坐候、自然御上京も
被成候ハヽ、必御枉顧(11)奉待候、

定而御聞も可被下候、近来蝸廬(12)
経営完成いたし、烏丸
通三条上ル所へ引移罷在候、
屋宇(13)も少しハ廣ク候条
随分御宿可仕候、拙儀も久々出坂
不仕、春来折角存立居候
得共、何分紛冗今以不能
其儀候、若罷下り候ハヽ、早速
参叩可仕候、當冷日増
千金御自玉奉祈候、恐惶
謹言

　　　　　　　咊田泰純
九月廿五日　　　璞（花押）

小石元俊様
　　書幌下

再陳、早速拝復可申入候所
日夜之繁冗及擔閣(14)候、
萬御海容可被下候、以上

■語句註

(1)朶雲《だうん》…他人を敬って、その手紙をいう語。

(2)荘誦《そうしょう》…拝読する。
(3)谷山道一…未詳。**解説**を参照。
(4)凉徳…思いやりのない人がら、薄い徳。
(5)醫籍之會業…ここでは医者の会合、研究会の意か。
(6)しか〳〵…物事が確実におこなわれるさま、十分に、しっかりと。
(7)籠屋町筋小右衛門町…現在、大阪市西区京町堀二丁目。**解説**を参照。
(8)詳悉《しょうしつ》…たいへん詳しいこと。詳細に述べること。
(9)天不假良縁…天仮良縁、天が良縁を貸し与える、という意を踏まえた言い方。
(10)索居…家族や友人などが離れて住むこと。
(11)枉顧《おうこ》…人の来訪をいう敬称。
(12)蝸廬《かろ》…カタツムリの殻のような小さな家、我が家の謙称。
(13)屋宇…家、家屋。
(14)擔閣《たんかく》…ぐずぐずする、遅延。

■解　説

端裏に後筆で「和田泰純」とあるが、翻刻本文では省略した。

小石元俊は天明八年の京大火後、大坂へ移住した。本書簡は、それからほどなくして書かれたものだろう。山本四郎『小石元俊』は、転居先を「籠屋町坂本町」とする（一一一頁）。本書簡では、小右衛門町と見えるが、ともに東西の通りである籠屋町筋に面し、小右衛門町は坂本町の西側に隣接している（現在、大阪市西区京町堀二丁目）。

一方の泰純（東郭）も、烏丸通三条上ル・柳馬場四条上ル（天明二年版『平安人物志』）から、引っ越したことがわかる。

元俊は、大坂への移住にさいし門人谷山道一の子（事績は不明）を泰純に託した。泰純は、及ばずながら世話する、彼はまだ少年だから行状については気をつける、と述べてこれを引き受けている。彼はまた、元俊が大坂でも「不相替医事御精研」の様子であることを喜び、自宅を引っ越したことを述べ、大坂での対面を期して書簡を結んでいる。

論考篇

自由な気風の亀井南冥塾

青木歳幸

亀井南冥は、独嘯庵の『漫遊雑記』の序文を二十歳で書くほどの秀才で、『金印考』の著者、儒学者として全国的に知られた。

じつは、医学の面でも、吉益東洞門人の肥後の村井琴山（椿寿／一七三三～一八一五）と並び称される、九州を代表する儒医であった。

たとえば、寛政二年（一七九〇）十二月十九日付の小石元俊宛て書簡（書簡【35】）をみると、博多・福岡で流行病が発生し、南冥のもとには、「内外ニてハ三百人餘ニ及候病人数ニ御座候へハ、薬制ニも餘程手間いたし居申候、只今ハ此方治療大ニ廣り、当時三百人餘請為居申候故、程々之病人御坐候」とあり、三〇〇人にもおよぶ患者がいて、製薬も間に合わないほど、医業が盛んであったことがわかる。

また、寛政三年二月七日付の元俊宛て書簡（書簡【36】）でも、元俊から教授してもらった薬方を処方していることなど、医療活動がさかんであったことがわかる。

南冥は、安永七年（一七七八）に福岡藩に召し出され、天明四年（一七八四）に、藩学問所甘棠館の祭主（館長）に就任し、儒学を講じた。その学風は、徂徠学の復興を主とするものであったため、寛政二年の寛政異学の禁で、朱子学以外が禁止されたことにより、対立していた修猷館祭主竹田氏らから攻撃を受け、同四年に甘棠館祭主の地位を追われ、蟄居謹慎の身となった。甘棠館は子の昭陽により続けられていたが、同十年に炎上し、以後廃止された。著述に『論語語由』のほか医学に関するものとして『古今斎伊呂波歌』『南冥問答』などがある。

『古今斎伊呂波歌』では、「医は意なり、意というものを会得せよ、手にもとれず画にもかかれず」や「不巧者な医者ほどわけて陰陽や　肝木脾土と理屈ばるかな」と、医は意を会得せよ、陰陽五行説にはこだわるなと医師の心構えを歌にしている。

南冥の医学への態度は、吉益東洞の「傷寒論は的実なる好書故、随分取り用い、傷寒論にて万病を療すというは虚言にて指さしもできる故、左様の意地を張らず、千金方・外台など宋明の名家の書にも博くわたり、経験の方、至当の説は取り用いたきものなり、瘡毒なれば黴瘡秘録、痘疹なれば活幼心法、いずれも傷寒論よりは用達なり」（『読管約俚言』）と『傷寒論』一辺倒でなく、その短を唐・宋・元・明の後世方で補うことを主張している。したがって、その塾では、漢代の『傷寒論』だけでなく、『千金方』や『外台秘要』などの唐・宋・明などの医書も自由自在に読ませていた。

南冥塾の自由さを物語るエピソードを紹介しよう。寛政九年七月二十日のこと、佐賀藩支藩の小城藩医佐野泰庵から、小城藩役人に宛てて息子文仲の総髪願いが出された。泰庵は息子文仲を南冥塾に医学稽古のために遊学させたばかりだったのに、急ぎ左記のような願を藩に差し出したのである（挿図参照）。

一、佐野泰庵ゟ御届有之候者、倅文仲義醫道稽古として筑州（南冥のもと）差越置候処、於彼地他邦ゟ相集居候、同門弟中不残惣髪ニ而罷在候付、倅壱人剃髪罷在候而者差支候訳も有之候ニ付、彼地随身中物髪為仕置義ニ御座候、勿論帰宅之上ハ直ニ剃髪為仕候義ニ御座候由御届有之候也（『小城藩日記』）

小城藩から佐野文仲が南冥のもとへ医学修業に行ったところ、諸国から集まっている門弟は残らず総髪で、医師の風俗である剃髪をしている者は倅一人だけであった。これでは学習に差し支えがあるので、南冥塾に遊学中は総髪を許可していただきたいという願いで、許可された。南冥塾の自由闊達な雰囲気を物語るエピソードである。

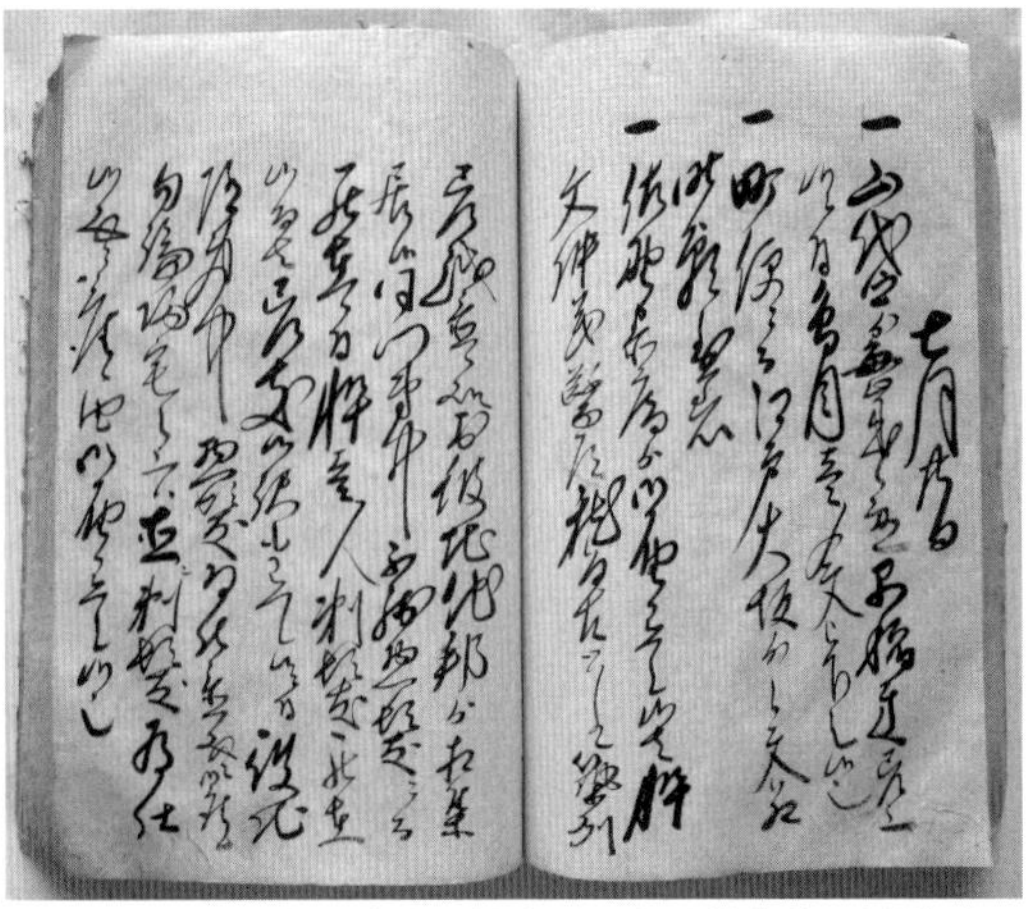
挿図　小城藩医佐野泰庵の倅文仲の亀井塾在塾中総髪願い

総髪をめぐっては、古方派を確立した後藤艮山が旧来の剃髪をやめ、総髪にしていた。その革新的気風は、市井の町医や蘭方医緒方洪庵などに受け継がれ、医者の風俗を二分した。

後日の話になるが、南冥塾の自由な学風を体験した文仲は小城藩医としては剃髪をしていたが、慶応二年（一八六六）に倅の安靖を長崎へ修業に出すにあたって、剃髪にてはドイツ学が修業できないので総髪を許可してほしいと願い出て許可されている。

慶応二年十二月四日　稽古中惣髪願の事

一左之通、佐野文仲ゟ願出相成候所、願通相成候所、願通被相済候、右前髪其外之儀、組筋を以、願出相成筈ニ候得共、稽古中ニ付而之願書ニ付、組筋を以之願出ニハ相及間敷御吟味ニ付、左之通願書相成、組筋江者願済相成候段、演達相成候様、大組代迄相達ス

願書附

私倅安靖儀、トイツ学奉願候所、願通被仰付難有仕合奉存候、然ル所、直伝習をも為仕度御座候へ共、剃髪ニ而者其儀出来兼候付、稽古中物髪為仕度御座候間、御支無御座候ハ、願通被仰付被下度奉願候、此段筋々宜御相達可被下候、以上

寅十一月　佐野文仲

西川形左衛門殿

下川甚五兵衛殿

（『小城藩日記』にみる近世佐賀医学・洋学史料〈後編〉』）

さらに文仲らは、医師の総髪許可について藩に請願しつづけ、明治元年（一八六八）には、医者の風俗に頑固な小城藩の本藩佐賀藩でも、医師は総髪勝手次第となった。

明治元年十二月十八日　医師束髪免除、上下着用許可

一御本家受役所ゟ之達帳差上有之、左之通

医師之儀、是迄僧官法体ニ候所、今般束髪被指免、俗体罷成候付而者、着服之儀、以来自余同様袴上下着用仕候様被仰付度、其筋より達出相成、惣而当時於京都表、諸藩之見合も有之趣ニ付、相達之通被仰付候事

辰十二月　　御仕組所

右之通、申上有之

束髪可為勝手次第旨被仰出候段、於京都奉承知、即ゟ剃髪相延シ為儀ニ御座候、右者致御届候様有之候旨、帰着之上、承知仕候所、忌中引入不能、其儀当節忌明ニ付御届仕候、已上

十二月十八日　　綾部新五郎

この本藩からの総髪許可を小城藩に伝えたのが綾部新五郎で、彼は万延元年（一八六〇）に遣米使節団の一行に随い、アメリカなどの西洋文明に触れ、帰国後は小城藩で英語の指導と大木丸という商船購入のさいに通訳などをおこなった人物である。

小城藩とその本藩の佐賀藩の医師にとっても明治を迎えるとともに、伝統医学の剃髪という風俗からの改革も進んだのである。その契機は、南冥塾での自由な風俗と学風にあった。

『南冥問答』は、暴瀉という急性下痢症は、親の過保護による育児からなるという南冥の独自医論を、問答式に述べたものである。そのなかで、小児は田舎流に育てることが大事であり、田舎流に育てるとは、存分に乳を飲ませ、食をさせ、時には飢えさせ、風日にさらし、存分に走り回らせ、存分に啼かせ、叱りもし、少々の病いにも薬を用いず、随分粗略に育てることであるとしている。過保護なもやしっ子では病気になるのだというのである。

寛政期の南冥塾は、総髪勝手の「田舎流」の自由な学風にあふれており、蘭学などの新たな学問を受け入れ、新教育方法を産み出し、蘭学者稲村三伯（一八五八～一一）、秋月藩儒学者原古処（一七六七～一八二七）、漢学者広瀬淡窓（一七八二～一八五六）など多彩な人材を育てたのであった。

小石家と漢蘭折衷医学

有坂道子

京阪の間蘭説の実学なる事を知るもの日に漸多し。後年に至りては、蘭説を言ふ者追々処々に興ると雖とも、実に先考（小石元俊）を関以西蘭説家の祖とす。

これは小石元俊の長子元瑞が著し、頼山陽が補訂した『先考大愚先生行状』（以下『行状』、『京都の医学史』資料篇所収）の著名な一節である。山脇東洋門下の淡輪元潜、永富独嘯庵に学んだ元俊は、独自の医学理論をまとめた『元衍』の執筆に取りかかっていたが、「医理の精しきものは和蘭実験の説である」という独嘯庵の言葉や、『解体約図』『解体新書』の刊行に触発されて、蘭方医学を講究すべく天明六年（一七八六）四十四歳にして江戸へ下った。

前野良沢・杉田玄白・大槻玄沢ら蘭学諸家との討論を通じてその実証性を理解した元俊は、京都に戻ったのち蘭方医学に基づく解剖知識を伝え、京坂の医学界に新しい流れを引き込んだのである。元俊に続く元瑞、中蔵もまたこの地に蘭方医学を根づかせ、発展させる大きな役割をになった。

そのように蘭方医学との関わりが深いだけに、小石家は元俊以来全くの蘭方医であったと思われがちであるが、「元俊首唱理学、上国之漢蘭折中学小石元俊為最初」（山木善太『海内医林伝』、文政十一年序）とあるように、その医学は基礎となる漢方に蘭方を取り込んだ漢蘭折衷をもっておこなわれていた。

師である元潜や独嘯庵の影響を強く受けた元俊の医学の基盤は古医方であって、『行状』によれば「医術は勉て実験を事とし、右医道の中より超脱して方は古今を問はす、形似を捨て機変活用を主と」しており、常々「活眼を開て古人の書を読み、其活処を会得すへし」と人々に示していたと言い、実証的な態度や臨機応変の判断とともに、書籍の熟読によって知識・知見を深めることを重んじていた。

元俊の医学理論の研究は二〇代から始まっていたが、古今の医家の論は医理の本質部分が不十分であることを知り、「陰陽五行の旧説の取るに足らないのは当然だが、これを棄て別に見る所がなくては医術も浅薄の小技でおこなう価値がない。まず疾病の理を知ろうとするならばその常理を知らねばならず、常理を知ろうとするならばその生活の源を知らなくてはならない。生活の源は天地の煦育《くいく》（恵み育てること）にある。ゆえに医理を明らかにしようとするならば天地万物の全体が何物であるかを究めなくてはならない」という考えを持つにいたった。元俊は漢方医説における陰陽五行などの空理を退けつつも、天地万物の真にいたる医理があると信じて模索を続けたのである。

『元衍』の著述は天明八年（一七八八）の京都大火で焼失し、その後再び成稿することはなかったが、医学を貫く理論の思索は生涯にわたって続けられた。

元俊の主張には、学医の「五要」、すなわち医学を学問的に深く研究している医者が要点とすべき五つの思考態度を述べたものがあり、一つに師友の教えを素直に聞くこと、一つに古人の書を広く読んで学ぶこと、そして一村一郷の医者であっても、ある病をよく治すということで知られる者には懇ろに求めてその益を受けるべきことや、我が国には古くから人の病を救う方薬があり、俗伝や民間の方であってもゆるがせにしてはならないことを挙げ、我が国在来の医学にも謙虚な姿勢で臨むよう説いている。

こうした漢方医学や在来医学に対する認識に基づきながら自説を構築する中で、『解体約図』や『解体新書』が示す精緻な蘭方医学に出会ったのであった。

自らの経験から病理の究明につながる解剖の重要性を認識していた元俊にとって、臆見による論が多い漢方医学に対し、実証に基づく蘭方医学の優れた側面は十分に理解されるものであり、「その説において、身人臓腑の真、病象疾病起原の玄理に至っては、則ち漢人の論、其の上に出る能わざるなり」(『学医要論』、原漢文、『実学史研究』Ⅶ所収)と明確な評価を与えている。先の「五要」の最後にも、オランダは医理に精しい国なので、その論説・療法を心を用いて学び取るよう述べている。また人身に関する医学というものは、「その形象の真と、その理知の奥とを究尽せざれば、則ちその治療、やや効験有るに似たりと雖も、然れども猶未だ能く精微の極に臻《いた》らず」(同前)と、実証と理論を両輪として、ともに究めなければ充分な治療の成果にはつながらないという考えも示している。

元俊は、そのように漢方医学の短所、蘭方医学の長所をそれぞれ認めた上で、両者を併せ見れば「是非互いに明らかにして大いに啓発有り、故にまた大いに治道に裨益す」(同前)、つまり漢方と蘭方の両方に通じることで目が見開かれ、医道の役に立つ知見が得られると考え、漢・蘭双方の是非を見極めて活用することを目指した。

元俊が晩年に日課として門人に転読を課した一二部の医学書が『行状』に示されているが、『傷寒論』『金匱要略』『温疫論』が各一〇〇遍、『解体新書』が五〇遍、『内科撰要』が三〇遍、『医級女科類方』が一〇遍、『産論・産論翼』が三〇遍、『小児直訣』が一〇遍、『痘科鍵』が三〇遍、『儒門事親』『痧脹玉衡』『外科正宗』が各一〇遍と記されており、当時の基本的な漢方医学書を主として、人体の内景や内科に関わる『解体新書』と『西説内科撰要』を取り上げ、まさに身につくまで繰り返し読ませていることがわかる。『西説内科撰要』は宇田川玄随が翻訳したゴルテル(Gorter)の内科書で、我が国に初めて西洋内科学を紹介した書であるが、刊行途中で玄随が没したため、続刊は元俊の斡旋で出版された経緯がある(書簡【02】)。また、玄随の養子玄真による増補重訂版『内科撰要』も、元瑞らの協力を得て刊行している。

転読回数から見ると、『傷寒論』『金匱要略』という古典医学書と明末清初の新しい医論書である『温疫論』を基礎におき、次に『解体新書』を位置づけ、そして『内科撰要』以下の順で多読させていたことがうかがえる。

このような元俊の医学は元瑞の代にも引き継がれ、文政四年（一八二一）の撰文とされる「究理堂学規」（原漢文、『京都の医学史』資料篇所収）の中にもその特徴を見ることができる。「究理堂学規」は、究理堂で学ぶ者にその心構えを示した全八条からなる学規であるが、その第四条目に「医術は漢土先哲を以て宗と為すは論無し。然るに其れ陰陽を論じ五行を説く。学ぶに艱くして事に益無し。是を以て我が先人大愚先生元真・四元・八該の説を設け、以て天地を経緯し、万物を総理す。また其の未だ足らざる所有るを恐るなり。傍ら先ず西洋医術に着鞭す。我が家の所説、毎に三者の間を出入りするは蓋し是が為なり」とあって、究理堂における医学教授は、漢方医学、元俊以来積み上げられてきた小石家学、蘭方医学の三者の論を常に参照し合いながら進められていたことがわかる。

また第五条目には元俊が堂名に用いた「究理」の意味が述べられており、「先人究理を以て堂に命ずるは、性理家謂う所の究理に非ざるものなり。西学者流謂う所の究理に非ざるものなり。先人少小、覃思焦慮（深く考え思い悩むこと）、天地万物を大観し、漢土・異域を折衷して自ら一家の学と成す。此の名を命する所以、我が門に入る者知らざるべからず」、すなわち漢・蘭いずれかの「究理」ではなく、元俊の思索の中で生み出されてきた独自の「究理」であることを説明している。

さらに、第六条目では漢籍と洋籍を読む際の態度について触れ、「漢土の籍を読む者、宜しく其の空譚を略し其の的論を法とすべし。的論は生死を弁じ、虚実を揣《はか》り、標本先後の機を審らかにする、是のみ。西人の書を読む者、宜しく其の実理を取りて其の微言を捨てるべし。微言は分子の説の如し。本質の論、西学者流所謂究理、是のみ。蓋し空譚・微言、初学に妨げ有りて実用に益無きなり」とする。小石家の漢蘭折衷医学において、漢方医学・蘭方医学の取るべき部分は、漢方における的論、蘭方における実理に限ることが明示されている。

そうした小石家の医学について、元瑞は「吾門説内景論病理、専主嗎蘭之説、而薬治雑取漢方与蘭剤」（『究理堂備用方府』序文）、すなわち小石家では人体の内景と病理については主として蘭説を取るが、薬治については漢方と蘭方を交え取る、と具体的かつ端的に示している。また、薬治に関して「家方」と称するものは元俊の得効の方であり、「自製」と称するものは元瑞が経験の中で得てきたもので、みな漢蘭古方を根拠とし、折衷して成ったものである、とも述べ、小石家の漢蘭折衷医学のありようがよく理解される。

ところで、「究理堂学規」の第二条目には「医理を明らかにし、治術を精しくせんと欲すれば、一に読書を以て階梯とす。（中略）予近きころ為に為学の次序を設く、学者須く循次躐等《りょうとう》せざるべし」とし、学問形成の基礎に読書があることを述べると同時に、学びの順序に従って読書を進めることが大切で、循次躐等せざる、つまり順序を飛び越えて進むことがないよう指示をしている。学習の段階に応じて適した内容の書籍を選ぶ必要がある、ということである。

ここで思い起こされるのは、元俊の高弟である斎藤方策が、実孫で養子とした延蔵（のちの斎藤永策）を究理堂に入塾させた折に元瑞へ送った書簡の一節（書簡【43】）である。

延蔵御家法之通り御入塾被仰付被下候由、千万辱奉存候、（中略）儒先生へ入門之儀も宜敷御取計可被下候、万端思召ニ可被成下候、（中略）漢医書先読不申候而ハ後ニハ読メ不申候間、先素問・霊枢ゟ為御読可被下候、

小石家に入塾させながら、儒学の師にもつかせるよう依頼をしている点、方策も儒学の基礎教養を第一に位置づけていることが確認できるが、後段で、漢医学書を先に読んでおかないと後では読めないので、まず『素問』『霊枢』から読ませて欲しいと述べる部分は、右に述べた学びの順序を意識した言葉である。方策が、蘭方医学を学ぶにしてもまずは基本の漢医学書の知識を身につけてからでなくてはならない、と考えていたことは、後述する方策の「藍塾学規」にも明らかである。

方策は、元俊門下の俊英である。明和八年（一七七一）周防国佐波郡（現、防府市）に生まれ、三田尻の能美由庵（香川修庵門、のち萩藩医）に漢方医学を学んだのち大坂へ出て、ちょうど京都大火を受けて大坂へ移住していた元俊のもとに入門した。寛政八年（一七九六）元俊が再び京都へ戻る際には、「門人の中に傑出せし人に周防三田尻の産斎藤方策と云に病家を付属し」（『行状』）とあり、すでに方策が元俊の信頼厚く後を任されるまでになっていたことがわかる。一年ほどの短期間ながら江戸の大槻玄沢にも学んでおり、漢蘭に通じた臨床医として寛政末年から各種の医師番付に名前が出る名医であった。文政五年（一八二二）に大坂で初めてコレラが流行した際には患者の治療に奔走し、また同年にはベルギーのパルヘイン（Pa[redacted]yn）が著した解剖書の付図を中大游とともに翻訳した『把爾翕湮《バルヘイン》解剖図譜』を刊行している。そうした功績から、在坂のまま一代限りで萩藩医に登用されている。

方策が開いた学塾は「藍塾」と称し、教育方法の指針として「藍塾学規」（原漢文、田中助一『防長医学史』下所収）が定められている。それを見ると、元俊あるいは究理堂の教育方針と多く重なっていることがわかる。学規の冒頭は「医学の要は読書・窮理両者のみ。治術は此に出りて生ず」と始まり、読むべき書を四類にわけて具体的に示しているが、その一には経書類、その二には歴史類、その三には漢土医書類、その四には翻訳医書類を挙げる。

経書類はすなわち四書五経であり、これらは自らを修し業を立てる根本であって、身を修めなくては業が立たない、学ぶ者はまずこれらの書を読むべきである、とする。

歴史類は『左伝』以下六部を挙げ、古今の治乱・成敗を読み、人物の是非・得失を見ることで見聞を広め才識をのばす、そして経史に通じた後に医書へ進むよう説く。これは、元俊の塾生指導においても「経書は人倫の大教にして、帝王と雖とも師とし学ぶ所の者也、歴史は歴代の治乱善悪邪正の明鑑を示す国家の大典なり」（『行状』）として医書とともに経史を学ばせていることと合致する。

次いで漢土医書類に挙げるのは次の二〇部で、傍線を付した書は元俊が転読させていた医書と同じである。

素問、霊枢、傷寒論、金匱要略、脈経、千金方、外台秘要、本事方、
東垣十書、丹渓全書、傷寒六書、婦人良方、万病回春、本草綱目、
外科正宗、黴瘡秘録、和剤局方、小児直訣、痘科鍵、温疫論

『素問』『霊枢』を筆頭とするこれら漢土医書類は「医学の初務」と位置づけ、漢医は人身の理を究めず、その論説はおおむね盲誕であって取るべきところが少ないが、その治術に関しては、経験に裏づけられ実理にかなって撰用すべきものがある、と評価する。学ぶ者は「先ずその書を読み、而して後に和蘭の学に入れば、則ち妍醜篏淘（美醜を選り分けること）、精粗別裁（精粗を区別して取りのぞくこと）、皆吾用と為る」、これらの漢医書をまず読んでから蘭方を学べば、良いところ悪いところを取捨選択して用いることができるようになる、つまり先の書簡でまず漢医籍を学ばせるように言っていたことと通じている。

最後に挙げる翻訳医書類は次の一五部で、翻訳書名と原著者名の二通りで示されている。

医範提綱、解体新書、内科撰要、熱病論、疫論、李斯、四（回）斯篤児、
武朗加児都、黴毒論、内外要方、外科精要、小児全書、毘（昆）斯、名物
考、薬鏡

これらの翻訳医書類は「医学の専務」であり、熟読玩味して人身の常変を審らかにし、病因や治法の所在を知ることにつとめなくてはならないとしている。

このうち、『解体新書』『内科撰要』以外の書でそれぞれ該当すると考えられるものは、『医範提綱』が宇田川玄真訳編になる当時最もよく用いられた西洋医学・解剖学書、『熱病論』がヒュクサム（Huxham）の『泰西熱病論』（吉田長淑訳）、『疫論』がフーフェランド（Hufeland）・コンスブルック（Consbruch）の『泰西疫論』（新宮凉庭訳）、李斯（リース：Reece）は『居家備用』（高野長英訳）、回斯篤児（ヘイステル：Heister）は杉田玄白・大槻玄沢訳の『瘍医新書』（我が国初の西洋外科医書の翻訳）にあたる外科書であろうか、武朗加児都（ブランカールト：Blankaart）は内科書もしくは解剖書、『黴毒論』はプレンキ（Plenck）の『黴毒論』（吉雄耕牛訳）、『内外要方』はコーエンブルグ（Kouwenburg）の『和蘭内外要方』（吉雄南皐訳）、『外科精要』はゴルテル（Gorter）の『外科精要』（吉雄如淵訳）、『小児全書』はローゼンスタイン（Rosenstein）の『小児諸病鑑法治療法全書』（宇田川玄真訳、我が国初の西洋小児科医書の翻訳）、昆斯（コンスブルック）は小関三英訳『泰西内科集成』にあたる内科書と推定される。

そして最後の『名物考』『薬鏡』は、宇田川玄真の西洋薬学書『遠西医方名物考』『和蘭薬鏡』である。『医範提綱』や『内科撰要』などとともに宇田川の翻訳書を多く用いていることが注目される。このように、藍塾では内科書・外科書を中心に一九世紀前半当時の主立った翻訳医書を必読としていることがわかる。

「藍塾学規」では、四類の書を示した後に、究めるべき理として凝体・流体・生機・精神・病症・病因・治法・薬剤の八項目が掲げられている。これもまた、八つに分けて順序を定めることで理論の追究が円滑におこなわれるよう考えられたものである。

方策と同じ周防生まれの岡研介も、学びに関して方策と似通った考えの持ち主であった。研介は、江戸で蘭学を学ぶべく東上の途次、大坂で方策と出会いそのまま居着くことになったが、理由のひとつは、方策の考え方と合うところがあったためと言われている。研介はシーボルトに学んで鳴滝塾の塾頭をつとめ、我が国に初めて生理学を紹介した『生機論』を著し、坪井信道がその才を高く評価して江戸に呼び寄せていた人物であるが、「学洋者、不可不先通漢也」（山口県文書館所蔵「岡研介事蹟志料」所収坪井信道書簡）と言って豊後日田の広瀬淡窓、筑前福岡の亀井昭陽に学んだ経歴を持つ。

東上前に下関で開塾していた生庵塾の塾規（原漢文、同前所収）には、第二条目で儒書を読んで聖賢・豪傑の言行を常に心目の間に置くよう言い、儒書を読むことには「三資」があるとする。一つは漢土方書を読むに資す、一つは西洋書を訳すに資す、もう一つは人の信用に資して、それによって道を弘めることが容易になる、とその意義を説く。また第六条目では「諸家教授自ずから次序あり、踰越を許さず、謂うところ高きに登るは必ず卑よりするなり」としているのも、元俊・元瑞や方策の学びの姿勢に共通するところである。

このように見てくると、小石家の医学とその流れを受け継ぐ医家たちは、いずれも学びの順序を意識し、儒学を修め、あるいは漢方医学の知識を身につけた後に蘭方医学に入るという過程を経ている。決して漢方医学を乗り越えて蘭方医学に進んだわけではなく、漢方医学の土台の上に蘭方医学を取り込んだ、漢蘭折衷医学であったことが改めて明らかとなる。そしてその医学は、出来上がった知識の切り取りではなく、常に漢蘭にわたる幅広い書籍を読み込み、内容を深く理解することによって自ら形ある学問を作り出そうとするものであった。

本稿では踏み込むことができなかったが、小石家における儒学あるいは漢方医学については、本書所収書簡からもうかがえる通り、長門、周防、筑前の人々との交流の影響が大きい。小石家の医学、ひいては京坂の医学を考える上で、江戸との関係のみならず、西のネットワークが果たした役割について、改めて検討し直す必要があるだろう。

江戸時代のカテーテル

青木歳幸

寛政十一年（一七九九）十一月九日付の書簡【54】（杉田玄白から小石元俊宛て）に「且又御頼之カテーテル早束申付候處、細工人手間取、漸此節致出来候間、早〻差上申候、御落手可被下候」とあり、元俊から注文いただいたカテーテルが細工人が手間取っていたがようやくでき、早速送りますので落手してくださいとある。

　このカテーテルとは、医療用中空細管のことで、江戸時代のカテーテルは、尿道に挿入して尿閉を治療する道具として使われた。寛政年間段階では、京都には元俊の満足するカテーテルの製造元がなかったということなのか、あるいは玄白のすすめで、江戸のカテーテルを注文したのかもしれない。いずれにしても寛政年間の小石家では、外科道具にカテーテルを必要としており、江戸に注文したのである。その形状や価格はどのようなものであったかはわからない。

　少し時代が下って、文化十二年（一八一五）十月二七日に、佐賀藩の支藩で蓮池藩出身の外科医井上友庵が紀州の華岡青洲のもとに入門した。二年ほどで華岡家での外科医としての修業を終えることになった。帰郷に先立ち、文化十四年九月に、友庵は、コロンメスやカテーテル、ヒストロメス（痔孔刀）など華岡流外科道具を京都三条通りの安信なる細工師に製作依頼をした。次が、安信から出された見積もりで、六一種にものぼる品名と数、価格が書かれている。

針類之分

①一　三積針　壱本　代三匁五分
②一　同直鍼管　代弐匁
③一　金瘡針　尤取合　拾本　代拾五匁
④一　癰切針　尤大形　壱本　代拾五匁
⑤一　同　尤小形　壱本　代拾匁
⑥一　ランセッタ　尤大形　壱枚　代拾匁
⑦一　同　尤中形　壱枚　代八匁五分
⑧一　同　尤小形　壱枚　代七匁五分
⑨一　匕針　壱本　代三匁五分
⑩一　三角針　壱本　代弐匁五分
⑪一　口中三ツ道具　代拾匁五分
⑫一　口中焼金　壱本　代四匁五分
⑬一　焼金　但品々取合　六本　代三拾七匁
⑭一　口中吹筒　尤真鍮　壱本　代四匁五分
⑮一　口中剃刀　壱挺　代弐拾五匁
⑯一　曲頭管　壱本　代弐匁五分　尤真鍮
⑰一　眼療七ツ道具　代三拾弐匁

鋏類之分

⑱一　大関切鋏　壱挺　代四拾八匁　但シ八寸
⑲一　同七寸　壱挺　代参拾匁
⑳一　同六寸　壱挺　代弐拾匁
㉑一　長刀鋏　壱挺　代弐拾五匁
㉒一　ソリ鋏　壱挺　代弐拾五匁
㉓一　関切鋏　壱挺　代拾匁五分
㉔一　同四寸　壱挺　代九匁五分
㉕一　ヒ三切鋏　壱挺　代九匁五分
㉖一　小ソリ鋏　壱挺　代拾弐匁
㉗一　小手鋏　壱挺　代九匁五分　但大形
㉘一　先細形　壱挺　代九匁五分
㉙一　六指鋏　壱挺　代壱拾八匁
㉚一　大毛引　壱挺　代拾八匁
㉛一　小手毛引　壱挺　代拾五匁
㉜一　直毛引　壱挺　代拾三匁
㉝一　糸毛引　壱挺　代拾弐匁
㉞一　舌押　壱挺　代弐拾五匁　但無双
㉟一　ヒストロス　壱本　代七匁五分
㊱一　コロンメス　壱本　代六匁五分
㊲一　サクリ　弐本　代三匁五分　但くじら
㊳一　カテイトル　壱本　代五拾匁　但銀細工男形
㊴一　同女ノ形　壱本　代八匁五分　但シ銀

㊵一　スポイト　壱挺　代拾弐匁　但真鍮
㊶一　同小　壱挺　代拾八匁　右同
㊷一　ケット　壱挺　代三拾弐匁
㊸一　八貫形　壱挺　代拾六匁
㊹一　クイ貫　壱挺　代弐拾匁
㊺一　センケツ刀　壱本　代弐拾匁
㊻一　リョウシ刀　壱本　代弐拾匁
㊼一　リョウシ刀　壱本　代弐拾匁
㊽一　曲生　代六匁五分
㊾一　ホネ引ノコ切　壱挺　代拾五匁
㊿一　同　壱挺　代拾匁
51一　ホネヌキ　壱本　代七匁五分
52一　ウミカキ　壱本　代四匁五分
53一　ウミカキ　代四匁五分
54一　鉄へら　壱本　代拾匁　大形柳
55一　口柄入　壱本　代七匁五分
56一　鉄へら　壱本　代拾匁五分　大柄入
57一　同常形　三本　代拾匁五分　大中小
58一　ハチモン　壱挺　代四拾五匁
59一　ランビキ　壱組　代六拾五匁　但シ赤金
60一　膏薬鍋　壱芁　代五拾匁
61一　療治台　壱組　代七拾五匁

〆銀高壱貫七拾八匁五分　差引　残正銀五百四拾六匁五分
代金八両壱分ト九匁四分六厘壱毛
右之通ニ御座候　已上
京都三条通　安信
九月拾五日
井上友庵様

友庵は、見積もりをとったところ、高価だったので、蓮池藩に二五両の借用を願い出て、翌十五年正月に許可が下りた（『蓮池藩日誌』）。こうして、文化十五年中に、友庵は、これら外科道具を購入し、帰郷し、外科医として腕を振るうことになった。文政七年（一八二四）には、本藩の佐賀藩に召し抱えられ、麻沸湯を用いて、肥前多久の儒学者草場佩川の甥の腫瘍切除に成功している。が、文政十一年五月十八日に三十九歳の若さで亡くなったため、その名は次第に忘れ去られた。

友庵が注文した外科道具にカテーテルがあった。「一　カテイトル壱本　代五拾匁　但銀細工男形　一　同女ノ形　壱本　代八匁五分　但シ銀」とあり、男用が銀細工で五〇匁、女用は同じ銀製なのだが八匁五分と、男用と比べてかなり価格が安い。この違いは銀細工の精密さだけでなく、使っている銀の量が男性にくらべて女性のものが四分の一程度と考えられる。つまり、カテイテルは、尿道に挿入して尿閉を治療する道具として使われ、男性の尿道は一六～二〇センチメートル、女性のそれは四～五センチメートルと短かったので、この価格差となった。

文化十五年段階になると、京都でも西洋式カテーテルが模倣製造されていたこともわかり、華岡流の門人や外科医の広がりとともに需要が高まり、全国にその製造元が広がっていった。大坂中之島の華岡分塾合水堂に、安政四年（一八五七）に入門した駿府出身医師中村順助の使用した外科道具が近畿大学医学部図書館に所蔵されている。京都寺町六角南入、鍛冶師真龍軒安則の価格表も付いており、さきの安信のそれを（　）内に示して比較すると「銀男カテイテル五〇匁・四五匁・銀メッキ一六匁五分」、「銀女カテイテル一三匁・真鍮二匁八分（男五〇匁、女八匁五分）」とある。他に「コロンメス大七匁五分、小六匁五分（六匁五分）」「ヒストロメス七匁五分（七匁五分）」「ランセッタ大金弐朱ト五分、中八匁、小七匁五分（大形一〇匁）」などとあって（『図録日本医事文化史料集成』第三巻、三一書房、一一〇頁）、価格は若干安価だが、幕末になると種類が増えているようである。幕末の鍛冶師京都寺町真龍軒安則は、本姓佐々木氏で、友庵の外科道具を作成した京都三条通安信の子孫だろう。

カテイテルの歴史は古く、すでにローマ時代からの使用と、遺物がナポリ博物館には展示されている。我が国への伝来時期は不明だが、紅毛流外科医の外科道具にはみられるので、江戸時代前期には伝来し、漢方医もこれは使った。日本人で模製した早い事例として、宝暦十二年（一七六二）、長崎の蘭方医吉雄耕牛が長崎の甚太郎なるものにカテーテルを模造させているのが資料的に確認できる早い事例とみられる。

金沢の鉄商鶴屋和作は、金沢に外科道具を作れるものがいなくて、すべて京都に注文しているのをみて、発憤して、京都の真龍軒安則作の華岡流外科道具を模造して自作を始め、文化八年に「外療道具絵見本帳」（順天堂大学蔵）を作成し、宣伝を開始した。男カテイテルや女カテイテルも製造販売している。

金属製のカテイテルは、やはり堅く挿入には大変な痛みを伴ったと考えられる。そこで痛みの少ないカテイテルが求められた。文政末年から天保初年のものと推測される辻出羽守（蘭室）の書簡（【61】元瑞宛て）にも、小石家を通してゴムカテイテルの取り寄せを依頼した、という記載がみえる。

ゴムカテイテルについては、大坂の蘭方医斎藤方策の記録によれば、文政元年に、江戸参府したオランダ人が杉田立卿に贈ったのが最初であるといわれ、立卿は、その後すぐに道具師一得斎にこれを模作させた。以来、蘭方医の間で使われるようになり、蘭室が必要としたとき、まだ京都には、最新式のゴムカテイテルの製造元がなく、おそらく江戸の杉田家に伝わって模造させたものを、小石家と杉田家の強い繋がりに期待しての依頼であったと推定される。ただし、さきの文化八年の金沢の鶴屋和作の男カテイテルの絵に「舶来ゴム製、正五拾目」と貼り紙がある（前掲書四二頁）。ゴムカテイテルが、すでに文化八年段階で、金沢に入っていた可能性もある。後考をまちたい。

最新式の画期的な発明であるゴムカテイテルへの需要は高く、天保十四年（一八四三）刊行の『黴瘡茶談』には米子出身の船越敬祐なる京都錦小路の医師が、新たにゴム製のカテイテルを作ったと、次のように宣伝している。

新製ゴムカテイテル、男女両用価壱匁五分、是まで世に行ハるる所の銀製・鼈甲製のカテイテルハかたきゆへ痛むものままあり。初心の者むりにぬきさしする時ハ銀ハのび、鼈甲ハおれることあり、ゴムカテイテルハ和かにしてのびる、切る、いたむ等の気遣ひなく、至て用ひぐあい宜き物也。男女小便閉にて諸薬効あらざる者、男は五、六寸、女ハ二、三寸、小便道に入るときは忽ち小便出る也。余（船越敬祐）ハ数十年是を用ひてしばしば大功をとる。紅毛人初めて持ち渡る時ハ甚だ高直なり。今ハ二十目はかり。此カテイテルハ甚下直にして初心の者これを用ひて過失あることなし

［付記］　幕末から明治初年にかけての医科器械に関する総合研究は、代表者ヴォルフガング＝ミヒェル「江戸時代・明治初期の輸入医薬品・医療機器の実態調査と現存資料の総目録の作成について」（文部科学省科学研究費補助金「我が国の科学技術黎明期資料の体系化に関する調査・研究（略称：江戸のモノづくり）」成果報告書）がある。

究理堂にとっての「儒学」

三木恵里子

小石家の人々が生きた時代、「儒学」とはどんなものだったのだろうか。

儒医、という語がある。儒者と医者を兼ねる者のことである。『京都の医学史』（思文閣出版、一九八〇年）は、儒医の成立について、四つの条件をあげている（本文篇、三八二～三頁）。すなわち、①医書を読むために漢学（儒学の素養）を学ばなければならなかった、②儒学を志向したが生活安定のための手段として医者になった、③医者の「賤業」コンプレックスからの脱却、④儒学による医者の指導精神の樹立、である。

京都への遊学者のために編まれた文化人一覧『平安人物志』は、明和五年（一七六八）の初版と安永四年（一七七五）の第二版には「学者」の項に儒者と医者を含める。だが、第三版の文化十年（一八一三）からは儒者と医者を区別して記載した。それまでは「学者」の項に儒医も多く含まれていたと見られる。

宗政五十緒は『平安人物志』の分析を通じて、宝暦までは京都は儒学の中心であったが化政期以後は京都の儒学は衰退の途をたどった、とする（「京都の文化社会――『平安人物志』化政版と京儒――」、林屋辰三郎編『化政文化の研究』岩波書店、一九七六年、二八八頁）。この時期、京都に儒学を学びに来る者は減ったが、一方で医学を学ぶ者の割合は増えていたという。

儒学から医学へと京都の学問が移り変わる、そのときを象徴するような門人帳を持つ儒者がいる。小石元俊・元瑞が学び、小石家書簡にも名がたびたび登場する皆川淇園である。小石家には淇園からの書簡が多く残っており、居宅も近かった（淇園は中立売室町西入ルに在住）ため、師弟関係以上に、相当の深い交流を持っていたことだろう。

淇園は、享保十九年生まれで文化四年没（一七三五～一八〇七）、折衷学派に分類される儒者である。彼はものと名前の関係性を明らかにする「開物学」を唱えたが、その思想は非常に難解で、「怪物学」とも呼ばれた。難解にもかかわらず、その門を叩いた者は多く、三〇〇〇人ともいわれている。

その門人帳『有斐斎受業門人帳』（宗政五十緒・多治比郁夫『名家門人録』八木書店、一九八一年）を見ると、入門者は京都の医家やその師弟、あるいは京都の医家からの紹介者が多い。淇園と医家の関わりがある理由は、淇園の父が東福門院の典医であったという説や（骨董商であったという説もある）、淇園の親類・縁者に医者が複数いること、あるいは住まいの近隣に医者が多いことなど、もともとの関わりの強さもある。しかしそれ以上に、淇園が医者への教育に熱心な姿勢を示したことが大きいだろう。たとえば淇園は、医家の山脇家の求めに応じ、医学の初学者が文章読解と創作力を養うことができる医学用例集・辞書である『医案類語』を作るなどしている。山脇家は子弟や門人を多く淇園の塾に紹介して学ばせている。

この淇園の門を元俊が叩いたのは三十五歳のときであった。三十五歳は医学の基礎としての儒学を学ぶには遅すぎる年齢であるし、このときすでに医者として活躍していた元俊には、基礎の修得は不要であろう。『先考大愚先生行状』には、元俊が淇園に入門したときのエピソードが記されている（『京都の医学史』資料篇、七九頁）。

先考の学日々に発明する所多きか故に、著述の志止む時なし。亀井道載、先考の著されし物を見て、論は高けれとも文拙しと謗られけれは、安からぬ事と思ひ、文を学はんとて師を求めらるゝに、其比皆川淇園先生文学を以て世に鳴りけれは、京都に移り、生徒淡輪先生の養子元朔（後に鹿介と云）の輩を率ひなから先生の塾に入り学ひ、遂に先生の高足弟子と称せらる

つまり、元俊は淇園から「文を学ぶ」ために入門したのである。前出の門人帳には、安永冬十一月十一日のところに「摂津大坂人　小石元俊道　字　有素　年　卅五歳　紹介　淡輪」と記載されている。

元俊に医学を教えた淡輪元潜は京都の山脇東洋から医学を学んでおり、そしておそらく山脇家からの紹介で淇園に入門した。元潜は、淇園の塾に多数の者を紹介している。元俊が「文を学ぶ」ために淇園を師として選んだのは、自然な流れだったともいえる。

小田済川が元俊に宛てた書簡【20】にも、済川が淇園に入門したいと述べる内容が見られる。

皆淇園学問挙要・淇園詩話等致捧読大ニ感服仕候、文章ハ當時無類と奉存候、弟罷登入学仕度頃年存立候得共、御存之通在野已垂八十候故、不任心底候、兄臺の御紹介ニ而遠方より入学相成候事ならハ被仰下次第其式可相備候、弟癈学同前、何も出来者不致候得共、著述ニ而も有之節、乞雌黄候得ハ無此上楽ニ相成申候、兄臺御著述追々御出来被成候由、何卒拝見仕度……

済川が儒学者である淇園に求めたのは、「文章」「著述」の教えだったのである。「文を学ぶ」と「文章」「著述」は同義ととらえてよいだろう。

淇園が塾で用いていたテキストに、『習文録』というものがある。安永三年（一七七四）の題言がある初編に続き、第二編、第三編、第四編、増訂甲乙版と版を重ねて出版され、『国書総目録』には、寛政十年（一七九八）、文化八年（一八一一）、文政元年（一八一八）、弘化三年（一八四六）、明治九年（一八七六）の版があると記載されている。非常に数多く出版され、今でも古本で手に入れることが比較的容易である。

『習文録』題言には「初学」の語が散見され、この書が初学者を対象にしていることがわかる。上下巻合わせて一セットとなっており、上巻には漢文の書き下し文が五〇題、下巻には漢文原文が五〇題と甲乙版が載せられている。学習者は上巻にある書き下し文を指定の字数の漢文に復元する。そして下巻を見て答え合わせをし、間違いを数える。上巻の末尾には間違いの数で判別する学習者のレベルが示されており、それによって自分の漢文学習の到達度をはかることができる。また、下巻の甲

乙版を読めば、同訓異義字や助字の適切な使い方を理解することができる。

『習文録』は、漢文学習の、いわば問題集、実践テキストなのである。同時代に、後で示す山本北山や江村北海のように、漢文や作文の学び方を文章で記した著作はあったが、このような問題集はなかった。

『習文録』の学習方法、つまり、書き下し文を漢文に復元する方法は、それまでにもたとえば古義堂などでも行われ、復文と呼ばれていた。淇園は自分の塾での学び方を「射復文(射覆文)」と名づけた。「射覆」とは、覆われているものが何かをあてる遊びである。なお、古義堂と淇園の漢文教育法については、李長波の論文に詳しい(「江戸時代における漢文教育法の一考察――伊藤仁斎の復文と皆川淇園の射覆文を中心に――」(『デュナミス』第六号、二〇〇二年)。また、淇園の言語観についても同じく李長波が論じており、淇園の漢文教育を考える上での参考となる(「皆川淇園の言語研究――その言語観を中心に――」、同前第一号、一九九七年、「皆川淇園の言語研究――その意味論と構文論的な試みを中心に――」、同前第二号、一九九八年)。

『習文録』題言によれば、この「射復文」は、文を習うのに非常に便利なので塾生は競ってこれを行っていたらしい。『習文録』を入手して用いれば、淇園の塾に通わずとも「射復文」を独習できる。『習文録』の続編が出され、多く版を重ねたということは、淇園の「射復文」が、確実に漢文作文学習の助けになると評判を呼んだからであろう。

淇園の「射復文」の独創性は、古義堂が唐宋八大家の名文を会合で書き下しさせ、またそれを漢文に直させるという方法をとったのに対して、明清時代の比較的新しい時代の文や俗語小説も題材としたこと、そして、漢文を書き下す作業を省略して復文のみを行わせたことである。そのねらいは、助字や虚字などの使い方やニュアンスを身に付けさせることであった。助字や虚字を使いこなすことができなければ、不自然な漢文しか書くことができないままである。

『淇園文訣』によれば、淇園が『習文録』の題材に古文名文を選ばなかったのは、簡潔で道理ができあがっていて通じがたいものが多いからであり、昔の文と今の文は違っているために心から理解することが難しいからである。俗語小説は事柄を細かく述べ、自分たちの気持ちに近い内容が多いので、その文を学べば自然に文字を使いこなせるようになるだろう、と述べている。俗語小説で字の使い方に慣れてから、古文名文の文体を書けるようになればいいという考え方だったのである。

雨森芳洲が『たはれ草』で「助語(助字―引用者註)の事たづねし人ありしに、これはこの国の人の知りがたき事なり。和歌に読む、かな、けり、らむなどいへるを、いかゞしてもろこし人に知らせ侍らむや」(一四八段、植谷元・水田紀久・日野瀧夫・小林勇『仁斎日礼・たはれ草・不尽言・無可有郷』岩波書店、一九七二年、一二四～五頁)と述べるように、助字は違う言語を用いる人には伝わりにくい、心のうちを伝えるニュアンスを持つものである。話の流れがわかりやすく、登場人物の心理を想像しやすい俗語小説のほうが、学習者にとって細かいニュアンスの理解が容易だと想像できる。このころに白話小説が流行し、淇園が好んで読んでいたことも背景にある。

淇園と同時代の儒者・山本北山は『作文志彀』（安永八年）で、詩ばかり作ることを批判し、漢文の書き下しと復文を行うことで作文を学び、読書に生かすべきだという論を示した。また、江村北海は、『授業編』（天明三年）で、多くの文章を読んで語彙や文を習得し、それから詩を作り、そののち文章を書く、という学習方法を示している。

北山も北海も、作文学習のための題材として古文名文をあげた。ただし、北山は、作文をするとなると、今の中国の人でも俗語小説のような文章を書くだろうから、といって、俗語小説に用いられる語を読み書きすることは否定していない。

北海は若いころ古義堂の方法で漢文を習ったという。『授業編』『作文志彀』から、二つとも漢文作文の学習方法論において、古義堂の方法を下敷きにしていることがわかる。ただし、古義堂の方法は伊藤東涯が『譯文法式』を漢文で書き残したが、『授業編』『作文志彀』は仮名交じりの文で書かれている。一八世紀後半の京都では、漢文よりも仮名交じり文のほうが理解しやすいような漢文能力の持ち主が漢文作文に興味を持ち、儒者の著作を読んでいたのである。また、儒者も、そのような漢文における初学者を、自分たちが教えるべき対象としてとらえていたのである。

ちなみに、東涯の時代と、北山・北海の時代の間には徂徠学の流行があったが、荻生徂徠は漢文を書き下さずにそのまま和文にし、和文をそのまま漢文に訳すことを『譯文筌蹄』で主張している。しかし、その方法は継承されず、書き下しと復文という方法が残った。徂徠の方法で作文を学ぶのは現実的ではなかったということだろう。

淇園は漢文作文の学習論を『淇園文訣』で述べ、それと同時に『習文録』も出した。読書や書き下しという過程を経ず、古文名文の難解な題材を用いず、独習できるテキスト。この淇園の作文学習論、塾の作文学習方法は初学者にとって現実的かつ実用的なものであっただろう。なお、『習文録』の作成に校訂などで加わったのは、ほぼ全員医者だと推測される人物である。

淇園は、賀川玄悦の『産論』の本文を大いに手伝ったとされるなど、医者の著述の手助けをしていた。元俊は淇園から漢文の作文方法を学んだが、その際に「射復文」も行ったであろう。『元衍』は元俊独自の医理を述べたものであったというが、淇園はその医理の論じ方にも儒者としての立場からアドバイスを行ったであろう。そして元俊は同訓異議字や助字・虚字のニュアンスや作文での使い方を習得し、淇園の作文論や手法を学び、そして淇園の添削を受けて『元衍』を書き進めたと考えられる。

その様子を知り、済川は淇園に入門して自分も文章指導を受けたいと書簡に書いた。元俊と済川にとって、淇園について学ぶということは、すなわち、漢文の作文方法を教わるということであった。北山や北海に作文論についての著作があることからも、この時期の儒者が漢文作文を教えることを求められていた存在であり、儒者もそれにすすんで応えようとしていたことがわかる。その中でも、淇園はとくに、初学者にとってわかりやすい学習の方法を示し、出し惜しみなく塾のテキストを世に公開する人物であった。

地方から京都に遊学する者のうちの大多数の目的が医学になったとしても、漢文を書くという点で儒学は大いに必要とされていたのである。漢文作文は著作だけでなく、医案などの記録を残すなど、医者としての日常の仕事にも用いられる。自然な漢文を書きたい、という欲求は、医者にとって切実なものでもあったから、医者は儒学をすすんで学んだ。もちろん、儒学は作文だけでなく、医者が特論を展開する際の助けでもあっただろう。

化政期以降、京都の儒学は衰退の途をたどった、という表現はできるかもしれない。しかし、地方の教育や出版が充実して学習者が全国的に増大し、儒学学習に期待することが変わったと考えることもできる。医者が基礎教養や儒学研究ではなく、漢文を書きこなして著述することを切望し、儒者に教えを乞うたように、学習者が求めるレベルが幅広くなった。それに合わせて儒者の姿勢も変わり、初学者や漢文作文学習者も教える対象とし、出版によって門人以外の者、京都に遊学しない者にも教えを広めた。儒学研究を行いながら、学習者の需要に応じる努力もしていたのである。儒学と儒者そのものの概念が、この頃の人々の間で変容したといえるのではないだろうか。

淇園は儒者であったが、詩や絵画もよくする文人でもある。小石家は、淇園との交友によって、儒学だけでなくさまざまな文化的方面にも交友関係を持つことができた。済川が永富独嘯庵の三十三回忌にあたり墓の碑銘を淇園に依頼するとなると費用が足りない、と述べるように（書簡【15】）、当時の淇園は高名すぎるほどの大人物であり、今後、小石家の交友関係を把握するにあたってなくてはならない鍵となるだろう。

東西学問交流の実像──坪井門と究理堂──

海原　亮

米沢藩医堀内素堂（忠龍・忠寛）の翻訳・編纂による『幼幼精義』は、わが国で初めて本格的な西洋小児科学を紹介した専門書として知られる。究理堂の書簡群には、本書刊行に関する話題が散見される。

弘化二年（一八四五）三月五日付の書簡【74】は、坪井信良が小石元瑞から『幼幼精義』の入手を依頼され、事前に代金を受け取ったとある。同書の草稿はすでに完成しており、公刊のため必要な手続きもとられていたが、医学館の許可はいっこうに下りなかった。

周知のように、老中水野忠邦が主導する天保末期、公儀＝幕府は西洋知識の掌握を企図し、一連の社会制度改革を進めた。

天保十三年（一八四二）六月十日触は「暦書・天文書・阿蘭陀書籍・翻訳物者勿論、何之著述ニ不限、総而書物板行いたし候」さい、町年寄から町奉行所へ申告するよう指示する。翌七月に補足があり「医書之分蔵板」を希望する者は「草稿」を医学館まで提出し、その「差図」に従うこと、彫刻済みのものを一部ずつ納め、内証で刻板をおこなわないことを厳しく仰せ渡した。これが実質的に医学館による出版検閲となり、蘭方医書を中心に刊行は滞りがちの事態に陥る。

『幼幼精義』の跋文には、嘉永元年（一八四八）の年紀がみえる。弘化元年冬に「開板」し、幕府へ刊行の許可を願い上げたが、その後一年近くが経過しても、一般への流通は実現しなかった。

もっとも、申請分とは別に、五〇部が私家版として作成され、親しい友人へ内々に配られていたようである。このような様相は、他の医書の場合にもしばしば見受けられる。信良も元瑞のために何とか「餘本」を探し出し、進上したいと考えていたが、あいにく確保できず、残部もないとのことゆえ、今便で依頼に応えることはできないけれども、心当りもあるので手を尽くしたい、と述べている。

「甚タ御意ニ背キ恐入候」とみえるので、あるいは二月十四日付の書簡で元瑞がこれらを強く所望し、信良に対し、入手と送付を依頼したことも大いにあり得よう。

信良はさらに「兎角当地役人方ニ蘭学不好之者多ク、大ニ道之妨ニ相成申候」と述べて、幕府役人の無理解を歎いた。本書簡の伝えるところでは、『幼幼精義』は、追々刊行される予定だったが、いかんせん初編が全く公にならないので後編の刊行は滞っていた。信良は憤り、このような実害、すなわち「道之妨」が江戸の蘭学者をとりまく実情だ、と師の元瑞に訴えかけたのである。

信良は同じ書簡【74】で、伊東玄朴『医療正始』（翻訳は箕作阮甫に依頼された）の「六編」一部を元瑞へ送るので受領されたい、という。同書は天保六年以降、継続して刊行されていたが、やはり医学館の介在で当時は公刊が遅延していたと思われる。彼の入手できたのは私家版、あるいは写本のそれだろうか。

『幼幼精義』はじめ、この当時の蘭方医書の刊行を巡っては、『大日本近世史料　市中取締類集十八』収載の「蘭科医書彫刻之儀ニ付伺調」など一連の史料が参考になる。

同史料によると『幼幼精義』三冊の彫刻売弘が申請されたのは「去卯五月中」＝天保十四年のことだった。このとき同時に、『医療正始』（自十三至十五、三冊・自十六至十八、三冊）と、『舎密開宗』（宇田川榕菴、六冊）についても、まとめて医学館へ打診されている（「改之儀及懸合候」）が全く回答はなく、町奉行からたびたび催促に及んだという。

天保十五年四月、老中に対し上申した南町奉行鳥居甲斐守耀蔵の見解（「市中取締類集」第四一件）は、たいへん興味深いものである（佐藤昌介『洋学史研究序説』岩波書店、一九六四年／藤田覚『天保の改革』吉川弘文館、一九八九年）。

鳥居は、蛮社の獄における蘭学者への厳しい対応で知られるが、もとより蘭方医書をはじめとする「西洋之書類」が世上に普及しつつある現状には、好意的でなかった。

だが、そもそもそれらは「御制禁」の対象でなく、とくに天文・暦数・医学・物産の分野や、近年では「彼国之軍法并近来発明之炮術」などが採用される状況にあることを重視する。そのうえで、医学館が「漢土之医学」の廃《すた》れることを懸念し、蘭方を排除するような姿勢はもはや世間に通用しないし、そういった「狭隘之論」は、実効性の高い知識・技術を広く採り入れようとする公儀の意に反する。医学館を介在させることで蘭方医書刊行の手続きが「無益之懸合」に陥り、手数ばかり費す実態は適切といえない。ならば旧に復し、天文方あるいは学問所で取り調べをおこなうべきだ、と主張したのである。

さらに医学館の対応に即しては、改めの対象となった医書を速やかに改め、支障なければすぐ町奉行所へ差し戻すこと、不審点がある場合はその旨を早急に回答し、手続きについて「都而公平ニ取扱、等閑置候儀無之様」に取り扱うべきだ、とした。

その後、同年八月時点で、蘭方医書の改方に関し老中水野越前守忠邦から「御達」が出され、『幼幼精義』以下の草稿をもう一度、差し廻すので早急に改めて回答するよう、鳥居から医学館督事多紀安良へ指示が出された（「市中取締類集」第五一件）。

もっとも、鳥居はこの直後の九月に町奉行を罷免されてしまう。結局、翌弘化二年七月に一連の制度は変更され、すなわち、蘭書翻訳・蘭方医書の蔵板希望者は、医学館でなく天文方山路弥左衛門（諧孝）へ宛て草稿を提出する取り決めとなる。

山路は、文政十二年（一八二九）のシーボルト事件以降、天文方で蕃書和解御用を長く勤めた人物だが、自身もオランダの天文学書を翻訳し『西暦新編』としてまとめた経験があり、翻訳刊行という事業には好意的だったはずである。

書簡【68】の信道書簡で、江戸の蘭学界をとりまく状況が好転に向かっていることを喜ぶのは、このあたりの事情をさしているのだろう。書簡で「已ニ昨年も大府御醫師ゟ出願いたし、和蘭醫書翻訳もの上木御制禁ニ相成り可然旨上書いたし候處、却而御叱有之」とみえるのは、弘化二年六月に申請された、足立長雋（「青山下野守殿家来」＝丹波篠山藩医）『医方研幾』の刊行許可をめぐる一件である（「市中取締類集」第六一件）。事態の詳細はここで省略するが、意外なことに鳥居の疑義・提言を受け、改変は実現した。

同年八月二日、当時の南町奉行遠山左衛門尉景元は山路に宛て『幼幼精義』以下、計四点一五冊と『医方研幾』の刊行許可を打診したが、山路は早くも翌九月十四日に「何も差障り之筋相見江不申候」という自身の見解を添え、草稿を返却している。

信道の書簡が「天文方山路弥左衛門殿方ニ而改を受候事ニ相定り、以前ゟ一等我社之勢ヒ能く相成申候、近年醫学舘ニ而滞り居候翻訳書一時ニ上木御免ニ相成、数年之鬱閉忽解散いたし申候」と記したように、むろん蘭学界に光明を与える画期的な事件として、刊行許可制度の変革はおおいに歓迎された。

『幼幼精義』の刊行許可は、申請から実に二年余りを要したが、許可後はすぐに刊本が普及したようである。弘化三年正月に箕作阮甫から到来した書簡【86】「副啓」部分には、代価二朱で「一本」を差し上げる、とみえる。これは叙上の三冊、坪井信道が序文を書いた『幼幼精義』初編のことだろう（跋文は杉田立卿）。なお、第二篇（巻四～七）は、嘉永元年五月刊行である（序は箕作阮甫、跋は伊東玄朴）。書簡【86】解説でも述べたように、元瑞の活動記録『日省簿』には信良が弘化二年五月五日付で『幼幼精義』の出版を報じた、とあるらしいが（『京都の医学史』本文篇、六二四頁）、前述の流れと齟齬がある。

結局、元瑞は阮甫のルートを介し『幼幼精義』を入手したことになる。ここでやはり注目すべきは、研究書の融通＝新しい知識・技術の移入という側面で、江戸と京都（究理堂）がかくも密接に連携していた事実だろう。そのことが蘭学界の興隆に資するのは当然だが、同時に子弟・塾生を育成する場面でも、両者の結びつきがきわめて重要な役割を演じたのである。

素堂は、若くして藩医となった秀英だが、江戸にいた坪井信道ととりわけ深い交友で結ばれ、互いに子息の教育を相手に託すほどだった。信道の嫡男安貞（信友）は、天保十五年正月、素堂に弟子入りしている。信道からの手紙には「明日は私が連れて豚児（安貞）を入門させたいが、四～五日前より疝痛のため、失敬ながら門人を遣わす。近日中に参上したい」とある（米沢市上杉博物館・米沢市医師会編『米沢藩医 堀内家文書』第八五号）。天保十年、昌寿院（第一一代米沢藩主斉定の夫人）付の医師を拝命して以降、素堂は江戸住だった。また安貞はこの半年後、漢学者広瀬旭荘にも入門を果たす。

他方、素堂の嫡子忠淳も、弘化初年ごろ米沢から江戸へ出て、信道の私塾日習堂や旭荘門下で研鑽を積む。彼が入門するさい、信道が新たな塾生を受け容れるさいの手続きを省略しようと提案したところ、自分が素堂の子息だからといって特別な扱いをされるとかえって困る、塾則に従って進めてほしいと望んだ。そこで、夜は「信良・信友一同楼上ニ御寝かし」、食事も塾中同食として、忠淳は他の塾生とも区別なく就学にいそしんだ、というエピソードが知られる（同前第一〇四号）。信道は「資質に溢れるだけでなく、心も広く忍耐強い忠淳ならば、必ずや学業を成すだろう」と手紙のなかで絶賛した。

素堂は、忠淳を託すにあたり「今少し漢文章修業致させ候ては如何」と依頼している（同前第九九号）。すなわち、忠淳は漢文＝当時の基礎教養の学習が不足しているのでもう少し指導してほしい、というのである。そこで信道は、塾頭の赤沢寛輔や大木忠益に忠淳の学習指針を相談し、本人の希望も鑑みて、当面は「純粋に西学に従事」させる。

大木忠益は、米沢藩領の郷医家出身で、天保十一年に師の推薦を受け信道の門に学ぶ機会を得ている。弘化期には日習堂の塾頭に就き、最晩年で病床にある師をよく看護した。嘉永五年に信道の次女を娶り、後に坪井芳洲為春を名乗る。忠益の前に日習堂の塾頭をつとめたのが、赤沢寛輔であった。彼らは、黒川良安・佐渡良益（坪井信良）ら逸材が居並ぶ当時の坪井門で、信道から相当の信頼を得たという。

信道は「信良抔も未た漢文ハ一向出来不申候」とも述べている。弘化元年に自分の養子とした信良も同じく漢文は未熟だが、忠淳（天保二年生）と比べ年上なので（信良は文政六年生、八歳年長）「本業肝要之事」＝医学の研鑽のほうを重視したい、という。

漢学の師である広瀬旭荘が「西帰」、つまり大坂へ戻って（天保十五年）からは「専ラ西書ニ相掛ラセ申候」＝西洋医書の勉強に専心させている。弘化三年の書簡【68】で信道は「信良事今年中も廣瀬方ニ差置、夫ゟ又ミ醫学相始候心得ニ御坐候、其節ハ京攝邊ニ再遊為致申度候」と述べており、信良をまずは大坂へと遣わしてしばらく漢学を学ばせ（書簡【69】）、そのうえで上方の医界で修業をおこなうことを予定しており、究理堂に協力を仰いだ。

注目すべきは、素堂も信道も西洋医学への研鑽をもって世に知られながら、ともに漢学の学習を最重要視した事実である。医師たる者、まずは漢学の知識をしっかりと身につけたうえで、新奇の学問である西洋の知識・技術を学ぶべきだ。彼らのそのような信念は、実は当時の医師たち共通のものだった。

さて、寛輔は小石中蔵らとともに有信堂の主要メンバーとして活躍する。彼が京都へ移った時期も不明だが、元治〜慶応期のものと推察される書簡【01】によれば、有志と協力して西洋医書の勉強会を開催したようである。中蔵も天保期に日習堂で就学した経緯があり、両者の結びつきはそのあたりに起因するのだろう。

高岡の蘭方医学と究理堂——若干の疑問点——

正橋剛二

私はかつて「越中高岡蘭方医の研究」(『国立歴史民俗博物館研究報告』第一一六集、二〇〇四年)なる論考で、江戸時代中期以降における高岡地域への蘭方医学伝播の概要を総覧した。その最後に「今後なお検索すべきいくつかの疑問」を掲げたが、長崎家と小石家(究理堂)との関係については、本研究会に一〇年ほど携わった現在も依然、解決していない難題が残されている。今後、あらたな史実が発掘されることを期待しつつ、本稿では再度、懸案の論点を提示してみたい。

高岡における蘭方医学への志向は長崎家にはじまった。同家第五代浩斎は、漢学・漢籍・漢詩を嗜《たしな》むとともに、典籍の収集に熱意を傾け、綿密な記録を残した。たとえば、初学の入門書『千字文』『蒙求』に彼は異常ともみえる執念を示す。三都の書肆を通じて摺物を配布、文政二年(一八一九)、二十一歳の時、自作の『広千字文』を発刊、同十一年には師大槻玄沢の助言のもと、仙台の蘆東民原撰の『医経千文』を校刊した。

書籍の収集では、師家筋にあたる芝蘭堂二代との交流を重視した。後掲の『餞甥雑記』は、集書法を具体的に伝授し、交遊を拡げ人脈をふやすことにつとめ、実際この頃、高岡に来た人士の多くが長崎家を訪れている。集められた書籍は三〇〇〇巻とも五〇〇〇巻ともいわれ、同家の三階は書庫として「清風明月楼」と名づけられたが、惜しくも幕末の頃の大火で焼失した。その被害を免れ、その後加わったものを含む同家の史料は現在、高岡市立図書館などで保管されている。

右の史料群には、洋書(蘭文のもの)が全くみあたらない。浩斎は邦訳上梓された書物には強い意欲を示すものの原書には慎重で、日常、洋薬名のカタカナ表記さえ避けた。蛮社の獄以降、加賀藩領内の洋書は有償で黒川良安に廻される定めとなった。蘭方医として知られた長崎家では悲劇を熟知し、慎重を期す必要があった。その結果、浩斎は集めた医学書を咀嚼・吸収し、著述を遺したのである。

そのひとつ『五泉堂医話』は漢文体で、自伝・家伝にはじまり、名医列伝におよび、医学史を為す。これには自筆の草稿本(甲本)と浄書本(乙本)があり、乙本は小石元瑞の校閲を請けた。表紙には朱書きで「小石先生正削　若上木則乞書家而悉正略字為正字」の二行があり、さらに巻末に「此冊留于案頭已久矣。今夏酷熱十年之所無旬日前始覚燈火可親。自昨夜批閲至半。今夜初更卒業。明日付郵」と記され「甲午仲秋念二　龍」(天保五年八月二十二日)の日付と元瑞の署名がある。浩斎は、究理堂と緊密な連絡をとり、上木に向けて強い意向を抱いていたようだが、結局は未刊に終わる。

また『蘭学解嘲』は当時、浩斎が入手読了した医書『蔵志』『解屍編』『蛮説』『解体新書』『医賸』『西説内科撰要』『蘭方枢機』などを抄出し、自身の見解を述べたものである。元瑞の校閲を請けたと思われる朱筆が欄外に加えられ、そのなかに「龍曰……云々」（龍は元瑞の名）というのがみえる。この稿本は地元の三人（岡田英之撰序文、津島橋東序文、自序、五十嵐篤好跋語）による直筆原稿とともに仮製本され「蘭学解嘲稿本」の題簽が付されている。将来の上梓を考えていたらしいが、惜しいかな実現はしなかった。本書でとくに注目されるのは、本文末尾のスペースに「天保八年丁酉十月十七日自京師　小石元瑞翁来」の一行半、浩斎の書き込みがみられる事実だろう。

究理堂の門人録『檉園先生門籍』四一三番に「高岡　萩原半健」の名がみえ、筆者はこれを長崎家五代の浩斎に比定したが（拙稿「高岡長崎家と京都小石究理堂」『医譚』第七一号、一九九五年）、浩斎の『餞甥雑記』はたちまち、この推論を否定する。同史料は、天保九年（一八三八）浩斎四十歳の時に認めたもので、佐渡家へ嫁いだ妹との長男三良、当時十九歳が京都の究理堂に向け門出するさい贈ったものだろう。原文は「予将遊学于平安。入小石檉園先生之門矣。予嘗執贄于先生。而憾未得面晤。遊学有志未果。亦欲使豚児継其志。年尚幼少。唯恐先生之老。而今子往則暗遂我志。不可不詩以餞也……（以下略）」となっている。

浩斎は十九歳で江戸の大槻玄沢に学び、約半年で帰国した。彼はその後も元瑞に学びたいと思いつつ果たせず、甥が究理堂に出発した時はすでに四十歳だった。自分の実現できなかった志をせめて息子（六代言定正国）にと思うが、まだ幼なすぎる。かといってその成長を待っていると、今度は先生が歳を重ねる。この時、言定は十三歳、元瑞は五十五歳である。こんな時に甥が自分の夢をかなえてくれることになって大変嬉しい。この気持は是非詩に作って門出の餞《はなむけ》としたい、と述べて五言二四句の詩などを書き贈った。

このなかで、檉園先生には会ったことも話したこともない、今貴方が私の身代りとして私の願いをかなえてくれるのはまことに嬉しい、と述べているから、やはり浩斎自身の究理堂入門はあり得ない。

もっとも、ここで問題とすべきは『檉園先生門籍』が後年、小石中蔵によって編集されたという事実である。私は前稿で、この史料が「訃音手控」をもとに、中蔵が明治二十一年（一八八八）に再製したものゆえ、誤って登載した可能性が高いと推定した。しかし、その後、元瑞による校閲の朱筆があることを知り、かつ『蘭学解嘲』の末尾に「天保八年丁酉十月十七日自京師　小石元瑞翁来」という浩斎の書き入れがみられるから、謎は一層深まる。

全く視点を変え、在宅すなわち高岡に居たまま執贄＝入門する可能性を考えてみた。なぜなら、少し時代が下って安政年間、芝蘭堂の場合だが、長崎言定宛て大槻磐渓書簡（拙稿「高岡長崎家伝蔵書簡の研究（四）」『北陸医史』第二三巻第一号、二〇〇二年）に「然ハ御同苗様御紹介ニ而弊門江御入籍被成候義委細承知致候、然る上ハ門人名籍中江御姓名書加へ置、永らく師弟之御交り可致候、右ニ付為束脩金百五十疋御贈被下置、幾久敷祝納致候、遠方之儀、塾規等ハ別段不申候」との一文がある。言定は先便で妻の兄、町役人の高原屋文九郎の入門を依頼し、すでに磐渓の内諾を得たが、引用部の後半は、まさに現代の通信教育に相当する形態ではないだろうか。究理堂の場合、このような便法の可否は不明だが、前記「未ダ面晤ヲ得ザル」云々の記述に注目したい。

もっとも、元瑞が天保八年に高岡へ来遊していたとすれば、浩斎が面晤を得なかったはずはない。はたして元瑞は、高岡へ来たことがあったのか。もし来たとすれば何が目的だろうか。

中蔵の記した『樫園先生行状記』には、北陸行のことはみえない。究理堂文庫所蔵の『日省簿』が決め手になると思われるが、現存するのはこのあと、天保十一・十二、弘化元〜三年の五か年分なのでいかんともし難い。多治比郁夫は若年の修業時代は別として、弘化二年の西下以外には「他に大旅行を行」わず「もっぱら京都に居」たとする。

現時点で、元瑞の北陸旅行を示唆する記録はみあたらず、それゆえ『蘭学解嘲』中の謎の一行半の信憑性を疑っていたところ、最近開示された佐渡家資料中の『丸散録』と題する帳簿のなかに四か所も「樫園先生」または「樫園大先生」とした処方投薬の記録がみえた。その日付は天保十年九月朔日、同晦日、十一月二十八日および翌十一年正月十一日である。この年、元瑞五十六歳、八世養順四十五歳、九世養順二十歳（究理堂在塾中）ゆえ、これは八世養順の手控だろうが、養順をして「樫園大先生」と呼ぶに相応しい人物は、当時の高岡では、元瑞以外に考えられないように思う。

それでは、浩斎は生涯京都に上ったことはなかったのか。この点を『浩斎年譜』（寺畑喜朔「長崎浩斎の年譜と系譜」、『北陸医史』第一三巻第一号、一九九二年）から調べると、それは一回だけ、文化十一年（十六歳）の条に記述がある。十六歳になった四月朔日、同じ高岡の小竹屋藤右衛門（十七歳）と同道し、一か月をかけて上方周遊の旅に出た。道順ははっきり示さないが、京都に二〇日間、大阪に五日間滞在、四月十七日には名古屋の祭、同十五日には大垣の祭を見物、伊勢に参り、大和めぐりして奈良へ出た。そして六月朔日に帰宅している。

右の記述は疑うべきもないが、旅の道すがら、京都には二〇日間も滞在したのだから、この間に究理堂の門を叩いた可能性がないとは言いきれない。この年、元瑞は三十一歳の働き盛りで、あるいは高岡からの手土産（例えば和紙）などを持参し、その謦咳に接したかもしれない。周到な父蓬洲のことだから、このような配慮と助言を与えていた可能性もなしとしない。

さらに疑問を付け加えるならば、長崎家に小石家の書簡が一通も保存されていない事実をどのように理解するかである。来簡が全くなかった、とはとうてい考えにくい。今後、新出の見込みは甚だ乏しく、理由は全く不明とせざるを得ない。一〇〇〇通を越すとされる小石家所蔵の来簡中にも、浩斎からのものは見出すことができなかった。

小石中蔵と京都の種痘

海原　亮
三木恵里子

書簡【71】坪井信良の書簡（小石中蔵宛て）は、すでに『京都の医学史』本文篇（第七編第四章、六三八～四〇頁）で紹介され、また本研究会の前代表正橋剛二も翻刻・解説を公表している（「小石家宛坪井信良書簡五通について」『北陸医史』第二六巻第一号、二〇〇五年）。

周知のように、京都における種痘普及は、日野鼎哉とその門人である笠原良策の功績が大きい。豊後国出身の鼎哉は、天保四年（一八三三）三七歳のとき京都に出て、小石元瑞の世話で東洞院蛸薬師下ルに外科を開いたという。嘉永二年（一八四九）九月、越前藩御用の痘痂が京都にもたらされると、門人桐山元中の協力を得て接種をおこない成功させた。鼎哉は新町通三条上ルに除痘館を開いたが、同年末ごろには早くも経済的に行き詰まり、その活動を停止する。

一方、長崎でモーニッケ苗の普及に尽力した楢林宗建の実兄栄建（一八〇〇～七五）は、シーボルト事件に絡んで家督と佐賀藩医の職を弟に譲り、鼎哉を頼って京都へと移り住んでいた。彼もまた、鼎哉とは別のルートで嘉永二年十月ごろに宗建から痘苗を入手、鳩居堂主人の熊谷直恭（蓮心／一七八三～一八五九）と協同して、牛痘種痘普及の活動をはじめる。

当初、御幸町姉小路上ルの地に設けられた種痘所は「有信堂（社）」と呼ばれた。鼎哉の除痘館はわずか二か月で廃止されてしまうものの、有信堂は鳩居堂の経済力を背景にして活動を続けることができた。直恭は、天保飢饉のさい施米をおこない、また安政コレラ流行時には予防法を広めるなど、社会事業家としての活動がよく知られている。

有信堂は元治元年（一八六四）蛤御門の変で罹災するが、慶応三年（一八六七）に上京した戸塚文海・坪井信良らが、熊谷直孝（直恭の子）に働きかけ、同所に再興する。また、倒幕後は再び廃止となるが慶応四年（明治元）閏四月、三たび再興が企てられた。さらに翌明治二年（一八六九）正月二十二日、有信堂で活動する医師は京都府御用医として府の管轄となり、名称を種痘所と改める。

小石中蔵は有信堂設立当初のメンバーとして、京都市中における牛痘種痘の普及に尽力した。書簡【71】は、そのころの書簡にあたる。

書簡【71】の作成年代について考えてみよう。追伸部分に「兼而之官許種痘所一件」が、以前からの懸案であるものの、いまだに下知がないと主張しているところがある。

この「官許種痘所」は、どこの種痘所をさすのか。可能性としては、江戸・大坂・堺の三か所が考えられる。

江戸神田お玉ケ池に種痘所が設置されたのは安政五年（一八五八）五月八日のことである。同年十一月に火災で類焼するが、翌六年九月に再建を果たし、万延元年（一八六〇）十月十四日に官許を得た。さらに、文久元年（一八六一）十月二十五日「西洋医学所」へ改組され、ここにあらたに種痘・解剖・教授の三科が設置された。

本書簡の日付は、五月「念五」＝二十五日であるから、もし「官許種痘所」を江戸のそれとみなすと「下知」された時期について次のような想定が成り立つ。

安政五年とすれば、開設直後にあたる。安政六年五月時点では焼失・再建前で、種痘所がそもそも存在しないから、万延元年が有力となろう。書簡の追伸部分に「近今多事之由ニテ諸有司掌鞅、中々右等之小件之評議ニ不及事ニヤ」とみえるのは、西洋医学をめぐる当該期の社会情勢を示している。

次に大坂の除痘館だが、設立は嘉永二年である。これは安政二年発行の見立番付「当時町請発行名医大輯並ニ合印入」に「種痘うへほうそう道修町御霊筋西古手町　除痘館」と紹介される（中野操監修『大坂医師番付集成』思文閣出版、一九八五年）など、すでに大坂市中でも一定の評判を得ていた。同五年三月には町奉行所へ官許を申請、翌四月、種痘場所を古手町の一か所に限って許されている。

本書簡は京都で書かれただろうから、「官許種痘所」が地理的にも近い大坂の除痘館をさすと考えることもできる。だが、大坂では四月に官許済みであり、五月下旬の時点でも「今以下知無之」というような状況は考えにくい。官許の情報が信良まで伝わらなかった可能性もあろうが、待ち望んだことがやっと実現したのに、それを一か月以上も知らないのはやはり不自然に過ぎる。

なお、淺井允晶の研究（「モーニッケ苗受容の前提―坂・堺における小材安石の動向をめぐって―」、有坂隆道・淺井允晶編『論集　日本の洋学』Ⅰ、清文堂出版、一九九三年）によれば、堺での種痘所官許は、安政六年六月のことである。あるいは、本書簡で述べられたことは安政五年の状況を示し、「官許種痘所」は堺のそれを指すとも考えられるが、解釈としてはやや難が残る。

以上の考察をまとめ、ここで「官許種痘所」を江戸のそれとみなし、さしあたり書簡【71】の作成年代を万延元年と考えておきたい。

さて、同書簡で注目すべきは、冒頭にみえる「當年蘭舶ゟ長崎表へ持渡り候硝子管入新牛痘漿三管」である。叙上の推察が正しければ、万延元年に長崎へと到来したオランダ船はガラス管入りの新しい牛痘漿を持ち渡ったことになる。

本書簡の記載によると、三つのガラス管のうち「当地」で二管を試し、残る一管を江戸へ送ったが、いずれも「不感」すなわち、種痘の伝苗は成功しなかった。そこで「此地」の「残漿」を越前まで運んだという。信良は嘉永六年以降、松平慶永の招きで福井藩医として活動しており、ここでの行動は、仕官の関係に拠るものだろう。

この部分の解釈は、かなり難解である。これより前の安政五年正月、ポンペが中国から痘苗を入手し、さらには同じ年に「オランダ領東インド政府の医務局長に申請して、まもなく良質の痘苗を入手した……（中略）……こうして私は非常に強力に仕事を進めることができ、日本各地に送るに十分なくらいの多量の痘苗を集めることができた」との記録が残る（『ポンペ日本滞在見聞記』雄松堂書店、一九六八年、三三一～四頁）。「此地ニ而用候」の部分は、このときポンペが持ち渡って「当地」で試験したものだろうか。「残漿」とはその残りのことなのか、それとも嘉永二年の段階で鼎哉や栄建のもとへもたらされたモーニッケ苗の分苗が越前へ送られたのか。

嘉永二年以降も京都と福井のあいだでは痘苗の分与関係が継続する。本書簡で述べられた事実は、その後、長期間をかけて越前へ分けた苗が肥大し、成果を収めたこと、除痘所で小児六名に試したところ、三名が「不全真痘」を発し、これを肥大させた「痘」を当地に取り寄せた、と解釈するのが自然なようだ。

福井からもたらされた二種類の「痘」は二顆あって、そのうち一顆は信良のもとで試し、結果はまだわからないが、もう一顆は「有信社」へ預けるからさっそく試してほしい、と願ったのだろう。

以上のような推測は、ポンペが書き記した内容と必ずしも整合性がとれていない。だがオランダ船が牛痘を運んできたのは、やはり安政～万延期のことと思われる。本書簡に示された状況も、そのころのものと解釈するのが妥当ではないか。

書簡【71】に戻って、いまひとつ検討しなければならないことは、「当地」あるいは「此地」という表現である。はたして信良はどこにいて、本書簡を認めたのか。

信良は、越前から「痘」を取り寄せ、それを有信堂へと持ち込もうと試みているから、有信堂から近い場所ないし上方にいることは確かである。だとすれば、いったいどこで「一顆」を「試置」いたのか。中蔵の究理堂以外に、京都に在住する同志が彼の傍らで協力したことも、おおいに推測されるのではないか。本書簡の記述では判然としないが、なお検討すべき論点のひとつといえる。

冒頭にみえる、オランダ船の持ち渡った「痘痂」と「痘漿」について、「痘痂」は以上のとおりだったが、「痘漿」は「澤山ニ為含有之由」とのこと、小滴を溶かして使えば、三〇児ほどにも種痘が可能であり、くれぐれも「痘痂」「痘漿」の双方をなるべく早く試してほしいと願い、本書簡は結ばれている。

有信堂へと託された痘苗は、はたして善感したのだろうか。中蔵宛ての信良書簡【75】は、書簡【71】に続くものと思われる。

冒頭で「先頃之痘苗如何ニテ有之候哉」と尋ねたのは、書簡【71】の提案を受けたものだろう。書簡【71】の日付が（万延元年）五月下旬、書簡【75】は「初秋」つまり七月朔日である。通常、およそ一か月で、種痘の成功・不成功の結論は出るのではないか。

むろんこの推定に必ずしも確証はもてないが、有信社へと託された痘について「何方ゟも感不感之事承及不申」ので連絡してほしい、と望み「痘痂」「痘漿」の両方を送った、という記述は書簡【71】の状況と合致している。

書簡【75】の意図は、おそらく有信堂での成功を期待しており、痘を京都から江戸へ持ち帰って同所で普及したい、というものだろう。「痘痂」「痘漿」の双方といわず「痘痂」だけでも構わないので二、三顆を取り寄せてもらえないか、「貯盤」＝ガラス盤を預けるのでよろしく取り計らってほしい、と懇願したのである。

以上のように解釈すれば、やはり信良は、万延元年夏〜秋の時点で有信堂に近い場所にいたことになろう。もっとも、京都に滞在しながら中蔵へたびたび書簡を認める、という彼の行動にはやや疑問も残るが、少なくとも上方のどこかを拠点としつつ、痘苗の入手に大きな期待を抱いていたことが推察される。

信良はなぜ京都、ないし上方のどこかに滞在したのだろうか。

信良の生家である高岡の佐渡家には、兄三良宛ての書簡が多く残るが、安政五〜万延元年の約三年分は、全く失われているので、信良の詳しい動静はわからない。宮地正人はその理由として、ちょうど「安政の大獄」が起きた時期で、当時、松平春嶽に仕えていた信良が自身の不利になることを恐れ、兄が破棄したのではないかと述べている（宮地正人編『幕末維新風雲通信—蘭医坪井信良家兄宛書翰集』東京大学出版会、一九七八年、四二三〜四頁ほか）。

信良は安政四年八月、伊東玄朴らとともに幕府に対し江戸の種痘所の設置を願い出て、翌年にその実現を果たした。半年後の十一月十五日、種痘所も類焼の被害を受けた神田相生町の大火によって、信良の自宅も焼けてしまい、そのため翌年には、越前藩の霊岸嶋中屋敷へと転居した事実もあった。それら一連の災難が信良の上方行きを促し、新たな痘苗の入手に奔走させた可能性がある。

信良がとりわけ力を入れて取り組んだ種痘事業の挫折に直面したとき、彼が初学を得た京都の究理堂とコンタクトを取り、実務的な面での貴重な協力を要請したという事実は、わが国における種痘普及の歴史において、きわめて重要なことだろう。高い志を有する医家は、京都・大坂や堺、長崎をはじめとして、全国で多く活躍しており、とりわけ種痘事業立ち上げの局面で、彼らがうまく連携すること、それも「痘痂」「痘漿」の授受、種痘方法の伝授、といった具体的なかたちをとって一致協力することが強く求められた。

そして、本書簡にみえるわずかな史実から、小石中蔵が京都を中心に種痘普及に尽力した様相をうかがうことができるのである。

［付記］　本稿は、二〇一一年三月二十七日、実学資料研究会大会・洋学史学会例会における研究発表（海原・三木による共同報告）をまとめ、『洋学』第一九・二〇号（洋学史学会、二〇一五年二月）に収載された論考「究理堂書簡に見る蘭学者交流の諸相」の一部を書き改めたものである。

小石元瑞と箕作阮甫
―牛痘種痘法普及実現への指針―

浅井允晶

はじめに

わが国近代化への流れのなかで、西洋医学のすぐれた性格の理解を一般庶民にまで広めたのは、幕末に定着した牛痘種痘法の展開であった。牛痘種痘法は、英国のエドワード・ジェンナーの開発した牛痘苗（ワクチン）接種による安全・確実な痘瘡（天然痘）予防法であったが、わが国においてもこの普及により、痘瘡（天然痘）の災厄から人々が救済されていったことはいうまでもないところである。これは佐賀藩主鍋島直正（閑叟）や藩医の楢林宗建らのもとめで、長崎のオランダ商館医オットー・モーニッケが嘉永二年（一八四九）長崎の地に牛痘苗（ワクチン）を導入し、それが本格的に定着した結果であった。以来、蘭方系の医家たちを中心とする活動のもと、長崎・佐賀から萩や広島、京都・大坂・福井、江戸などを経て、それはまたたくまに各地に伝播・波及していった。

こうしたなかで、長崎で牛痘苗の分与にあずかった唐通事の頴川四郎八から牛痘痂（カサブタ）を送られた京都の日野鼎哉は、牛痘接種を進め、京都新町通三条上ルに牛痘種痘普及の拠点である除痘館を成立させた。嘉永二年十月十六日のことである。これは越前福井藩の笠原良策（白翁）の願いが藩主松平慶永（春嶽）を動かし、嘉永元年、藩が幕府の力を借りて牛痘苗を中国（清）から長崎に取り寄せる計画を推進してきたことに、良策の師である京都の鼎哉が同調してきた帰結であった。京都における牛痘接種活動はこれを端緒とする。

またその直後、京都では、長崎の楢林宗建から牛痘苗を送られた兄の楢林栄建が小石中蔵や江馬榴園、あるいは鳩居堂四代目主人の熊谷直恭（蓮心）と協同して、御幸町通姉小路上ルの地に有信堂という種痘所を設けて活動した。

しかし、こうした京都での牛痘種痘の普及実現に先立ち、種痘法を理解し、牛痘苗の移入やその普及をはかる動きは、京都の地においても、すでに早くから進められていた。

牛痘種痘法の知識についての理解は、中国（清）で刊行された『暎咭唎國新出種痘奇書』（嘉慶十年＝文化二年、一八〇五刊）や、邱浩川（邱熹）の『引痘略』（道光十一年＝天保二年、一八三一刊、道光十八年再刻）という牛痘種痘書がわが国に舶載され、流布するなかで広がりをみせた。その流れは京都においても同様であった。これには尾張の伊藤圭介が『暎咭唎國新出種痘奇書』を天保十二年（一八四一）に『暎咭唎國種痘奇書』と題して訓点を加えて校刊、『引痘略』は肥前の牧春堂が弘化三年（一八四六）に『引痘新法全書』として刊行し、その翌弘化四年には、これを小山肆成（蓬洲）が京都で校刊したことが影響している。

なかでも肆成は紀州熊野、久木の人であったが、上洛して典医の高階枳園（経宣）に医を学び、京都の東洞院蛸薬師通北（『天保医鑑』）で開業していた医家である。しかも肆成は、弘化四年校刊の『引痘新法全書』の骨子を国字に訳した『引痘新法全書附録』を嘉永二年「仲冬」に上梓した。牛痘種痘の理解と普及に傾倒する肆成の姿勢を示すものである。この『附録』によれば、牛痘種痘の実現に意を注いだ肆成は、入手困難な牛痘苗を自ら生成すべく、人痘を犢牛の乳房に種えて漿を採るという方法で自験を重ね、種痘の効果を得たという。いわゆる牛化人痘苗の生成といえるが、この成果については必ずしも詳らかでない。なお、肆成はその後、栄建や中蔵、直恭らが長崎伝来の牛痘苗を用いて種痘普及を進めた種痘所の有信堂で、「種痘熟練」の有志として活動している。

鼎哉や良策、あるいは有信堂の活動などにもとづく京都の牛痘種痘普及の実現は、このように積極的に取り組む時流のうえに成立しているが、こうした動きは、単にこれだけにとどまるものではなかった。小石元俊から元瑞、中蔵、第二郎と続く小石家（究理堂）の系譜においても、牛痘種痘の知識に接した元瑞以降、その重要性は認識されてきており、それが積極的に推進されてきたのもその一つといってよい。

ここではそうした牛痘種痘実現に対する京都での取り組みの模様を小石元瑞と箕作阮甫との交流を通して検討し、その様相の一端を明らかにしておこうと思う。

小石元瑞と箕作阮甫

周知のとおり、小石元瑞（一七八四～一八四九）は文化五年（一八〇三）に没した父、小石元俊の跡を継ぎ、その学塾究理堂を発展させた医家であり、また教育者として知られた存在であった。名は龍、檉園・蘭斎・矼軒・拙翁・秋巌仙史などと号した。元瑞は字である。京都で生まれたが、父・元俊の大坂移住にともない、篠崎三島に漢学を学んだ。医学では寛政十年（一七九八）十五歳の時、元俊が都督をつとめた京都の施薬院の解屍解剖に、父に従い参加している。寛政十一年父の江戸東遊に随行して下向、一時大槻玄沢に蘭方を学んだ。翌年皆川淇園に師事、のち佐野山陰に就き、慈雲にも参禅した。漢方・蘭方に通じ、新宮凉庭・坪井信道・箕作阮甫・宇田川榕菴らの名医と幅広く交流するとともに、すぐれた文雅の人として篠崎小竹や頼山陽・田能村竹田・広瀬淡窓ら文人墨客と親交を結んだ。五十歳から次子中蔵（紹）に家業を託して著述に専念したが、その著書の大半は元治元年（一八六四）の禁門の変で焼失している。嘉永二年（一八四九）二月十日没、六十六歳。大徳寺孤篷庵に葬られた。法名は三秀軒檉翁宗龍居士。

一方、箕作阮甫（一七九九～一八六三）は、すぐれた語学力を駆使して幕末蘭学の推進に大きな役割を果たした蘭学者である。名は虔儒、字は痒西。阮甫を称し、紫川・逢谷などと号した。美作国津山藩医貞固の三男で、京都で吉益文輔に漢方医学を学び、文政五年（一八二二）帰郷して津山藩医となった。翌年江戸詰めとして出府し、宇田川榛斎に就いて医学や蘭学を修めた。以後蘭書の翻訳・編訳に従事する一方、幕府天文台翻訳局の訳員となり、やがて日露・日米交渉で語学力を発揮して活躍した。また安政三年（一八五六）、幕府の蕃書調所創設にさいしては教授職筆頭となり、同所の基礎を固めた。翌四年種痘館（お玉ケ池種痘所）の設立発起人の一人となり、翌五年の開設実現に尽力したことも知られている。文久二年（一八六二）幕府に出仕するが、翌文久三年六月十七日に死去した。六十五歳。江戸白山の浄土寺に葬られた。のち墓は多磨墓地（東京都府中市）に移されている。公私にわたって医学から天文・兵学・歴史・地理など、多岐にわたる翻訳・編訳を手掛けたことはあまりにも有名である。著作に『外科必読』『産科簡明』『日本風俗備考』『海上砲術全書』や、わが国初の医学雑誌といわれる『泰西名医彙講』の編訳刊行などがある。

交流の様相

小石元瑞と箕作阮甫との結びつきについては、元瑞の日録である『日省簿』の天保十一年（一八四〇）二月四日の条に「貸彙講初編于溢斎」とみえ、また同年十二月二十三日の条に「作榕菴箕作付金（開宗料、彙講料）」とある（山本四郎「一蘭方医の生活記録―小石元瑞「日省簿」の研究―」、有坂隆道編『日本洋学史の研究』Ⅴ、創元社、一九七九年）ことから、「彙講」すなわち阮甫の『泰西名医彙講』（天保七年～十三年刊）と関わる元瑞の姿が浮かびあがる。このため、早くからの両者の結節の様相もうかがえるが、弘化三年（一八四六）五月二十八日付けで「簡堂羽倉先生」に宛てた小石元瑞の書簡（羽倉敬尚「小石元瑞行状寸考」『醫譚』復刊第二号・通巻第十九号、一九五三年）には次のようにみえるため、その親交振りを知ることができる。

（前略）実は去年五月望（十五日）より筑後久留米へ罷越し十月望に帰宅仕て、前後百五十日の留守中にて何事も一時に蝟集仕候故の事に御座候。元来老拙之病体諸侯之聘招は一切御断り申候得共、今度之義抜指相成らざる御頼にて、余義なく一走仕候。僥倖に微功を得候て帰京仕候。（中略）留守中には御新著又々御送り下され、大いに忝く存じ奉り候。例の史学不得手の老拙に候得共、御評語時弊に的中候事共多く、年来の御抱負驚服仕候事に御座候。此節津山藩の箕作阮甫君御供の帰路立寄り呉れられ、両三日滞溜にて緩々面語《ママ》を得、明日は発程と承り候故、草々此書を作り相託し申候。菓誼一封呈上仕候。

これは元瑞が、弘化二年（一八四五）五月から筑後久留米藩主有馬筑後守頼永の招きで久留米へ往診し、同年十月十五日に帰宅したのち、留守中に届いていた羽倉簡堂の新著送付に対する礼状を逗留後元瑞宅から出立する阮甫に託し、「菓誼一封」とともに届けるという内容の書簡の一部である。この書簡を世に出した羽倉敬尚は出翰年を弘化二年としているが、これは弘化三年が正しい。文中の新著は『通鑑評』を指す。ここに津山帰藩の帰路、阮甫が元瑞のもとに「両三日滞溜にて緩々面語《ママ》を得」とあるのは、両者の親密な交流を示すものであろう。小石中蔵の『檉園先生行状記』に、「晩年箕作阮甫翁公事ニ本藩ニ赴ク、帰途我家ニ投スル事旬余、之ニ頼テ医理ヲ講シ得ル所益多シ」（『京都の医学史』資料篇、思文閣出版、一九八〇年、一〇五頁）とあることも、これに関わることといえる。また、『京都の医学史』本文篇（思文閣出版、一九八〇年）の『日省簿』の特記事項（六二四頁）には「弘化二年（一八四五）十二月三日、坪井信良・箕作阮甫」とあり、さらに『日省簿』の弘化二〜三年の正月の欄に箕作阮甫と伊東玄朴の記事がみられるという。「種痘の件が話題の中心になっている」との記述もある。ちなみに、前掲『京都の医学史』資料篇収載の究理堂文庫目録による所蔵資料中、箕作阮甫に関わる書物・文書などを示すと次のとおりである。

○『引痘新法全書』（引痘略）一巻一冊　清邱熺輯　箕作阮甫写（道光十八年刊本ノ写）　元瑞按語　又「箕作氏所贈」トアリ

○『外科必読』上編五巻中編八巻下編六巻　十二冊　箕作虔儒（阮甫）重訳　写　元瑞朱按語アリ

○『産科簡明』三巻図一巻図解一巻四冊　西洋闕名原本　箕作虔儒（阮甫）訳　写

○『聯邦志略』二巻二冊　清馬邦裨撰　箕作阮甫点　江戸万屋兵四郎刊

○『和蘭文典』二巻二冊　箕作虔儒（阮甫）校　天保十三年嘉永元年作州箕作氏刊

○『改正増補蛮語箋』二巻万国地名箋一巻二冊　箕作虔儒（阮甫）著　安政四年謙塾刊

○『箕作先生著鵞毛筆乗抜萃』一巻一冊　箕作虔儒（阮甫）著　写

○『泰西名医彙講』八巻三冊　箕作虔儒（阮甫）纂述　天保七至十三年美作箕作氏江戸楽忘居刊　元瑞書入アリ

○『別里別里般錫蘭』一巻一冊　和蘭ケールキリング原本　箕作虔儒（阮甫）訳　写　元瑞朱校正アリ

○「箕作阮甫書簡」（正月廿四日、小石拙翁宛て）

こうした元瑞と阮甫との結びつきには密なるものがあるが、とりわけこれには、元瑞の『日省簿』弘化二〜三年正月の欄に阮甫と伊東玄朴の記事がみえ、「種痘の件が話題の中心」と『京都の医学史』が説くように、「種痘」に絡む点のあるのも留意すべきところであろう。

牛痘種痘法普及実現への道

小石元瑞の「種痘」に関する見解については必ずしも明らかでないが、「小石檉園・口受」の『西説痘瘡記聞』（九州大学附属医学図書館蔵）が伝わることから、その取り組みの一端を知ることができる。本書は弘化二年の内山謙吾の「在塾日記」（前掲『京都の医学史』資料篇）にも「痘瘡記聞流読」や「記聞句読十五葉」などとあり、当時元瑞の究理堂塾ではテキストとして用いられていたと思われるが、内容についてはこれまでほとんど知られていない。しかし、これには「檉園小石先生口受門人龍展筆受」とあり、「龍展」は究理堂都講をつとめた龍野展（成二・成卿・琴村）に該当すると思われるため、その史料的意味あいには看過できないものがある。

その概要は「総説」・「序熱」・「見點」・「起脹」・「灌膿」・「収靨」から、

「放血」・「脚湯」・「浴法」・「清潤剤」・「含嗽剤」・「瀉剤」など、多岐にわたる「術方」の項目を病理や臨床という方向からきめ細かに論じる種痘書で、漢蘭折衷の立場にはあるものの蘭方に基礎づけられた元瑞らしい密度の高い内容を有している。その意味では単なる種痘啓発書ではなく、専門書としての方向にアプローチしたものといってよい。しかも、そうした内容には、『梩園先生行状記』にみえる「梩博ク漢医書ニ渉ル。漢医家常用ノ書率ネ之ヲ諳ス。常ニ人ニ告テ曰ク。洋医動スレハ漢医流ヲ罵ル。其人ヲ見スシテ其媸ヲ斥カ如シ。箕作阮甫翁嘗テ紹ニ謂テ云ク、賀川太仲氏以後斯人」（前掲資料篇、一〇六頁）の評を想わせるものもあり、興味深い。

一方、箕作阮甫といえば、ポンペの種痘書を安政五年（一八五八）に翻訳した『痘瘡病及行預防牛痘種法以點化是病之略観』で知られ、またその翌年の江戸「お玉ケ池種痘所」の創設に伊東玄朴・戸塚静海・竹内玄同らとともに尽力したことでも名高いが、そうした種痘の普及実現に志向する姿勢はすでに早くから醸成されていた。鹿児島大学附属図書館玉里文庫所蔵の『譯文雑書』に収められる、次の「弘化三年丙午三月」の「種牛痘」の一文もそれを例証するものである。

種 牛 痘

ヒスル曰、欧邏巴洲に行るゝ諸種の嶮道の病ハ、日本にも流行す。但し異国人其地に到らさる前ハ、此等の諸病も行ハるゝことなかりしと聞ゆ。其医術いまた精妙に留かさるか故ニ、此等の病に罹りて死する者多く、而して少年の医ハ殊にこれをして起きさるに至らしむること多し。牛痘を種る法いまた日本に来たらす。只近来和蘭商館にて名医輩か為せる試験の説のみ此土に行ハる。日本の医家其説を聞て大にこれを行ひ試んと志すもの有れとも、其種子終に小児に感伝せさりしを以て、其法を遍く世に伝ること能ハす。数次の経験を用て反復して之を試るに、爪哇にて得たる牛痘の種子ハ其效力十分に盛ならす。此故ニ日本国中より三、四人の小児を船にて彼地に輸り、其種子を種て彼土より其土に伝ふるにあらされハ、此聖能ある法を用て百萬小児の夭札を救ふこと能ハす。然らは官家宜しく速に特命を下して、此法を本土に伝ふへきこと固りなるへけれとも、此土にてハ外国人に接するに自ら古来よりの成憲あれハ、此くの如き破格の政ハ俄かに行るゝこと難かるへし。其自然痘を植る法ハ、却て古へより此土に行ハる。其法ハ乾たる痘痂末を小管若くハ羽翮に入れ、鼻内に吹入る。凡そ痘瘡に罹りて死する者、老少を論せす。其数幾百千たるを知るへからす。然れとも痘瘡・麻疹等の危劇の病を耐へ凌くときハ、至高の年に届きて長寿す。彼土にてハ六十歳を以て中年となせり。熱国に行るゝ黄熱・猩紅熱及ひ其他の流行病ハ、中帯諸国にハ之を病こと稀なり。而して日本にも流行することなしと聞けり。

ここで阮甫が、「爪哇にて得たる牛痘の種子ハ其效力十分に盛ならす。此故ニ日本国中より三、四人の小児を船にて彼地に輸り、其種子を種て彼土より其土に伝ふるにあらされハ、此聖能ある法を用て百萬小児の夭札を救ふこと能ハす」と言い、また「然らは官家宜しく速に特命を下して、此法を本土に伝ふへきこと固りなるへけれとも、此土にてハ外国人に接するに自ら古来よりの成憲あれハ、此くの如き破格の政ハ俄かに行る、こと難かるへし」とするのは、種痘の定着と普及を希求するものの、幕藩体制という定めの前にはなす術《すべ》もなく焦慮する阮甫の姿勢を示すものであろう。

種痘に対するこのような元瑞と阮甫には、共通する理念や視角が存在する。牛痘苗の定着と種痘法の普及という課題である。その二人の思いを端的に描き出しているものに、「正月廿四日」付けで元瑞（拙翁）に宛てた次のような阮甫の書簡がある。

小林安石引痘畧翻刻等之事、頻りニ相催候旨、結構之義ニ者有之候へ共、右書者先比被仰下候通、有用之書ニも無之、且世間へ能く分消いたし候とも思われ不申候、何卒西洋諸書ヲ大ニ蒐輯いたし一部之大著述出来候様致度ものニ御座候、長崎へ痘苗覔ニ参り候由、乍然長崎とて必らすしも痘苗有之候とも被不存、矢張夫よりハ精敷牛を吟味いたし候ハヽ、多年之中ニ者真牛痘も見出可申候、もし急成時ハ人痘ヲ牛ニ種へ其種を人ニ移し候ハヽ、可宜、此等之ことも往々いたし候人有之、人痘よりハ劣軽き旨申人有之、高見如何、奉伺候、

これは先に示した究理堂文庫に伝わる所蔵資料の一つで、前年の冬の小石元瑞の書簡に対する箕作阮甫の「正月廿四日」付けの返書の一部である（書簡【86】）。文面から牛痘苗の長崎定着以前の時期のものであることが判明するが、筆者はすでに報告した「モーニッケ苗受容の前提―坂・堺における小林安石の動向をめぐって―」（有坂隆道・淺井允晶編『論集　日本の洋学』I、清文堂出版、一九九三年）において、さきの阮甫の「種牛痘」の一文同様、弘化三年（一八四六）頃の出翰と推定している。小林安石は広瀬淡窓の咸宜園で学び、当時堺で活動していた医家であり、早くからわが国での種痘法の普及を唱えていた一人であった。

この書簡で、元瑞や阮甫の種痘法理解の促進やその実現についての見解が具体的に語られているのは、注視すべきところであろう。すなわち、種痘の普及に尽力する安石が、中国の種痘書である邱浩川（邱熹）の『引痘略』の翻刻出版を頻りに促してくることから、阮甫は「結構之義ニ者有之候」としつつも、先般元瑞の説くとおり本書は「有用之書ニも無之、且世間へ能く分消いたし候とも思われ不申候」とする。そして、「何卒西洋諸書ヲ大ニ蒐輯いたし一部之大著述出来候様致度ものニ御座候」との見解を提示する。これは阮甫が元瑞の見解に同調して『引痘略』翻刻の有用性に否定的観点を示し、また同時に「西洋諸書」にもとづく種痘書の実現を目指そうとする姿勢を示すものである。「西洋諸書」による種痘書実現という観点も、事前の両者の共通理解であったのであろう。

しかし、『引痘略』といえば、当時の種痘知識の流布において中核的役割を果たした種痘書である。ちなみに現在、究理堂文庫には、さきに触れたように『引痘新法全書（引痘略）』一巻一冊という阮甫から贈られた写本（道光十八年版の写）が現存し、これには「箕作氏所贈」と記されてもいる。それだけに、その内容に関しては元瑞・阮甫、両者ともに十分理解したうえでのものであったが、それにもかかわらず両者が『引

痘略』翻刻の有用性を否定する観点を示し、また同時に「西洋諸書」にもとづく種痘書実現の方向をかたくなに目指そうとするのには、彼ら二人に共通する固有の理念の構築をうかがわせるものがある。このような方向は、あるいはそれまで二人が論議を重ねてきた帰結であったといえようか。

そうした共通の理念の目標は「西洋諸書」を網羅し、渉猟した密度の高い専門的な種痘書であったと思われる。一方、それに比べると、『引痘略』はその視点からみる限り、基本的には知識の普及を目指す啓発・啓蒙書の域を出るものではない。もとより、『引痘略』の種痘普及に果たした意義や役割にはきわめて大きなものがある。しかし、そのような段階を乗り越え、さらなる学としての深化を進めようとするのが元瑞・阮甫に共通する思いであったのであろう。蘭方に根ざした学における知識の普及から研究という方向へ、流布から深化へのかたくなな姿勢が読み取れよう。

元瑞・阮甫の二人にとって、こうした知識や理論の促進は、単にそれだけのものではなかった。それに加えて、世の中に種痘の実現と普及をもたらすための、牛痘苗（ワクチン）の入手という難題が立ちはだかっていたのである。しかし、わが国への伝来を待ち望む有為の医家たちにとっても、それは容易に進むものではなかった。これに対する手立ては二人の間でも多く論議が重ねられてきたと思われる。書簡のなかで阮甫が「長崎へ痘苗覓ニ参り候由、乍然長崎とて必らすしも痘苗有之候とも被不存、矢張夫よりハ精敷牛を吟味いたし候ハ、多年之中ニ者真牛痘も見出可申候、もし急成時ハ人痘ヲ牛ニ種へ其種を人ニ移し候ハ、可宜、此等之ことも往々いたし候人有之、人痘よりハ劣軽き旨申人有之、高見如何、奉伺候」と述べ、種痘にさいし牛痘苗が入手できない場合は牛を吟味して「真牛痘」を探すか、「急成時ハ人痘ヲ牛ニ種へ其種を人ニ移し候」という牛化人痘苗作出法を阮甫が提示するのは、牛痘苗到来以前の段階でその入手を希求する医家たちの焦慮やそのあり方を物語るものであろう。

阮甫のこうした視点に対する元瑞の回答は明らかでない。しかし、このようにみてくると、わが国への牛痘苗到来以前、京都の地においても元瑞が江戸にいた阮甫と手を携えて、蘭方にもとづきつつ種痘の知識や理論に取り組み、牛痘苗を入手して種痘の実現をはかるべく尽力していたことが浮き彫りになる。こうした動向には京都における牛痘種痘導入の前提の一齣として、興味深いものがあろう。

年次	西暦	月	日	人物	小石家関係	典拠	関連人物・事項
寛保三	一七四三	九	十六	元俊	太吉(元俊)、山城国桂村に生まれる	『小』	淡輪元潜(一七二九～一八〇八) 小野蘭山(一七二九～一八一〇) 永富独嘯庵(一七三二～六六) 杉田玄白(一七三三～一八一七) 皆川淇園(一七三四～一八〇七) 山脇東門(一七三六～八二) 亀井南冥(一七四三～一八一四) 和田泰純(一七四四～一八〇三) 石川玄常(一七四四～一八一五) 小田済川(一七四七～一八〇一)
寛延三	一七五〇				大坂京町堀千秋橋辺に移住する	『小』	曇栄(一七五〇～一八一六) 役藍泉(一七五一～一八〇九)
宝暦二	一七五二				淡輪元潜に入門、元俊の名をうける	『小』	桂川甫周(一七五四～一八〇九) 辻出羽守(一七五六～一八三五) 永富数馬(一七五七～一八〇一) 大槻玄沢(一七五七～一八二七) 曽占春(一七五八～一八三四)
宝暦十二	一七六二				このころ永富独嘯庵に師事する	『小』	吉雄耕牛がカテーテルを模造させる 松岡道遠(一七六二～一八二六) 杉田伯元(一七六三～一八三三) 橋本宗吉(一七六三～一八三六)
明和二	一七六五				このころ西国漫遊に出発する	『小』	玄白ら長崎屋に商館長一行をたずねる 菅耻庵(一七六六～一八〇〇) 野崎藤橋(一七六六～一八二八)
明和六	一七六九				前年またはこの年、西国漫遊より帰り、大坂に開業する	『小』	宇田川玄真(一七六九～一八三四) 馬場為八郎(一七六九～一八三八) 南部伯民(一七七〇～一八二三) 斎藤方策(一七七一～一八四九)

安永六	一七七七				亀井南冥が上方に遊び久しぶりに元俊を訪問する	『小』【37】	亀井昭陽(一七七三～一八三六)
					京都移住、皆川淇園に入門する	『小』	大槻平泉(一七七三～一八五〇)
							中川脩亭(一七七三～一八五〇)
							辻蘭室が従六位上信濃介となる
安永八	一七七九	十一			独嘯庵の墓碑建造に尽力する	『小』	
		五	十五		小田済川が書簡で独嘯庵墓碑彫銘のこと、永富数馬や南冥の動向を知らせる	【17】	松村景文(一七七九～一八四三)
							頼山陽(一七八一～一八三二)
							近藤半五郎(一七八一～一八四一)
							小森桃塢(一七八二～一八四三)
天明三	一七八三	六	二十五		橘南谿らと伏見で刑屍解剖、『平次郎臓図』を作る	『小』	
		八	三		済川が書簡で竹中良斎の医学稽古取次を依頼する	【20】	
					この年、結婚する。また西洞院出水に移住する	『小』	
天明四	一七八四	十一		元瑞	龍(元瑞)、生まれる	『小』	志賀島で金印が出土する
天明五	一七八五				元俊、入洛した杉田玄白を訪ねる	『小』	南小柿寧一(一七八五～一八二五)
		十			大槻玄沢が長崎遊学の途次、元俊を訪ねる	『小』	大槻玄幹(一七八五～一八三八)
							小田海僊(一七八五～一八六二)
天明六	一七八六	四	二十二		玄沢が長崎よりの帰途、元俊を訪ねる	『小』	
		九			元俊、門人真狩元策を従え東遊する。江戸では玄沢邸に寓居する	『小』	
天明七	一七八七	正	十二		元俊、玄白を訪問する	『小』	新宮涼庭(一七八七～一八五四)
		三	八		元俊、玄白を訪問する	『小』	
		四	六		元俊、帰京する	『小』	
		五	五		玄白の息子伯元が無事に京着。元俊は柴野栗山塾へ入門の世話をする	【52】	
			二十三		済川が帰国途中に大坂の元俊へ宛てて書簡を出し、居所の件を尋ねる	【10】	
					帰京後、大坂道修町に寓居する	『小』	
天明八	一七八八	正			元俊、能登国七尾の旧友岩城清五郎へ往診する	『小』	

			三十一	京都大火で家屋を失い、『元衍』も烏有に帰した	『小』	
				元俊、大坂籠屋町に移り、京町堀坂本町で開業、衛生堂と称した	『小』	
		九	十五	済川が書簡で『六物新志』梓行の様子を問う。独嘯庵の次男又三郎が元俊の書状を持参し江戸の済川をたずねる	【19】	
			二十五	元俊、大坂移住にあたり門人の子を和田泰純に託す	【88】	
		十二	十三	玄沢が書簡で蒹葭堂『一角纂考』序跋の校正を乞う。山脇門下生が芝蘭堂を訪れたことを伝える	【04】	
寛政元	一七八九	三	二十八	済川が書簡で『元衍』焼失を見舞い、江戸の玄沢方で観臓に参加したこと、独嘯庵次男の動静にふれる	【13】	
寛政二	一七九〇	七		元俊、平戸の富豪山県六郎を診察のため西下、帰路に南冥と再会する	『小』	小田市畮(一七九〇～一八三五)
		九		元俊、帰坂する	『小』	
		十二	十九	南冥が書簡で鼈霜送付に礼、南冥の母死去、昭陽の学問修業などを伝える	【35】	昭陽が山陽に遊学する
寛政三	一七九一	二	七	南冥が書簡で鼈霜送付に礼、商人の診察を乞う、自身と曇栄の近況を伝える	【36】	多紀氏の家塾が幕府医学館となる
寛政四	一七九二	九	十八	この年六月、大坂で済川が元俊と再会する	【11】	済川が長府藩校敬業館の都講兼医員となる
				元瑞、篠崎三島に入門し漢学を学ぶ	『小』	南冥が甘棠館祭酒を免ぜられる
				このころ済川が養子亭作を離縁、亭作は近々上京し元俊に逢うと伝える	【16】	中島広足(一七九二～一八六四)
寛政五	一七九三					『西説内科撰要』の刊行がはじまる
寛政六	一七九四			玄白が書簡でテリアカ試作につき元俊の質問に回答する	【55】	小林安石(一七九四～一八五四)
寛政七	一七九五	二	二十三	数馬が書簡で、福江藩医生平田養活の京遊学にさいし元俊に周旋を依頼する	【77】	坪井信道(一七九五～一八四八)
寛政八	一七九六	九		元俊、京都移住。当初は下立売小川西へ入ルに居を構える。大坂は斎藤方策に委ねる	『小』	
寛政九	一七九七	八	三	済川が書簡で独嘯庵三十三回忌法要の件、碑文や『嚢語』の件を伝える	【15】	桂川甫賢(一七九七～一八四四) 日野鼎哉(一七九七～一八五〇)
		十	十九	済川が書簡で独嘯庵墓碑銘の件、揮毫の依頼、方策へ金子を送付したと伝える	【12】	玄白が江戸大火で罹災する

寛政十	一七九八	二	十三	元俊、三雲環善らの施薬院の解屍に都督となる。元瑞が助手をつとめる。『施薬院解男体臓図』序文を作る	『小』	福岡藩学西学問所（甘棠館）火災
		三		独嘯庵三十三回忌法要（大坂蔵鷺庵）がいとなまれる	『小』	宇田川榕菴（一七九八～一八四六）
		不明	二十一	済川が書簡で南冥の動静を問う、元俊は慰めの便りと慰問金を昭陽に贈る	【18】	昭陽が儒官を罷免される
		秋				星野良悦が原寸大の木骨を携え江戸へ行き玄白・玄沢らに披露する
寛政十一	一七九九	正		良悦が元俊を訪問し木骨を披露する	『小』	野田笛浦（一七九九～一八五九） 箕作阮甫（一七九九～一八六三）
		三	二十一	済川が書簡で江戸の様子を伝える、元俊を訪れる予定が果たせず詫状	【14】	方策が芝蘭堂に入門する
			二十八	玄白が書簡で木骨の件や国際情勢の変化と蘭学の進展にふれる	【51】	
		四		元俊、丹後田辺藩主を診察するため田辺へ行く	『小』	
				このころ橋本宗吉にパルヘインの解剖書を翻訳させる	『小』	
		八		元俊、江戸で田辺侯を再度治療、同年帰京。元瑞を伴い玄沢に入門させる	『小』	
		九	十五	玄白が書簡で江戸滞在中の元俊に若狭小浜藩酒井家世子の持病診察を依頼する	【56】	
			十七	元俊、門人を酒井家世子へ派遣し病状を把握。治療日を決める	【57】	
			二十二	玄白が書簡で十九日診察の礼、灸点を依頼する	【58】	
			二十三	玄白が書簡で世子の再診と灸点につき要望を伝える	【59】	
		十一	九	元俊、江戸滞在中にカテーテルの入手を玄白へ依頼。書簡とともに届く	【54】	
				元俊、このころ釜座通夷川北に居宅購入か	『小』	蘭山が幕命で江戸へ下向する
寛政十二	一八〇〇	三	十二	宇田川玄真から前年に江戸で対面の礼状が届く。『西説内科撰要』出版と『内景図説』草稿につき相談する	【02】	榕林栄建（一八〇〇～七五）
		四		元俊、田辺侯の召で三度目の江戸行。閏四月に江戸発	『小』	
		閏四	十五	在江戸の永富数馬は元俊と面会を期したが足痛のため果たせず	【76】	

		五				元俊、帰京する。在江戸中は方策が留守宅で代診する	『小』	
		六	二十			元俊、第三回東遊も蘭山との交遊は果たせず。元瑞が蘭山と親密なやりとりを始める	【27】	
						元俊、中風を病み半身不随となる	『小』	
						元瑞、淇園に入門する	『小』	
享和元	一八〇一	正	二十五			蘭山が書簡で御賀儀金の礼。江戸医学館薬品会の出品への質問に返答する	【28】	小関亮造（一八〇一～四二） 堀内忠亮（一八〇一～五四）
		三				元俊、小康を得て釜座夷川北に移る	『小』	
						元俊、城崎へ湯治に行く	『小』	
						元俊、究理堂を起こす	『小』	
		八	二十			玄沢が書簡で数馬の死去を伝える	【05】	
享和二	一八〇二	正	二十			蘭山が書簡で元瑞からの質問に返答する	【21】	
			二十八				【29】	蘭山が紀州採薬の命を受け江戸を出発し五月六日から五日間、京に滞在する
享和三	一八〇三	五				清末侯が参勤交代の途次、伏見に元俊を召す	『小』	蘭山が『本草綱目啓蒙』を脱稿する
文化元	一八〇四					元俊、病をおして播磨林田藩主を往診する	『小』	小森宗二（一八〇四～六二）
						このころ元瑞、蘭山と学術的な質問のやりとりを重ねる	【26】	
文化三	一八〇六	三	二十			玄白が書簡で信州から上京する吉田玄庵の世話を依頼する	【53】	江戸大火により医学館が全焼する
								廣瀬旭荘（一八〇七～六三）
文化五	一八〇八	三				元俊、病勢が悪化する	『小』	斎藤良策（一八〇八～四二）
		八	二十九			蘭山が書簡で御賀儀金の礼。揮毫一幅を送られる。『本	【32】	
		十	二十九			草綱目啓蒙』再版助力への礼を述べる	【33】	
		九				元俊、左半身不随となる	『小』	
		十二	二十五	没		元俊没、大徳寺孤篷庵に葬る	『小』	
								緒方洪庵（一八一〇～六三）
								青木研蔵（一八一五～七〇）
文化十三	一八一六	九	十三			玄沢還暦の賀会が催される。元瑞の斡旋で京都諸氏から祝いの詩歌や書画を贈る	【07】	辻蘭室が出羽守となる
文化十四	一八一七	四	二十二			玄沢から書簡で京都諸氏への礼を依頼する	【07】	
		七	二十三		中蔵	中蔵、生まれる	『究』	
								広瀬元恭（一八二一～七〇）

文政五	一八二二	正	六		桂川甫賢が書簡で『把爾翕湮解剖図譜』の件、南小柿寧一『解剖存真図』の件などにふれる	【34】	コレラ流行、方策が治療に奔走する
文政六	一八二三	十	十四		玄沢が書簡で南部伯民の大病を伝える、『元衍』首巻に玄沢から序文を得る	【06】	坪井信良（一八二三～一九〇四）
文政九	一八二六	四					シーボルトが京都を来訪し小森桃塢・新宮凉庭と面会する
文政十一	一八二八	十	十四		近藤半五郎が九州台風の被害につき元瑞へ返書を送る	【41】	シーボルト事件
天保三	一八三二	十			元瑞、藩主に随行し津山へ赴く途中の宇田川榕庵と面会する	【03】	
		十一	五		榕菴が書簡で『薬鏡』返納の件を伝える	【03】	
天保四	一八三三	冬			中蔵、豊後竹田の角田九華塾に入る	『究』	鼎哉が元瑞の世話で京都に開業する
天保七	一八三六	二			中蔵、坪井信道塾に学ぶ（～天保十年三月）	『究』	
							長与専斎（一八三八～一九〇二）
天保十	一八三九						凉庭が南禅寺界隈に順正書院を開く
天保十一	一八四〇	十二	十二		信道が書簡で京都金座小田氏の夫人と小児の診察を引き継ぐよう依頼する	【63】	
天保十二	一八四一				正月か閏正月、信道が上洛し元瑞らと嵐山に遊ぶ	『究』	白井剛策（一八四一～一九〇七）
		六			元瑞、隠居する。中蔵、小石家を相続する	『究』	
天保十三	一八四二	正	八		坪井信道が書簡で嵐山風雪図への礼を述べる	【64】	
		四	朔		信道が書簡で『万病治準』への質問の件、江戸の天保改革の様子を伝える	【65】	
		五	九		信道が書簡で萩藩医就任の件などを伝える	【62】	
		八	十七	没	元瑞没		阮甫がガランマチカを翻刻する
弘化二	一八四五	正	十六		信道が書簡で江戸での痘瘡流行にふれる。佐渡良益を養子にとり、信良と改名したことを知らせる	【69】	
		三	五		坪井信良が書簡で高峰元稑在塾中の礼。『医療正始』を送る	【74】	
		五			元瑞、久留米藩主有馬頼永の尿血症治療に従事し、五月十五日から十月十五日まで久留米に赴く	【68】	
		十			元瑞、日田に広瀬淡窓をたずねる	『究』	
			二十四		信道が書簡で青木研蔵を紹介する	【70】	

弘化三	一八四六	正	十三		信道が書簡で元瑞久留米藩主診療の件を評価し、江戸蘭学界好転の様子を伝える	【68】	
			二十四		箕作阮甫が書簡で牛痘種痘の件を伝える、堀内素堂『幼幼精義』を添える	【86】	
弘化四	一八四七	閏五	二十八		信道が書簡で異国船渡来情報などを伝える	【67】	
		六	四		緒方洪庵から土佐出身適塾門人和田養元の紹介状が届く	【08】	
		八	朔		信道が書簡で自身の体調不良と湯治行をいう	【66】	
嘉永二	一八四九						京都の有信堂・大坂の除痘館が開かれる
嘉永三	一八五〇	七	二十四	第二郎	第二郎、生まれる	『究』	
					元瑞、このころ赤沢寛輔らと種痘書の勉強会を開く	【01】	
安政四	一八五七	十二	二十五		洪庵が『扶氏経験遺訓』薬方編を中蔵に呈する	【09】	十月、江戸お玉が池種痘所が官許を得る
万延元	一八六〇	五	二十五		信良が書簡でポンペがもたらした牛痘苗について伝える	【71】	
		七	朔		信良が書簡で元瑞に痘痂の取り寄せを依頼、貯盤を預ける	【75】	
慶応元	一八六五				第二郎、中蔵の平戸侯招聘に随行する	『究』	信良らが熊谷直恭に働きかけ有信堂を再興する
慶応三	一八六七						
明治元	一八六八				第二郎、長崎医学校に学ぶ（～明治六年七月）	『究』	有信堂を三度復興する
明治二	一八六九				中蔵、京都府種痘医師となる（～明治二十一年三月）	『究』	有信堂が京都府の種痘所となる
明治六	一八七三				第二郎、新潟公立病院に勤務する（～明治十年三月）	『究』	赤沢寛輔（?～一八七四）
明治八	一八七五				長与専斎が書簡でヘイデンの講義の治療法・診察法に関する筆記を第二郎に依頼する、翌年『新潟病院講筵日記生理編』として刊行される	【78】	専斎が衛生局長となる
明治十	一八七七	六			第二郎、公立神戸病院教師助手、同病院附属医学所教員を兼務する	『究』	
明治十四	一八八一	十			第二郎、岐阜医学校教諭となる（～明治十五年八月）	『究』	
明治十五	一八八二				第二郎、京都医学校教諭となる（～明治十八年二月）	『究』	
明治二十七	一八九四	十二	二十六	没	中蔵没		
明治四十一	一九〇八	二	十七	没	第二郎没		

註：典拠は本書の史料番号。また『小』＝山本四郎『小石元俊』、『究』＝『究理堂の資料と解説』をさす。

収載史料一覧

＊現状を示す「整理番号」、本書の「史料番号」「差出人」「宛所」「作成年代」「掲載頁(翻刻篇)」の順に記した。

14『諸家俗牘』					
14-20	【35】	亀井南冥	小石元俊	寛政2年(1790)12月19日	171
14-21	【36】	亀井南冥	小石元俊	寛政3年(1791)2月7日	177

16『医家蘭学家俗牘』					
16-01	【10】	小田済川	小石元俊	〔天明7年(1787)〕5月23日	119
16-02	【37】	亀井南冥	小石元俊	〔天明4年(1784)〕7月27日	179
16-03	【76】	永富数馬	小石元俊	寛政12年(1800)閏4月15日	250
16-04	【87】	和田泰純	小石元俊	年不詳(天明～寛政)2月2日	276
16-05	【21】	小野蘭山	小石元俊・元瑞	享和2年(1802)正月20日	146
16-06	【41】	近藤半五郎	小石元瑞	文政11年(1828)10月14日	187
16-07	【61】	辻出羽守	小石元瑞	年不詳(文政)10月7日	224
16-08	【78】	長与専斎	小石第二郎	明治8年(1875)8月28日	257
16-09	【42】	斎藤方策	小石元俊	年不詳(天保～弘化2年)正月27日	191
16-10	【71】	坪井信良	小石中蔵	〔万延元年(1860)〕5月25日	243
16-11	【01】	赤沢寛輔	小石中蔵	年不詳3月14日	95
16-12	【34】	桂川甫賢	小石元瑞	文政5年(1822)正月6日	166
16-13	【79】	日野鼎哉	小石元瑞	年不詳2月8日	261
16-14	【38】	小森桃塢	小石元瑞	年月日不詳(天保)	184
16-15	【08】	緒方洪庵	小石元瑞	弘化4年(1847)6月4日	116
16-16	【62】	坪井信道	小石元瑞	天保13年(1842)5月9日	226
16-17	【86】	箕作阮甫	小石元瑞	弘化3年(1846)正月24日	271
16-18	【03】	宇田川榕菴	小石元瑞	天保3年(1832)11月5日	100
16-19	【02】	宇田川玄真	小石元俊	寛政12年(1800)3月12日	96
16-20	【04】	大槻玄沢	小石元俊	天明8年(1788)12月13日	102
16-21	【51】	杉田玄白	小石元俊	寛政11年(1799)3月28日	207

17『医家俗牘(一)』					
17-01	【52】	杉田玄白	小石元俊	天明7年(1787)5月5日	212
17-02	【53】	杉田玄白	小石元俊	文化3年(1806)3月20日	214
17-03	【54】	杉田玄白	小石元俊	寛政11年(1799)11月9日	215
17-04	【55】	杉田玄白	小石元俊	寛政6年(1794)12月12日	217
17-05	【56】	杉田玄白	小石元俊	寛政11年(1799)9月15日	219
17-06	【57】	杉田玄白	小石元俊	寛政11年(1799)9月17日	220

17-07	【58】	杉田玄白	小石元俊	寛政11年(1799) 9月22日	221
17-08	【59】	杉田玄白	小石元俊	寛政11年(1799) 9月23日	222
17-09	【60】	杉田玄白	小石元俊	年不詳(寛政後期) 2月22日	222
17-10	【05】	大槻玄沢	小石元俊	〔享和元年(1801)〕8月20日	106
17-11	【06】	大槻玄沢	小石元瑞	〔文政6年(1823)〕10月14日	108
17-12	【07】	大槻玄沢	小石元瑞	文化14年(1817) 4月22日	112
17-13	【63】	坪井信道	小石元瑞	天保11年(1840)12月12日	227
17-14	【64】	坪井信道	小石元瑞	天保13年(1842)正月8日	229
17-15	【65】	坪井信道	小石元瑞	天保13年(1842) 4月朔日	231
17-16	【66】	坪井信道	小石元瑞	弘化4年(1847) 8月朔日	232
17-17	【67】	坪井信道	小石元瑞	弘化3年(1846)閏5月28日	234
17-18	【68】	坪井信道	小石元瑞	弘化3年(1846)正月13日	236
17-19	【69】	坪井信道	小石元瑞	弘化2年(1845)正月16日	239
17-20	【70】	坪井信道	小石元瑞・中蔵	弘化2年(1845)10月24日	241
17-21	【80】	日野鼎哉	小石元瑞	年月不詳18日	262
17-22	【81】	日野鼎哉	小石元瑞	年月日不詳	264
17-23	【82】	日野鼎哉	小石元瑞	年不詳9月6日	265

18『医家俗牘(二)』					
18-01	【49】	新宮凉庭	小石元瑞	年月不詳(天保)15日	205
18-02	【50】	新宮凉庭	小石元瑞	年不詳6月5日	206
18-03	【85】	広瀬元恭	小石元瑞	年不詳3月10日	269
18-04	【09】	緒方洪庵	小石中蔵	安政4年(1857)12月25日	117
18-05	【83】	日野鼎哉	小石元瑞	年月不詳6日	267
18-06	【84】	日野鼎哉	小石元瑞	年月不詳16日	268
18-07	【39】	小森桃塢	小石元瑞	年月日不詳(天保初期)	184
18-08	【40】	小森桃塢	小石元瑞	年不詳(天保初期)11月6日	185
18-09	【77】	永富数馬	小石元俊	〔寛政7年(1795)〕2月23日	252
18-10	【88】	和田泰純	小石元俊	天明8年(1788) 9月25日	277
18-11	【22】	小野蘭山	(不明)	年月日不詳	148
18-12	【23】	小野蘭山	小石元俊	年不詳7月4日	151
18-13	【24】	小野蘭山	名倉文助	年不詳2月15日	151
18-14	【25】	小野蘭山	小石元俊・元瑞	年不詳正月19日	152
18-15	【26】	小野蘭山	小石元瑞	年不詳(文化元～4年)正月20日	153
18-16	【27】	小野蘭山	小石元瑞	寛政12年(1800) 6月20日	154
18-17	【28】	小野蘭山	小石元俊・元瑞	享和元年(1801)正月25日	156
18-18	【29】	小野蘭山	小石元瑞	〔享和3年(1803)〕正月28日	159
18-19	【30】	小野蘭山	小石元瑞	年不詳(文化2～5年) 2月11日	160

18-20	【31】	小野蘭山	小石元瑞	年不詳(享和～文化)正月28日	162
18-21	【32】	小野蘭山	小石元瑞	文化５年(1808) ８月28日	162
18-22	【33】	小野蘭山	小石元瑞	文化５年(1808)10月29日	163

20『小石家来翰集(一)』					
20-01	【11】	小田済川	小石元俊	寛政４年(1792) ９月18日	120
20-02	【12】	小田済川	小石元俊	寛政９年(1797)10月19日	122
20-03	【13】	小田済川	小石元俊	〔寛政元年(1789)〕３月28日	125
20-04	【14】	小田済川	小石元俊	〔寛政11年(1799)〕３月21日	128
20-05	【15】	小田済川	小石元俊	寛政９年(1797) ８月３日	130
20-06	【16】	小田済川	小石元俊	年不詳(寛政中期) ５月９日	134
20-07	【17】	小田済川	小石元俊	安永８年(1779) ５月15日	136
20-08	【18】	小田済川	小石元俊	〔寛政10年(1798)〕月不詳21日	138
20-09	【19】	小田済川	小石元俊	天明８年(1788) ９月15日	139
20-10	【20】	小田済川	小石元俊	天明３年(1783) ８月３日	142
20-11	【43】	斎藤方策	小石元瑞	年不詳(天保～弘化２年) ４月２日	194
20-12	【44】	斎藤方策	小石元瑞	年不詳(天保～弘化２年) ４月21日	195
20-13	【45】	斎藤方策	小石元瑞	年不詳(天保～弘化２年) ４月26日	196
20-14	【46】	斎藤方策	小石元瑞	年不詳(天保～弘化２年) ３月28日	197
20-15	【47】	斎藤方策	小石元瑞	年不詳４月28日	199
20-16	【48】	斎藤良策	小石元瑞	〔文政末～天保６年以前〕５月19日	202

22『小石家来翰集(三)』					
22-15	【72】	坪井信良	小石第二郎	明治10年(1877) １月26日	244
22-16	【73】	坪井信良	小石第二郎	年不詳10月28日	246
22-17	【74】	坪井信良	小石元瑞	弘化２年(1845) ３月５日	247
22-18	【75】	坪井信良	小石中蔵	〔万延元年(1860)〕７月朔日	249

あとがき

本書は、平成十九年（二〇〇七）から活動を開始した研究会「究理堂書簡を読む会」の成果をまとめたものである。研究会発足の経緯については、冒頭に掲げた本会代表正橋剛二による文章を参照されたい。

究理堂小石家は、江戸時代と同じ場所で現在も医業を続け、伝存史料も自身で管理しておられる稀有な存在である。本書がとりあげた元俊・元瑞・中蔵の三代にわたる時代、十八世紀後半から明治初期の時点で、小石家は間違いなく、京都・上方の医界を代表する存在だった。

本書冒頭の「概略」でも述べたように、小石家には各界文人の手による書簡が膨大に残されている。むろんそのすべてを読み解くことは、たいへんな労力を要する。本研究会では、さしあたり医者・蘭学者の手による書簡八八通にしぼって網羅的にみていくことに決め、長らくこれに取り組んできた。歴史研究にとって書簡の精読は、きわめて困難をともなうが大切な営みである。

本書に収載した書簡は、それぞれが新奇の学問の受容をめぐる社会の動静や、医界の実状を如実に物語る。たとえば、各地の蘭学者が何を考え、どのような行動をとったか。種痘技術の導入、対抗勢力との関係、医学書の翻訳・出版をめぐる情勢など、検討すべきテーマは多岐にわたる。

ひとつひとつの書簡を丁寧に読み解くことで、医者個人の意見や、感情のようなナマの声にふれることができる。それがひいては、既存の医学史の再解釈にもつながる。本書収載の書簡は、まさに第一級の史料群である。

しかし、文字解読の難しさに拠るのか、小石家の書簡史料は先行研究でごく一部が紹介されたにすぎず、盛り込まれる内容の豊かさ、そしてその重要性が学界に共有されているとはいえない状態にあった。

また、従来の医学史、江戸時代中後期以降の蘭方医学に関する先行研究は、主として江戸の蘭学者系統の動向を中心に検討が加えられてきたように思われる。本書の取り組みをきっかけとして、小石家はもとより、上方の蘭学者たちも学問発展のうえで重要な役割をはたした事実を確かめ、既存の研究にあらたな視点が加えられることを強く望みたい。

もちろん究理堂に残された書簡は、医者・蘭学者からのものにとどまらない。小石家という一個のくくりでみれば、儒者・漢学者・芸術家など実に多様な存在が交わっており、そのなかで、京都・上方の文化ネットワークがつくりあげられた、という事実がある。本書刊行後は、小石家を中核とした知識人社会の様相、その特徴をうかがうことも大きな課題となるだろう。今後も本研究会を継続し、小石家書簡というあまりに大きな「山」に挑むべく、少しずつ歩を進めていきたいと考えている。

本研究会は、およそ年三回のペースを基本として、平成二十九年六月まで計三四回の会合を重ねた。次にその全日程を記す。

会場は、特記以外「キャンパスプラザ京都」（公益財団法人大学コンソーシアム京都、京都市大学のまち交流センター）である。

〔研究会の全記録〕

平成十九年八月二日〔第一回〕小石医院訪問

同　十二月二十七日〔第二回〕輪読会　於：ウィングス京都

平成二十年三月二十三日〔第三回〕輪読会　於：ウィングス京都

同　八月九～十日〔第四回〕輪読会

同　十二月二十七日〔第五回〕輪読会

平成二十一年三月二十八日〔第六回〕輪読会　於：ウィングス京都
同　八月八日〔第七回〕輪読会
同　十二月二十六日〔第八回〕輪読会
平成二十二年三月二十七日〔第九回〕輪読会　於：ウィングス京都
同　八月七日〔第一〇回〕輪読会
同　一二月二十五～二十六日〔第一一回〕輪読会
平成二十三年三月二十六日〔第一二回〕輪読会　於：富山県高岡市生涯学習センター特別会議室
同　八月六～七日〔第一三回〕輪読会
同　十二月二十三～二十四日〔第一四回〕輪読会
平成二十四年三月二十四～二十五日〔第一五回〕輪読会
同　八月十一～十二日〔第一六回〕輪読会
同　十二月二十二～二十三日〔第一七回〕輪読会
平成二十五年三月二十三～二十四日〔第一八回〕輪読会
同　八月十～十一日〔第一九回〕輪読会
同　十二月二十一～二十二日〔第二〇回〕輪読会
平成二十六年三月二十二～二十三日〔第二三回〕輪読会
同　八月九～十日〔第二二回〕輪読会
同　十二月二十～二十一日〔第二三回〕輪読会
平成二十七年一月十～十一日〔第二四回〕史料調査　於：福岡県福岡市・福津市・宮若市・鞍手郡鞍手町
同　三月二十一～二十二日〔第二五回〕輪読会
同　八月八～九日〔第二六回〕輪読会

同　十二月二十二～二十三日〔第二七回〕輪読会
平成二十八年一月三十～三十一日〔第二八回〕史料調査　於：山口県山口市・下関市
同　三月十九～二十日〔第二九回〕輪読会
同　五月四～五日〔第三〇回〕輪読会
同　七月三十～三十一日〔第三一回〕輪読会
同　九月十九～二十日〔第三二回〕輪読会　於：（十九日のみ）クロスパル高槻
同　十二月二十四日～二十五日〔第三三回〕史料調査　於：大分県日田市・大分市・国東市
平成二十九年六月四日〔第三四回〕本書刊行打ち合わせ
＊なお、第二二回から第三三回までは「ＪＳＰＳ科研費（２６３７０８０６）」の助成を受けた活動として実施したものである。

平成十九年八月、メンバー有志は当時の所蔵者、ご当主だった小石秀夫先生のご自宅を訪問し、本研究会の立ち上げについて、ご快諾を得ることができた。残念ながら、小石秀夫先生は平成二十一年三月にご逝去され、会として先生にまとまった報告をおこなうことができなかった。
また、本研究会の立ち上げにかかわり、長くメンバーの中心として精力的に活動されていた正橋剛二先生も、平成二十七年十月にお亡くなりになった。本書の刊行をもって、両先生のご遺志に、少しでも報いることができれば幸いである。

本研究会における研究成果の一部は、平成二十三年度の実学資料研究会・洋学史学会合同研究会における発表（「究理堂書簡にみる蘭学者交流の諸相―坪井信良の動静をめぐって―」発表者：海原亮・三木恵里子）や、平成二十五年度の京都橘大学女性歴史文化研究所シンポジウムにおける発表（「幕末京都の医家と医療」発表者：有坂道子）などに結実した。

最後に、本研究会の活動に対して当初よりご理解を賜り、「刊行に寄せて」の序文をご執筆いただいた究理堂の現ご当主小石元紹先生と小石家の皆様、また本書出版にあたってご厚志を賜った正橋剛二先生のご夫人悦子様ならびにご遺族の皆様に、感謝の意を表したく存じます。また、本書の企画・編集にさいしご尽力いただいた思文閣出版の原宏一・田中峰人の両氏にもこの場を借りて御礼を申し上げます。

なお、本研究は平成二十六〜二十八年度ＪＳＰＳ科研費（２６３７０８０６）の助成を受け、さらに今回の出版にあたっては、平成二十九年度ＪＳＰＳ科研費（研究成果公開促進費・学術図書・１７ＨＰ５０７９）の交付を受けています。

（文責：海原　亮）

「小石家文書研究会」紹介（五十音順）　＊本書編集担当

青木歳幸（あおき・としゆき）
1948年生．信州大学人文学部卒業．博士（歴史学）．現在，佐賀大学地域学歴史文化研究センター特命教授．『在村蘭学の研究』（思文閣出版，1998年）『江戸時代の医学』（吉川弘文館，2012年）など．

淺井允晶（あさい・のぶあき）
1941年生．関西大学大学院文学研究科修士課程修了．文学博士．現在，堺女子短期大学名誉教授．『論集 日本の洋学』Ⅰ～Ⅴ（共編著，清文堂出版，1993～2000年）『緒方洪庵の「除痘館記録」を読み解く』（共著，思文閣出版，2015年）など．

有坂道子（ありさか・みちこ）＊
1969年生．京都大学大学院文学研究科博士後期課程満期退学．現在，京都橘大学文学部教授．『完本 蒹葭堂日記』（共編，藝華書院，2009年）『医療の社会史―生・老・病・死』（共著，思文閣出版，2013年）など．

海原　亮（うみはら・りょう）＊
1972年生．東京大学大学院人文社会系研究科博士課程満期退学．博士（文学）．現在，住友史料館主席研究員．『日本医学教育史』（共著，東北大学出版会，2012年）『江戸時代の医師修業』（吉川弘文館，2014年）など．

正橋剛二（まさはし・こうじ）　「究理堂書簡を読む会」代表
1930年生．金沢大学大学院医学系研究科博士課程修了．医学博士．元医療法人白雲会理事長．『樫園小石先生叢話―復刻と解説―』（思文閣出版，2006年）『入越日記―能登・越中・立山に薬草を求めて―』（解読，桂書房，2017年）など．2015年逝去．

三木恵里子（みき・えりこ）
1984年生．京都大学大学院教育学研究科修士課程修了．現在，京都聖母学院中学・高等学校教諭．「儒者・皆川淇園の漢文教育法―『習文録』を中心に―」（京都大学大学院修士論文，2011年）「医学初学者の遊学環境―皆川淇園塾と山脇家を例にして―」（『西南諸藩医学教育の研究』科学研究費補助金報告書，2015年）など．

翻刻篇写真撮影：真渕紳一

究《きゅう》理《り》堂所蔵《どうしょぞう》　京《きょう》都《と》小《こ》石《いし》家《け》来簡集《らいかんしゅう》

2017（平成29）年12月20日発行

編　者
小石家文書研究会

発行者
田中　大

発行所
株式会社 思文閣出版
〒605-0089　京都市東山区元町355　電話 075(533)6860(代)

印刷
製本　亜細亜印刷株式会社　　装幀　小林　元

ISBN978-4-7842-1918-6　C3021

人名索引

＊翻刻篇の本文・語句註・解説、論考篇に収載されている人名をならべた。**太字**は、本書収載書簡の差出人である。
＊略称や、個人名が特定できない者の一部はとらなかった。
＊また、人名の読みが不明な場合は原則として音読みし、音通文字は便宜一方にまとめた。

あ

青木研蔵　241, 242
青木周弼　227, 242
青木清兵衛→清秀
青地林宗　274
赤沢寛輔　95, 96, 304
蘆東民　305
足立長雋　303
安倍兄弟　188
雨森芳洲　298
綾部絅斎　181
綾部新五郎　285
有馬織部　237
有馬文仲(元晃)　104
有馬頼永(久留米藩主)　234〜8, 314
阿波屋宇兵衛　199, 200
安信　292, 294

い

飯田玄仲　111
飯田宗助　113〜5
五十嵐篤好　306
生月又左衛門→益富又右衛門
池田瑞仙　272, 273
池田斉稷(鳥取藩主)　136
石川玄常　213〜5, 219〜21
石田幽汀　189
石橋助左衛門　114
伊勢屋清左衛門　132, 134
井筒屋　187
一得斎　225, 295
伊藤錦里　107
伊藤圭介　312
伊東玄朴　248, 301, 303, 311, 315, 316
伊藤東涯　299
稲村三伯→海上随鷗
井上友庵　292, 294
今井春汀　266
岩佐純　259

う

上杉斉定(米沢藩主)　303
ウォイト　203
宇田川玄真
98, 99, 101, 185, 186, 216〜9, 242, 287, 290, 313
宇田川玄随　98, 128, 129, 185, 186, 287
宇田川榕菴　101, 185, 186, 302, 313
内田恵助　130, 133
内田屋孫右衛門　133, 136, 255
内山謙吾　193, 315
海上随鷗　110, 136, 285
浦上玉堂　263
浦上春琴　263, 264

え

栄二　187, 190
頴川四郎八　312
役観(藍泉)　180, 182
江馬榴園　312
江村北海　298, 299
延蔵(斎藤方策養子)　191〜8, 289

お

黄山→曇栄
大井蟻亭　107
大木忠益(坪井芳洲)　304
大槻玄幹　112, 114, 115
大槻玄沢(茂質)　98, 99, 102, 104, 107, 108, 110〜5, 126〜30, 136, 140, 141, 155, 167〜9, 208, 210, 211, 213, 216, 217, 289, 290, 305, 306, 313
大槻周斎　107
大槻清臣　107
大槻民治(平泉)　106, 107, 112, 114, 115
大槻磐渓　306
岡研介　291

岡順亭　112～5
緒方郁蔵　96
緒方洪庵　116～8, 227, 233, 239, 273, 284
岡田英之　306
岡本習斎　120
岡本尚卿　119, 120, 124, 127, 140～2
荻野三益　173, 175, 176
荻生徂徠　299
奥村良竹　144
小田(金座)　227～9
小田雲同　138
小田海僊(百谷)　166, 167, 169
小田済川　103, 105, 108, 119～27, 129, 132, 133, 135～9, 141～5, 182, 252, 253, 255, 297, 300
小田南畡　252
おとさ　192, 193, 196
小野職孝　163
小野蘭山　146～66, 263
小山田与清　175

か

貝原益軒　263
香川景樹　189
賀川玄悦　299
香川修庵　178
岳玉渕　123～5
笠原良策　266, 312, 313
加嶋屋久右衛門　199, 200
桂川甫賢　167～70
桂川甫周　103, 168～70, 209～12
金屋九兵衛　152, 153
亀井昭陽(昱太郎)　121, 122, 138, 139, 174, 176, 177, 183, 238, 283, 291
亀井聴因　133
亀井南冥(主水)　120～3, 131～3, 135～9, 142, 144, 171, 174～9, 181～3, 255, 283～5
菅圭二(恥庵)　129, 130
菅玄長(道泰)　140, 141
カンスタット　95, 96
菅茶山　110, 129, 238
菅波樗平　129

き

菊地玄所　104, 105
吉文字屋彦市　234
木村蒹葭堂　102～5, 120, 124, 141, 142
邱浩川　273～5, 312, 317
亨作(内田屋孫右衛門子)　133, 135, 136, 143, 254, 255
桐山元中　266, 267, 308
桐山知義　267
銀兵衛(加嶋屋手代)　199, 200

く

草場佩川　294
国島京山　172, 175, 176
国富鳳山　182
窪田寛蔵　264
熊谷直恭　244, 308, 312, 313
内蔵太→斎藤良策
クルムス　215
黒川丹後　188
黒川良安　304, 305

け

月渓(呉春)　268
玄喜　212, 213

こ

小石元俊　96, 98, 99, 101, 102, 104～8, 110, 111, 119～30, 132～9, 141～6, 148, 151, 152, 154～6, 158, 160～2, 166, 168, 169, 171, 174, 176～9, 181～3, 186, 192, 194, 207, 209～23, 237, 250～2, 255, 276～9, 283, 286～9, 291, 292, 296, 297, 299, 313
小石元瑞(拙翁、檉園)　100, 101, 108, 110～2, 114～7, 127, 130, 146, 152～4, 156, 158～64, 166, 167, 169, 181, 182, 184, 185, 187, 188, 190～200, 202～6, 210, 221, 224, 226～35, 237～42, 247～9, 261～8, 270, 271, 273～5, 286, 288, 291, 296, 301, 303, 305～8, 313, 314, 316～8
小石第二郎　111, 244～7, 257～60, 313
小石中蔵　95, 96, 117, 118, 194, 198, 227～9, 231, 233, 234, 237, 238, 240, 242～4, 249, 266, 269, 270, 272, 274, 286, 304, 306, 308, 310～4
高泉　165
剛蔵　199, 200
コーエンブルグ　290
古賀精里　107, 240, 252
小関三英　290
小関良造(篤、亮造)　101, 192, 194, 202～4
小竹屋藤右衛門　307
琴(小石元俊後妻)　122, 127, 128, 130
こと(古沢へ入嫁)　193, 195, 196
後藤艮山　284
五島盛成(福江藩主)　256

五島盛繁（福江藩主） 252, 256
五島盛運（福江藩主） 256
小林安石 271, 273～5, 317
小林順堂 179, 180, 182
小林方秀 182
小森宗二 101, 187, 188, 194, 195, 227, 229～31, 234, 235, 240
小森桃塢（縫殿助） 184～6
小山肆成 275, 312, 313
ゴルテル 98, 186, 287, 290
コンスブルック 290
近藤半五郎 188～90

さ

斎藤永策→延蔵
斎藤十兵衛 167, 169
斎藤方策 108～11, 123, 125, 168, 192～8, 200, 201, 210, 224, 256, 288, 289, 291, 295
斎藤良策（端） 192, 193, 198, 203, 204
酒井忠貫（小浜藩主） 210, 221
酒井忠進（小浜藩主） 221
酒井忠順（小浜藩主） 217, 220～2
佐藤一斎 235
佐藤尚中 259
佐藤平三郎（中陵） 164, 165
里川玄冲 173, 175
佐渡三良 311
佐渡養順 307
佐渡良益→坪井信良
佐野安靖 284
佐野山陰 313
佐野泰庵 283, 284
佐野文仲 283～5

し

慈雲 313
ジェンナー 312
志筑忠雄 114
篠崎応道 133
篠崎三島 133, 313
篠崎小竹 169, 194, 264, 265, 313
柴野栗山 103, 105～7, 212, 213
司馬芝叟 124～7, 140～2, 255
柴田元徳（永胤） 276, 277
柴田元方 277
柴田義董 264
柴屋又二郎→司馬芝叟
シーボルト 96, 110, 189, 190, 238, 268, 291, 302, 308
島津重豪（薩摩藩主） 157
志村東嶼 107
下川甚五兵衛 284
秋岩仙史→小石元瑞
周啓 199～201
充国→永富数馬
淳太郎（延蔵子） 193
昇（亀井南冥次子） 183
浄界 228, 229
徐葆光 147
白井元益 259
白井剛策 258, 259
白川侯→松平定信
新宮凉庭（碩） 184, 205, 206, 290, 313
甚太郎 216
真龍軒安則 294

す

吹田屋孫八→司馬芝叟
スウィーテン 230
杉田玄白 107, 108, 114, 120, 136, 155, 168, 209～23, 290, 292
杉田伯元 106～8, 210, 212～4, 219, 223
杉田立卿 225, 274, 295, 303
鈴木蘭園 110
須原屋伊八 269
住友家 268

せ

清秀 261, 262
清田儋叟 123

そ

宗嵩 173, 175, 177～9
宗伯 173, 175
曽木墨荘 134
曽占春 157
曽庸輔 157

た

大潮 176
大典顕常 176
戴曼公 273
高階枳園 313
高野長英 290
高橋景保 110, 238
高原屋文九郎 306

高峯元陸(元稑)　233, 247, 248
高峰譲吉　233, 248
高安其斎　119
滝鶴台　181
多紀元昕　237
多紀元孝　238
多紀安良　302
竹内玄同　316
竹中良斎　143, 144
竹中良甫　143, 144
建部清庵　107, 213
田中訥言　188, 189
田辺侯→牧野宣成
谷山道一　277, 279
田能村竹田　190, 264, 313
田村藍水　157
太郎助(永富数馬養子)　253
淡輪元朔　180, 181
淡輪元潜　107, 181, 286, 297
淡輪重泰　181
(淡輪)貞蔵　181
淡輪秉　145

ち

張翊　263
陳淏子　263

つ

柘植彰常　178
辻出羽守(蘭室)
108, 110, 112, 114, 209〜11, 224, 225, 295
津島橋東　306
坪井信道
226〜42, 248, 249, 270, 275, 291, 302〜4, 313
坪井信友　303
坪井信良　233, 235, 238〜41, 244〜9, 275, 301, 303, 304, 308〜11, 315
津村長五郎　252
鶴屋和作　294, 295

て

デュジェス　273
寺島良安　149, 263

と

道哉→亀井南冥
藤左仲(冲)　123, 124, 128〜33
遠山景元　303
土岐柔克　97〜9
徳(亀井南冥母)　176, 179
徳川治宝(紀州藩主)　148
徳民　199, 200
土佐光貞　189
土佐光孚　189
戸塚静海　316
殿部　192
鳥居耀蔵　302
曇栄　174〜6, 178〜81, 183

な

中伊三郎　167〜70, 210
中川脩亭　108, 110, 167, 169
長崎言定　306
長崎浩斎　305〜7
長崎蓬洲　307
中島広足　189, 190
中天游(環)　168, 210
永富数馬(亀山、充国)　106〜8, 123, 124, 126, 127, 131〜4, 137, 138, 180, 182, 251, 252, 254〜6
永富独嘯庵　107, 108, 120, 123〜6, 129〜31, 133, 134, 138, 142, 143, 176, 181, 182, 252, 255, 283, 286, 300
中村作次郎　177〜9
中村順助　294
中山梅室　251
長与俊達　259
長与専斎　258〜60
名倉文助　151, 152
鍋島直正　312
鍋屋五兵衛　120
名村多吉郎　114
楢林栄建　95, 96, 244, 308, 310, 312, 313
楢林重兵衛　212
楢林宗建　96, 308, 312
南部伯民　109〜11
南部養伯　110

に

西吉兵衛　114, 212
西川形左衛門　284
西原俊助　173, 175
西山拙斎　129
似月次郎八　111, 120, 252
ニーメール、ニーマイル　257, 259

の

能美洞庵　227
能美由庵　193, 289
野崎謙蔵(藤橋)　135, 136
野田笛浦　240

は

萩原半健　306
羽倉簡堂　314
橋本宗吉　202～4, 210, 211
畑維竜　225
華岡青洲　110, 292
佐十郎　110
馬場為八郎　113～5
林述斎　235
林攝州　188
林野市之進　210, 212
林野宗源　212
原古処　285
原田孝次　209
パルヘイン　210, 211, 289
伴信友　189

ひ

ビスコフ　248
ビッドル　235, 236
尾藤二洲　107
日野鼎哉　184, 234～6, 240, 261～8, 308, 310～3
ヒュクサム　290
平賀源内　263
平田養活　252, 253, 255
広川獬　157, 216, 218
広瀬旭荘(謙吉)　237～41, 248, 273, 303, 304
広瀬元恭　240, 269, 270
広瀬淡窓　238, 242, 273, 285, 291, 313, 317

ふ

冨貴枝　199, 200
福沢諭吉　270
藤井方亭　98
藤田敬所　181
藤林普山　114
富士谷成章　107
船越敬祐　295
フーフェランド　118, 248, 290
ブランカールト　290
ブールハーフェ　230
プレンキ　290
文蔵　199～201

へ

ヘイステル　290
ヘイデン　259, 260

ほ

忘機翁→亀井南冥
星野良悦　207～9, 211
細川宮内　138
堀内忠淳　303, 304
堀内忠竜(素堂)　247, 248, 273, 274, 301, 303, 304
ポンペ　244, 310, 316

ま

前川五嶺　264
前川秋香　264, 265
前野良沢　136, 208, 210, 211, 215
真狩元策　104, 105
牧春堂　275, 312
牧園茅山　179
牧野宣成(丹後田辺藩主)　99, 155, 217, 252, 276, 277
益富又右衛門　173, 175, 176
又三郎→司馬芝叟
松岡道遠　124, 133, 251
松岡恕庵　159, 160
松平定信　105, 110, 126, 127
松平斉孝(津山藩主)　101
松平慶永(春嶽、福井藩主)　309, 311, 312
松村景文　264, 267, 268
万(亀井南冥三子)　183

み

三浦安貞(梅園)　180, 181
水野忠邦　232, 301, 302
箕作阮甫　118, 234, 235, 248, 269, 270, 273～5, 303, 313～8
箕作貞固　313
南小柿寧一　170
皆川淇園　107, 110, 119, 120, 136, 141, 143～5, 179, 181, 182, 195, 296～300, 313
皆川成慶　107
三保(小石元俊妻柔妹)　127
三宅牧羊　107

む

村井椿寿(琴山) 132, 134, 283
村上 187, 190
村上良元 277
村田清風 227

も

毛利敬親(萩藩主) 227
毛利匡邦(清末藩主) 110, 172, 175, 251, 252
毛利匡芳(長府藩主) 122, 136
毛利元義(長府藩主) 136, 252
本居大平 189
本居宣長 190
モーニッケ 312

や

安岡玄真→宇田川玄真
八曽(杉田玄白次女) 218
弥太郎→亨作
柳原屋佐兵衛 178, 179
簗田 154, 155, 157, 158
山県六郎 176
山木善太 225, 286
山路弥左衛門 236, 238, 302, 303
山本徳民(救) 193, 194
山本梅逸 227, 229～31
山本北山 298, 299
山脇東門 144
山脇東洋 107, 144, 181, 297
也孅性圭 266, 267
柔(小石元俊妻) 127, 128

よ

吉雄耕牛 110, 212, 216, 290, 294
吉雄作次郎 110
吉雄如淵 290
吉雄忠次郎 110
吉雄南皐 290
吉田玄庵 214, 215
吉田長淑 290
吉益東洞 134, 283
吉益南涯 110
吉益文輔 313
吉村辰碩 213

ら

頼山陽 111, 167, 169, 205, 206, 286, 313
頼春水 119, 120, 182, 190, 237
ラクスマン 211

り

梨枝子(斎藤方策妻) 192, 196
陸吟香 188
リース 290

れ

礼助(永富独嘯庵甥) 124
レザノフ 114
劣蔵(永富数馬次男) 251

ろ

ローゼンスタイン 290

わ

和田玄仲 130, 133
和田泰純(東郭) 151, 254, 255, 276～9
和田養元 116, 117

事 項 索 引

＊翻刻篇の本文・語句註・解説、論考篇に収載されている重要事項をならべた。
＊出版物については主要なもののみとし、煩雑さを避けるため全部はとらなかった。
＊なお、書簡【22】にみえる漢方薬材は立項していない。

あ

嵐山、—雪景一幅　226, 227, 229～32
『諳厄利亜語林大成』　114

い

『医案類語』　297
（幕府）医学館　156, 158, 165, 166, 236～8, 301, 302
育英館（福江藩）　251, 256
『鶚斎日録』　120, 214, 223
『勇魚取絵詞』　175
『一角纂考』　103, 105, 106, 141
『医範提綱』　290
『医方研幾』　303
『医療正始』　247～9, 301, 302
『引痘新法全書』　274, 275, 312, 313, 315, 317
『引痘略』　271, 273～5, 312, 317, 318

う

烏頭、—烏頭煎　250～2
海椰子　103, 105
梅モドキ　164, 165

え

衛生堂　256
猿猴之解剖図　168, 170
『遠西医範』　98
『遠西医方名物考』　290
『蔫録』（『蔫志』）　103, 105, 140～2

お

黄猫　164, 165
『温疫論』　287

か

『解体新書』　102, 126, 127, 136, 168, 169, 211, 215, 286, 287, 290, 305
『解体約図』　286, 287
『海内医林伝』　225, 286
『華夷通商考』　218
解剖　97, 98, 144, 145, 167～70, 194, 202～4, 209, 210, 215, 287, 313
『解剖存真図』　170
（御）賀儀金　146, 152, 153, 156, 158～63
『花鏡』　263
『学医要論』　287
樌園社中　189, 190
瓜蔕　174, 176, 178, 179
合水堂　294
カテーテル　216, 217, 224, 225, 292～5
カモメイリ　159, 160
ガランマチカ（『和蘭文典前編』）　269, 270
咸宜園　317
観臓　102, 105, 106, 126, 127
甘棠館（福岡藩）　122, 133, 136, 139, 144, 175, 283
『花洛羽津根』　153

き

『淇園詩話』　143～5, 297
『淇園文訣』　298, 299
『紀州採薬記』　148
キナキナ、吉那塩　163, 165, 267, 268
灸（治）　174, 176, 177, 179, 194, 210, 216, 221, 222, [illegible]
牛痘　96, 243, 244, 266, 267, 272～5, 312, 313, 315～8
究理堂　101, 108, 114, 152, 163, 188, 195, 197, 210, 227, 231, 249, 264, 265, 274, 288, 305～7, 311, 313, 315
「究理堂学規」　288
『究理堂備用方府』　288
凝水石　153, 154, 161, 162
『居家必備』　146, 147
金印　174, 175, 177, 182, 283
『金匱要略』　175, 251, 287, 290

金座　227～9, 268

け

『形影夜話』　213
敬業館(長府藩)　121, 122, 145, 252
『外台秘要』　283
月桂実　218, 219
『元衍』
105, 109, 111, 127, 141, 142, 145, 183, 286, 299
『蒹葭堂日記』　119, 120, 124, 127, 277

こ

『小石家家譜』　111
『小石大愚先生行状』　111, 120, 252
コイテル解体書　208, 211
『皇国医林伝』　225
『厚生新編』　203
『黄帝内経』　194
弘道館(水戸藩)　165
古義堂　298, 299
『国鑑』　105, 106
黒膽液病　229, 230
『古今斎伊呂波歌』　283
『五泉堂医話』　305
ゴムカテイテル→カテーテル
香狸　164, 165

さ

賽珊瑚　164, 165
石榴　164, 165
サフラン　188～90
『産科簡明』　272～4, 315
『散花錦嚢』　96

し

シカツト(『医薬宝函』)　202～4
至善堂(福江藩)　256
麝　164, 165
赭魁　157, 158
『舎密開宗』　302
『重訂解体新書』　105, 168, 170
『習文録』　297～9
修猷館(福岡藩)　283
酒石　153, 154, 161
種痘、一所
96, 242, 244, 249, 266, 267, 273～5, 308～18
『種痘新全』　96
『儒林評』　123
順正書院　184
春林軒　110
『傷寒論』　283, 287, 290
象先堂　248
昌平黌　107, 252
『書経』　128
助炭(ジョタン)　146, 147
『処治録』　184
ショメール(『家事百科事典』)　168, 202, 203
芝蘭堂　98, 105, 211, 305
神功石　202～4

せ

生庵塾　291
『生機論』　291
『成形図説』　157
『西説内科撰要』　97～9, 185, 186, 287, 290, 305
セインキタス(『和蘭文典後編』)　269, 270
「施薬院男解体図」　170
『洗雲集』　164, 165
『千金方』　283
『先考大愚先生行状』(御行状)　99, 109, 111, 120, 124, 142, 286, 287, 289, 297
『先盟余風』　190, 265

そ

『増訂重訂内科撰要』　98, 185, 186, 287
蔵鷺庵　124, 129, 131, 133, 137, 138
『素問』　194, 195, 289, 290

た

(京師)大火　102, 105, 111, 120, 125, 127, 139, 141, 142, 234, 235, 278, 279, 286
『大愚先生遺事』　99, 214
『泰西方鑑』　184
『泰西名医彙講』　315
『大西瘍医新書』　213
ダグマ蝦　156, 157
『ターヘル＝アナトミア』→『解体新書』
多羅葉　103, 105

ち

『中山伝信録』　146, 147

つ

通詞　110, 114, 115, 212
通事　188

て

『柽園先生行状記』 233, 237, 307, 314, 316
『柽園先生門籍』 155, 266, 306
適塾 117, 269
帝亜加(テリアカ) 218, 219
伝染病 257, 258, 260
『天保医鑑』 266

と

銅座 268
痘瘡 239, 241, 257
痘苗 249, 266, 272～4, 308～11, 318
(元俊の)東遊 120, 155, 169, 217, 220, 252, 313

な

『内象銅板図』 98
『内景図説』 97～9
長崎会所 190
中屋銅板→中伊三郎
鳴滝塾 291
『南冥問答』 283, 285

に

新潟病院 245, 259, 260
日習堂 303, 304
『日省簿』 199, 275, 303, 307, 314, 315

の

『(独嘯庵)嚢語』 123～5, 131, 132
鴇(ノガン) 155, 156
『後見草』 213

は

梅花社 264, 265
梅旧院 193
黴毒 184
『黴毒一掃論』 184
『黴毒秘説』 184
『黴瘡茶談』 295
巴旦杏 164, 165
ハルサン(バルサム) 188, 190
『把爾翕湮解剖図譜』(ハルヘイン)
168～70, 209～11, 289
蛮書和解御用 110, 114, 238

ふ

『武江年表』 158
『扶氏経験遺訓』 117, 118

へ

『平安人物志』 182, 266, 277, 296
「平次郎臓図」 170
碧霞亭 178, 179
鼈霜 173, 175～8
『弁義叢話』 272, 274

ほ

『本草綱目啓蒙』
147, 149, 150, 157, 158, 160, 162, 166, 263
『本草和名』 218

ま

『萬病治準』 229～32
『漫遊雑記』 123, 283

む

無名異 156～8

め

鳴鳳館(徳山藩) 182

も

木骨・木造全骨 207, 209～11
モーニッケ苗 308～10
『問学挙要』 143, 144

や

『薬鏡』→『和蘭薬鏡』
薬品会 157, 158
『訳文要訣』 119
『大和本草』 263

ゆ

遊学 115, 117, 195, 209, 251, 250
有信社、一堂 96, 244, 249, 304, 310～3
幽蘭社 182

よ

養賢堂(仙台藩) 107, 112, 114, 115
『幼幼精義』 247～9, 273～5, 301～3

ら

癩 202, 204, 212, 213
『洛医人名録』 266
蝲蛄 156～8

蘭学、―者、―塾　99, 106, 110, 117, 136, 154, 159, 169, 190, 203, 208, 209, 211, 212, 234, 239, 248, 249, 265, 285, 286
『蘭学解嘲』　305～7
『蘭学階梯』　102, 104, 105
藍塾　195, 289, 290
蘭書　118, 128, 130, 141, 203, 211, 212, 223, 238, 271, 314
『蘭説弁惑』　105
『蘭説夜話』　103, 105
『蘭療方』　216, 218
『蘭療薬解』　157

り

『療治瑣言』　184

れ

『霊枢』　194, 195, 289, 290
麗沢社　264

ろ

狼牙　146, 147
『六物新志』　106, 140～2
『論語』　128

わ

『和漢三才図会』　149, 263
『和名抄』　148
『和蘭内景医範提綱』　98
『和蘭薬鏡』　100, 101, 186, 290
ワンジュ(彎珠)　157, 158

を

ヲクリカンキリ　156, 157